SÉRIE MANUAL DO MÉDICO-RESIDENTE

MEDICINA DE FAMÍLIA E COMUNIDADE

2ª edição

MEDICINA USP
HC Hospital das Clínicas Fmusp
HCX Fmusp
Atheneu

EDITORA ATHENEU

São Paulo	–	Rua Maria Paula, 123 – 13º andar Conjuntos 133 e 134 Tel.: (11) 2858-8750 E-mail: atheneu@atheneu.com.br
Rio de Janeiro	–	Rua Bambina, 74 Tel.: (21) 3094-1295 E-mail: atheneu@atheneu.com.br

Capa: Paulo Verardo
Produção Editorial: Arte & Ideia

CIP-BRASIL. CATALOGAÇÃO NA PUBLICAÇÃO
SINDICATO NACIONAL DOS EDITORES DE LIVROS, RJ

M442
2. ed.

Medicina de família e comunidade / coordenadores da série José Otavio Costa Auler Junior, Luis Yu ; editores do volume José Benedito Ramos Valladão ... [et al.]. - 2. ed. - Rio de Janeiro : Atheneu, 2025.

il. ; 24 cm. (Manual do médico-residente do Hospital das Clínicas da Faculdade de Medicina da Universidade de São Paulo)

Inclui bibliografia e índice
ISBN 978-65-5586-932-3

1. Medicina da família. 2. Cuidados primários de saúde. I. Auler Junior, Jose Otavio Costa. II. Yu, Luis. III. Valladão, José Benedito Ramos. IV. Série.

25-97339.0

CDD: 362.10981
CDU: 614(81)

Gabriela Faray Ferreira Lopes - Bibliotecária - CRB-7/6643

VALLADÃO JÚNIOR, JBR; GUSSO, GDF; OLMOS, RD; FREIRE, ALLR; MACHADO, LBM; SILVA, TM. Série Manual do Médico-Residente do Hospital das Clínicas da Faculdade de Medicina da Universidade de São Paulo – volume Medicina de Família e Comunidade. 2ª edição.

Coordenadores da Série

Jose Otavio Costa Auler Junior

Professor Titular da disciplina de Anestesiologia da Faculdade de Medicina da Universidade de São Paulo (FMUSP).
Diretor da FMUSP (2014 a 2018).

Luis Yu

Professor-Associado de Nefrologia da Faculdade de Medicina da Universidade de São Paulo (FMUSP). Ex-Coordenador-Geral da Comissão de Residência Médica (COREME) da FMUSP.

Editores do Volume

José Benedito Ramos Valladão Júnior
Doutor em Ciências Médicas pela Universidade de São Paulo (USP).
Especialista em Medicina de Família e Comunidade (MFC)
com formação de Graduação e Residência Médica pela USP.
Docente de disciplinas de Atenção Primária à Saúde e MFC.

Gustavo Diniz Ferreira Gusso
Médico de Família e Comunidade (MFC). Professor de Clínica Geral e
Propedêutica da Universidade de São Paulo (USP).
Mestre em Medicina de Família pela Universidade de Western Ontario (Canadá).
Doutor em Ciências Médicas pela USP.

Rodrigo Diaz Olmos
Professor do Departamento de Clínica Médica da Faculdade de Medicina
da Universidade de São Paulo (FMUSP). Médico Assistente da Divisão de
Clínica Médica do Hospital Universitário da USP.

Ana Luiza Leite Ribeiro Freire
Residência Médica em Medicina de Família e Comunidade (MFC) pela
Faculdade de Medicina da Universidade de São Paulo (FMUSP).
Tutora e Vice-supervisora da Residência em
Medicina de Família e Comunidade (MFC) da FMUSP.

Lucas Bastos Marcondes Machado
Médico de Família e Comunidade (MFC) pela Faculdade de Medicina da
Universidade de São Paulo (FMUSP). Supervisor da Residência em MFC da
FMUSP desde 2022. Doutorado em Ciências Médicas pela USP.

Thiago Morais da Silva
Médico pela Faculdade de Medicina da Universidade de São Paulo (FMUSP).
Médico de Família e Comunidade (MFC) formado pelo Programa de
Residência de São Bernardo do Campo/SP. Especialista em
Terapia Familiar Sistêmica pelo Instituto de Terapia Familiar (ITF/SP).
Tutor e Ex-vice-supervisor da Residência em MFC da FMUSP.

Colaboradores

Ademir Lopes Júnior

Médico de Família e Comunidade. Especialista em Terapia Sexual e Educação em Sexualidade. Diretor do Centro de Saúde Escola Samuel B. Pessoa da Faculdade de Medicina da Universidade de São Paulo (FMUSP). Coordenador do Espaço Transcender: Programa de Atenção a Crianças e Adolescentes com Diversidade de Gênero da FMUSP. Membro do GT de Gênero, Sexualidade, Diversidade e Direitos da Sociedade Brasileira de Medicina de Família e Comunidade (SBMFC).
Editor do livro: *Saúde LGBTQIA+: práticas de cuidado transdisciplinar.*

Aline de Souza Oliveira

Médica de Família e Comunidade pela Faculdade de Medicina da Universidade de São Paulo (FMUSP).
Mestranda em Medicina de Família pela University of Western Ontario – Canadá.
Supervisora do Programa Mais Médicos para o Brasil.

Amanda Arlete Ribeiro Firmino

Especialista em Medicina de Família e Comunidade (MFC) pela Faculdade de Medicina da Universidade de São Paulo (FMUSP).
Tutora do Programa de Residência em MFC da USP.

Amanda Guedes Rodrigues

Graduada em Medicina pela Pontifícia Universidade Católica de São Paulo (PUC-SP).
Residência em Medicina de Família e Comunidade (MFC) pela Secretaria Municipal de Saúde de Florianópolis. Especialização em Preceptoria pela Universidade Federal de Ciências da Saúde de Porto Alegre (UFCSPA) e Universidade Aberta do Sistema Único de Saúde (UNA-SUS).
Médica na Atenção Primária à Saúde de São Paulo e Tutora no Programa de Residência em MFC da Universidade de São Paulo (USP).

Ana Cecília Silveira Lins Sucupira

Médica Pediatra. Professora do Departamento de Pediatria da Faculdade de Medicina da Universidade de São Paulo (FMUSP).

Ana Flávia Pires Lucas D'Oliveira

Docente do Departamento de Medicina Preventiva da Faculdade de Medicina da Universidade de São Paulo (FMUSP). Mestrado e Doutorado pela FMUSP e Pós-Doutorado pela London School of Hygiene and Tropical Medicine.

Ana Laura Batista da Silva

Especialista em Medicina de Família e Comunidade (MFC) pela Faculdade de Medicina da Universidade de São Paulo (FMUSP).
Tutora do Programa de Residência em MFC da USP.

Ana Paiva Garcia

Médica formada pela Universidade Federal do Rio de Janeiro (UFRJ). Residente em Medicina de Familia e Comunidade pela Faculdade de Medicina da Universidade de São Paulo (FMUSP). Atualmente Supervisora do Programa Mais Médicos. Professora da graduação em Medicina na Universidade Cidade de São Paulo (UNICID) e Médica de Postinho no Sistema Unico de Saúde (SUS) em São Paulo.

Ana Paula Andreotti Amorim

Médica de Família e Comunidade (MFC) pela Residência do Hospital das Clínicas da Faculdade de Medicina da Universidade de São Paulo (HCFMUSP). Mestre pela FMUSP. Contratada como Médica de Ensino e Pesquisa do Programa de Atenção Primária à Saúde (APS) da USP e locada há 14 anos na Unidade Básica de Saúde (UBS) Jardim D'Abril. Em 2024, atuou como coordenadora do Grupo de Trabalho de Ensino em Sexualidade na Graduação da FMUSP. Presidente da Associação Brasileira Profissional para a Saúde Integral de Pessoas Travestis, Transexuais e Intersexo (ABRASITTI) e Vice-Presidente da Associação Paulista de Medicina de Família e Comunidade (APMFC).

Belisia Vasconcelos de Barros

Graduação de Medicina pela Universidade Federal do Rio de Janeiro (UFRJ). Médica de Família e Comunidade (MFC) pelo Hospital das Clínicas da Faculdade de Medicina da Universidade de São Paulo (HCFMUSP). Preceptora do Programa de Residência em Medicina de Família e Comunidade do HCFMUSP.

Bianca Luiza de Sá e Silva

Especialista em Medicina de Família e Comunidade (MFC) pela Faculdade de Medicina da Universidade de São Paulo (FMUSP). Tutora do Programa de Residência em MFC da USP.

Bruno Takase Watanabe

Especialista em Medicina de Família e Comunidade (MFC) pela Faculdade de Medicina da Universidade de São Paulo (FMUSP). Coordenador da atividade *Problem Based Interview* (PBI) da Residência em MFC da USP.

Caio César Bezerra da Silva

Médico de Família e Comunidade (MFC). Residência Médica pelo Hospital das Clínicas da Faculdade de Medicina da Universidade de São Paulo (HCFMUSP). Membro do Grupo de Trabalho em Dor pela Sociedade Brasileira de Medicina de Família e Comunidade (SBMFC). Preceptor de Graduação da FMUSP. Tutor do Programa de Pós-Graduação em MFC pela Universidade Aberta do Sistema Único de Saúde (UNASUS). Supervisor Acadêmico pelo Programa Mais Médicos para o Brasil (PMMB).

Camila de Sá

Especialista em Medicina de Família e Comunidade (MFC) pela Faculdade de Medicina da Universidade de São Paulo (FMUSP). Tutora do Programa de Residência em MFC da USP.

Carlos Frederico Confort Campos

Graduação, Residência em Medicina de Família e Comunidade (MFC) e Doutorado em Educação e Saúde pela Faculdade de Medicina da Universidade de São Paulo (FMUSP).
Professor Associado Honorário do Centre for Medical and Health Sciences Education da Universidade de Auckland, Nova Zelândia.
Médico Generalista pelo Medical Council of New Zealand.

Carolina Aguiar Sant'Anna Siqueri

Médica-Residente do Programa de Medicina de Família e Comunidade (MFC) da Faculdade de Medicina da Universidade de São Paulo (FMUSP).
Graduação em Medicina pela Faculdade Israelita de Ciências da Saúde Albert Einstein.

Caroline Saori Sakurai Tamaki

Especialista em Medicina de Família e Comunidade (MFC) pela Sociedade Brasileira de Medicina de Família e Comunidade (SBMFC). Residência Médica em *General Practice no National Health Service* (Reino Unido).

Clarissa Willets

Especialista em Medicina de Família e Comunidade (MFC) pela Faculdade de Medicina da Universidade de São Paulo (FMUSP).
Doutoranda do Programa de Pós-Graduação em Ciências Médicas da FMUSP.

Clarisse Malatesta Motomura

Especialista em Medicina de Família e Comunidade (MFC) pelo Programa de Residência da Secretaria Municipal de Saúde do Rio de Janeiro.
Preceptora do Programa de Residência em Medicina de Família e Comunidade da Universidade de São Paulo (2015 a 2016).

Demian de Oliveira e Alves

Especialista em Medicina de Família e Comunidade (MFC) pela Faculdade de Medicina da Universidade de São Paulo (FMUSP).
Mestrando do Programa de Pós-Graduação da Faculdade de Saúde Pública da USP.

Deoclecio Avigo

Médico de Família e Comunidade. Doutor em Ciências Médicas pela Faculdade de Medicina da Universidade de São Paulo (FMUSP).

Diego José Brandão

Médico de Família e Comunidade (MFC) pela Universidade de São Paulo (USP).
MBA em Gestão em Saúde pela Fundação Getulio Vargas (FGV).
Doutor em Ciências da Saúde pela USP.
Professor de Medicina na Universidade Vila Velha (UVV).

Dulce Maria Senna

Doutora e Mestre em Medicina Preventiva pela Faculdade de Medicina da Universidade de São Paulo (FMUSP).
Médica Assistente do Centro de Saúde-Escola Samuel Barnsley Pessoa da FMUSP.

Eduardo Picelli Vicentim

Médico pela Faculdade de Medicina da Universidade de São Paulo (FMUSP). Residência Médica em Medicina de Família e Comunidade (MFC) no Hospital das Clínicas da Faculdade de Medicina da Universidade de São Paulo (HCFMUSP). Médico na Teladoc Health Brazilian Office. Médico dos Médicos Sem Fronteiras.

Fábio Yuji Furukawa

Especialista em Medicina de Família e Comunidade (MFC) pela Faculdade de Medicina da Universidade de São Paulo (FMUSP). Preceptor de internos da disciplina de Atenção Primária à Saúde e MFC (2023). Tutor do Programa de Residência em MFC da USP.

Filomena Mariko Amaro Takiguti

Médica de Família e Comunidade (MFC). Residência pela Faculdade de Medicina da Universidade de São Paulo (FMUSP).

Guilherme Antoniacomi Pereira

Médico de Família e Comunidade (MFC) pela Prefeitura Municipal de São Bernardo do Campo (SP). Especialista em Educação na Saúde pela Faculdade de Medicina da Universidade de São Paulo (FMUSP). Gestor do Sistema Único de Saúde (SUS) na cidade de São Paulo. Membro da diretoria da Associação Paulista de Medicina de Família e Comunidade (APMFC).

Guilherme Borges Gomes da Silva

Residência Médica em Medicina de Família e Comunidade (MFC) pela Faculdade de Medicina da Universidade de São Paulo (FMUSP).

Guilherme de Sousa Barbosa

Médico pela Universidade Federal do Triângulo Mineiro (UFTM). Médico de Família e Comunidade (MFC) pela Secretaria Municipal de Saúde de São Bernardo do Campo. Mestre em Saúde Pública pela Faculdade de Saúde Pública da Universidade de São Paulo (USP). Tutor do Programa de Residência Médica em MFC da USP. Docente do Curso de Medicina da Universidade Cidade de São Paulo (UNICID).

Gustavo Kang Hong Liu

Médico de Família e Comunidade (MFC). Residência em MFC na Faculdade de Medicina da Universidade de São Paulo (FMUSP).

Helena Machado Morad

Médica pela Faculdade de Ciências Médicas da Santa Casa de São Paulo (FCMSCSP). Médica de Família e Comunidade (MFC) pelo Hospital das Clínicas da Faculdade de Medicina da Universidade de São Paulo (FMUSP). Preceptora do Programa de Residência em MFC do Hospital das Clínicas (HC) da FMUSP.

Henrique Teruo Arai

Médico de Família e Comunidade (MFC) pelo Programa de Residência Médica em MFC pela Faculdade de Medicina da Universidade de São Paulo (FMUSP). Tutor no Programa de Residência Médica em MFC da FMUSP.

Ícaro Salerno Fernandes

Bacharel em Física pelo Instituto de Física da Universidade de São Paulo (IFUSP). Médico de Família e Comunidade (MFC) pela Faculdade de Medicina da Universidade de São Paulo (FMUSP). Tutor da Residência em MFC da FMUSP.

Itamar de Souza Santos

Professor Associado do Departamento de Clínica Médica da Faculdade de Medicina da Universidade de São Paulo (FMUSP). Graduação em Medicina pela FMUSP e Matemática Aplicada e Computacional com habilitação em Saúde Pública pelo Instituto de Matemática e Estatística da Universidade de São Paulo (IME-USP). Residência em Clínica Médica pelo Hospital das Clínicas da Faculdade de Medicina da Universidade de São Paulo (HCFMUSP). Doutorado em Ciências Médicas pela FMUSP. Livre-Docência pelo Departamento de Clínica Médica Médica da FMUSP.

János Valery Gyuricza

Especialista em Medicina de Família e Comunidade (MFC) pela Faculdade de Medicina da Universidade de São Paulo (FMUSP). Doutorando do Programa de Pós-Graduação em Medicina Preventiva da FMUSP.

Jéssica Rodrigues Borges Leão

Especialista em Medicina de Família e Comunidade (MFC). Mestre em Ensino nas Profissões da Saúde. Doutoranda em Ensino e Saúde. Especialista em Comunicação Clínica na Escola de Artes, Ciências e Humanidades (EACH) da Universidade de São Paulo (USP). Líder e supervisora de Grupos Balint.

José Nilson Correia Neto

Residente de Medicina de Família e Comunidade (MFC) da Faculdade de Medicina da Universidade de São Paulo (FMUSP).

Kamila Vieira Silva

Residência em Medicina de Família e Comunidade (MFC) pela Faculdade de Medicina da Universidade de São Paulo (FMUSP). Especialização em Cuidados Paliativos pela Universidad del Salvador – Instituto Pallium Latinoamerica. Membro do Comitê de Atenção Primária e Domiciliar à Saúde da Academia Nacional de Cuidados Paliativos (ANCP). Preceptora do Programa de Residência em MFC. Professora Temporária da disciplina de Saúde Coletiva na Universidade Estadual do Pará (UEPA – *Campus* Santarém).

Karen Vieira da Silva

Médica de Família e Comunidade (MFC). Ex-Preceptora do Internato de MFC da Faculdade de Medicina da Universidade de São Paulo (FMUSP).

Kelly Winck

Especialista em Medicina de Família e Comunidade (MFC) pela Faculdade de Medicina da Universidade de São Paulo (FMUSP). Tutora do Programa de Residência em MFC da USP.

Layla Ibraim Silva Darwiche
Especialista em Medicina de Família e Comunidade (MFC) pela Faculdade de Medicina da Universidade de São Paulo (FMUSP). Preceptora do Programa de Residência em Medicina de Família da USP (2014 a 2015).

Lilian Bentivegna Martens
Especialista em Medicina de Família e Comunidade (MFC) pela Faculdade de Medicina da Universidade de São Paulo (FMUSP). Supervisora do Programa Mais Médicos pela FMUSP. Supervisora da Especialização em MFC da Universidade Aberta do Sistema Único de Saúde (UNASUS) pela Universidade Federal de São Paulo (Unifesp).

Lilian Muller
Especialista em Medicina de Família e Comunidade (MFC) pela Sociedade Brasileira de Medicina de Família e Comunidade (SBMFC). Residência Médica em Medicina Geral e Comunitária pelo Programa de Residência Médica do Hospital Regional de Cotia.

Liliana Alice da Silva Campos
Faculdade de Ciências Médicas de Minas Gerais (FCM-MG). Graduação em Medicina pelo Hospital das Clínicas da Faculdade de Medicina da Universidade de São Paulo (HCFMUSP). Residência Médica em Medicina de Família e Comunidade (MFC) pela FMUSP. Preceptoria da disciplina de Atenção Primária à Saúde do HCFMUSP. Tutoria do Programa de Residência Médica em MFC. MFC do Centro de Desenvolvimento de Educação Médica (CEDEM) da FMUSP. Especialização em Educação na Saúde.

Lucas Magalhães Moreira
Médico pela Universidade Federal de São Paulo (Unifesp). Médico de Família e Comunidade (MFC) pela Faculdade de Medicina da Universidade de São Paulo (FMUSP). Preceptor da Residência em MFC da FMUSP.

Luciana Vitorino Araújo
Médica pela Faculdade de Medicina de Marília (Famema). Especialista em Medicina de Família e Comunidade (MFC) pela Sociedade Brasileira de Medicina de Família e Comunidade (SBMFC). Pós-Graduação em Sexualidade Humana. Médica Assistente em Unidades Básicas de Saúde (UBS). Tutora em MFC nos cursos de Graduação e Pós-Graduação da Faculdade de Medicina da Universidade de São Paulo (FMUSP). Realiza atendimento especializado em violência.

Luciano Nader de Araújo
Médico de Família e Comunidade (MFC) com Residência Médica pela Universidade de São Paulo (USP). Especialista em Saúde Digital pela Universidade Federal de Goiás (UFG).

Luiza Magalhães Cadioli

Médica de Família e Comunidade (MFC) pelo Hospital das Clínicas da Faculdade de Medicina da Universidade de São Paulo (HCFMUSP). Graduação em Medicina pela USP. Diretora de Comunicação da Associação Paulista de Medicina de Família e Comunidade (APMFC). Mestranda na Faculdade de Saúde Pública (FSP) da USP. Foi MFC de Equipe de Saúde da Família (ESF) por 7 anos, recebendo residentes e alunos do 5º ano ao longo dos anos. Professora da Universidade Cidade de São Paulo (UNICID). Atende no Coletivo Feminista Sexualidade e Saúde.

Luna Moreira Ursini

Médica pela Universidade de Campinas (Unicamp). Médica de Família e Comunidade (MFC) pela Faculdade de Medicina da Universidade de São Paulo (FMUSP).

Lygia Maria de França Pereira

Residência Médica em Psiquiatria pela Faculdade de Ciências Médicas (FCM) da Universidade de Campinas (Unicamp). Doutorado em Saúde Mental pelo Departamento de Psiquiatria da FCM da Unicamp. Médica Psiquiatra do Programa de Saúde Mental do Centro de Saúde-Escola Professor Samuel B. Pessoa da Faculdade de Medicina da Universidade de São Paulo (FMUSP).

Mairam Kabakiam Ourdakian

Especialista em Medicina de Família e Comunidade (MFC) pela Faculdade de Medicina da Universidade de São Paulo (FMUSP). Tutora do Programa de Residência em MFC da USP (2011 a 2014).

Marcela Mitie Missawa

Especialista em Medicina de Família e Comunidade (MFC) pela Faculdade de Medicina da Universidade de São Paulo (FMUSP).

Marcus Vinicius Camargo Garcia Pontes

Especialista em Medicina de Família e Comunidade (MFC) pela Faculdade de Medicina da Universidade de São Paulo (FMUSP). Tutor do Programa de Residência em MFC da USP.

Mariana Duque Figueira

Médica de Família e Comunidade (MFC) pela Universidade de São Paulo (USP). Especialista em MFC pela Associação Médica Brasileira (AMB) – Sociedade Brasileira de Medicina de Família e Comunidade (SBMFC). Pós-Graduada em Preceptoria de Residência Médica pelo Instituto de Ensino e Pesquisa (IEP) do Hospital Sírio-Libanês. Especialista em Gestão de Projetos em Saúde pelo Hospital Israelita Albert Einstein.

Mariana Passos de Souza

Médica pela Faculdade de Medicina de Ribeirão Preto da Universidade de São Paulo (FMRP-USP). Mestre em Ciências pela FMRP-USP. Residente de Medicina de Família e Comunidade (MFC) pela Faculdade de Medicina da Universidade de São Paulo (FMUSP). Pós-Graduanda em Saúde Pública pela Faculdade de Saúde Pública (FSP) da USP.

Mariana Valente Bragança Lima

Especialista em Medicina de Família e Comunidade (MFC).
Master of Public Health, James Lindt Institute.

Mariana Villiger Silveira

Especialista em Medicina de Família e Comunidade (MFC) pela Faculdade de Medicina da Universidade de São Paulo (FMUSP). Preceptora de Alunos do 3º ano de Graduação na disciplina de Atenção Primária à Saúde da FMUSP (2017).

Mateus Silva de Oliveira

Médico Sanitarista pela Faculdade de Saúde Pública (FSP) da Universidade de São Paulo (USP). Especialista em Medicina de Família e Comunidade (MFC) pela Sociedade Brasileira de Medicina de Família e Comunidade (SBMFC). Geriatria e Gerontologia pela Universidade Federal de São Paulo (Unifesp). Mestre em Ciências pela USP.

Naiana Gouveia de Melo

Especialista em Medicina de Família e Comunidade (MFC) pela Faculdade de Medicina da Universidade de São Paulo (FMUSP). Tutora do Programa de Residência em MFC da USP.

Nathália Machado Cardoso

Médica de Família e Comunidade (MFC). Doutoranda em Medicina Preventiva na Faculdade de Medicina da Universidade de São Paulo (FMUSP).

Pedro Rocha Correia Silva

Residência em Medicina de Família e Comunidade (MFC) pela Universidade de São Paulo (USP). Preceptor da Graduação de Medicina na Faculdade Israelita de Ciências da Saúde Albert Einstein. Mestrando em Saúde Coletiva pela USP.

Rafael Herrera Ornelas

Especialista em Medicina de Família e Comunidade (MFC) pela Faculdade de Medicina da Universidade de São Paulo (FMUSP). Doutorando do Programa de Pós-Graduação em Ciências Médicas na FMUSP.

Raquel Lara Melo Coutinho

Médica de Família e Comunidade (MFC) pela Secretaria Municipal de Saúde de São Bernardo do Campo. Tutora do Programa de Residência em MFC da Universidade de São Paulo (USP). Mestranda do Programa de Saúde Coletiva do Departamento de Medicina Preventiva da Faculdade de Medicina da USP (FMUSP).

Renata Assis Macedo de Oliveira

Médica pela Faculdade de Ciências Médicas da Santa Casa de São Paulo (FCMSCSP). Residência Médica em Medicina de Família e Comunidade (MFC) pela Universidade de São Paulo (USP).

Renata Maximiano Meiga

Especialista em Medicina de Família e Comunidade (MFC) pela Faculdade de Medicina da Universidade de São Paulo (FMUSP). Médica de Família e Comunidade do Coletivo Feminista Sexualidade e Saúde.

Renato Walch

Médico de Família e Comunidade (MFC) pelo Hospital das Clínicas da Faculdade de Medicina da Universidade de São Paulo (HCFMUSP). Médico do Corpo Clínico do Hospital Sírio-Libanês. Médico com Especialização e Cuidado da Dor pelo HCFMUSP. Título de Especialista de Medicina de Família e Comunidade (TEMFC) da Sociedade Brasileira de Medicina de Família e Comunidade (SBMFC). Autor dos livros: *Medicina de família e comunidade: fundamentos e prática* e *Urgências e emergências na APS*.

Rodrigo Garcia D'Aurea

Médico formado pela Faculdade de Medicina da Universidade de São Paulo (FMUSP). Médico de Família e Comunidade (MFC) pela Sociedade Brasileira de Medicina de Família e Comunidade (SBMFC). Mestre em Saúde da Família pela Universidade Federal de São Paulo (Unifesp). Psicanalista pelo Centro de Estudos Psicanalíticos (CEP). Atual Médico de Referência de Unidade Ambulatorial da Sociedade Beneficente Israelita Brasileira Albert Einstein (SBIBAE). Supervisor do Programa Mais Médicos pelo Brasil pelo Ministério da Educação (MEC). Ex-Tutor do Programa de Residência em Medicina de Família e Comunidade da FMUSP.

Soraya Akemi Rodrigues da Silva

Médica pela Universidade Federal do Vale do São Francisco (Univasf). Médica de Família e Comunidade (MFC) pela Faculdade de Medicina da Universidade de São Paulo (FMUSP). Cinco anos na Preceptoria da Residência em MFC no Programa de Residência da Prefeitura da Praia Grande. Quatro anos de Tutoria na Residência em MFC da FMUSP. Atualmente, preceptora da disciplina de MFC do internato da Universidade de São Camilo.

Stephan Sperling

Médico formado pela Faculdade de Medicina do ABC (FMABC). Especialista em Medicina de Família e Comunidade (MFC) pela Faculdade de Medicina da Universidade de São Paulo (FMUSP). Coordenador de Projetos de Inovação e Saúde Digital na Diretoria de Compromisso Social do Hospital Sírio-Libanês.

Tamara Cristina Minotti

Especialista em Medicina de Família e Comunidade pela Faculdade de Medicina da Universidade de São Paulo (FMUSP).

Tamiris Esteves Nagem

Médica de Família e Comunidade pela Secretaria Municipal de Saúde de São Bernardo do Campo (SMS-SBC).
Psiquiatra pela Universidade Federal de São Paulo (Unifesp).
Terapeuta de família e de casal pelo Instituto de Terapia Familiar de São Paulo (ITFSP).

Tatiana Milla Mandia

Médica de Família e Comunidade (MFC) com Residência pela Faculdade de Medicina da Universidade de São Paulo (FMUSP).
Graduação em Medicina pela Faculdade de Ciências Médicas da Santa Casa de São Paulo (FCMSCSP). Atua como Médica de Ensino e Pesquisa na disciplina de Atenção Primária da graduação de Medicina da FMUSP.

Thays Antunes da Silva

Especialista em Medicina de Família e Comunidade (MFC) pela Faculdade de Medicina da Universidade de São Paulo (FMUSP).
Especialista em Medicina Paliativa pela FMUSP.

Thiago Macedo Bertão

Tutor da Residência Médica em Medicina de Família e Comunidade (MFC) do Hospital das Clínicas da Faculdade de Medicina da Universidade de São Paulo (HCFMUSP).
MFC no Programa de Inovação em Saúde Digital da Secretaria de Estado da Saúde (SES/SP)-HCFMUSP.
Supervisor Acadêmico do Programa Mais Médicos.

Viviane da Silva Freitas

Residência em Medicina de Família e Comunidade (MFC) pela Faculdade de Medicina da Universidade de São Paulo (FMUSP).
Especialização em Acupuntura pela Faculdade de Medicina da USP.
Especialização em Saúde Indígena pela Universidade Federal de São Paulo (Unifesp).

Wilka Emanoely Cunha Castro

Graduação na Universidade Federal do Maranhão (UFMA).
Residência em Medicina de Família e Comunidade (MFC) na Faculdade de Medicina da Universidade de São Paulo (FMUSP).
Mestre em Saúde da Família pelo Mestrado profissional em Saúde da Família (PROFSAÚDE) da Fundação Oswaldo Cruz (Fiocruz)/UFMA.
Especialista em Ativação de Processos de Mudança na Educação Superior de Profissionais de Saúde-FIOCRUZ. MFC da Equipe de Transição de Cuidados do Hospital Universitário da UFMA (HUUFMA)-Empresa Brasileira de Serviços Hospitalares (EBSERH).
Professora de Habilidades Médicas na Unidade de Ensino Superior Dom Bosco (UNDB).
Supervisora do Programa Mais Médicos para o Brasil e Tutora da Especialização em MFC da Universidade Aberta do Sistema Único de Saúde (UNASUS)/UFMA.

Dedicatória

Dedicamos este livro a todos os tutores da Residência em Medicina de Família e Comunidade da Faculdade de Medicina da Universidade de São Paulo que sustentaram o programa com qualidade, mesmo em condições adversas.

Os autores

Apresentação da Série

A *Série Manual do Médico-Residente* do Hospital das Clínicas da Faculdade de Medicina da Universidade de São Paulo (HCFMUSP), em parceria com a conceituada editora médica Atheneu, faz parte de uma das celebrações ao centenário da Faculdade de Medicina da Universidade de São Paulo (USP). Trata-se de uma justa homenagem à instituição e ao hospital onde a residência médica foi criada, em 1944. Desde então, a residência médica do HCFMUSP vem ampliando-se e aprimorando-se, tornando-se um dos maiores e melhores programas de residência médica do país.

Atualmente, os programas de residência médica do HCFMUSP abrangem quase todas as especialidades médicas e áreas de atuação. A despeito da grandeza dos programas de residência médica, há uma preocupação permanente com a qualidade do ensino, a pesquisa e a assistência prestada pelos nossos residentes. O HCFMUSP, maior complexo hospitalar da América Latina, oferece um centro médico-hospitalar amplo, bem estruturado e moderno, com todos os recursos diagnósticos e terapêuticos para o treinamento adequado dos residentes. Além disso, eles contam permanentemente com médicos preceptores exclusivos, médicos-assistentes e docentes altamente capacitados para o ensino da prática médica. Esta série visa à difusão dos conhecimentos gerados na prática médica cotidiana e na assistência médica qualificada, praticada nas diversas áreas do HCFMUSP.

A segunda edição deste *Manual do Médico-Residente de Medicina de Família e Comunidade* (MFC), editado pelo Prof. Dr. José Benedito Ramos Valladão Jr., Prof. Dr. Gustavo Diniz Ferreira Gusso, Prof. Dr. Rodrigo Diaz Olmos, Dr. Lucas Bastos Marcondes Machado, Dra. Ana Luiza Leite Ribeiro Freire e Dr. Thiago Morais da Silva, professores e assistentes competentes e dedicados, aborda amplamente essa área médica prioritária para o país, desde os aspectos organizacionais e epidemiológicos à assistência familiar e comunitária, incluindo casos clínicos ilustrativos e a descrição das competências necessárias ao médico-residente de MFC. A ampla acolhida e o sucesso da primeira edição do Manual promoveram a sua reedição, a qual foi atualizada e aprimorada pelos editores, com o intuito de continuar provendo ensinamentos e conhecimentos relevantes aos médicos-residentes e aos profissionais interessados em MFC.

Jose Otavio Costa Auler Junior
Luis Yu
Coordenadores da Série

Prefácio

É com grande satisfação que escrevo o prefácio do *Manual do Médico-Residente de Medicina de Família e Comunidade*, que faz parte de um projeto da Faculdade de Medicina da Universidade de São Paulo criado para a elaboração de manuais para residências médicas de diferentes especialidades.

A quantidade de especialistas em Medicina de Família e Comunidade (MFC) necessita aumentar muito em nosso país, e a Residência Médica é a melhor estratégia para formar esses profissionais. Praticamente em todos os países desenvolvidos, que têm sistemas de saúde considerados de boa qualidade, existe uma atenção primária forte e resolutiva, quase sempre sob a principal responsabilidade de médicos de família.

Na formação dos residentes de MFC no Brasil, há necessidade de livros e manuais escritos com base nos melhores referenciais teóricos e evidências que sejam adaptados à realidade brasileira.

Os editores deste Manual são médicos com grande experiência em atenção à saúde, ensino e pesquisa na área de atenção primária e MFC, e elaboraram um Manual original e adequado às necessidades de formação de um residente de MFC. Uma vez que a MFC exerce um papel crescente na formação médica de graduação, certamente este livro servirá para consulta e estudo também de estudantes de Medicina.

Os editores dividiram o Manual em três partes. A primeira reúne capítulos com temas centrais na prática de um médico de família e comunidade: gestão da clínica, habilidades de comunicação, registro clínico ambulatorial e raciocínio clínico. A segunda parte é constituída de casos clínicos complexos, apresentados e discutidos da forma como devem ser o raciocínio clínico e a prática de um médico de família e de qualquer médico que se preocupe em prestar uma atenção à saúde centrada na pessoa e avaliar todos os múltiplos e complexos determinantes de saúde, doenças e agravos à saúde.

A terceira parte é constituída de capítulos que visam abranger as competências principais de um médico de família. Essas competências foram listadas tendo como ponto de partida o "Programa Formativo de la Especialidad de Medicina Familiar y Comunitaria" da Comisión Nacional de la Especialidad de Medicina Familiar y Comunitaria da Espanha. Foram consultados, também, outros documentos, como o do Royal College of General Practitioners da Inglaterra (2010) e o da Coordenação de Internato da Zona Norte de Portugal (2010), tendo sido feita uma adaptação para a realidade brasileira.

Trata-se de Manual inovador, com conteúdo atualizado, que utiliza, principalmente, a discussão de situações reais, presentes no dia a dia de um médico de família e comunidade. Tenho certeza, portanto, de que será muito útil aos residentes de MFC, mas também a todos os médicos que trabalham em atenção primária e a estudantes de Medicina.

Mílton de Arruda Martins
Professor Titular de Clínica Médica
Faculdade de Medicina da Universidade de São Paulo (USP)

Apresentação do Volume

A medicina de família e comunidade (MFC) é uma especialidade reconhecida no Brasil desde 1981 pela Associação Nacional dos Médicos-Residentes (ANMR), desde 1986, pelo Conselho Federal de Medicina (CFM) e desde 2002, pela Associação Médica Brasileira (AMB) e Comissão Mista de Especialidades. Começou no Brasil com experiências esparsas na década de 1970, e recebeu diversos nomes, como *medicina comunitária* e *medicina geral*. Em 1981, o termo foi unificado para *medicina geral comunitária* e, por fim, em 2002, quando da constituição da Comissão Mista de Especialidade, o nome foi mudado para *medicina de família e comunidade*. Porém, a epistemologia tem a mesma origem e foi evoluindo e modificando-se ao longo do tempo, sendo muito bem definida por McWhinney na sua vasta produção acadêmica dedicada a essa área.[1]

É uma especialidade de vanguarda que incorpora facilmente novas tecnologias leves[2] (ou "*soft*"), como o método clínico centrado na pessoa, e tecnologias mescladas[3] (ou "*hard* e *soft*"), como a medicina baseada em evidências. O foco é a pessoa em seu contexto social e familiar, e não uma doença, exame, procedimento, protocolo, técnica ou ação programática. Isso faz com que a especialidade esteja bastante conectada com o paciente, sendo o vínculo um dos atributos mais importantes. Por outro lado, proporciona uma liberdade muito rara e, por isso, frequentemente é uma especialidade entendida como excêntrica[4] ao sistema, que sempre tem vieses cada vez mais claros e quase sempre monetários. Talvez o termo "clínica geral" represente melhor a especialidade, pois esta é a função do profissional dessa área: ser um médico geral da pessoa. Os nomes *médico de família* ou *médico de família e comunidade* foram sendo adotados em muitos lugares do mundo para se diferenciar do médico que não fez nenhuma especialização, o que trouxe problemas na comunicação com a população a respeito do que se trata de fato essa especialidade, criando mitos como "o médico que vai à casa da família", como se essa parte explicasse o todo.

A residência médica está no caminho da universalização, ou seja, em breve, mesmo nos países em desenvolvimento, todos os médicos egressos farão residência, pois, além de qualificar o profissional de forma custo-efetiva, representa um importante mecanismo de regulação do mercado. Para que isso ocorra é fundamental que as especialidades gerais sigam fortes, pois há tempos a residência não tem a função de formar apenas o subespecialista.

Além da residência médica, a MFC tem uma enorme utilidade na graduação. Muito se discute sobre como devem-se organizar os currículos de medicina. Em geral, os currículos de graduação de medicina vão da "mitocôndria à pessoa, passando pela célula normal, alterada, fisiologia, sistemas e doenças". Nos currículos ainda fragmentados, tenta-se colocar a MFC dentro de "pacotes" que se convencionou chamar atenção primária à saúde (APS), medicina social, saúde coletiva etc., o que são opções possíveis, mas que podem não ajudar a de fato integrar o currículo como um todo e ainda correr o risco de distorcer conceitos, como o da APS.

Na maioria dos países desenvolvidos nos quais o sistema de saúde conta com uma APS forte, as faculdades, mesmo em grandes centros urbanos, reservam entre 30% e 40% de todas as vagas de residência para MFC (ou seu respectivo nome). Isso faz com que os subespecialistas sejam protegidos e possam exercer sua prática clínica lidando com problemas mais graves e raros sem perder tempo e recursos com problemas que o médico de família ou mesmo outros profissionais da saúde possam lidar.

Nesses países, como Canadá, Holanda, Noruega e Inglaterra, os médicos de família chegam a ser responsáveis por 70% de todo o currículo da graduação e por disciplinas como história da medicina, epidemiologia e propedêutica, dada a visão sistêmica que esse profissional adquire e a sua polivalência. Claro que, muitas vezes, o médico de família subespecializa-se, mas, em geral, mantém sua prática assistencial sem distinguir doença, faixa etária ou sexo.

Caso seja necessário escolher um ponto do currículo de graduação em que o médico de família possa contribuir mais é no final da graduação. Quanto mais ao final, melhor. Porque é nesse ponto que há grande integração de conteúdo, e os alunos têm bastante informação, em geral fragmentada, sobre doenças, medicações, fisiologia e propedêutica. Na atenção primária e com o médico de família e comunidade é possível treinar à exaustão a integração desse conteúdo, bem como as habilidades de comunicação e a abordagem de queixas vagas.

Todo esse conteúdo complexo, que pretende dar conta do primeiro contato do paciente com o sistema de saúde, abordar com competência os problemas de saúde mais prevalentes e direcionar de forma correta aos especialistas entre 5% e 15% das consultas, necessita de uma estruturação curricular bem formatada.

Este Manual foi realizado a muitas mãos. Nosso objetivo foi descrever como o médico de família e comunidade atua e o que precisa saber para poder executar o seu trabalho. Dessa maneira, o Manual começa com temas centrais à prática do médico de família e comunidade. Na sequência, há casos que se aproximam da realidade, embora tenham nomes fictícios. No desenrolar dos capítulos, há a descrição de como abordamos cada caso e o que há de relevante ou atual em cada tema. Portanto, não é um Manual que procura esgotar os assuntos ou as possibilidades de condutas ou abordagens. Ao contrário, a medicina é uma ciência que combina aspectos biológicos, matemáticos e humanos, e isso faz com que essa área seja bastante complexa. Essa complexidade é apontada nas discussões que pretendem servir como inspiração aos alunos, médicos e residentes. No futuro, mais livros, manuais e capítulos serão baseados em histórias de vida com seus problemas de saúde e suas vulnerabilidades e potencialidades sociais, suas multimorbidades e as incontáveis interações de fatores que só quem os vive conhece de maneira aprofundada.

Nós, médicos, temos o dever de a cada encontro tentar entender a história, os fatores envolvidos, como eles interagem e como ajudar a pessoa a avançar. Portanto, a medicina não é uma ciência puramente exata ou que lida com "máquinas" que devem se comportar como deseja o "mecânico". Fazer isso é correr o risco de uma prática iatrogênica em que as pessoas acabam procurando o serviço por um motivo e são compelidas a se tratar por outro. As informações em saúde são divulgadas de uma maneira confusa, em que as pessoas não sabem ao certo se aquele dado de fato serve para ela, para a história dela, para os problemas que ela relata. Os médicos formados, estudantes e residentes também, muitas vezes, não aprendem a depurar a informação. Não resta outra alternativa a não ser individualizar o conteúdo produzido em uma quantidade cada vez maior de artigos. Este Manual pretende fazer esse exercício.

Na terceira parte, há o primeiro currículo baseado em competências para MFC organizado no país. Sua elaboração ocorreu a partir do *Programa Formativo de la Especialidad de Medicina Familiar y Comunitaria* da Comisión Nacional de la Especialidad de Medicina Familiar y Comunitaria da Espanha (2002). Também foram levados em consideração outros manuais formativos disponíveis, como o do Royal College of General Practitioners da Inglaterra (2010) e o da Coordenação de Internato da Zona Norte de Portugal (2010). O estudo aprofundado e as discussões de todo esse material foram realizados por meio de oficinas com a participação de residentes, tutores, preceptores e professores envolvidos na ocasião com o Programa de Residência Médica de Medicina de Família e Comunidade da Faculdade de Medicina da Universidade de São Paulo. Ao final, após inúmeras revisões e edições do conteúdo para que ficasse o mais próximo possível da realidade brasileira, chegamos a sua conclusão em 2014. Certamente, no entanto, ao longo do tempo e, à medida que os residentes e programas de residência utilizaram o material, houve e ainda haverá adequações. Ou seja, este não pretende ser um produto acabado, mas, ao contrário, algo que tenha vida e que possa ajudar na formação de médicos de família e comunidade por muitos anos.

Gustavo Diniz Ferreira Gusso
José Benedito Ramos Valladão Júnior
Rodrigo Diaz Olmos
Lucas Bastos Marcondes Machado
Ana Luiza Leite Ribeiro Freire
Thiago Morais da Silva

Referências bibliográficas

1. McWhinney IR, Freeman T. Manual de medicina de família e comunidade. 3ª ed. Porto Alegre: ArtMed; 2010.
2. Feinstein AR. The need for humanized science in evaluating medication. Lancet. 1972; 300(7774): 421-23.
3. Laszlo A, Laszlo K. A soft technology for evolutionary learning. Systems Research & Behavioral Science. Publication pending, 2003.
4. McWhinney IR. William Pickles Lecture 1996. The importance of being different. Br J Gen Pract. 1996;46(408):433-36.

Sumário

» Parte 3 Manual de Competências em Medicina de Família e Comunidade

Parte 1

Temas Centrais

Capítulo 1

Gestão da Clínica

Luciano Nader de Araújo
Mariana Duque Figueira
Fabio Yuji Furukawa

A nova médica

Maria Fernanda Chaves, 28 anos, médica recém-saída da residência em Medicina de Família e Comunidade, entra em uma vaga de trabalho na equipe de Estratégia de Saúde da Família (ESF) de uma Unidade Básica de Saúde (UBS) de região metropolitana.

Ao chegar lá, ela encontra uma situação bem típica: para entrar na agenda do médico, a pessoa precisa ir à UBS no início do mês, quando abrem as vagas para dali a três meses.

As filas ficam enormes e as pessoas chegam durante a madrugada.

A situação era bem complicada. Porém, a gestão estava aberta a sugestões e, com isso, ela iniciou discussões no serviço para tentar mudar essa realidade.

Logo ela entendeu que para isso precisaria recorrer aos princípios básicos da atenção primária à saúde.

Atenção primária à saúde

Desde 1920, na Inglaterra, a atenção à saúde é pensada em níveis organizacionais.[1] O primeiro nível é a atenção primária à saúde (APS),[2] porta de entrada e organizadora dos outros níveis do sistema, em que se espera resolubilidade de 85% a 95% dos problemas de saúde.

Os casos menos frequentes vão para o nível secundário, enquanto o nível terciário fica com as raridades.

Pode-se dividir os atributos essenciais[2] da atenção primária em quatro: acesso, longitudinalidade, coordenação e abrangência. Esses atributos norteiam a gestão da prática clínica na APS.

Acesso

A demanda de uma população adscrita por atendimentos médicos não será diminuída com o tempo, mas poderá ser organizada.[3]

Estimativas internacionais[4] (Inglaterra e Estados Unidos) sugerem que, a cada mil habitantes, cerca de 250 indivíduos procuram atendimento de saúde no período de um mês (Figura 1.1).

Fatores relacionados com o perfil dos usuários influenciam significativamente a utilização dos serviços de saúde.[3] Características como pouca rede social, baixos níveis socioeconômico e educacional, alto índice de morbidades (maior causa preditora em vários estudos), alto índice de quadros de saúde mental, desemprego, mulheres em torno dos 40 anos, idade acima dos 65 anos e dinâmicas familiares disfuncionais predispõem a maior procura do serviço.

Dadas essas condições, o número brasileiro de procura pode ser ainda maior que os internacionais.

Maria Fernanda resolveu seguir as melhores evidências no sentido de organizar e lidar com essa demanda, e iniciou priorizando o acesso por meio da estratégia de *acesso avançado*.[5] Para isso, começou reservando 10% de suas vagas existentes no dia para atender as pessoas que batiam à sua porta sem agendamento prévio.

A princípio, essas vagas ficaram ociosas. Ela logo pensou que a população não precisaria desse tipo de atendimento na UBS.

Considerando o atributo de primeiro contato, ela entendeu que a APS não pode ser considerada somente o lugar de prevenção e do seguimento ambulatorial de quadros crônicos; ela também é lugar de urgências e de quadros agudos.

As pessoas não a procuravam porque não entendiam o serviço como confiável. Tinham um *grau de afiliação* muito baixo.

Após algumas semanas, a população entendeu que havia possibilidade de consultas para o mesmo dia, e passou a procurar mais a unidade de saúde.

A médica de família percebeu como o modo anterior de agendamento reprimia sua real demanda, e como a percepção de barreiras por parte dos usuários influencia de maneira direta a utilização do serviço.[3] Podem ser citados como fatores facilitadores importantes

Figura 1.1. Prevalência estimada de consultas no período de um mês, na Inglaterra, segundo estudo de 1961 de White *et al.*[4]

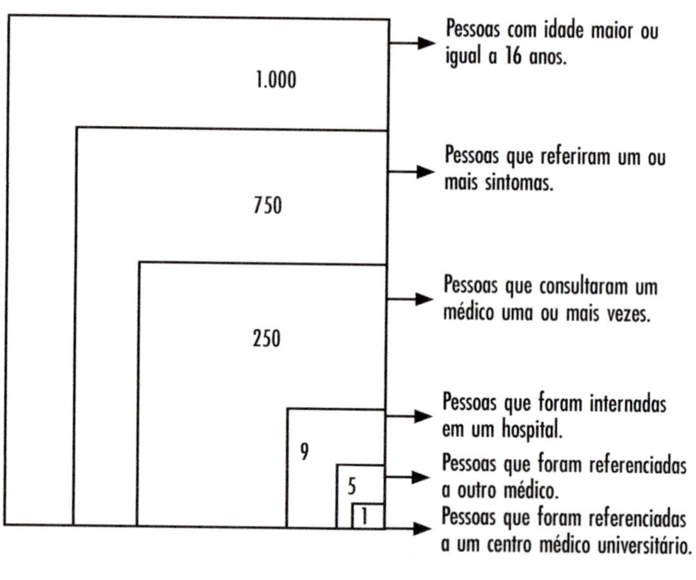

à procura por atendimento: tempo de espera (tanto de agendamento quanto em sala de espera), distância e condições de transporte até a unidade de saúde, organização do serviço e relação funcionário-pessoa.

A nova médica de família continuou, então, com sua estratégia: gradativamente aumentando a proporção de consultas do dia e diminuindo as agendadas anteriormente (Figura 1.2). Ela foi percebendo que as faltas diminuíam e as pessoas pareciam mais satisfeitas.[5] Quando tinha cerca de 40% de vagas de atendimentos para o mesmo dia, encontrou um grande desafio: diminuir o agendamento do que seriam as "prioridades" da ESF (p. ex., hipertensão e diabetes). O medo dela era de que essas pessoas não viessem mais às consultas e que seu seguimento ficasse prejudicado.

A lei dos cuidados inversos de Hart

Em 1971, Hart descreveu a lei dos cuidados inversos,[6] que diz que a melhor assistência médica está disponível para a população que menos precisa dela, fazendo-se necessário redistribuir o cuidado para a população que mais se beneficiaria dele.

Muitas vezes, essa situação é vista na ESF, em que aqueles grupos ditos prioridades (programáticos) ocupam grande parte da carga assistencial e acabam sendo expostos a excessos de consultas e de procedimentos, enquanto as pessoas com queixas agudas – ou com quadros que não se enquadram nas definidas prioridades (programas) – precisam ir ao pronto-socorro ou encontrar outro lugar no sistema de saúde para seu acompanhamento.

Após ler sobre a lei de Hart, Maria Fernanda começou a se questionar:

- Por que um serviço de saúde que se considera porta de entrada vai selecionar por quais problemas a pessoa merece ter sua consulta garantida e por quais não?
- Por que um serviço de saúde que se diz abrangente escolheria organizar seus atendimentos com base em doenças, em faixa etária, ou se a queixa é aguda ou crônica?

Figura 1.2. Diferença na distribuição das vagas de consulta no período de um dia entre o modelo tradicional e o de acesso avançado.[5]

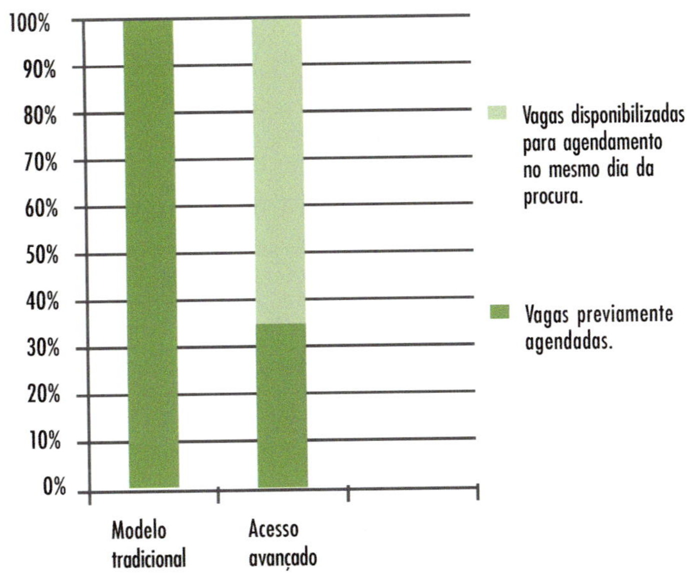

Um serviço de APS de qualidade deveria indicar a periodicidade dos retornos de maneira criteriosa, e a pessoa escolheria voltar no dia que fosse mais interessante para ela; pensando também na corresponsabilidade no cuidado e na diminuição da taxa de absenteísmo.

Um serviço de APS de qualidade deveria oferecer o acesso mais ampliado possível às pessoas, para que elas procurassem a unidade pelas queixas de que sentissem necessidade, fossem elas de início há algumas horas ou há meses. Um serviço de APS de qualidade deveria identificar indivíduos com alta vulnerabilidade e alto risco, e pouca autonomia – fazendo a vigilância do cuidado e facilitando seu contato com o serviço –, de modo a buscar equidade.

Após ler sobre instrumentos validados de avaliação da APS (como o *PCA Tool*),[7] ela entendeu que estava certa.

Quando passou a lidar com queixas agudas de pessoas com diabetes e hipertensão, a priorizar a vigilância de indivíduos com alto risco individual em vez da vigilância dos cronicamente estáveis e saudáveis, a cuidar de pessoas que outrora não vinham à UBS, ela percebeu o valor de *encontros de oportunidade* no cuidado, comparando-se a encontros artificialmente programados.

A essa altura, sua agenda tinha vagas para o mesmo dia todos os dias. Alguns dias pela manhã e outros à tarde, para melhorar as possibilidades de encontrar-se com as necessidades dos indivíduos.

Com cerca de 75% das vagas para consultas do dia, além de continuar o estudo sobre organização da prática clínica, teve de estudar mais assuntos, como crises asmáticas, exacerbações de doença pulmonar obstrutiva crônica (DPOC) e abdome agudo, uma vez que as pessoas passaram a procurar a UBS por esses quadros.

Ao atender uma paciente com asma, Maria Fernanda foi muito elogiada e descobriu o papel da APS no acompanhamento mais eficiente e menos invasivo desses casos. Entendeu esse papel quando observou que o uso de corticosteroide oral não era racionalizado nas idas da paciente a prontos-socorros diferentes a cada crise e que o pneumologista estava com dificuldade em caracterizar a causa da descompensação da asma (a paciente parava de usar as "bombinhas" quando os filhos ficavam muito tempo sem visitá-la), já que a maioria de seus pacientes era grave e necessitava de altas doses de medicações para controle de seus sintomas.

Assim, a médica de família conseguiu tratar o *cushing* exógeno decorrente do uso excessivo de corticosteroide oral e controlar as diversas exacerbações, inclusive diminuindo sua medicação diária após uma reunião com a família, e obtendo controle da asma.

Continuando sua reorganização, a médica também melhorou o acesso às visitas domiciliares. Elas deixaram de ter a "configuração clássica", de um período fixo semanal, para três períodos de uma hora em dias diferentes na semana.

Com todas essas mudanças, ela passou de uma média de 280 para 420 consultas por mês e estava bastante satisfeita com seu trabalho.

Longitudinalidade

À medida que os meses passavam, Maria Fernanda foi percebendo que as consultas tornavam-se mais tranquilas. A longitudinalidade fazia-se presente: não havia tanta necessidade de recorrer a muitas perguntas em todos os encontros – bastava olhar o prontuário que o *registro clínico orientado a problemas* adiantava o conhecimento das situações mais relevantes da pessoa atendida.

Com o tempo atuando em uma mesma área, o médico passa a ter maior conhecimento sobre o território e seus casos. Ele consegue então diminuir o tempo de consulta em cerca de 40%, e ser mais eficiente nos atendimentos. Esse acúmulo inicia-se em três meses e cresce marcadamente até 12 meses, depois continua crescente, porém em ritmo mais estável.[8]

Assim, o tempo de consulta deixou de ser uma preocupação. Em vez de consultas sempre longas, aconteciam consultas mais pontuais e que tratavam sobre menos *episódios de cuidado* diferentes em cada encontro. Havia a possibilidade de oferecer mais encontros à mesma pessoa durante o ano: em vez de uma consulta de 30 minutos, poderiam acontecer duas consultas de 15 minutos cada.

No Brasil, as pessoas são vistas pelo médico em média 1,5 vez ao ano, enquanto a literatura mundial aponta para uma frequentação de quatro visitas por pessoa ao ano.[9]

A população foi entendendo que podia contar com sua médica de família quando precisava. Então, as queixas passaram a ser menos "represadas": o que vinha a ser discutido na consulta era o que fez a pessoa procurar o serviço naquele momento, e não mais todos os problemas que se acumularam durante o longo tempo de espera entre o agendamento da consulta e a data do atendimento.

Coordenação do cuidado

A equipe

Durante todo esse período de adaptação e organização da gestão da clínica, é importante destacar que a médica de família e comunidade não estava sozinha: ela tinha uma equipe.

A princípio, em razão da cultura da sociedade extremamente medicalizada e médico-centrada, a equipe e a própria população não entenderam muito bem o que ela estava propondo. Mas as coisas melhoraram após algumas discussões sobre a importância do trabalho multiprofissional.

Mudanças no arranjo de funcionamento, tanto do serviço quanto intraequipe, são as que mais têm influência em curto, médio e longo prazos na organização da demanda pelo serviço e no aumento da resolutividade no cuidado.[3]

A divisão das funções com o enfermeiro mostrou-se essencial. Originalmente, ele tinha uma função fortemente administrativa: checando relatórios de Agente Comunitário de Saúde (ACS) – uma espécie de retrabalho, não realizava muitos atendimentos, sendo pouco resolutivo quando atendia queixas agudas, e fazendo a vigilância dos casos crônicos (aqueles que em sua maioria concentram o cuidado desnecessariamente, como já observado por Hart). Aos poucos ele foi ocupando um espaço pouco visto no Brasil, que é o de enfermeiro clínico.

Em outros países, ele é conhecido como *nurse practitioner*, unindo as funções administrativas com a clínica específica do enfermeiro, e ainda adicionando mais atendimentos a queixas agudas.[10]

Um enfermeiro consegue manejar cerca de metade dos casos que chegam à atenção primária sem necessitar de apoio médico (atividades de prevenção, controle de casos crônicos estáveis, atendimento de quadros agudos sem sinais de alarme, – em sua maioria benignos e autorresolutivos).[11-13] A outra metade dos casos, quando o enfermeiro precisa do médico para uma resposta eficaz, constitui um desafio para o gerenciamento dos atendimentos de ambas as classes, pois o profissional de enfermagem deve estar consciente da importância de seu papel no contexto da atenção primária e deve ter garantido o respaldo médico ágil nessas situações.[14]

Maria Fernanda então organizou sua agenda de modo a estar preparada e disponível para atender às demandas geradas nas consultas do enfermeiro por meio do mecanismo da *interconsulta*:[15] definida no momento que o primeiro profissional conclui sua especificidade naquele encontro e necessita da avaliação de outro profissional para a continuidade do manejo do problema trazido pela pessoa.

Usando o trabalho em equipe, os profissionais conseguiram expandir o acesso em mais 150 consultas por mês, aumentar a eficiência no manejo dos casos e distribuir a carga de trabalho entre os diferentes profissionais.

Com esse arranjo, os agentes comunitários de saúde e os auxiliares de enfermagem passaram também a ter um papel diferente e mais dinâmico: com a menor necessidade de advogar sobre a dificuldade das pessoas em conseguir consultas, começaram a realizar mais funções como escuta acolhedora, continência e vigilância sobre casos selecionados pela equipe durante as reuniões.

Todas essas mudanças implementadas pela médica de família e sua equipe foram instituídas após um período de diagnóstico mais detalhado de sua demanda.

Gestão da demanda

É necessária uma análise (quantitativa e qualitativa) pormenorizada da demanda para que se possa organizar a prática clínica e obter um cuidado de qualidade.[3,16]

A gestão da demanda pressupõe o desenho de circuitos internos, visando à redistribuição e racionalização das atividades, de modo que as respostas possam ser dadas pelo profissional mais eficiente e capacitado para resolver o problema.

Entre as *medidas quantitativas* respaldadas para tal, pode-se citar o binômio pressão assistencial-frequentação a seguir. Quando se analisa a relação entre as duas variáveis, tem-se um diagnóstico sobre as limitações do serviço e suas possibilidades de reorganização.

Medidas para análise quantitativa da demanda, normalmente calculadas para o período de um ano:

$$\text{Pressão assistencial} = \frac{\text{Número de visitas}}{\text{Número de dias trabalhados}}$$

$$\text{Frequentação} = \frac{\text{Número de visitas}}{\text{População adscrita}}$$

A diferença existente entre o número de pessoas cadastradas em uma equipe e o número de pessoas que realmente utilizam o serviço de saúde deve ser levada em conta ao se analisar a frequentação na ESF. Áreas com muitos habitantes utilizadores do sistema privado como referência, p. ex., têm sua frequentação subestimada quando calculada com base no número de pessoas cadastradas (Quadro 1.1).

Internacionalmente, sugere-se como adequada uma pressão assistencial média de 25 atendimentos por dia, e uma frequentação entre 3 e 4 consultas por habitante ao ano.[3]

Buscando refinar a análise, é importante um *diagnóstico qualitativo* da demanda. Pode-se dividir a demanda entre necessidades assistenciais ou administrativas, e entre atividades previsíveis ou imprevisíveis (do ponto de vista da equipe de saúde).

Quadro 1.1. Análise interpretativa do binômio pressão assistencial-frequentação[3]

Baixa pressão assistencial e alta frequentação	Alta pressão assistencial e alta frequentação
• Sugere baixo número de pessoas cadastradas no serviço. • Sugere sobra de recursos. • Sugere déficit organizativo. • Em áreas rurais distantes, não costuma indicar sobra de recursos, pois os profissionais acabam gastando muito tempo em deslocamentos durante as atividades.	• Sugere déficit organizativo. • Sugere falta de recursos se a pressão assistencial do serviço for maior que a pressão assistencial proporcional calculada para uma frequentação de 4 visitas/habitante/ano.
Baixa pressão assistencial e baixa frequentação	**Alta pressão assistencial e baixa frequentação**
• Sugere sobra de recursos. • Sugere número baixo de pessoas que procuram o serviço de saúde (baixo grau de afiliação).	• Não há margem de manobra organizativa. • Sugere falta de recursos.

As *atividades administrativas previsíveis* (laudos, renovação de receitas de pacientes crônicos, impressos para programas como automonitoramento glicêmico, benefícios, entre outros) correspondem a cerca de 40% da demanda de um serviço de APS.[17]

Devem-se criar circuitos organizativos para que essas necessidades sejam resolvidas em espaços fora dos momentos de consultas:[18,19] espaços reservados na grade dos funcionários para trabalhos burocráticos, divisão dessas atividades entre categorias profissionais (p. ex., receitas já impressas por auxiliares administrativos), ou fluxos de entrega dos pedidos pelas pessoas diretamente na recepção para retirada em tempo acordado previamente sem necessidade de uma consulta.

As *necessidades assistenciais previsíveis* (seguimento de crônicos estáveis, resultados de exames, rotina de pacientes "saudáveis", como pré-natal e puericultura) são o segundo grupo mais prevalente de demandas na APS. Pensando na lei dos cuidados inversos e na existência de diversos protocolos de acompanhamento com intervalos de retorno não baseados em evidências clínicas, respostas como resultados de exames normais por tecnologias como telefone ou *e-mail*, adequação de protocolos de seguimento e divisão dos atendimentos com a equipe de enfermagem são opções descritas como bastante eficazes.[19]

O papel de protagonismo do enfermeiro nesses casos faz ainda mais sentido se considerarmos que, quando a resposta a um dado problema encontra-se na área de intersecção de conhecimentos e habilidades de mais de uma categoria profissional, uma gestão adequada da demanda prioriza que a resposta seja dada pelo profissional com mais disponibilidade para isso. Em uma sociedade médico-centrada e pouco familiarizada com a carteira de serviços de outras categorias da saúde, esse profissional costuma ser o médico, mas deveria ser o enfermeiro.[18]

Para contemplar as *demandas imprevisíveis* pelo serviço de saúde (tanto as administrativas quanto as assistenciais), a organização do tempo e da agenda são os mecanismos que mais têm impacto em seu manejo.

Gestão do tempo e da agenda

Uma agenda que não abarca as necessidades de saúde de sua população e que não contempla procuras imprevisíveis faz com que surjam fluxos e vias paralelas de demanda em um cronograma de respostas normalmente já saturado. Isso cria um círculo vicioso que sobrecarrega os funcionários, gera responsabilização do usuário pelo "mau uso" do serviço e aumenta o grau de insatisfação das pessoas por não conseguirem as respostas de que necessitam.

As características básicas de uma agenda que não colaboram para o surgimento desse ciclo são (ver modelo na Tabela 1.1):[20]

Tabela 1.1. Modelo final da agenda da médica de família, incluindo visita domiciliar e reuniões

	Segunda-feira	Terça-feira	Quarta-feira	Quinta-feira	Sexta-feira
8 a 11 h	Demanda espontânea	Demanda espontânea	Demanda espontânea	Demanda espontânea	Demanda espontânea
11 a 12 h	Agendamentos	Agendamentos	Agendamentos	Agendamentos	Reunião de equipe
13 a 15 h	Demanda espontânea	Demanda espontânea	Demanda espontânea	Demanda espontânea	Visita domiciliar
15 a 17 h	Visita domiciliar	Agendamentos	Visita domiciliar	Agendamentos	Demanda espontânea

Fonte: Organizada pelos autores.

- Diversificação de horários (manhãs e tardes).
- Não setorização por programas, doenças ou faixas etárias (exceção no caso de a pressão assistencial ser maior do que a organização do serviço consiga dar conta, ocorrendo, então, uma priorização para garantia do cuidado daqueles com maior vulnerabilidade na região, normalmente crianças até dois anos e gestantes).
- Possibilidade de tempos de consulta diversos, sendo a maior parte delas rápidas, em torno de 15 minutos de duração (possibilitando durante o mesmo dia, p. ex., o agendamento de um retorno de 30 minutos para seguimento de um caso de saúde mental ou inserção de um dispositivo intrauterino (DIU), assim como uma breve avaliação de cinco minutos dos controles glicêmicos já acordados em consulta para otimização da dose de insulina).
- Espaços reservados em cada período para demandas assistenciais e administrativas imprevisíveis, ou para recuperação de atrasos inerentes ao dia a dia da clínica em APS.
- Agenda complementar entre médico e enfermeiro (de modo a possibilitar as interconsultas).
- Oferecimento de um número de consultas compatível com a necessidade das pessoas (levando-se em conta o limite de recursos passíveis de serem oferecidos por uma equipe, que podem ser insuficientes em relação à demanda).
- Planejamento que contemple a variabilidade da demanda (mais vagas nos dias da semana, nos meses ou nos horários em que há maior procura).

» Inclusão da *gestão da expectativa* de espera que existe por parte do usuário (incluindo medidas, como deixar disponível uma previsão do horário de atendimento ou avisar quando houver imprevistos/atrasos).

Gestão dos hiperutilizadores

Cerca de 80% dos atendimentos de um médico de atenção primária são utilizados pelas mesmas pessoas (em torno de 20% da lista de cadastrados).[3] Os hiperutilizadores do serviço de saúde não podem ser ignorados quando se pensa em estratégias para organizar a demanda.[21]

São descritas experiências[22] que diminuíram a procura pelo serviço, utilizando mecanismos que orientavam planos terapêuticos individualizados para os casos identificados pelos profissionais de saúde.

Por meio da análise do prontuário e dos motivos de procura da pessoa pela unidade de saúde, consegue-se analisar os seguintes aspectos:

» **Clínico:** atentar para a existência de condições orgânicas que não tenham tido investigação e diagnóstico adequados, ou para a existência de multimorbidade, com quadros não adequadamente controlados, como motivo das inúmeras visitas.

» **Psicológico:** acredita-se que 60% dos hiperutilizadores apresentam algum quadro de saúde mental, cabendo atentar para quadros psíquicos não adequadamente controlados ou ainda não diagnosticados (transtorno de personalidade, episódio depressivo) influenciando a procura pelo serviço.

» **Familiar:** condições de disfunção familiar estão muito relacionadas com uma maior utilização dos serviços de saúde.

» **Social:** solidão, pouca rede social, situações de pobreza e desemprego também são descritas como preditores de hiperutilização.

» **Cultural:** a experiência prévia com a doença e com o sistema de saúde, as crenças e expectativas quanto ao acompanhamento, a não aceitação do prognóstico e do plano terapêutico e a falta de conhecimentos para lidar com determinado problema de saúde são fatores que aumentam a procura pela equipe de saúde.

» **Administrativo:** atentar para a procura por procedimentos meramente burocráticos (renovação de receitas ou benefícios, laudos, resultados de exames laboratoriais normais).

» **Relacional:** a relação dos hiperutilizadores com os trabalhadores do serviço costuma ser difícil e disfuncional por atitudes de ambos; cabe ao profissional de saúde conseguir identificar os sentimentos despertados durante os encontros e a influência destes nos rumos do acompanhamento.

Após a identificação dos aspectos envolvidos no padrão de hiperutilização[23] citados anteriormente (que pode ser feita apenas pelo profissional mais solicitado nos encontros, pela equipe toda, em reuniões que incluam participantes com uma visão menos contaminada pelo contato com a pessoa, discussões com especialistas, em grupos Balint etc.), é acordado (inclusive com o hiperutilizador) um plano de intervenção, o qual pode conter exames diagnósticos, manejo das expectativas de ambos nos encontros, maior compartilhamento do cuidado com outros profissionais do serviço, conversa sobre a relação funcionário-pessoa e, muitas vezes, nada.

Muitas vezes, todo o processo de análise da situação é uma intervenção *per se*, pois diminui a incerteza clínica e emocional do profissional de saúde sobre seu papel no cuidado, melhorando a relação com a pessoa hiperutilizadora e seu acompanhamento, mesmo quando não há intervenções novas a serem acordadas.

Abrangência

O teor de complexidade dos casos da atenção primária não está somente nos fatores relacionados com o organismo da pessoa que procura a consulta, mas também nos relacionados com as humanidades do indivíduo.

Com mais ciências humanas envolvidas, é possível estabelecer a relação entre diversos eventos, porém a distância entre causa e efeito é maior e dificulta o pensamento linear de causalidade, tão valorizado na formação acadêmica da maioria das escolas médicas.

Como já citado, espera-se que a APS seja resolutiva. O limite entre a resolutividade teórica de 100% e a possível se dá na frequência necessária de surgimento de cada problema que leva o médico a manter *expertise* sobre aquele assunto.

Estima-se que tudo que seja de prevalência maior que 1:1.000 deva ser assunto da atenção primária. Isso torna possível arranjos como especializações e áreas de interesse, e médicos de APS de referência para determinados assuntos.

Dentro dessa ótica, a médica de família foi expandindo sua carteira de serviços. Às vezes pelo sistema de saúde falho, às vezes por interesse particular, ela foi ora estudando (fazendo cursos ou especializações), ora utilizando-se do mecanismo de matriciamento com outros profissionais (do próprio nível primário, do nível secundário e de equipes multiprofissionais na APS – eMulti, principalmente) .

O médico antigo

Depois de algum tempo na unidade, a médica de família Maria Fernanda tornou-se amiga de Marcos, médico com especialização em clínica médica, que trabalha na ESF há seis anos.

Marcos começou a mostrar-se cada vez mais insatisfeito no emprego, e pouco acolhedor nas conversas com pacientes e funcionários da unidade. Ele queixava-se da sensação de cansaço, de que não se sentia valorizado e de que seu trabalho não o satisfazia.

Ficava muito frustrado em não conseguir dar uma resposta a todos os pacientes que o procuravam e reclamavam cada vez mais porque não conseguiam consultas, enquanto passava muito tempo lidando com burocracias como laudos, fichas de produção, renovação de prescrições e registro em prontuários.

Marcos não tinha a mesma facilidade de Maria Fernanda no relacionamento com seu enfermeiro e sua ESF, já que eles preferiam o modelo anterior de agendamento mensal na unidade. Sua equipe, assim como vários outros funcionários do serviço, não entendia ter papel algum na escuta e no cuidado de pacientes "não programáticos", pois acreditava que essas demandas necessitavam de respostas estritamente médicas.

Além do mais, sua família vivia reclamando da quantidade de trabalho que ele levava para casa, pois era o único tempo que tinha para atualização sobre temas clínicos e suas evidências, bem como para estudar algum caso mais complexo de seus atendimentos da semana.

Satisfação profissional

Maria Fernanda, preocupada com o amigo, começou a pesquisar e percebeu que o sofrimento no ambiente de trabalho entre profissionais de saúde – desde desmotivação até transtorno mental comum – é bem mais frequente do que ela imaginava: leu que cerca de 40% de profissionais médicos na atenção primária fechavam critérios para a síndrome de *burnout*, e viu que há estudos em que esse número chegava a até 80%.[24,25] A média de permanência em uma mesma equipe de ESF é muito pequena. Estudo de 2023 mostrou que os médicos ficam em média apenas 14 meses na mesma equipe, e que em 11 meses metade dos médicos deixa seus cargos.[26]

Ela percebeu também que, apesar da organização interna de sua equipe, a rotina de trabalho em sua unidade tinha uma série de fatores considerados preditores (ou de risco) para sofrimento laboral importante (Quadro 1.2).[25,27]

Assim, ela observou que Marcos, bem como seus outros colegas médicos da UBS, sequer sabiam do impacto da obtenção de habilidades e competências como comunicação em consulta e epidemiologia clínica, e direcionavam seus estudos somente para atualização clínica e por intermédio de protocolos baseados em consensos de especialistas.

Quadro 1.2. Fatores de risco para sofrimento laboral em trabalhadores de saúde[25,27]

Alta pressão assistencial.
Pouca participação dos funcionários em decisões relacionadas com seu processo de trabalho.
Pouca possibilidade de flexibilização da carga horária e de plano de carreira.
Organização pouco clara de fluxos de atendimento e do papel de cada profissional da equipe no cuidado dos pacientes.
Muitas reuniões, porém pouco propositivas, entre os profissionais da unidade.
Ausência de organização prévia para funções administrativas e previsíveis.
Ausência de tempo reservado para atualização não só de habilidades clínicas, mas também de temas como estrutura e comunicação na consulta.

CIAP[a] 3 código 501 (ou CIAP 2 código 64) – consulta ou problema iniciado pelo profissional de saúde

Estima-se que mais da metade das visitas a um médico de atenção primária seja gerada pelo próprio médico.[3] Isso costuma acontecer como forma de o profissional tentar diminuir sua incerteza diante das queixas trazidas, por sentir-se responsável pela cura e resolução de problemas que não dependem somente dele, e muitas vezes pela prática de medicina defensiva em detrimento da medicina baseada em evidências.

Carga assistencial excessiva, insatisfação laboral e menor tempo de experiência também aumentam a quantidade de demanda gerada pelo profissional de saúde.

A formação acadêmica deficitária em habilidades de comunicação e na habilidade de lidar com a incerteza característica dos problemas trazidos à APS está associada à necessidade de mais retornos e à solicitação de exames complementares desnecessários.

Outro componente importante é o perfil biomédico ensinado nas faculdades e reforçado socialmente, com a valorização da prescrição medicamentosa e da busca incessante pela cura e pela categorização diagnóstica mesmo sem benefício, e pouco foco na promoção de autonomia e corresponsabilização das pessoas em seu cuidado.[28]

---

[a]Classificação Internacional de Atenção Primária.

A gestão do sofrimento

Após tantas descobertas, Maria Fernanda e Marcos resolveram iniciar reuniões com a equipe técnica da unidade e a gerência, para conversarem sobre as medidas que poderiam tomar no serviço objetivando a construção e a manutenção de um ambiente de trabalho em que as pessoas se sentissem valorizadas e satisfeitas.[29,30] Também foram discutidas medidas para detecção e intervenção terapêutica dos funcionários, que já apresentavam algum grau de sofrimento laboral.

Entre as medidas discutidas, foram instituídos no serviço:

» Cursos com estratégias visando aumentar o potencial de resiliência e as ferramentas pessoais dos funcionários para lidar com atividades estressantes (*mindfulness*[31] é bastante relatado em estudos).
» Espaço protegido na grade dos profissionais para atividades de estudo e aperfeiçoamento.
» Encontros de poucos minutos (*huddles*)[32] com a equipe técnica, no início e no fim do dia, para planejar e avaliar os acontecimentos do dia e do trabalho em equipe.
» Reuniões para organizar e adequar os fluxos de atendimentos e o papel de cada profissional na divisão do cuidado dos pacientes.
» Intervalos reservados para a recuperação de atrasos e "situações não previsíveis" durante a jornada de trabalho de todos.

A gerência ficou bastante sensibilizada com a causa e muito surpresa depois de ler o quanto essas medidas impactavam um maior índice de produtividade dos empregados, em maior proporção de satisfação dos pacientes atendidos e em menores índices de erros dos profissionais, de rotatividade dos funcionários, de absenteísmo e de afastamento do trabalho.[21,22]

Marcos não só recuperou sua vontade de continuar no serviço, mas também foi eleito o representante da unidade para um fórum existente entre os trabalhadores e os gestores. Nesse fórum, ele tem levantado as pautas de governabilidade gerencial[21,22] para complementar o trabalho da comissão local de bem-estar. Entre as pautas, estão: discussão do plano de carreira e de flexibilização de carga horária para os funcionários; implementação do bem-estar profissional como indicador de qualidade institucional; e adoção de ferramentas como prontuário eletrônico e outras tecnologias leves que otimizem o registro e o resgate de informações e diminuam o tempo gasto com atividades administrativas.

Referências bibliográficas

1. Starfield B, Shi L, Macinko J. Contribution of primary care to health systems and health. Milbank Q. 2005;83(3):457-502.
2. Starfield B. Is primary care essential? Lancet. 1994;344(8930):1129-33.
3. Brunet JC, Saameño JAB. La gestión de la consulta en Atención Primaria. In: Zurro AM, Pérez JFC, eds. Atención Primaria – Conceptos, organización y práctica clínica. 5. ed. Barcelona: Elsevier; 2003. p. 84-109.
4. White KL, Williams TF, Greenberg BG. The ecology of medical care. N Engl J Med. 1961; 265:885-92.

5. Murray M, Tantau C. Exploding the access paradigma. Fam Pract Manag. 2000;7(8):45-50.
6. Hart JT. The inverse care law. Lancet. 1971;1:405-12.
7. Brasil. Ministério da Saúde. Secretaria de Atenção em Saúde. Departamento de Atenção Básica. Manual do instrumento de avaliação da atenção primária à saúde: Primary Care Assessment tool (PCA Tool – Brasil)/Ministério da Saúde, Secretaria de Atenção em Saúde, Departamento de Atenção Básica. Brasília: Ministério da Saúde; 2010.
8. Mcwhinney I, Freeman T. Manual de medicina de família e comunidade. 3. ed. Porto Alegre: Artmed; 2009. 472p.
9. Casajuana J, Gérvas J. La renovación de la atención primaria desde la consulta. Madri: Springer Healthcare Ibérica; 2012.
10. Pritchard A, Kendrick D. Practice nurse and health visitor management of acute minor illness in a general practice. J Adv Nurs. 2001;36(4):556-62.
11. Fabrellas N, Vidal A, Amat G, Lejardi Y, del Puig Deulofeu M, Buendia C. Nurse management of 'same day' consultation for patients with minor illnesses: results of an extended programme in primary care in Catalonia. J Adv Nurs. 2011;67(8):1811-6.
12. Fabrellas N, Sánchez C, Juvé E, Aurin E, Monserrat D, Casanovas E, et al. A program of nurse algorithm-guided care for adult patients with acute minor illnesses in primary care. BMC Fam Pract. 2013;14:61.
13. Shum C, Humphreys A, Wheeler D, Cochrane M, Skoda S, Clement S. Nurse management of patients with minor illnesses in general practice: multicentre, randomised controlled trial. BMJ 2000;320:1038-43.
14. Merino-Carrillo JJ, Rogero-Anaya P, Martín-Santos J, García-Díaz J, Sandino-Daban L, Valladares-López JR, et al. Reorientación de las actividades de enfermería en centros de salud. Rev Enferm. 1993;16(179-180):82-5.
15. Mello Filho J, Silveira LMC. Consulta conjunta: uma estratégia de capacitação para a atenção integral à saúde. Rev Bras Educ Med. 2005;29(2):147-51.
16. Ruiz Téllez A. La demanda y la agenda de calidad. Barcelona: Ed. Instituto @pCOM; 2001.
17. Beltrán DO, Carbonell VP, Guillén VG, Erades IP, Montés MCR, Cánovas PM. Gestión clínica de la consulta: previsibilidad y contenido clínico (estudio SyN-PC). Aten Primaria. 2004;33(2):69-77.
18. Carbonell VP, Plá AB, Chávarri GS, Torró JMS, López JLO, Erades IP, et al. Medidas concretas para la desburocratización de las consultas de Atención Primaria. Barcelona: Sociedad Española de Medicina de Familia y Comunitaria; 2008.
19. Brunet JC. En busca de la eficiencia: dejar de hacer para poder hacer. FMC. Form Med Contin Aten Prim. 2005;12:579-81.
20. Gusso G, Poli Neto P. Gestão da clínica. In: Gusso G, Lopes JMC, org. Tratado de medicina de família e comunidade. Porto Alegre: Artmed; 2012.
21. Jiwa M. Frequent attenders in general practice: an attempt to reduce attendance. Family Practice. 2000;17:248-51.
22. Saameño JAB, Bayón AR. ¿Qué hay de cierto en que se puede reducir la utilización de las consultas de los pacientes hiperutilizadores? Aten Primaria. 2008;40(12):591-3.
23. Karlsson H, Joukamaa M, Lahti I, LehtinenV, Kokki-Saarinen T. Frequent attender profiles: different clinical subgroups among frequent attender patients in primary care. J Psychosom Res 1997;42:157-66.
24. Morelli SG, Sapede M, Silva ATC. Burnout em médicos da Atenção Primária: uma revisão sistemática. Rev Bras Med Fam Comunidade. 2015;10(34):1-9.
25. Grau A, Suñer R, García MM. Desgaste profesional en el personal sanitario y su relación con los factores personales y ambientales. Gac Sanit. 2005;19(6):463-70.
26. Shin J, Kwon N, Park H, Lee J, Kim H, Yoo I, et al. Comparison of head CT and MRI for the assessment of vermian malformation in pediatric patients. Am J Roentgenol. 2023;220(5):1139-46. doi.
27. Silveira SLM, Camara SG, Amazarray MR. Preditores da Síndrome de Burnout em profissionais da saúde na atenção básica de Porto Alegre/RS. Cad Saúde Colet. 2014;22(4):386-92.

28. Nedrow A, Steckler NA, Hardman J. Physician resilience and burnout: can you make the switch? Fam Pract Manag. 2013;20(1):25-30.
29. Linzer M, Guzman-Corrales L, Poplau S; American Medical Association. Preventing physician burnout. 2015 American Medical Association. Disponível em: https://www.stepsforward.org/modules/physician-burnout. Acesso em: 11 nov. 2016.
30. Sinsky CA, Willard-Grace R, Schutzbank AM, Sinsky TA, Margolius D, Bodenheimer T. In search of joy in practice: a report of 23 high-functioning primary care practices. Ann Fam Med. 2013;11(3):272-8.
31. Demarzo MMP. Meditação aplicada à saúde. In: Programa de Atualização em Medicina de Família e Comunidade. v. 6. Porto Alegre: Artmed Panamericana; 2011. p.1-18.
32. Stewart E, Johnson BC. Huddles: improve office efficiency in mere minutes. Fam Pract Manag. 2007;14(6):27-9.

Capítulo 2

Habilidades de Comunicação

Bruno Takase Watanabe
Carlos Frederico Confort Campos
Jéssica Rodrigues Borges Leão

Introdução

Os princípios da medicina centrada no paciente datam da Escola de Cós na Grécia Antiga, onde as consultas eram focadas nas particularidades de cada paciente. Ao longo do tempo, conceitos similares foram surgindo nos diversos campos do comportamento humano: os conceitos de diagnósticos físicos e diagnósticos profundos, de Balint; a abordagem global aos problemas dos pacientes em enfermagem, de Neuman e Young; o modelo biopsicossocial, de Engel; e o modelo doença *versus* método centrado no paciente, de Byrne e Long.[1]

A Declaração Consensual de Toronto (*Toronto Consensus Statement*)[2] é talvez o mais conhecido de todos os documentos publicados sobre habilidades de comunicação na medicina. Publicada em 1991, contendo autores renomados sobre o tema, como Moira Stewart e Robert Buckman, serviu para chamar a atenção de todos os trabalhadores da área da saúde, especialmente a categoria médica, sobre a importância da comunicação em sua prática clínica. Essa Declaração teve uma revisão recém-publicada em 2024, como "Reinforcing the humanity in healthcare: The Glasgow Consensus Statement on effective communication in clinical encounters", na qual se incluem de maneira mais relevante os fatores culturais e relacionais que interferem na comunicação.[2]

A comunicação efetiva na prática clínica é indispensável para um bom relacionamento terapêutico, além de ser uma habilidade-chave na competência clínica do médico de família, pois mesmo com diagnóstico e tratamento adequados tecnicamente, se a mensagem não for transmitida com clareza, tanto médico quanto paciente podem sair frustrados e não ter suas necessidades atendidas.

O médico de família e comunidade tem como uma de suas principais ferramentas a consulta, pois a partir desta surge (a construção de) um relacionamento terapêutico com as pessoas que atende. A importância dessa ferramenta é tamanha que Lipkin, em seu livro

The medical interview, estima que um médico de família com 40 anos de carreira acaba, em média, por realizar cerca de 120 mil a 160 mil consultas.[3] Por esse motivo, entende-se como primordial o ensino e a aprendizagem das habilidades de comunicação na formação médica, tanto nos níveis de graduação como na residência médica e na educação profissional continuada.

Este capítulo tem a intenção de mostrar a importância do aprendizado de algumas habilidades de comunicação utilizando como base o guia de Calgary-Cambridge (ressaltamos que existem diversos outros modelos, desenvolvidos nesses últimos 40 anos). Apesar disso, lembramos que os guias servem exatamente para orientar a melhor direção e não para que suas orientações sejam seguidas estritamente.

É importante ressaltar que habilidades de comunicação podem e devem ser aprendidas e ensinadas e vão muito além da personalidade de cada médico. Portanto, o empenho no ensino tem de ser o mesmo que no aprendizado do exame físico, por exemplo. Seguindo esse mesmo raciocínio, devem ser utilizadas conforme for surgindo a necessidade, para garantir os resultados almejados pelo médico e seu paciente.[4]

Evidências da aplicação de habilidades de comunicação

O estudo das habilidades de comunicação pode parecer prescindível ao primeiro olhar, pois costumamos ter a impressão de que é algo já sabido. No entanto, poucas formações médicas têm um olhar específico para isso. Nesse intuito, as evidências científicas mostram o que fazemos no dia a dia sem nos atentar e como intervenções específicas em comunicação podem mudar nossa prática.

Beckman e Frankel observaram que não há um grau de importância maior entre a primeira queixa apresentada e as demais, e que os médicos costumam interromper o paciente em 18 segundos, em média.[5] Stewart *et al.* mostraram que 54% das queixas e 45% das preocupações das pessoas não são levantadas.[6]

Ainda na coleta de informações, Maguire *et al.* observaram que menos da metade dos profissionais de saúde, submetidos anteriormente a um *workshop* sobre comunicação, eram capazes de identificar ao menos 60% das preocupações das pessoas atendidas;[7] e Levinson *et al.* observaram que menos de 21% das vezes em que recebiam "deixas" não verbais, médicos de atenção primária respondiam adequadamente a elas.[8] Ao realizar orientações, Svarstad percebeu que, na prescrição de medicações, em 30% das vezes não era mencionados o nome e o propósito do fármaco; em 80%, não era mencionada a frequência de doses; em 90%, não era mencionado o tempo de tratamento; e em 20% das vezes, não havia qualquer discussão sobre o assunto.[9] Ainda nessa fase da consulta, em 15% das vezes as pessoas admitiam não entender algum termo usado, enquanto os médicos falavam como se eles os entendessem.

Estudos prévios sobre variáveis específicas de comunicação apontam que os encontros centrados no paciente mostram que a duração da consulta médica mantém-se a mesma, a satisfação do paciente melhora, a satisfação do médico aumenta e as queixas por más práticas diminuem. Além disso, há estudos que comprovam que a consulta centrada no paciente estava associada a aumento na melhora de saúde (menos desconforto, menos preocupações e melhora da saúde mental) e aumento na eficiência do cuidado (menos exames pedidos e menos encaminhamentos a especialistas).[1]

Por fim, vale ressaltar que uma das características mais importantes na comunicação é o uso do contexto. É por meio da competência cultural, definida como um dos atributos derivados da Atenção Primária em Saúde,[10] que o médico consegue "traduzir" o que a pessoa atendida está dizendo. Sem considerar sua história e sua cultura, a comunicação não se efetiva e as mensagens não são entregues de maneira clara.[11]

Guia de Calgary-Cambridge

O guia de Calgary-Cambridge de Habilidades de Processo e de Conteúdo, utilizado como base neste capítulo,[4] é uma das diversas linhas de ensino-aprendizagem de habilidades de comunicação nas escolas médicas.

Criado em 1996 e atualizado em 2003, esse guia anglo-canadense teve o objetivo de delinear um novo programa unificado de ensino nos níveis de graduação, residência médica e educação continuada, com base em quatro elementos principais sobre o que ensinar e aprender:

1. **Estrutura:** como organizamos as habilidades de comunicação?
2. **Habilidades:** quais são as habilidades que estamos tentando promover?
3. **Validação:** quais evidências existem sobre essas habilidades que fazem a diferença na comunicação médico-paciente?
4. **Abrangência:** o que é do escopo do currículo de comunicação?

O guia divide a consulta em cinco etapas subsequentes (*início da consulta, coleta de informações, exame físico, explicação e planejamento* e *encerramento da consulta*) e duas concorrentes (*construção da relação* e *estruturação da consulta*), ilustradas na Figura 2.1.

A seguir, discorremos sobre elas e algumas de suas principais habilidades.

Início da consulta

Apesar de ser um dos momentos mais importantes durante uma consulta, muitos médicos acabam subestimando essa fase por acharem que estão gastando tempo em algo inútil ou, por prepotência ou desconhecimento, acreditarem que se trata de um assunto "óbvio" demais para estudar.

Figura 2.1. Guia de consulta Calgary-Cambridge.

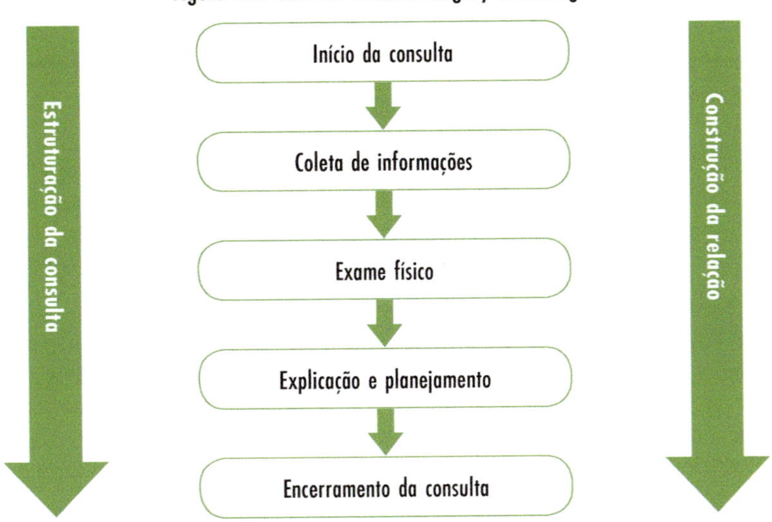

Entretanto, esse momento é um dos mais ricos para utilizar habilidades de comunicação, visto que são nesses minutos iniciais que o vínculo começa a ser estabelecido, quando médico e pessoa atendida fazem suas primeiras impressões e os motivos de consulta e as demandas começam a ser delimitadas, além do direcionamento da consulta.

Um dos principais objetivos nesse momento é garantir um bom ambiente de consulta para que o fluxo de informações possa ocorrer sem interferências, facilitando a comunicação e o entendimento.[4]

No seu ambiente de trabalho, é de suma importância que o médico de família consiga entender os problemas que trazem o paciente à consulta, suas preocupações, medos e desejos com relação a eles; segundo McWhinney e Freeman, "a forma como uma pessoa codifica o sofrimento pessoal para transmiti-lo ao médico depende também de sua percepção a respeito de como o médico receberá essa informação".[11]

Antes da consulta, o médico deve se preparar para o encontro deixando de lado tarefas pendentes e/ou problemas externos que possam influenciar negativamente seu andamento.

Logo após a entrada do paciente, é importante estabelecer uma relação inicial cordial procurando cumprimentá-lo adequadamente, apresentar-se e esclarecer seu papel naquele espaço.

Para isso, uma das habilidades mais importantes no momento da consulta é a identificação clara da razão para o encontro, em que o médico procura entender os desejos da pessoa ouvindo ativamente e delimitando a agenda daquele encontro.

McWhinney e Freeman ressaltam que a falha mais séria nas entrevistas clínicas é provavelmente o fracasso em deixar o paciente contar a história. A escuta ativa requer disciplina e intensa concentração, além de atenção total do médico a tudo que lhe é dito e não dito (comunicação verbal e não verbal) pelo interlocutor.[11]

Coleta de informações

Nessa fase da consulta, o objetivo do médico vai além de apenas extrair informações de um indivíduo passivo. É de extrema importância que a pessoa sinta-se ouvida e valorizada, garantindo uma relação baseada na parceria e no entendimento mútuo dos problemas.

Desse modo, o médico que faz uma escuta adequada não pode deixar de se atentar à maneira como a pessoa transmite seus sintomas, visto que também é uma forma de comunicação que envolve sentimentos de sua experiência com a doença, sofrimento ou desconforto.

Segundo McWhinney e Freeman,[11] um paciente passa por diversos momentos, chamados de portais, aos quais a pessoa faz sua própria interpretação do que está ocorrendo com seu corpo, associado a seus medos, preocupações, concepções sobre sua condição/doença, até vir a procurar o médico de família. Uma das maiores dificuldades das pessoas é, por meio do seu ponto de vista, tentar codificar seus sintomas de uma maneira verbal ou em outras formas de comunicação de uma maneira que o médico entenda. É justamente nesse momento que as complexidades e dificuldades na comunicação acontecem e é função do médico de família desenvolver habilidades de comunicação necessárias para "decodificar" essas mensagens.

Portanto, é essencial que, durante esse momento da consulta, sejam levados em conta três aspectos com relação ao conteúdo: o ponto de vista biomédico (*disease*); o ponto de vista da pessoa (*illness*); e o contexto (*background*). É importante ressaltar que uma perspectiva complementa a outra e ambas ajudam o médico de família a garantir melhor coleta e qualidade nas informações.[4]

Para isso, podemos utilizar habilidades como: o "cone" de perguntas inicialmente abertas e depois fechadas; o uso de gestos e frases facilitadoras (silêncio, parafrasear, repetições); a observação de deixas verbais e não verbais; o uso de resumos intermediários.

Exame físico

O exame físico também apresenta um papel indispensável dentro da sequência da consulta médica e ajuda a confirmar as informações obtidas durante as fases iniciais.

Explicação e planejamento

O momento de explicação e planejamento é o mais menosprezado quando se trata do ensino das habilidades de comunicação. Isso porque a maior parte dos programas que ensinam sobre o tema foca principalmente a primeira parte da consulta, não dando a devida importância a uma de suas partes mais vitais e correndo o risco de negligenciá-la.[12]

Essa ênfase dos programas de ensino de comunicação com relação à fase inicial da consulta tem alguma lógica, já que grande parte do que será discutido na fase de explicação e planejamento depende daquilo que o médico obteve de informações durante os momentos iniciais.

De que adianta o médico entender os motivos da consulta, o contexto do paciente e suas preocupações, ter o melhor conhecimento técnico, se for incapaz de passar essas informações da maneira mais adequada e concisa para seu paciente?

Waitzkin demonstrou que grande parte dos internos americanos despendiam menos de um minuto, em média, para a fase de explicação e planejamento, e a duração da consulta era de 20 minutos.[13]

Diversos erros são cometidos nessa fase; por isso, é importante dar a devida atenção ao uso de algumas habilidades, como: quantidade apropriada e qualidade de informação (depende do grau de instrução e do quanto a pessoa quer saber sobre seu problema); procurar perceber se a pessoa tem a compreensão do que está sendo discutido e se recorda do que foi falado ("compreensão e recordação"); levar em consideração o ponto de vista do paciente durante a explicação do que está acontecendo ("visão compartilhada"); levar em consideração as opiniões da pessoa, no que diz respeito ao planejamento de seu cuidado ("planejamento compartilhado").

Se a primeira metade da consulta representa os alicerces da comunicação médica, pode-se fazer a mesma analogia considerando que o momento de explicação e planejamento é o telhado. Negligenciar esse momento pode arruinar todo o projeto de construção da consulta, mesmo que as informações tenham sido corretamente coletadas e as perspectivas, preocupações e expectativas do paciente tenham sido correspondidas.[4]

Encerramento da consulta

Os problemas com o encerramento da consulta costumam circundar a questão do manejo do tempo, quando a pessoa parece ter outra questão não discutida ou não entendeu alguma parte do plano. Isso denota o uso inadequado (ou o não uso) de habilidades durante as etapas anteriores da consulta (como sinalizações dos passos da consulta e mais tempo discutindo as crenças da pessoa), que contribuem para um final mais difícil.

No entanto, algumas tarefas específicas desse encerramento da consulta podem ser facilitadas com o uso de algumas habilidades, como combinar os próximos passos do plano ("fazer um contrato") e o que fazer caso algo não saia conforme o combinado ("rede de segurança"), além de recapitular a consulta ("resumo final") e clarificar o plano de cuidado, verificando se o paciente está de acordo ou se tem algo a acrescentar ("checagem final").

Ainda assim, mesmo com o uso de habilidades adequadas às fases mais iniciais da consulta, White *et al.* descobriram que em 36% desses encerramentos o paciente trazia outras questões e que 23% delas tratavam-se de queixas novas.[14]

Construção da relação

Essa parte, bem como a estruturação da consulta, é um acontecimento que se desenrola por todo o encontro.

Assim como o campo das habilidades de comunicação em geral, a construção de uma relação com a pessoa atendida corre o risco de ser entendida como algo natural ou da personalidade de cada profissional. No entanto, Poole e Sanson-Fisher observaram que isso não ocorre e que alunos do primeiro e último anos de medicina têm habilidades relacionadas com empatia de qualidade muito ruim;[15] Suchman demonstra que a formação durante a graduação deve-se muito mais ao exemplo de atitude que os alunos vivenciam de seus professores do que o apresentado em livros e aulas.[16]

Ao utilizar a abordagem centrada na relação, sua construção é a tarefa mais importante dentro da consulta, podendo ser considerada como o "cimento que une suas etapas".[4]

Quase todas as habilidades citadas nas outras etapas contribuem para a construção de uma relação com a pessoa atendida. Relação que, por si só, pode ser um objetivo da consulta, já que muitas vezes nosso papel de suporte é o mais importante daquele encontro, mas que também facilita a resolução dos aspectos mais biológicos da consulta, dado que, quando se estabelece uma relação, a pessoa atendida tem mais facilidade de entender e se fazer entender sobre suas questões de saúde.

Para esse aspecto específico, observamos o domínio adequado de linguagem não verbal (tanto do médico quanto da pessoa atendida), por meio de contato visual, postura e aspectos da voz; o uso de atitudes que facilitem uma relação, como aceitação da perspectiva da pessoa, empatia e expressões de apoio e sensibilidade em temas difíceis ou embaraçosos; além de envolver a pessoa no processo, seja dividindo ideias, seja demonstrando o raciocínio clínico ou explicando etapas do exame físico.

Estruturação da consulta

Essa tarefa da consulta, assim como a anterior, é realizada durante todo o atendimento, não sendo uma etapa estática.

A consulta é um espaço de etapas sequenciais, em que o médico conhece cada uma delas e a pessoa atendida, a não ser que esteja acostumado a uma grande quantidade de consultas, não as conhece (ou apenas tem uma vaga ideia). Assim, é nossa responsabilidade torná-las claras, explicitando assuntos discutidos e em qual ordem, permitindo, assim, maior confiança no profissional que a atende.

Cabe colocar que não se trata de um espaço de igualdade de poderes. Então, apesar de procurarmos com frequência dividir esse poder com a pessoa e partilhar decisões, em última instância são as ações do médico que definem esse espaço e sua estrutura. Ainda assim, buscamos a abordagem centrada na relação, já que esta produz melhores resultados de saúde, como já citado.

Na fase de início da consulta, procuramos identificar os problemas e definir a agenda do encontro, cuja execução contribui para a estruturação da consulta desde o começo.

Para além disso, podemos utilizar-nos de resumos durante a consulta ("resumos intermediários") e do uso de expressões que indiquem a progressão da consulta ("sinalização").

Entendendo a consulta como um processo interativo, a repetição, o *feedback* gerado por ela e o claro anúncio do que se vai fazer, permitem ao médico e à pessoa atendida ter maior certeza da efetividade dessa comunicação e maior clareza do processo de estruturação da consulta, corroborada pela demonstração de Levinson et al., que observaram que médicos de atenção primária que usavam essas habilidades sofreram menos processos.[17]

Outras duas habilidades importantes são a manutenção de uma sequência organizada e de um ritmo adequado de consulta.

Paradoxalmente, a estrutura organizada permite maior flexibilidade ao profissional,[4] já que, ao saber "onde precisa ir", este tem tranquilidade de deixar uma fluência maior na consulta e "voltar para onde precisa", quando for o caso, além de permitir uma divisão mais equânime de tempo entre cada uma das etapas.

Ensino-aprendizagem de habilidades de comunicação

O guia de Calgary-Cambridge, entre os inúmeros modelos existentes, serve como base para diversos livros sobre o tema. Tem dois objetivos principais: fornecer subsídios técnicos para os facilitadores e aprendizes conceitualizarem e estruturarem sua forma de ensino e aprendizagem; e ajudar os responsáveis pelos programas de comunicação, seja trabalhando com alunos de graduação e residentes, seja na educação médica continuada, nos seus esforços de estabelecer cursos de treinamento para ambos, alunos e professores (facilitadores).

Outros guias, em sua maioria europeus, também contribuem para o aprendizado em seus locais de origem; cabe citar o holandês *The Maastricht Maas Global*,[18] o português *A consulta em 7 passos*,[19] o canadense *Medicina centrada na pessoa*[20] e o inglês *A nova consulta*;[21] além disso, o livro brasileiro *Comunicação clínica*[26] conta com um grande apanhado de vários momentos e complexidades a serem encontradas no cotidiano.

De maneira geral, todos falam em divisões didáticas diferentes das mesmas etapas da consulta, de modo a facilitar o entendimento e o aprendizado, sempre com base nas evidências mais recentes sobre o assunto.

Conclusão

Muitos dos erros na prática médica têm sua origem em uma falha de comunicação, seja em entender o que a pessoa quer dizer, seja ao transmitir o que ele mesmo quer dizer. Essas falhas de entendimento causam frustração tanto no médico como em seus pacientes.[11]

Para permanecer em seu ambiente de trabalho de maneira harmônica, evitando o *burnout*, tão comum nessa prática clínica, o médico de família e comunidade deve sempre reaprender a "gostar" de fazer consultas, para manter sua satisfação e saúde emocional, a fim de cuidar melhor das pessoas.[11]

Desse modo, quando os médicos aprendem a utilizar adequadamente habilidades de comunicação, tanto eles quanto seus pacientes são beneficiados.[22] Entre os diversos benefícios, Maguire *et al.*, em seu estudo, mostraram que essas habilidades ajudaram os médicos a detectar os problemas dos pacientes com mais acurácia;[12] Silverman *et al.* perceberam que os pacientes saíram mais satisfeitos com seus cuidados e com melhor compreensão de seus problemas, investigações e opções terapêuticas, estando mais propensos a aderir ao tratamento e a seguir orientações com relação à mudança no estilo de vida.[4] Por último e não menos importante, notou-se que o bem-estar médico aumentou.[23,24]

A comunicação na consulta é uma das ferramentas mais complexas e subestimadas pelos médicos e, por isso mesmo, reiteramos que seu aperfeiçoamento tem de ser realizado diariamente, lapidado pouco a pouco, com a mesma paciência que um ourives lapida uma joia.

Referências bibliográficas

1. Stewart M, Brown JB, Donner A, McWhinney IR, Oates J, Weston WW, et al. The impact of patient-centered care on outcomes. J Fam Pract. 2000;49:796-804.
2. Makoul G, Noble L, Gulbrandsen P, Dulmen S, Leao J, et al. Reinforcing the humanity in healthcare: The Glasgow Consensus Statement on effective communication in clinical encounters. Patient Educ Couns 2024:122:108158.
3. Simpson M, Buckman R, Stewart M, Maguire P, Lipkin M, Novack D, et al. Doctor-patient communication: the Toronto consensus statement. BMJ. 1991;303:1385-7.
4. Lipkin M Jr. The medical interview. In: Lipkin M Jr, Putnam SM, Lazare A, eds. The medical interview: clinical care, education, and research. New York: Springer-Verlag; 1995. p.ix-xi.
5. Silverman J, Kurtz S, Draper J. Skills for communicating with patients. 2. ed. Oxford: Radcliffe; 2005.
6. Beckman HB, Frankel RM. The effect of physician behaviour on the collection of data. Ann Intern Med. 1984;101:692-6.
7. Stewart MA, McWhinney IR, Buck CW. The doctor-patient relationship and its effect upon outcome. J R Coll Gen Pract. 1979;29:77-82.
8. Maguire P, Booth K, Elliot C, Jones B. Helping health professionals involved in care cancer acquire key interviewing skills – the impact of workshops. Eur J Cancer. 1996;32A:1486-9.
9. Levinson W, Gorawara-Bhat R, Lamb J. A study of pacient clues and physician responses in primary care and surgical settings. JAMA. 2000;284:1021-7.
10. Svarstad BL. The Doctor-Patient Encounter: an observational study of communication and outcome [tese]. Madison, WI: University of Winscosin; 1974.
11. Starfield B. Atenção primária: equilíbrio entre necessidades de saúde, serviços e tecnologia. Brasília: Unesco/Ministério da Saúde; 2002.
12. McWhinney IR, Freeman T. Manual de medicina de família e comunidade. Porto Alegre: Artmed; 2010.
13. Maguire P, Fairbairn S, Fletcher C. Consultation skills of young doctors: 2. Most young doctors are bad at giving information. BMJ. 1986;292:1576-8.
14. Waitzkin H. Doctor-patient communication: clinical implications of social scientific research. JAMA. 1984;252(17):2441-6.
15. White JC, Rosson C, Christensen J, Hart R, Levinson W. Wrapping things up: a qualitative analysis of the closing moments of the medical visit. Patient Educ Couns. 1997;30:155-65.
16. Poole AD, Sanson-Fisher RW. Understanding the patient: a neglected aspect of medical education. Soc Sci Med. 1979;13A:37-43.
17. Suchman AL. Research on patient-clinician relationships: celebrating success and identifying the next scope of work. J Gen Intern Med. 2003;18:677-8.
18. Levinson W, Roter DL, Mullooly JP, Dull VT, Frankel RM. The relationship with malpractice claims among primary care physicians and surgeons. JAMA. 1997;277:553-9.
19. van Thiel J, Ram P, van Dalen J. MAAS-Global Manual. Maastricht: Maastricht University; 2000.

20. Ramos V. A consulta em 7 passos: execução e análise crítica de consultas em medicina geral e familiar. Lisboa: VFBM Comunicação; 2008.
21. Stewart M, Brown JB, Weston WW, McWhinney IR, McWilliam CL, Freeman T. Medicina centrada na pessoa: transformando o método clínico. Porto Alegre: Artmed; 2010.
22. Pendleton D, Schofield T, Tate P, Peter H. A nova consulta: desenvolvendo a comunicação entre médico e paciente. Porto Alegre: Artmed; 2011.
23. Maguire P, Pitceathly C. Key communication skills and how to acquire them. BMJ. 2002;325:697-700.
24. Roter DL, Hall JA, Kern DE, Barker LR, Cole KA, Roca RP. Improving physician's interviewing skills and reducing patient's emotional distress. Arch Intern Med. 1995;155:1877-84.
25. Ramirez AJ, Graham J, Richards MA, Cull A, Gregory WM. Mental health of hospital consultants: the effects of stress and satisfaction of work. Lancet. 1995;16:724-8.
26. Dohms M, Gusso G. Comunicação clínica: aperfeiçoando os encontros em saúde. Porto Alegre: Artmed, 2020.

Capítulo 3

Registro Clínico Ambulatorial

Gustavo Diniz Ferreira Gusso
Lucas Magalhães Moreira
Henrique Teruo Arai

Introdução

O registro clínico praticado no Brasil é ensinado na maioria dos currículos de medicina na disciplina de propedêutica ou semiologia. Faz parte do ensino de anamnese e exame físico. Porém, frequentemente confunde-se o roteiro da anamnese com o registro da consulta, que são bastante diferentes.

O registro talvez possa ser mais bem ensinado conforme o local de atendimento do paciente: unidade de terapia intensiva, enfermaria, ambulatório ou pronto atendimento. Apesar de diferentes especialidades atuarem nesses locais, a semelhança conceitual facilita a integração de conhecimentos, evitando uma fragmentação excessiva. Muitos currículos e livros de propedêutica são divididos conforme os sistemas orgânicos (propedêutica cardiológica, propedêutica neurológica etc.) e o registro pode ter adaptações de acordo com as especificidades de cada especialidade, mas cada *locus* de atuação carrega um *core* que precisa ser enfatizado ao aluno e poderia ser mais padronizado respeitando essas particularidades. Infelizmente, em muitos currículos ensina-se apenas o registro e a anamnese praticados na enfermaria como se fosse a única maneira disponível ou adequada para todos os ambientes. Como a prática ambulatorial tem inúmeras especificidades, o médico percebe intuitivamente que aquela forma de anamnese e registro é inadequada e cada um passa a criar sua própria forma, promovendo o registro caótico ou de uma palavra como "febre", muitas vezes com letra ilegível.

Outro problema do ensino da propedêutica é o estímulo a registros longos e detalhados. O aluno muitas vezes aprende a pensar apenas com a caneta na mão, desviando o olhar e a concentração. Há uma confusão no Brasil entre registro clínico e narrativa. A narrativa é rica em detalhes e se aproxima da literatura. O registro clínico precisa ser conciso para que a informação relevante não fique perdida e, embora seja menos "emotivo" que a narrativa, não significa que a consulta foi "fria". Além da anamnese da internação com *checklist* detalhado, é importante ensinar o aluno ou residente a conversar sem um roteiro fechado preestabelecido, ou seja, associar o ensino da anamnese e registro com as habilidades de comunicação.

Diferenças do registro na internação e na atenção primária à saúde

Dentro do universo da atenção ambulatorial, a atenção primária à saúde (APS), em que o médico de família e comunidade (MFC) mais atua, se destaca. É nesse ambiente que, nos sistemas de saúde estruturados, ocorre a maior parte dos encontros de médicos e pacientes. Os atributos nucleares da APS são acesso, coordenação, longitudinalidade e cuidado abrangente.[1] Esses atributos devem ser contemplados na estrutura do registro. Vale destacar a importância da longitudinalidade, ou seja, cuidado ao longo do tempo, no registro clínico. Enquanto na internação o cuidado é cada vez mais pontual, na APS é preciso visualizar o "filme" além da "foto". Algumas diferenças do registro na APS para a internação hospitalar podem ser verificadas no Quadro 3.1. O conceito de "retorno" como a consulta subsequente dentro de um mês não tem justificativa científica e é calcada na relação comercial apenas, ou seja, dentro de um mês não se deve cobrar. É um acordo comercial ou previsto no contrato das operadoras de saúde não regulamentado pelos Conselhos de Medicina ou pela Agência Nacional de Saúde Suplementar (ANS).

Quadro 3.1. Algumas diferenças conceituais de registros de internação e na atenção primária à saúde

Tópico	Internação	APS
Primeira consulta	A primeira consulta é a própria internação.	A primeira consulta pode ser o primeiro contato com o médico, com o serviço ou com a rede.
Retorno	Não há retorno.	O conceito de "retorno" não é preciso; são sempre consultas que podem dar continuidade ao episódio da consulta anterior, abrir novos episódios ou resgatar algum episódio mais antigo.
Evolução/ consulta	Evolução são os dias subsequentes à internação.	Não há evolução, e sim consultas.
Antecedente pessoal	Antecedente pessoal pode ser um problema secundário com relação ao problema que motivou a internação ou um problema que está inativo.	Os problemas não têm uma hierarquia de importância, mas cronológica apenas, e todos podem compor a lista de problemas.

Registro clínico orientado a problemas

No mundo todo, a estrutura mais usada na APS e no cuidado ambulatorial de maneira geral é o registro clínico orientado a problemas – RCOP (ou *problem oriented medical record POMR*),[a] desenvolvido por Lawrence Weed no final da década de 1960. Weed era internista de

[a]Na tradução foi trocado o termo médico por clínico, pois outros profissionais da saúde podem usá-lo; uma resolução do Coren-SP atesta que essa forma de registro é adequada na prática da enfermagem (http://portal.coren-sp.gov.br/sites/default/files/parecer_coren_sp_2013_056.pdf).

formação que migrou para o ambiente comunitário e desenvolveu o conceito para o registro de internações, em especial de longa duração, frequentes naquela época. Dessa maneira, é um registro apropriado para o cuidado longitudinal e, portanto, bastante adequado para o ambulatório. Ao longo da segunda metade do século XXI, foi tornando-se a base do registro clínico na APS em diversos países. Essencialmente, essa forma de registro é composta de duas partes: lista de problemas e SOAP. O tema "registro" não é estritamente científico e, portanto, não segue a lógica da medicina baseada em evidências, ou seja, não há propriamente ensaios clínicos que demonstrem a superioridade de um modelo de registro sobre outro. Porém, a estrutura do RCOP segue a lógica do raciocínio clínico.

Lista de problemas

O termo ideal seria "lista de condições", já que nem sempre se trata de problemas, como no caso de pré-natal, mas a denominação "lista de problemas" ficou consagrada. Um bom registro começa por manter a lista de problemas atualizada e organizada; afinal, é o dado principal que deve aparecer quando se visualiza a folha de rosto ou resumo clínico de um prontuário. Os dados estão estruturados e podem ser inseridos diretamente, o que é comum no primeiro contato do paciente com os profissionais que compartilham o mesmo prontuário (na unidade ou na rede), ou podem ser importados das avaliações a cada consulta. Apesar de serem codificados, há sistemas que permitem a edição do texto sem perder o dado estruturado ou um complemento à rubrica. Por exemplo:

» KD74 – Hipertensão com complicações (texto como está na CIAP 3).
» KD74 – Hipertensão com complicação renal (texto após edição).

Em geral, os prontuários fornecem duas listas de problemas: principal e secundária, ou problemas ativos e inativos. A data de inserção do problema em geral é registrada (em prontuários eletrônicos, é gravada automaticamente). A data que iniciou o problema é um dado pouco acurado, que acaba tendo pouca utilidade como dado estruturado, ficando restrito, na maior parte das vezes, ao texto livre. A decisão de enviar ou incluir um problema na lista de problemas principal ou secundária é dos profissionais. Em geral, apenas problemas crônicos ou muito relevantes são alocados; caso contrário, a lista fica demasiadamente extensa, correndo o risco de não deixar destacados os problemas de fato importantes. Na folha de rosto ou resumo clínico, outras listas podem ser acrescentadas, como resultados de exames, lista de medicamentos e lista de alergias. Quanto mais listas houver, maior o risco de competição com a lista de problemas que deve ter destaque. Por exemplo, uma alergia pode constar na lista de problemas e não necessariamente precisa haver uma lista de alergias, exceto se essa informação for usada para a segurança do paciente, bloqueando prescrições de medicamentos que estejam nessa lista.

SOAP

Acrônimo de Subjetivo-Objetivo-Avaliação-Plano, que são as quatro partes essenciais de uma consulta. O único tópico que pode não existir na consulta é o Objetivo, já que nem sempre é realizado exame físico ou há resultados de exames complementares para serem registrados. Um dado subjetivo leva à busca por um dado objetivo, os quais, juntos, ajudam na formulação da avaliação que determinará o plano (Figuras 3.1 e 3.2).

Figura 3.1. Tela do SOAP com dados em texto livre à esquerda e estruturados à direita.

Resumo clínico	
Lista de problemas	HAS (KD73), início 2020 Diabetes tipo 2 (TD72), início 2020 Alergia a dipirona (AP60) Problema de relacionamento com pais ou familiares (ZC03)
Medicações	Hidroclorotiazida 25 mg 1-0-0 Metformina 850 mg 1-1-0
Registro da consulta	
S	1. Ver exames (T401) 2. Renovar receita (K-201, T201) 3. Tristeza (PS03) há 6 meses. Não quer mais sair de casa, perdeu prazer nas coisas. Dorme mal, não está comendo. Está brigada com a mãe (ZC03). Nega ideação suicida.
O	PA 122 × 84 Apresentação adequada, contato fácil, hipotímica, afeto sintônico. Pensamento sem alt. Labs JUN/24: HbA1c 7,1 Microalbuminúria neg.
A	Perturbações depressivas (PD12) Diabetes tipo 2 (TD72) HAS (KD73)
P	Higiene do sono. Considerar familiograma no retorno em 2 sem. Revisar tratamento medicamentoso de depressão. Explico exames.

Figura 3.2. Exemplo de tela de SOAP com lista de problemas e resumo clínico na lateral.

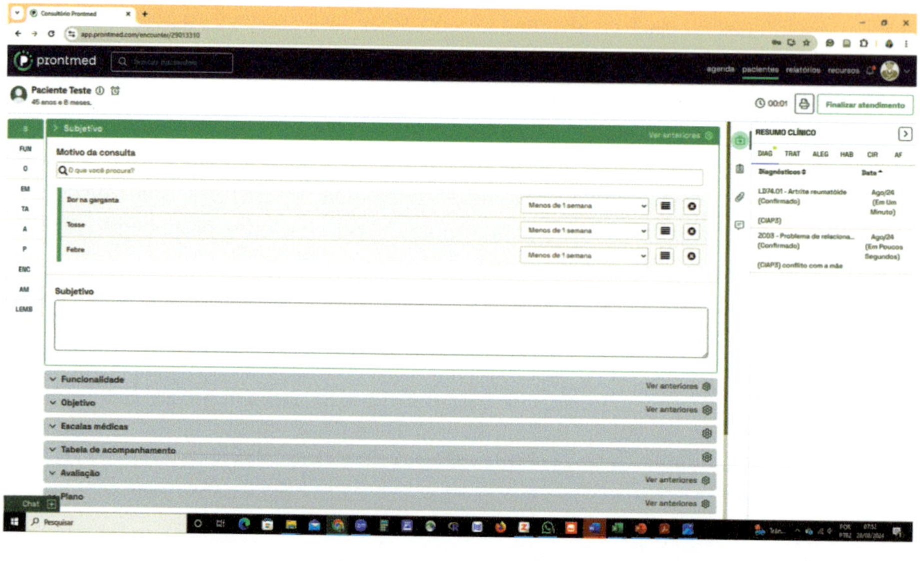

A

Figura 3.2. *(continuação)*

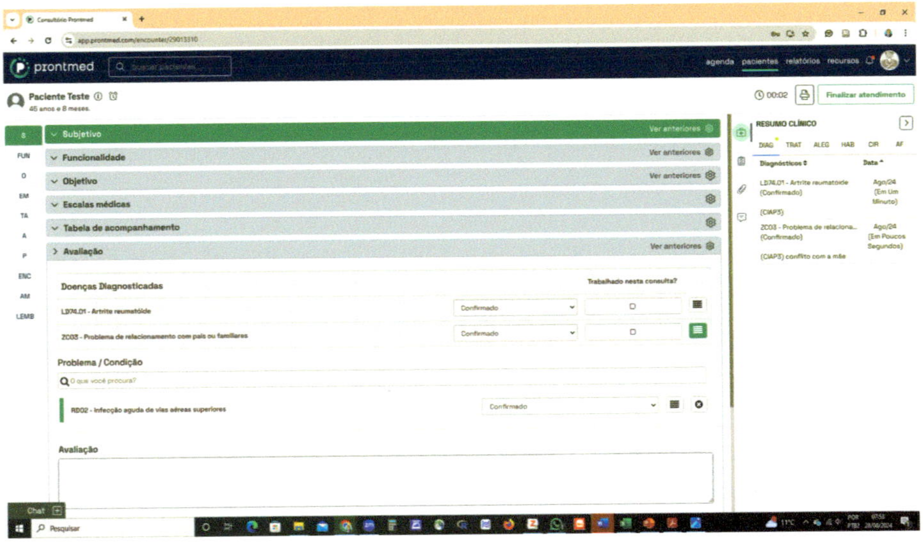

B

Fonte: Prontmed®.

1. Subjetivo (S)

São as informações trazidas pelo paciente durante a conversa. Uma parte é espontânea e a outra, obtida por meio de respostas a perguntas abertas ou fechadas. Deve-se registrar de preferência o mais próximo do que o paciente disse, com algumas exceções: termos impróprios devem ser substituídos; quando o paciente aponta uma parte do corpo para explicar um sintoma, deve-se registrar a localização com termos técnicos anatômicos (p. ex., dor em flanco esquerdo); quando o paciente nega alguma queixa ou assertiva, deve-se registrar a pergunta (p. ex., nega tabagismo).

Se o profissional preferir, pode dividir essa parte em diferentes tópicos (S1, S2, S3). Também pode subdividir o S em antecedentes familiares, antecedentes pessoais (no sentido de problema inativo, que pode ou não ser colocado na lista de problemas inativos ou secundários), condições socioeconômicas etc.

» **Motivo da consulta (MC):** o subjetivo tem uma parte registrada em texto livre e outra codificada, que resume esse tópico e é chamada "motivo(s) da consulta" (ou *reason for encounter*). A classificação mais adequada para essa codificação é a Classificação Internacional de Atenção Primária (CIAP).[3] Para codificar o motivo da consulta, deve-se privilegiar o que o paciente disse sem interpretação, ou seja, se relata "icterícia", busca-se na classificação essa rubrica, mesmo que possa não ser a realidade e o paciente esteja trazendo uma percepção dele. Assim, o paciente tem de necessariamente concordar com o que está sendo registrado no S e codificado no MC. Os pacientes podem relatar sintomas e dados subjetivos (como dor ou problemas com o trabalho), doenças estabelecidas (como diabetes) ou solicitar processos de cuidado (como exame de sangue ou atestado). Portanto, toda CIAP pode ser utilizada para codificar o MC.

2. Objetivo (O)

É a parte na qual se registram os dados de exame físico, do exame psíquico/do estado mental e exames complementares, trazidos pelos pacientes ou realizados na unidade (*point of care*). Podem-se registrar outras observações como "Dificuldade em aprofundar em tal ponto" ou "Mãe interrompe a filha com frequência". Não se deve enumerar o O, uma vez que um achado pode ter relação com mais de uma queixa.

Os dados objetivos devem ser estruturados, sempre que possível, em tabelas de biometrias e resultados de exames complementares, reservando para o texto livre apenas descrições e laudos. Também é possível registrar o objetivo de forma estruturada por meio de códigos de processo da CIAP.

3. Avaliação (A)

Na avaliação registra-se a impressão diagnóstica do profissional. O paciente não precisa concordar com o que foi registrado, exceto se for um diagnóstico social, como violência doméstica ou desemprego, para evitar julgamento. Nesse campo é possível anotar doenças definidas, sintomas ou problemas sociais. Não se deve anotar nome de medicação, resultado de exames ou dados de processo (p. ex., atestado, solicitação de eletrocardiograma etc.). Conceitualmente, chama-se "sintoma como diagnóstico" quando se registra um sintoma nesse campo e ocorrem de 30% a 50% das consultas em APS.[4]

» **Problema ou condição:** a síntese codificada desse campo recebe o nome de "problema" (ou "problemas do dia"). Ou seja, são os problemas diagnosticados ou abordados nessa consulta. Em geral, na APS, assim como o MC, devem-se codificar os problemas pela CIAP, mas é possível usar outras ferramentas, como CID ou Classificação Internacional para a Prática de Enfermagem (CIPE). As ferramentas de busca da CIAP 3 que contêm os mapeamentos para a CID 10 e 11 estão disponíveis em *sbmfc.org.br/ciap/*. Quando se codifica(m) o(s) problema(s) do dia no prontuário eletrônico, é possível que se coloque um *link* ou *pop-up* com a opção para alocá-lo ou não na lista de problemas principal ou secundária; dessa forma, há uma indução para que a lista fique sempre atualizada.

Nunca se deve anotar ou codificar hipóteses; devem-se registrar na avaliação os dados no mais alto grau de especificidade possível. Caso o diagnóstico seja possível sem a realização de exames complementares, deve-se registrar e codificar o diagnóstico e não apenas os sintomas (p. ex., quando o paciente relata tosse, febre baixa e dor de garganta, deve-se registrar na avaliação "infecção de vias aéreas superiores"). Não é necessário enumerar os As.

A qualificação de cada condição como resolvido, controlado, confirmado é polêmica e implica muitas vezes a necessidade de dados subjetivos e objetivos. Ou seja, cada parte do RCOP complementa e para saber, p. ex., se o diabetes está controlada, deve-se buscar dados objetivos e não apenas qualificar a diabetes no campo "avaliação" como se fosse apenas um julgamento do profissional da saúde.

4. Plano (P)

Nesse tópico, são registrados os planos de cuidado, que podem ocorrer na forma de orientação, atestados, medicamentos, solicitação de exames ou referenciamentos. Também é possível registrar um plano de investigação, como "considerar refluxo" ou "investigar refluxo caso a dor persista", e planos de estudo para o profissional, como "revisar novo *guideline* DPOC".

O plano pode ser registrado de maneira estruturada por meio de códigos de processo da CIAP ou de ferramentas específicas, como a Terminologia Unificada da Saúde Suplementar (TUSS).

Erros comuns no registro:

- Usar termos técnicos em vez das palavras do paciente no S e usar termos leigos no O, A e P.
- Escrever expressões como "Paciente refere..." no S.
- Excesso de siglas.
- Copiar e colar laudos longos sem informações relevantes.
- Registrar exame físico "completo", sem relevância para a queixa.
- Não atualizar a lista de problemas.

Conceitos de primeira consulta

Há pelo menos três definições de primeira consulta:

- Primeira consulta do paciente com o sistema de saúde.
- Primeira consulta do paciente na unidade.
- Primeira consulta do paciente com o médico.

A terceira definição, embora médico-centrada, é provavelmente a mais usada no Brasil. Em outros países, usa-se mais a definição "primeira consulta na unidade". Os profissionais devem ler o registro e dar continuidade ao tratamento de onde o outro profissional parou. O conceito de primeira consulta como o primeiro contato com a rede não é tão usado, pois, apesar de hoje ser possível a integração dos sistemas, há restrições por questões de confidencialidade, cujas regras nos países anglo-saxões são muito rígidas.

Na APS muitas vezes usa-se a mesma estrutura de SOAP na primeira consulta. A diferença é que o registro é mais extenso, e mais problemas são anotados comparados às consultas subsequentes. O importante é que o cuidado se dê ao longo do tempo, por meio de diversas consultas, e o prontuário permita o registro do cuidado longitudinal e coordenado. Não há necessidade de esgotar toda a lista de problemas e todo o exame físico em uma consulta, o que nem é adequado.

Episódio de cuidado[b]

O episódio de cuidado é uma forma de registro longitudinal usando-se a metodologia SOAP (Figura 3.3). É definido como "um problema desde seu primeiro encontro com o profissional de saúde até o último encontro relacionado com esse problema".[5] Quando se registra dessa maneira, todos os problemas geram episódios, diferentemente da lista de problemas, que é uma seleção do profissional. Muitos episódios duram uma consulta quando são pontuais. Outros duram anos, como no caso da hipertensão. O registro por episódio permite a mensuração da incidência de problemas. Uma pessoa contribui com um episódio de hipertensão ao longo da vida, mas pode ter vários episódios de gripe. Ao mesmo tempo, dez dias após a primeira consulta por gripe, caso o problema persista, provavelmente trata-se do mesmo episódio que se estendeu (impactando também a incidência). Essa forma de registro permite ainda que se responda à seguinte pergunta clínica, com dados do próprio prontuário ou da rede (*big data*): "Qual a probabilidade de um paciente de XX anos e do sexo XX,

---

[b] O termo "episódio" em português pode dar a impressão de "ponto isolado no tempo"; outra tradução possível para *episode of care* é "linha de cuidado", que aqui teria um sentido diferente de "ações programáticas verticais".

Figura 3.3. Exemplo de episódio de cuidado.

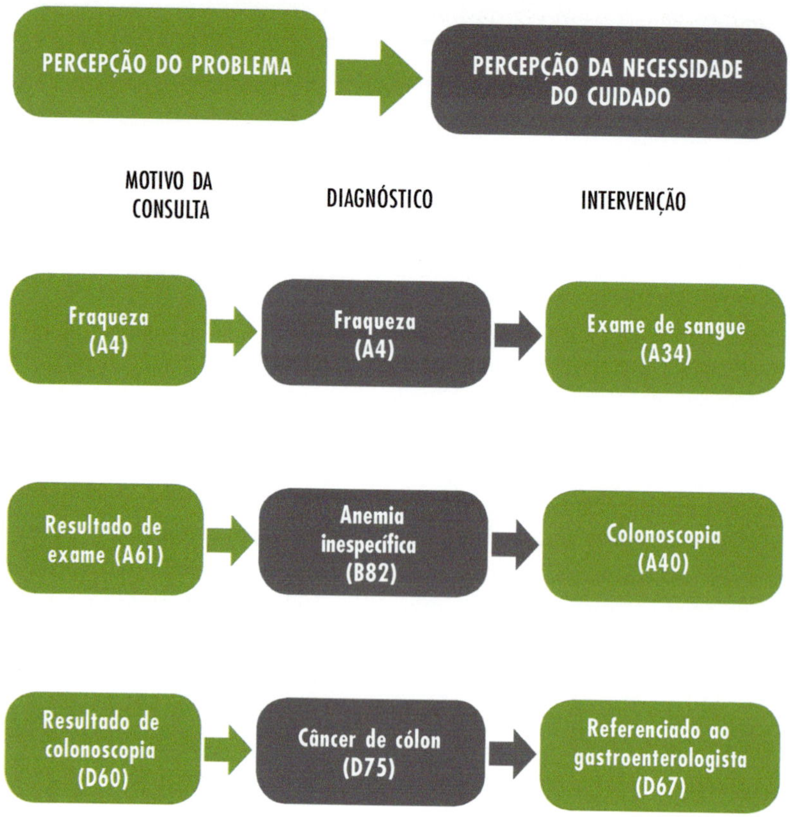

que procura o serviço com fraqueza, ter câncer de cólon?". As desvantagens são que nem sempre o profissional tem certeza se um sintoma está relacionado com apenas um episódio e há a necessidade de criar subencontros com SOAPs específicos para cada problema, tornando o registro mais complexo. O SOAP e a lista de problemas são consensuais entre os profissionais de atenção primária, mas o uso do conceito de episódio de cuidado é alvo de calorosas discussões e debates.[6]

Referências bibliográficas

1. Starfield B. Atenção primária. Equilíbrio entre necessidades de saúde, serviços e tecnologia. Brasília: UNESCO/Ministério da Saúde; 2002.
2. Weed LL. Medical records that guide and teach. N Engl J Med. 1968;278:593-600,652-7.
3. Disponível na Internet: https://www.sbmfc.org.br/ciap/
4. Crombie DL. Diagnostic process. J Coll Gen Practit. 1963;6:579-89.
5. World Organization of National Colleges, Academies, and Academic Associations of General Practitioners/Family Physicians Classificação Internacional de Atenção Primária (CIAP 2)/ Elaborada pelo Comitê Internacional de Classificação da WONCA (Associations of General Practitioners/Family Physicians Classificação Internacional de Atenção Primária (CIAP 2)/Ela-

borada pelo Comitê Internacional de Classificação da WONCA (Associações Nacionais, Academias e Associações Acadêmicas de Clínicos Gerais/Médicos de Família, mais conhecida como Organização Mundial de Médicos de Família); Consultoria, supervisão e revisão técnica desta edição, Gustavo Diniz Ferreira Gusso. 2. ed. Florianópolis: Sociedade Brasileira de Medicina de Família e Comunidade; 2009.
6. Gusso G, Lopes JMC. Registro de saúde orientado por problemas. In: Gusso G, Lopes JMC, Dias LC, org. Tratado de medicina de família e comunidade: princípios, formação e Prática. Porto Alegre: Artmed; 2019.

Capítulo 4

Epidemiologia Clínica

José Benedito Ramos Valladão Júnior
Rodrigo Diaz Olmos
Ícaro Salerno Fernandes

Um risco individual de doença não pode ser isolado do risco da doença na população a que o indivíduo pertence.

(Geoffrey Rose, 1992)[1]

A diferença entre os médicos de família e comunidade (MFC) e os demais especialistas é comumente apresentada pelo fato de abordarem um conjunto de problemas em saúde que incorporam conhecimentos abrangentes de diferentes áreas médicas, enquanto os especialistas focais são treinados para a prática de conhecimentos específicos de uma única área. Entretanto, esse não é o elemento mais determinante na distinção entre esses especialistas.

O que caracteriza fundamentalmente essa distinção é o fato de o MFC ser um especialista em população geral e não em uma população específica. Essa característica exige do MFC múltiplas habilidades e diferentes posturas diante do manejo clínico e do cuidado em saúde. Isso é o que distingue prática e, conceitualmente, a atividade clínica do médico de família da dos especialistas focais, e precede as diferenças entre os conhecimentos técnicos de cada um.

Como veremos, não é possível para um médico de família desenvolver sua prática clínica sem considerar que seu objeto de cuidado é a população geral e que seus encontros clínicos o colocarão diante de indivíduos representativos da população geral. Atuando com essa compreensão, ele deverá ser hábil na resolução da quase totalidade das ocorrências em saúde e ter um cuidado especial no reconhecimento dos indivíduos de maiores riscos ou com agravos incomuns, que compõem uma pequena parcela da população, para o encaminhamento a especialistas focais.

O especialista focal, por outro lado, deverá ser hábil no manejo de agravos incomuns dentro de sua área específica de cuidado e, ao mesmo tempo, reconhecer prontamente os indivíduos de baixo risco para evitar erros por excesso de procedimentos desnecessários. É importante que o especialista focal, mesmo que se depare com uma pessoa com um problema que possa estar dentro de sua área médica, reconheça seu baixo risco e a baixa probabilidade de um agravo incomum por se tratar de uma pessoa representativa da população geral. Ao evitar desempenhar a função de generalista sem que tenha formação específica para isso, o especialista focal estará protegendo-se quanto a erros de condução clínica com base na solicitação de exames, procedimentos e tratamentos desnecessários, que produzem sobrediagnóstico e sobretratamento e incorrem em eventos adversos à saúde do paciente.

Pontos abordados

» Epidemiologia da prevalência.
» Probabilidades pré e pós-teste.
» Valores preditivos.
» Razões de verossimilhança.
» Medicina baseada em evidências.
» Busca pelas melhores evidências científicas.

Epidemiologia da prevalência

A prevalência é uma das pedras fundadoras da epidemiologia e é o ponto de partida do raciocínio clínico.

Durante nossa prática clínica cotidiana, utilizamos as probabilidades epidemiológicas de forma tão automática que não temos consciência do quanto elas são imprescindíveis para nosso raciocínio clínico e, por conseguinte, para nossas condutas clínicas.

Ao depararmo-nos com as queixas apresentadas pelos pacientes nas consultas, iniciamos um processo de inferências, por meio do qual buscamos uma probabilidade de "doença" suficientemente confortável e segura para justificar uma conduta. Esta pode ser a solicitação de algum exame complementar se a probabilidade da condição em questão ainda estiver aquém do "limiar terapêutico", uma intervenção terapêutica (p. ex., a prescrição de uma medicação) quando a probabilidade do agravo for alta o suficiente (acima do limiar terapêutico), que nos assegura iniciar o tratamento sem testes adicionais, ou a decisão de observar os sintomas quando a probabilidade de doença for baixa o bastante para evitar tratamentos e exames desnecessários.

A probabilidade pré-teste (prevalência dos diferentes agravos e condições no contexto de atenção à saúde em que se atua) é o pano de fundo no qual os médicos desenvolvem seu raciocínio clínico, ou seja, essa probabilidade inicial, de alguma maneira, determinará as probabilidades posteriores, encontradas por meio da inclusão de dados de história (caracterização dos sintomas, avaliação de fatores de risco, condições socioeconômicas, dinâmica familiar, aspectos psíquicos etc.), de exame físico e, eventualmente, de resultados de exames complementares.

Assim, indivíduos representantes de diferentes populações terão prevalências diferentes e, dessa maneira, necessitarão de diferentes formas de raciocínio e condução clínica.

Imaginemos dois cenários clínicos como exemplo:

1. João, de 65 anos, realiza atendimento em um ambulatório de gastroenterologia de um serviço secundário de saúde por queixa de constipação há 2 meses, não sendo relatados outros sintomas associados ou detectada qualquer alteração ao exame clínico.
2. Pedro, de 65 anos, tem o mesmo quadro clínico, porém realiza atendimento na Unidade Básica de Saúde (UBS).

Nas situações clínicas apresentadas há uma diferença na probabilidade pré-teste (prevalência) de doenças específicas, uma vez que Pedro e João (embora tenham a mesma idade e queixa) representam populações diferentes (i. e., estão em contextos diferentes de atenção à saúde).

Preocupado com a possibilidade de neoplasia do trato gastrintestinal, você procura saber qual a validade de solicitar uma colonoscopia na investigação inicial da constipação diante das diferentes realidades e encontra os seguintes dados:

- O senhor Pedro, que realiza atendimento em um serviço de gastroenterologia de uma unidade secundária de saúde, representa um indivíduo de uma população específica, ou seja, fará parte de uma parcela limitada da população geral, que são os indivíduos atendidos em serviços específicos de saúde. Em estudo de avaliação de risco de câncer colorretal a partir de sintomas específicos em população atendida na atenção secundária, obteve-se um valor preditivo positivo de 9,2% para a queixa de constipação.[2] Ou seja, a prevalência de câncer colorretal em indivíduos com constipação na atenção secundária é estimada em 9,2%. Para efeito de exemplificação, utilizaremos o valor de 10%.
- Por outro lado, o senhor João, que procura cuidados em uma Unidade Básica de Saúde com a mesma queixa de constipação, representa um indivíduo da população geral em ambiente de cuidado primário. Em estudo de avaliação de risco de câncer colorretal a partir de sintomas específicos em população atendida na atenção primária, foi possível estimar um valor preditivo positivo de 0,42% (0,34 a 0,52) para a queixa de constipação.[3] Ou seja, a prevalência de câncer colorretal em indivíduos com constipação na atenção primária é de 0,42%. Para efeito de exemplificação, utilizaremos o valor de 0,5%.
- As diferenças de prevalência de câncer colorretal observadas na população geral (da Unidade Básica de Saúde) e em uma população específica (de um ambulatório especializado de um serviço secundário) com queixa de constipação podem levar a diferenças no melhor manejo clínico do sintoma?

Probabilidades pré e pós-teste

Como visto anteriormente, a prevalência é um dos pontos de partida de nossa prática clínica, sendo a probabilidade pré-teste inicial.[4] A partir dessa probabilidade inicial, como já mencionado, outros dados, provenientes da história clínica, de dados demográficos, do exame físico e, eventualmente, de exames complementares, serão utilizados para aumentar ou diminuir a probabilidade de determinado agravo.

O aporte de qualquer informação adicional (resposta a uma pergunta, achado de exame clínico ou resultado de exame complementar), que podemos considerar como a "aplicação de um teste", modificará a situação de incerteza inicial (probabilidade pré-teste) para uma nova situação pós-teste de probabilidade diagnóstica (probabilidade pós-teste), com a qual podemos tornar o diagnóstico mais ou menos provável e, então, chegarmos a uma decisão clínica que beneficie o paciente.[5]

A Figura 4.1 mostra de maneira esquemática essa sequência do raciocínio clínico, conforme a teoria de Bayes.[6]

Dessa maneira, devemos evitar a realização de testes que não modifiquem significativamente a probabilidade pré-teste de um agravo, pois não produzirão benefícios na decisão

Figura 4.1. Abordagem bayesiana do raciocínio clínico.[6]

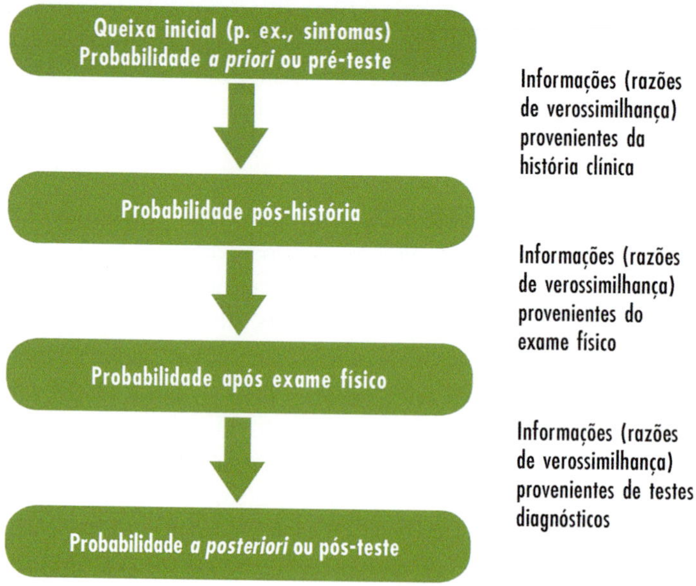

clínica sobre a saúde da pessoa e, pelo contrário, implicarão potenciais riscos relacionados com os efeitos prejudiciais presentes em qualquer tipo de teste, seja ele realizado por meio de um questionamento, seja por exame clínico ou complementar desnecessário.[7]

Valores preditivos

Os valores preditivos são utilizados para estimarmos a probabilidade de doença após a realização de determinado teste (probabilidade pós-teste). Eles predizem a probabilidade de doença ou não doença a partir de resultados, respectivamente, positivos ou negativos do teste.

Utilizando como exemplo os dois indivíduos com constipação que representam populações diferentes, construiremos uma tabela 2 × 2 (Quadro 4.1) para avaliar o quanto a realização de uma colonoscopia modificará a probabilidade do diagnóstico de câncer colorretal por meio de estimativas de suas respectivas probabilidades pós-testes.

Utilizaremos informações sobre a prevalência de câncer colorretal em pacientes com queixa de constipação tanto na atenção primária como na secundária.

A sensibilidade e a especificidade são características dos testes diagnósticos, não sofrendo influência da probabilidade pré-teste (prevalência), isto é, não se modificam conforme as características das pessoas que serão submetidas ao teste. Para efeito de análise, utilizaremos valores hipotéticos de sensibilidade (90%) e especificidade (90%) do exame de colonoscopia para a avaliação diagnóstica do câncer colorretal. Utilizando uma amostra de 1.000 indivíduos, podemos montar a tabela 2 x 2 a partir dos valores conhecidos, conforme o cenário 1 a seguir.

Quadro 4.1. Tabela 2 × 2

	Doença presente (câncer colorretal)	Doença ausente (câncer colorretal)
Teste alterado (colonoscopia)	Verdadeiro-positivo (a)	Falso-positivo (b)
Teste normal (colonoscopia)	Falso-negativo (c)	Verdadeiro-negativo (d)

$$\text{Prevalência} = \frac{\text{Doentes}}{\text{(Toda população)}} = \frac{(a + c)}{(a + b + c + d)}$$

$$\text{Sensibilidade} = \text{Probabilidade de teste positivo se tiver doença} = \frac{a}{(a + c)}$$

$$\text{Especificidade} = \text{Probabilidade de teste negativo se não tiver doença} = \frac{d}{(b + d)}$$

$$\text{Valor preditivo positivo} = \text{Probabilidade de doença após teste positivo} = \frac{a}{(a + b)}$$

$$\text{Valor preditivo negativo} = \text{Probabilidade de não doença após teste negativo} = \frac{d}{(c + d)}$$

Cenário 1 – Indivíduo em atendimento em serviço secundário de atenção à saúde	
Prevalência = 10% (Probabilidade pré-teste de câncer colorretal em indivíduo com constipação)	Sensibilidade da colonoscopia = 90% Especificidade da colonoscopia = 90%
No exemplo, em 1.000 pessoas, teremos 100 casos de câncer.	

	Câncer presente	Câncer ausente	
Colonoscopia alterada	90	90	180 (a + b)
Colonoscopia normal	10	810	820 (c + d)
	100 (a + c)	900 (b + d)	1.000

VPP = 90/180 = 0,50

Probabilidade de câncer após teste positivo = 50%

Nota-se que a realização de colonoscopia em pacientes com queixa de constipação em serviços secundários de saúde aumenta consideravelmente a probabilidade de câncer (de 10% para 50%), o que favorece o diagnóstico e auxiliar-nos-á quanto à conduta.

Ao avaliarmos comparativamente a realização da colonoscopia em pacientes da Atenção Primária à Saúde (APS) com queixa de constipação, poderemos verificar se a aplicação de um teste específico (colonoscopia) gerará impactos diferentes para cada indivíduo. Novamente, agora utilizando uma amostra populacional de 2.000 indivíduos (escolhida para facilitar os cálculos), podemos montar uma tabela 2 × 2, a partir dos valores conhecidos, conforme o cenário 2 a seguir.

Cenário 2 – Indivíduo em atendimento na UBS	
Prevalência = 0,5% (Probabilidade pré-teste de câncer colorretal em indivíduo com constipação)	Sensibilidade da colonoscopia = 90% Especificidade da colonoscopia = 90%
No exemplo, em 2.000 pessoas, teremos 10 casos de câncer.	

	Câncer presente	Câncer ausente	
Colonoscopia alterada	9	199	208 (a + b)
Colonoscopia normal	1	1.791	1.792 (c + d)
	10 (a + c)	1.990 (b + d)	2.000

VPP = 9/208 = 0,043

Probabilidade de câncer após teste positivo = 4,3%

Nesse caso, verificamos que para indivíduos com queixa de constipação em um contexto de baixa prevalência de doença (atenção primária), o valor preditivo de uma colonoscopia alterada é baixo, ou seja, a probabilidade de câncer antes do exame era de 0,5% (igual à prevalência) e após o exame alterado passa a ser de 4,3%, o que ainda é bem baixo, mostrando que o valor diagnóstico de uma colonoscopia nessa circunstância é ruim, pouco nos auxiliando no diagnóstico e na conduta. Por outro lado, os possíveis eventos adversos (efeitos colaterais) da colonoscopia podem ocorrer com uma frequência maior que o benefício potencial produzido pelo exame.

Dessa maneira, a prevalência de determinada condição (probabilidade pré-teste) será determinante para a escolha do teste diagnóstico ideal, independentemente das características próprias dos testes (como boas sensibilidade e especificidade).

Na Tabela 4.1, observamos que mesmo testes com sensibilidades e especificidades elevadas não afetarão significativamente a probabilidade de doença (probabilidade pós-teste) quando a probabilidade pré-teste (prevalência) daquele agravo é muito baixa (doença improvável) ou muito alta (doença provável).[8] Assim, a realização de testes nessas situações deve ser ponderada diante de outras características: efeitos prejudiciais, custo e aceitabilidade do teste, possibilidade de sobrediagnóstico e sobretratamento, e gravidade da condição.

É importante ressaltar que a probabilidade pré-teste não é sinônimo de prevalência; ela é igual à prevalência apenas antes do aporte de outras informações provenientes da história e do exame físico; à medida que novas informações vão sendo adicionadas, as probabilidades

Tabela 4.1. O efeito da prevalência no valor preditivo de um sintoma, sinal ou exame complementar excelente (tanto a especificidade quanto a sensibilidade são iguais a 95% em todos os casos)[8]

Prevalência (%) (probabilidade pré-teste)	99	95	90	80	70	60	50	40	30	20	10	5	1	0,5	0,1
VPP (%) (probabilidade de doença após teste positivo)	99,9	99,7	99,4	99	98	97	95	93	89	83	68	50	16	9	2
VPN (%) (probabilidade de **não** existir doença após teste negativo)	16	50	68	83	89	93	95	97	98	99	99,4	99,7	99,9	99,97	99,99
Probabilidade (%) de existir doença após teste negativo	84	50	32	17	11	7	5	3	2	1	0,6	0,3	0,1	0,03	0,01

VPN: valor preditivo negativo; VPP: valor preditivo positivo.

de doença podem aumentar ou diminuir (Figura 4.1), de modo que uma colonoscopia pode ser solicitada na atenção primária em situações nas quais a probabilidade de doença após a história e o exame físico seja alta o suficiente para justificar o exame, aproximando o valor preditivo positivo do exame ao que ocorre no Cenário 1.

A Figura 4.2 mostra um outro exemplo, de maneira esquemática, de como a prevalência de câncer colorretal é diferente em pacientes com queixa de sangramento retal em diferentes contextos de atenção à saúde,[9] mostrando o efeito da "função de filtro" da APS, e mostrando que o filtro pessoal também é capaz de aumentar a probabilidade pré-teste de doença.

Assim, o que determinará a escolha pela realização de alguma ação diagnóstica ou teste (teste entendido aqui como qualquer tentativa de trazer informações adicionais para o raciocínio clínico, podendo ser uma resposta a uma pergunta, um achado de exame clínico ou um exame complementar) será a probabilidade pré-teste (a probabilidade da condição anterior ao aporte da informação proveniente desse "teste").

Na APS, além do contexto de atenção e sua correspondente prevalência de doenças (em geral baixa na comunidade), a principal ferramenta de que o médico dispõe é o encontro com o paciente, o que inclui a realização da anamnese e o exame físico. Estudos ingleses da década de 1970 já mostravam o valor da anamnese e do exame clínico para a obtenção de diagnósticos.

Hampton *et al.* mostraram que a anamnese isoladamente foi responsável por 82,5% dos diagnósticos, a associação do exame físico contribuiu com mais 8,75% dos diagnósticos e a associação dos exames complementares contribuiu com 8,75% adicionais.[10] Desse modo, o MFC deve compreender que tem potentes ferramentas para um diagnóstico de qualidade, na grande maioria das vezes sem necessidade de utilização de exames complementares. O uso excessivo de exames complementares, além de contribuir pouco para o correto diagnóstico, aumenta os custos e pode causar danos aos pacientes.

Razões de verossimilhança

A razão de verossimilhança (RV), também conhecida como razão de probabilidade ou "*likelihood ratio*" (LR), é um conceito útil e poderoso na avaliação do desempenho de ações diagnósticas (dados de anamnese, exame físico e testes diagnósticos), mais precisa que o

Figura 4.2. Função de filtro da APS.

Exemplo do sangramento retal

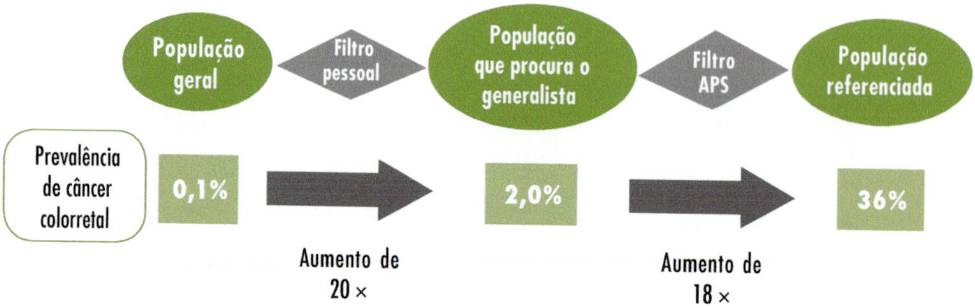

cálculo isolado da sensibilidade e da especificidade. As RV contêm, de maneira combinada, os dois atributos básicos de qualquer teste diagnóstico, a saber, a sensibilidade e a especificidade. Tanto a RV como a curva ROC são indicadores de qualidade dos testes diagnósticos que combinam sensibilidade e especificidade. A RV é definida como a razão entre a probabilidade de um determinado resultado do teste em pessoas com a doença sobre o mesmo resultado em pessoas sem a doença. Desse modo, as razões de verossimilhança poderão ser positivas ou negativas, a depender do resultado do teste. As razões de verossimilhança permitem estimar as probabilidades pós-teste de uma determinada condição a partir da probabilidade pré-teste.

Como se observa no Quadro 4.2, razão de verossimilhança igual a 1 significa que o teste não discrimina doentes de não doentes, não havendo relevância em sua realização. Valores de RV no intervalo entre 0,3 e 3 produzem poucas modificações nas probabilidades pós-teste, mostrando que não há variação considerável do resultado do teste entre o grupo de doentes e não doentes, tendo valor diagnóstico insignificante.

Quadro 4.2. Impacto da razão de verossimilhança (RV) na probabilidade de doença[11]

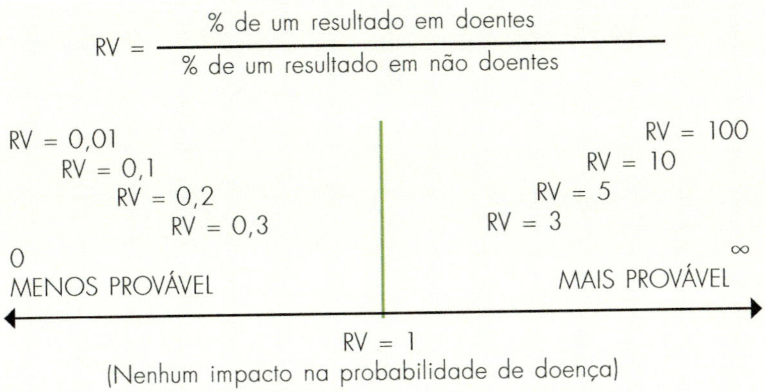

Entretanto, testes com razões de verossimilhança positiva maiores que 3 (particularmente acima de 10) favorecem significativamente o diagnóstico da doença, e quanto maior for esse valor, mais provavelmente o diagnóstico poderá ser realizado com apenas a aplicação desse teste, evitando-se a realização de testes adicionais, que podem gerar eventos adversos.

Além disso, testes com razões de verossimilhança negativa menores que 0,3 tornam o diagnóstico improvável de maneira significativa e quanto mais próximo de 0, maior será a probabilidade de descartarem a doença definitivamente.

O Quadro 4.2 ilustra resumidamente o impacto dos valores de verossimilhança sobre a probabilidade de determinada doença.[11]

Como exemplo, podemos citar diferentes testes realizados para o diagnóstico de síndrome do túnel do carpo e suas respectivas RV positivas e negativas (Tabela 4.2).[12]

Uma avaliação rápida da Tabela 4.2 permite-nos verificar que a presença da hiperalgesia destaca-se como o teste que mais favorece o diagnóstico de síndrome de túnel do carpo. Outros achados, como a atrofia tenar, a razão de punho e o diagrama de mão "clássico"

Tabela 4.2. Razões de verossimilhança para testes voltados ao diagnóstico de síndrome do túnel do carpo[12]

Diagnosticando síndrome do túnel do carpo*				
Achado	**Sensibilidade (%)**	**Especificidade (%)**	**RV+**	**RV-**
Diagrama "clássico" ou "provável	64	73	2,4	0,5
Diagrama "improvável"	4	77	0,2	–
Abdução de polegar fraca	37 a 66	62 a 74	1,8	0,6
Atrofia tenar	4 a 28	82 a 100	2,9	NS
Hiperalgesia	15 a 51	85 a 93	3,1	NS
Discriminação de 2 pontos diminuída	6 a 63	64 a 99	NS	NS
Alteração vibratória	20 a 61	71 a 81	NS	NS
Teste com monofilamento alterado	59 a 98	15 a 59	NS	NS
Sinal de Tinel	23 a 89	41 a 91	1,4	0,8
Sinal de Phalen	10 a 91	33 a 86	1,4	0,6
Teste de pressão provocativa	28 a 96	17 a 74	NS	NS
Razão de punho	47 a 69	73 a 83	2,7	0,5
Sinal do chacoalhar (Flick)	37 a 93	74 a 96	NS	NS

**Adaptado de Evidence-Based Physical Diagnosis de Steven McGee, 5ª edição (2022).*
NS: não significativo.
Diagrama de mão: "provável" corresponde ao padrão de sintomas acometendo a inervação do nervo mediano; "clássico" corresponde ao padrão de sintomas acometendo todos os dedos; e "improvável" corresponde ao padrão de sintomas acometendo o nervo ulnar.
Razão de punho: distância anteroposterior do punho dividida pela distância mediolateral; maior ou igual a 0,7 configura um sinal positivo.

ou "provável", também contribuem significativamente. Os demais testes, inclusive testes classicamente descritos como Tinel e Phalen, pouco auxiliam no diagnóstico e devem ser usados em composição com os demais para que, juntos, influenciem de modo relevante a probabilidade da doença.

Para exemplificar a importância que a RV desempenha na prática clínica para nos orientar sobre as melhores formas de investigação e confirmação diagnóstica, iremos expor como é possível chegar a uma probabilidade pós-teste de segurança para o diagnóstico clínico da síndrome do túnel do carpo usando a combinação de um pequeno grupo de testes clínicos.

Inicialmente, precisamos ter a probabilidade pré-teste para avaliar o quanto cada teste contribuirá para o diagnóstico e chegarmos à probabilidade pós-teste desejada para o diagnóstico clínico.

A síndrome do túnel do carpo é a neuropatia compressiva mais comum no mundo, e estudos na população geral estimam uma prevalência ao redor de 5% a 7%.[13,14] Ou seja, podemos considerar que a probabilidade pré-teste (antes de se obter demais dados) de o indivíduo ter o agravo está entre 5% e 7%.

A partir dessa informação, poderemos utilizar as RV dos testes, sequencialmente, para obtermos a probabilidade pós-teste final.

Existem três possíveis métodos para calcular a probabilidade pós-teste a partir da RV (é necessário transformar razão de chances em probabilidade):

A) **Aproximação:** método de menor precisão. Admite-se que valores de RV de 2, 5 e 10 aumentam a probabilidade da condição investigada em 15%, 30% e 45%, respectivamente. Por outro lado, valores de RV de 0,5, 0,2 e 0,1 diminuem a probabilidade em 15%, 30% e 45%, respectivamente.

B) **Estimativa gráfica:** por meio da utilização do nomograma de Fagan, que consiste em traçar uma reta a partir da probabilidade pré-teste que cruze o valor da RV do teste em estudo e, dessa maneira, obtenha a probabilidade pós-teste estimada.

C) **Fórmula matemática:** método de maior precisão.

$$\text{Chance} = \frac{\text{probabilidade}}{1 - \text{probabilidade}}$$

O método de aproximação talvez seja o de aplicação mais factível durante a atividade clínica; no entanto, sua imprecisão pode variar de 5% a 10%.[15] Além disso, todos esses métodos são dependentes do conhecimento pelo médico das probabilidades pré-teste e dos valores das RV de cada teste, tornando inviável seu uso cotidiano.

Para o diagnóstico clínico de síndrome do túnel do carpo, p. ex., uma combinação possível de poucos sintomas e sinais é dada por: padrão de acometimento na mão "clássico" ou "provável" (RV + 2,4), atrofia tenar (RV + 2,9), hiperalgesia (RV + 3,1), razão de punho positiva (RV + 2,7). A presença dessas características na avaliação clínica revela uma alta probabilidade de síndrome do túnel do carpo, que é uma probabilidade de segurança para iniciar terapias clínicas específicas e evitar testes complementares, como eletroneuromiografia, deixando a utilização desse exame para situações de exceção em que exista refratariedade clínica e para avaliação de intervenção cirúrgica.

Medicina baseada em evidências

A medicina baseada em evidências (MBE) é classicamente conceituada como "uso judicioso, explícito e consciencioso da melhor evidência existente para a tomada de decisões com relação ao cuidado individual dos pacientes".[17] A tomada de decisões é uma das ações médicas fundamentais e deve ser embasada pelas melhores informações disponíveis. Todo conhecimento a respeito do raciocínio clínico exposto nas partes iniciais deste capítulo integra o que denominamos MBE. Ela incorpora o uso racional das evidências clínicas científicas disponíveis à experiência clínica individual, ao conhecimento das ferramentas da epidemiologia clínica, ao conhecimento fisiopatológico das doenças e à competência cultural e humanística para orientar o raciocínio clínico e a tomada de decisões na prática clínica, com o objetivo de produzir maiores benefícios aos pacientes.

Entretanto, a prática clínica cotidiana, não infrequentemente, é feita de maneira pouco científica, utilizando informações enviesadas, há muito tempo sedimentadas em nossa prática diária. Diante dessa observação, é de extrema importância que os médicos em geral, e os MFC em particular, percebam esse fato e lutem para modificá-lo, evitando uma postura inercial pouco científica no cuidado em saúde.

Em síntese, para desenvolvermos a melhor prática clínica, devemos ter conhecimentos de epidemiologia clínica bem fundamentados e utilizá-los para aplicar as melhores evidências científicas disponíveis e relevantes para o manejo dos problemas apresentados pelo indivíduo.[17] Além disso, devem ser considerados os aspectos da experiência clínica em lidar com situações de cuidado semelhantes, o contexto sociocultural e de atenção e as preferências e valores da pessoa (Figura 4.3).[18]

Figura 4.3. Evidências científicas, experiência clínica, preferências pessoais e contexto sociocultural.

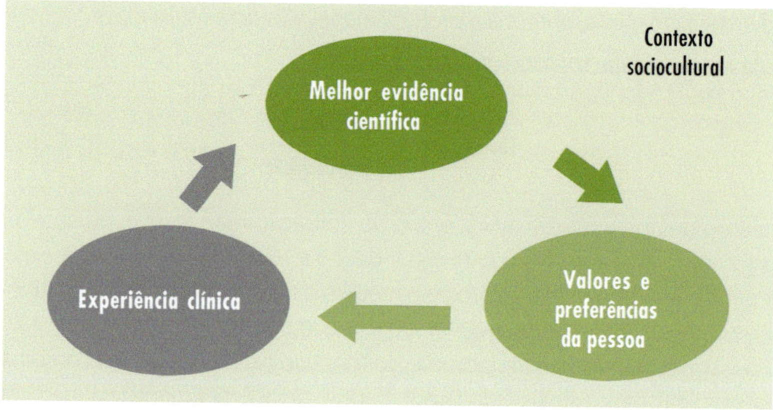

Busca pelas melhores evidências científicas

Além dos conhecimentos epidemiológicos, a busca pelas melhores evidências científicas é determinante para realizarmos a melhor prática clínica por meio de testes e terapias cientificamente comprovadas quanto à sua superioridade, segurança e efetividade. No entanto, essa também não será uma tarefa fácil ao profissional de saúde, pois há uma grande quantidade de informações a serem filtradas para selecionarmos informações científicas válidas, aplicáveis aos nossos pacientes e que tragam benefício real para aquela pessoa especificamente.

Inicialmente devemos lembrar-nos da hierarquia das evidências científicas (Figura 4.4).[14] Entretanto, com a quantidade de publicações científicas disponíveis atualmente, poderemos encontrar estudos mostrando tanto indicação de realizar um teste ou tratamento para uma doença quanto estudos que demonstrem o contrário. Desta maneira, além de sabermos que tipo de estudo produz as melhores evidências, não podemos esquecer que mesmo ensaios clínicos randomizados (estudos do topo da hierarquia de evidências) podem ser de qualidade duvidosa, produzindo informações enviesadas ou não aplicáveis ao contexto da atenção primária. É importante ressaltar que, embora a hierarquia dos níveis de evidência seja uma realidade, a MBE não se restringe apenas a metanálises e ensaios clínicos. Ela envolve a busca das melhores evidências disponíveis para responder às nossas dúvidas da prática clínica diária.

Figura 4.4. Níveis de evidência.

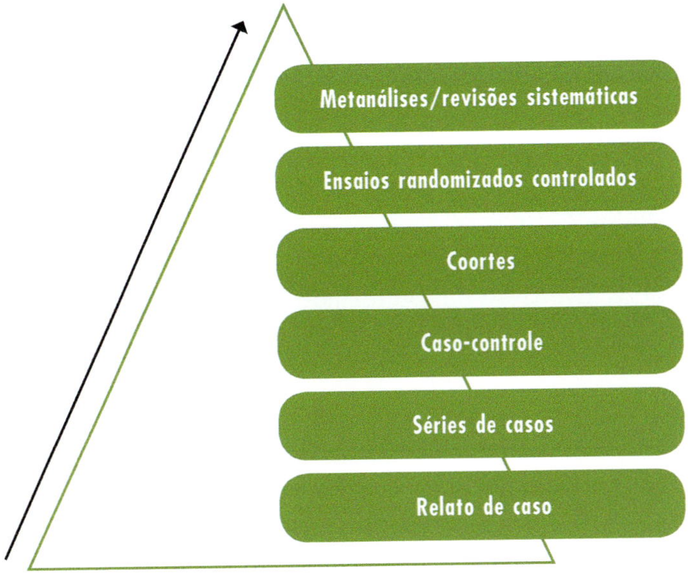

Assim, um estudo de caso-controle de boa qualidade pode ser suficiente para embasar-nos em uma dúvida a respeito de uma associação causal, uma coorte pode produzir evidências de excelente qualidade a respeito de prognóstico e uma série de casos pode ser a melhor evidência para uma condição infrequente.

Dessa maneira, além de conhecer os tipos de estudos, será importante realizar uma análise crítica minuciosa das publicações científicas quanto a uma série de aspectos metodológicos (Quadro 4.3).[19,20]

Quadro 4.3. Aspectos importantes na avaliação de publicações científicas[19,20]

Os resultados são válidos?
- Avalie a presença de fontes de viés analisando a existência de:
  - randomização;
  - cegamento;
  - alocação aleatória;
  - análise por intenção de tratar;
  - seguimento adequado;
  - conflitos de interesse.

Quais foram os resultados?
- Analise os resultados quanto a:
  - magnitude do efeito;
  - diferenças entre números relativos e absolutos;
  - intervalo de confiança.

Os resultados ajudam no cuidado real de seus pacientes?
- Avalie se os resultados são reprodutíveis e aplicáveis na sua prática:
  - população similar;
  - desfechos importantes considerados.

Durante essa avaliação, é importante atentar para a presença de conflitos de interesse que possam afetar os resultados (mesmo tratando-se de estudo com metodologia de alto grau de qualidade e força de recomendação), pois há uma tendência comprovada de que estudos patrocinados pela indústria farmacêutica apresentem significativamente mais resultados positivos, favorecendo a intervenção em questão.

Informação relevante disponível

"Avaliações comparativas patrocinadas pela indústria produzem sistematicamente resultados favoráveis aos patrocinadores, ainda mais quando estudos de não inferioridade estão envolvidos." (Flacco *et al.*, 2015)[21]

Referências bibliográficas

1. Rose G. Estratégias da medicina preventiva. Porto Alegre: Artmed; 2010. 192p.
2. Thompson MR, Perera R, Senapati A, Dodds S. Predictive value of common symptom combinations in diagnosing colorectal cancer. Br J Surg. 2007;94:1260-5.
3. Hamilton W, Round A, Sharp D, Peters TJ. Clinical features of colorectal cancer before diagnosis: a population-based case-control study. Br J Cancer. 2005;93(4):399-405.
4. McGee S. Diagnostic accuracy of physical findings. In: McGee S. Evidence-based physical diagnosis. Philadelphia: WB Saunders Company; 2001.
5. Knottnerus JA, Dinant GJ, van Schayck OP. The diagnostic before-after study to assess clinical impact. In: Knottnerus JA. The evidence base of clinical diagnosis. London: BMJ Books; 2002.
6. Summerton N. Making a diagnosis in primary care: symptoms and context. Br J Gen Pract 2004;54:570-1.
7. Pauker SG, Kassirer JP. The threshold approach to clinical decision making. N Engl J Med. 1980;302:1109-17.
8. Sackett DL, Haynes RB, Tugwell P. Clinical epidemiology: a basic science for clinical medicine. Boston: Little, Brown and Company; 1985.
9. Gervas J, Fernández MP. El fundamento científico de la función de filtro del médico general. Rev Bras Epidemiol. 2005;8(2):205-18.
10. Hampton JR, Harrison MJG, Mitchell JRA, Prichard JS, Seymor C. Relative contributions of history-taking, physical examination, and laboratory investigation to diagnosis and management of medical outpatients. BMJ. 1975;2:486-89.
11. Sackett DL. A primer on the precision and accuracy of the clinical examination. In: Simel DL, Rennie D, Keitz SA, eds. The rational clinical examination: evidence-based clinical diagnosis. Nova York: McGraw-Hill; 2008. p.1-8.
12. D'Arcy CA, McGee S. Does this patient have carpal tunnel syndrome? In: McGee S. Evidence -Based Physical Diagnosis, (5th ed.). Elsevier; 2022.
13. Atroshi I, Gummesson C, Johnsson R, Ornstein E, Ranstam J, Rosén I. Prevalence of carpal tunnel syndrome in a general population. JAMA. 1999;282(2):153-8.
14. Ferry S, Pritchard T, Keenan J, Croft P, Silman AJ. Estimating the prevalence of delayed median nerve conduction in the general population. Br J Rheumatol. 1998;37(6):630-5.
15. McGee S. Evidence-based physical diagnosis. Philadelphia: WB Saunders Company; 2001.
16. Diagnose App. Disponível em: http://www.diagnose-app.com/.
17. Sackett DL, Rosenberg WM, Gray JA, Haynes RB, Richardson WS. Evidence based medicine: what it is and what it isn't. BMJ. 1996;312(7023):71-2.

18. Sackett DL, Straus SE, Richardson WS, Rosenberg W, Haynes RB. Evidence-based medicine. How to practice and teach EBM. 2. ed. Edinburgh: Churchill Livingstone; 2000.
19. Guyatt GH, Sackett DL, Cook DJ. Users' guides to the medical literature. II. How to use an article about therapy or prevention. A. Are the results of the study valid? Evidence-Based Medicine Working Group. JAMA. 1993;270:2598-601.
20. Guyatt GH, Sackett DL, Cook DJ. Users' guides to the medical literature. II. How to use an article about therapy or prevention. B. What were the results and will they help me in caring for my patients? Evidence-Based Medicine Working Group. JAMA. 1994;271:59-63.
21. Flacco ME, Manzoli L, Boccia S, Capasso L, Aleksovska K, Rosso A, et al. Head-to-head randomized trials are mostly industry sponsored and almost always favor the industry sponsor. J Clin Epidemiol. 2015;68(7):811-20.

Parte 2

Pessoas, suas Condições de Saúde e as Complexas Interações

Capítulo 5

Roberta

José Benedito Ramos Valladão Júnior
Gustavo Diniz Ferreira Gusso
Rodrigo Diaz Olmos
Belisia Vasconcelos de Barros
Thiago Macedo Bertão

... o fracasso em reconhecer que os resultados de observações especializadas são, quando muito, apenas verdades parciais, que precisam ser corrigidas com fatos obtidos por estudo mais amplo.
(Osler, 1892)[1]

Narrativa

Roberta Dias Rocha, 53 anos, é uma mulher negra, de cabelos grisalhos e que usa óculos. Ela mora com o marido e as duas filhas, que são técnicas de enfermagem. Ela sempre cuidou da casa e o marido é taxista. Roberta não usava a Unidade Básica de Saúde (UBS) porque é nova na região. Embora não tenha um médico de referência, sempre procurou se cuidar e usava os hospitais e prontos atendimentos do SUS na região onde morava. Como se mudou, foi orientada a continuar seu tratamento na UBS mais próxima de sua nova residência. Ela mostra uma sacola cheia de remédios e entrega o seguinte encaminhamento:

» HD: hipertensão arterial, hipotireoidismo subclínico.
» Motivo de encaminhamento: seguimento.

Conta que começou a tomar medicações para hipertensão há dois anos: primeiro hidroclorotiazida e depois de um ano foram acrescentados enalapril, ácido acetilsalicílico (AAS) e atorvastatina por um cardiologista de um hospital no qual conseguiu fazer a carteirinha, uma vez que sua filha estava estagiando lá. Ela diz que, desde então, uma tosse seca recorrente tem lhe incomodado e, por isso, vem usando frequentemente um xarope que foi indicado por um médico do pronto atendimento há três meses.

Queixa-se também que há cerca de três meses começou a sentir-se muito cansada, desanimada e sonolenta durante o dia. O cardiologista solicitou exames e orientou consultar-se com um endocrinologista e um psiquiatra. O endocrinologista avaliou as queixas e os resultados de exames e disse que o cansaço e a indisposição seriam causados pela tireoide e prescreveu levotiroxina. Ainda não conseguiu agendar consulta com um psiquiatra.

Roberta nega febre, emagrecimento, sudorese noturna, anedonia, tristeza ou antecedentes cardiovasculares. Está preocupada por ainda não ter melhorado da tosse e da fraqueza, mesmo após usar tantos remédios. Ao final da consulta, lembra que também faz uso de alendronato e "vitaminas para os ossos", conforme orientado pelo geriatra, e gostaria de saber se tem de fazer novo exame e até quando vai tomar esses remédios. Entrega o resultado dos exames e da densitometria óssea e diz: "pelo menos da parte ginecológica está tudo bem! Faço Papanicolaou e ultrassonografia transvaginal todo ano com o ginecologista e está sempre normal".

Registro por SOAP

S

Hipertensa há dois anos. Diz que também tem problemas nos ossos e hipotireoidismo. Vinha se consultando com cardiologista, endocrinologista, geriatra, ginecologista e clínicos de prontos atendimentos e estava buscando um psiquiatra. Queixa-se de tosse há aproximadamente um ano, e de sonolência excessiva há alguns meses.

Nega antecedente cardiovascular, história de asma, febre ou emagrecimento.

Medicações em uso:

» Hidroclorotiazida 25 mg 1-0-0.
» Enalapril 20 mg 1-0-1.
» Atorvastatina 40 mg 0-0-1.
» AAS 100 mg 0-1-0.
» Levotiroxina 50 mcg 1-0-0.
» Dexclorfeniramina 5 mL, 8/8 horas.
» Alendronato 70 mg por semana.
» Vitamina D e cálcio.

O

Exame físico:

» Bom estado, corada, hidratada.
» Pulso = 78 bpm, pressão arterial = 138 × 88 mmHg, IMC = 24 kg/m^2.
» Oroscopia: sem alterações.
» Exame cardiopulmonar: sem alterações.

Exames complementares: hemograma, radiografia de tórax, eletrocardiograma, creatinina, glicose, colesterol total e frações, pesquisa BAAR do escarro, prova tuberculínica: sem alterações.

» Risco cardiovascular (*WHO cardiovascular disease risk laboratory-based charts*):[30] 3% em 10 anos.
» Hormônio tireoestimulante (TSH) = 6,8 mU/L (valores normais de TSH: 0,4 a 4,5 mU/L).
» T4 livre = 1,2 ng/dL (valores normais de T4 livre: 0,7 a 1,8 ng/dL).

Densitometria óssea	T-score	Z-score
L1-L4	−2,04	−1,27
Fêmur proximal	−1,73	−1,02
Rádio	−2,25	−1,51

A

- Hipertensão arterial.
- Baixo risco cardiovascular.
- Tosse crônica secundária ao uso de inibidores da enzima conversora da angiotensina (IECA).
- Sonolência secundária ao uso de anti-histamínico.
- Hipotireoidismo subclínico.
- Osteopenia.
- Polifarmácia.

P

- Manutenção de hidroclorotiazida na dose de 25 mg por dia.
- Suspensão de enalapril.
- Solicito monitorização ambulatorial da pressão arterial (MAPA) – realizar um mês após suspensão de enalapril.
- Plano de suspensão das seguintes medicações:
  - AAS e atorvastatina.
  - Dexclorfeniramina.
  - Levotiroxina.
  - Alendronato, vitamina D e cálcio.
- Abordo ultrassonografia transvaginal anual. Acordamos que não há necessidade desse exame rotineiramente.
- Abordar periodicidade de Papanicolaou na próxima consulta.

Pontos abordados

- Manejo da hipertensão arterial.
- Abordagem do risco cardiovascular e indicação de prevenção com estatina e AAS.
- Abordagem da tosse.
- Abordagem da fraqueza.
- Manejo do hipotireoidismo subclínico.
- Prevenção quaternária na abordagem da osteoporose e da rotina ginecológica.
- Polifarmácia e desprescrição de medicamentos.

Discussão

Situações como a apresentada por Roberta são frequentes no cotidiano do médico de família e comunidade (MFC), em locais onde a coordenação do cuidado não é uma realidade para todos os pacientes. Nesse contexto, é comum a fragmentação do cuidado em saúde por 3 a 5 especialistas focais (cardiologista, endocrinologista, geriatra, ginecologista, psiquiatra, entre outros). Como consequência, observamos maior número de exames desnecessários com sobrediagnósticos e sobretratamentos, além de piores resultados em desfechos clínicos.[2,3]

Em situações de cuidado em que não há indicação de um especialista focal, além da fragmentação dos problemas em diferentes aparelhos ou partes do corpo, existem outros prejuízos potenciais em virtude da ausência de coordenação do cuidado e do foco exclusivo em doenças: desconsiderar outras possibilidades diagnósticas e terapêuticas, não observar outros problemas e suas interfaces e não dar importância para potenciais efeitos adversos das medicações utilizadas nas demais condições apresentadas pelo paciente. Esses problemas independem de características pessoais do médico, pois são inerentes à formação dos subespecialistas, cuja formação é focada na atuação e resolução de problemas específicos, raros ou graves, o que leva muitas vezes à reprodução de procedimentos e aplicação de tecnologias estudadas e desenvolvidas para outras populações em outros contextos.

A abordagem ampla e integral focada na pessoa e não em um grupo de doenças específico são características determinantes da formação do MFC para melhor compreensão das reais necessidades de saúde e obtenção de melhores resultados clínicos.[4] Lidar com problemas frequentes e multimorbidades em situações de cuidado, muitas vezes complexas, como as de Roberta, é a especialidade do MFC.

Para oferecermos o melhor cuidado para Roberta, devemos levar em conta a informação relevante para o manejo dos problemas apresentados, a experiência clínica em lidar com situações de cuidado complexas semelhantes e as preferências e os valores pessoais[5] da paciente para, juntos, definirmos a melhor estratégia de cuidado.

Manejo da hipertensão arterial

Embora haja estudos censitários ou amostrais que demonstram que entre 25% e 30%[6] da população adulta é hipertensa, os estudos nacionais utilizaram, em sua maioria, a morbidade referida ou apenas uma medida da pressão arterial, além de apresentarem grande heterogeneidade em outros aspectos metodológicos.[7-11] Mais de 50% dos hipertensos apresentam hipertensão arterial leve, e grande parte desse contingente apresenta risco cardiovascular global baixo. Dessa maneira, possivelmente o tempo e os esforços gastos para identificar e tratar hipertensos leves talvez não seja custo-efetivo, em especial dada a demanda que já existe nas unidades de saúde. Possivelmente, identificar, tratar e controlar os hipertensos mais graves, particularmente aqueles com outros fatores de risco cardiovascular associados, terá maior impacto na redução da morbidade e mortalidade cardiovasculares. Essa prática poderá, ainda, ter efeitos positivos na qualidade de vida de um grande número de hipertensos leves, para os quais o conhecimento da "pressão alta" pode causar mais dano que os potenciais benefícios de seu tratamento.

A hipertensão arterial foi indiscutivelmente a primeira condição médica na qual o tratamento foi iniciado em pessoas assintomáticas, inaugurando a era dos tratamentos em pessoas que não se sentiam doentes, transformando-as em pacientes (a era do fetiche do risco).

Essa mudança de paradigma baseava-se na possibilidade de prevenir doenças cardiovasculares sintomáticas em alguns, mas à custa de diagnosticar e tratar um número maior de "hipertensos" que nunca apresentariam essas doenças. Na década de 1960 alguns estudos randomizados mostraram cabalmente que o tratamento medicamentoso de hipertensos graves reduzia significativamente a mortalidade; entretanto, as progressivas reduções dos níveis de corte de pressão arterial para iniciar o tratamento têm resultado em cada vez menos benefício aos indivíduos desse lado do espectro da hipertensão, produzindo uma situação extremamente comum nos dias atuais: pessoas recebendo tratamentos e sendo rotuladas de doentes, com todas as consequências potenciais (efeitos colaterais das medicações, preocupação excessiva com a saúde, mais sintomas, mais sensação de estar doente, absenteísmo no trabalho, piora da qualidade de vida, mais gastos com saúde, mais utilização de serviços de saúde e exames complementares), para as quais o benefício do tratamento é, na melhor das hipóteses, muito pequeno.

O MFC irá lidar, em sua prática diária, com múltiplos encontros relacionados com o manejo da hipertensão arterial e deve ter uma postura crítica e clara com relação a esse problema, levando em consideração a informação relevante disponível. Há estudos consistentes demonstrando que a redução dos níveis pressóricos para definição e manejo medicamentoso de hipertensão tem levado ao sobrediagnóstico e incluído muitas pessoas que não vão se beneficiar do tratamento medicamentoso.[12,13]

O que há de relevante ou atual

A "hipertensão do avental branco" é muito comum, e o diagnóstico correto de hipertensão arterial deve ser feito com cautela, observando-se todos os passos para a medida correta da pressão arterial (tamanho do manguito, tempo de repouso, técnica adequada, medidas em consultas distintas), particularmente nas situações limítrofes, de baixo risco cardiovascular global e naquelas com forte suspeita de "hipertensão do avental branco". Nesses casos, o ideal é fazer o MAPA ou orientar medidas domiciliares de pressão arterial para confirmar o diagnóstico ou a falha terapêutica. Caso o MAPA confirme o diagnóstico de hipertensão arterial, é preciso verificar se foram realizadas pelo menos duas medidas por hora em horário diurno, para quem não trabalha à noite. Se o MAPA não estiver disponível, devem-se realizar 14 medidas da pressão arterial em domicílio (duas vezes ao dia, sete dias seguidos), para mimetizar o MAPA. As medidas realizadas por profissional da saúde não têm boa acurácia nessa situação.[14]

A pressão arterial elevada por si só não representa uma condição de enfermidade, mas sim um fator de risco para doença cardiovascular, sendo mais prudente classificá-la como tal, em vez de considerá-la uma doença.

» A pressão arterial é uma variável fisiológica contínua, cujos níveis têm relação diretamente proporcional com o risco cardiovascular (não existe um ponto de corte abaixo do qual não há risco). Entretanto, a associação com doença cardiovascular ocorre a longo prazo e é modulada por um sem-número de outros fatores.

» Em uma dada população, a maioria dos eventos cardiovasculares (infarto agudo do miocárdio, acidente cerebrovascular) ocorre em indivíduos normotensos ou hipertensos leves, uma vez que esse grupo apresenta, em termos absolutos, um número muito maior de indivíduos. Os hipertensos graves produzem um contingente menor de pacientes com evento cardiovascular, embora seu risco individual seja muito maior.

Como constatou Rose: "um grande número de pessoas em situação de baixo risco contribui com mais casos de doença do que um pequeno número de pessoas em situação de alto risco".[15]

» O fato de que o maior número de eventos cardiovasculares ocorra, em números absolutos, na população normotensa, não justifica medicalizar essa população, nem reduzir cada vez mais os valores de corte para diagnóstico de hipertensão arterial, nem adotar controles cada vez mais estritos para a hipertensão, pois essa população tem um risco muito baixo para doença cardiovascular. Para esse grupo de pessoas, intervenções populacionais ou direcionadas a mudanças de estilo de vida têm um impacto muito maior que intervenções médicas medicamentosas.

» Estratégias de prevenção individual em pessoas de baixo risco produzem danos potencialmente superiores a possíveis benefícios e dificilmente serão custo-efetivas.[15]

Ao ponderarmos o início da terapia medicamentosa anti-hipertensiva para um paciente, devemos considerar a classificação da hipertensão (Tabela 5.1)[16], a presença de outros fatores de risco e a presença de doença cardiovascular (avaliação do risco cardiovascular global). Cada sociedade científica ou instituição utiliza um critério, e a principal diferença consiste na presença ou não de pré-hipertensão (Tabela 5.2)[17]. A Sociedade Brasileira de Cardiologia (SBC) prevê pré-hipertensão caso os valores da pressão sistólica estejam entre 130 e 140 mmHg e a diastólica entre 85 e 90 mmHg. Entidades que controlam o conflito de interesse intelectual como o National Institute for Health and Care Excellence (NICE, da sigla em inglês), tendem a não incluir a pré-hipertensão na classificação.

Tabela 5.1. Classificação atual mais usada da pressão arterial (PA)[16]

Classificação da PA	PA sistólica (mmHg)	PA diastólica (mmHg)
Normal	< 140	< 90
Hipertensão leve	140 a 159	90 a 99
Hipertensão moderada	160 a 179	100 a 109
Hipertensão grave	≥ 180	≥ 110

A grande maioria das pessoas que usam anti-hipertensivos é hipertensa leve (PA sistólica entre 140 e 159 mmHg e/ou PA diastólica entre 90 e 99 mmHg) e sem antecedente de doença cardiovascular, ou seja, enquadra-se no grupo de prevenção primária de baixo risco.

Fundamentando-nos na informação relevante disponível, atualmente o manejo de hipertensos leves sem antecedente cardiovascular (maioria dos hipertensos) deve ser focado no tratamento não medicamentoso (Tabela 5.3) em vez da terapia farmacológica.[20,21,22] Essas orientações comportamentais sobre modificações do estilo de vida podem ser realizadas por outros profissionais (enfermeiro, nutricionista, educador físico, auxiliar de enfermagem, agente de saúde). Deve-se evitar que o cuidado em saúde de pessoas de baixo risco sem indicação de intervenção médica seja realizado pelo médico ou por outro profissional de saúde.

Tabela 5.2. Classificações de hipertensão arterial sistêmica de acordo com as diferentes entidades[17]

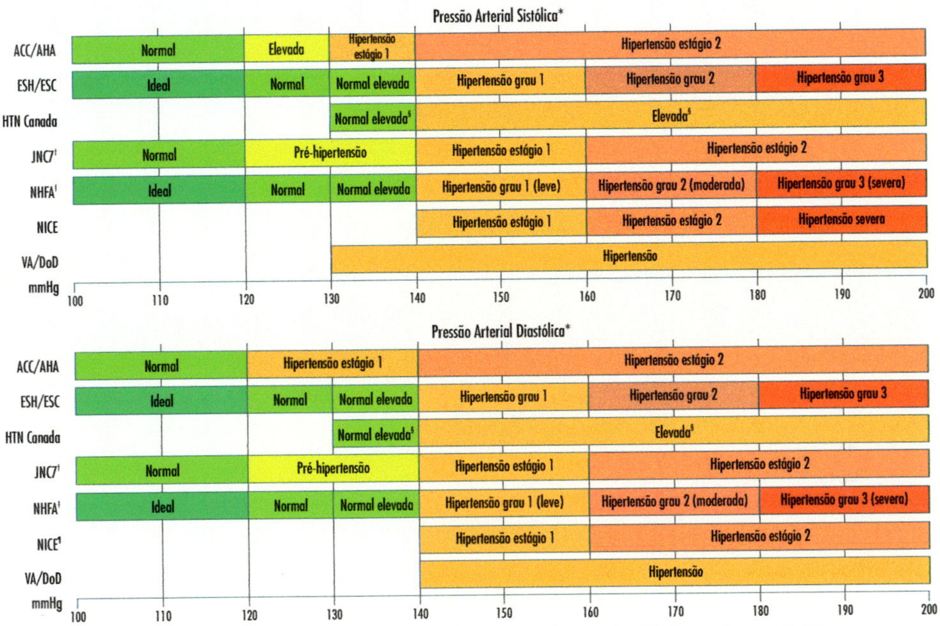

ACC: American College of Cardiology; AHA: American Heart Association; ESH: European Society of Hypertension; ESC: European Society of Cardiology. HTN Canada: Hypertension Canada Guidelines; JNC7: Seventh report of Joint National Committee on Prevention, Detection, Evaluation, and Treatment of High Blood Pressure; MAPA: monitorização ambulatorial da pressão arterial; MRPA: monitorização residencial da pressão arterial; NHFA: National Heart Foundation of Australia; NICE: National Institute for Health and Care Excellence; VA/DoD: Veterans Affairs/Department of Defense.

**Os limiares apontados são referentes a aferições em serviço de saúde. Muitas diretrizes enfatizam a importância de se adotar MRPA ou MAPA para se estabelecer o diagnóstico de hipertensão.*

†O JNC8 teve enfoque no manejo, não modificando os limiares já publicados no JNC7.

‡Não é mostrada hipertensão sistólica isolada, definida como pressão arterial sistólica ≥ 140 mmHg e diastólica < 90 mmHg.

¶O estágio 3 de hipertensão diastólica severa para o NICE é considerado ≥120 mmHg, não sendo representado nessa imagem por ultrapassar o limite da figura.

§Valores considerados ao se usar um dispositivo não automatizado de aferição de pressão arterial. Se utilizado um dispositivo automatizado, o limiar deve ser pressão arterial sistólica ≥ 135 mmHg ou diastólica ≥ 85 mmHg.

Informação relevante disponível

"A maioria dos médicos tem tratado essas pessoas com uma falsa confiança de que essa indicação baseia-se em evidência de ensaios clínicos randomizados controlados."[18]

Os medicamentos anti-hipertensores utilizados no tratamento de adultos predominantemente saudáveis, com idades compreendidas entre 18 e 59 anos, com hipertensão primária leve a moderada, demonstraram um pequeno efeito absoluto na redução da mortalidade e morbidade cardiovasculares, principalmente em virtude da redução da mortalidade e morbidade cerebrovasculares. A mortalidade por todas as causas e a doença coronária não foram reduzidas. Não existem dados confiáveis sobre a retirada do tratamento em decorrência de eventos adversos.[19]

Tabela 5.3. Medidas não farmacológicas[20,21,22]

Medida	Recomendação	Redução aproximada da PAS*
Redução do peso	Manter IMC entre 18,5 e 24,9 kg/m².	5 a 20 mmHg para cada 10 kg de peso reduzido
Dieta DASH**	Rica em grãos, frutas e vegetais, pobre em gorduras.	8 a 14 mmHg
Redução do consumo de sódio	Limitar o consumo a 5 g/dia: 2 g já estão presentes nos alimentos de consumo diário, então recomenda-se a adição máxima de 3 g/dia (3 colheres de café rasas).	2 a 8 mmHg
Atividade física	Realizar atividade física aeróbica regular: 30 minutos, 5 vezes por semana.	4 a 9 mmHg
Consumo moderado de álcool	Homens: limitar o consumo para até 30 mL de etanol/dia (1 dose de destilado, 1 taça de vinho, 2 latas de cerveja). Mulheres e indivíduos de baixo peso: limitar o consumo para até 15 mL de etanol/dia.	2 a 4 mmHg
Redução do estresse	Realizar controle do estresse psíquico.	***
Melhora do sono	Respeitar horas diárias fisiológicas de sono.	***

**PAS: pressão arterial sistólica; **Dietary Approaches to Stop Hypertension; ***dado ausente; IMC: índice de massa corporal.*

Informação relevante disponível

"Nos hipertensos, os efeitos na redução da pressão arterial da dieta DASH combinada com a redução do consumo de sódio com ou sem perda de peso foram maiores ou iguais àqueles obtidos pela monoterapia com medicamento anti-hipertensivo."[21]

Para os demais estágios de hipertensão ou na presença de antecedente cardiovascular (prevenção secundária), a terapia farmacológica deve ser oferecida. Para a escolha do melhor plano medicamentoso (Quadro 5.1),[23] devem ser levados em consideração: classes de anti-hipertensivos com evidência de melhores desfechos (medicações de primeira linha), presença de multimorbidades, efeitos adversos, história de uso e preferências da pessoa. Os diuréticos tiazídicos sempre devem ser considerados como a primeira opção para monoterapia,

Quadro 5.1. Intervenções medicamentosas[23]

Anti-hipertensivos de primeira linha

Diuréticos tiazídicos: hidroclorotiazida 25 a 50 mg, 1 x/dia; clortalidona 12,5 a 25 mg, 1 x/dia.

- Principais efeitos colaterais: hipopotassemia, hiperuricemia, disfunção erétil.
- Evidências: doses maiores não têm efeito adicional na redução da pressão arterial.

Inibidores da enzima conversora de angiotensina (IECA): enalapril 5 a 20 mg, 1 a 2 x/dia; captopril 50 a 150 mg, 2 a 3 x/dia.

- Principais efeitos colaterais: tosse seca, hiperpotassemia, alteração de paladar, erupções cutâneas, leucopenia, toxicidade fetal.

Bloqueadores do receptor de angiotensina (BRA): losartana 50 a 100 mg, 1 a 2 x/dia.

- Principais efeitos colaterais: hiperpotassemia, erupções cutâneas, toxicidade fetal, tontura.

Antagonistas dos canais de cálcio:
Di-hidropiridínicos: amlodipina 2,5 a 10 mg, 1 x/dia.

- Principais efeitos colaterais: cefaleia, edema de tornozelos, rubor facial.

Não di-hidropiridínicos: verapamil 120 a 480 mg, 2 a 3 x/dia, diltiazem 120 a 480 mg, 1 a 2 x/dia.

- Principais efeitos colaterais: bradicardia, bloqueio atrioventricular, constipação, depressão miocárdica.
- Evitar associação com betabloqueador pelo risco de bradicardia/assistolia.

Anti-hipertensivos de segunda linha*

Betabloqueadores: atenolol 25 a 100 mg, 1 x/dia; propranolol 20 a 160 mg, 1 a 2 x/dia; carvedilol 6,25 a 50 mg, 1 a 2 x/dia (não deve ser utilizado para tratar hipertensão isolada; é indicado na insuficiência cardíaca com fração de ejeção reduzida).

- Principais efeitos colaterais: bradicardia, distúrbio de condução atrioventricular, vasoconstrição periférica, broncoespasmo, insônia, astenia, disfunção sexual.
- Contraindicações: bloqueio atrioventricular, asma, doença pulmonar obstrutiva crônica – DPOC (na DPOC, a contraindicação é muito relativa).

Alfabloqueadores: doxazosina 1 a 16 mg, 1 x/dia.

- Usados principalmente para aliviar sintomas de prostatismo.
- Principais efeitos colaterais: hipotensão ortostática, edema de tornozelos, palpitações, astenia.

Vasodilatadores diretos: hidralazina 50 a 150 mg, 1 a 2 x/dia.

- Principais efeitos colaterais: retenção hídrica, taquicardia reflexa.

Inibidores adrenérgicos de ação central: alfametildopa 500 a 1.500 mg, 2 a 3 x/dia; clonidina 0,2 a 0,6 mg, 2 a 3 x/dia.

- Principais efeitos colaterais: hipotensão ortostática, boca seca, fadiga, sonolência, disfunção sexual.

** Não devem ser usados em monoterapia para controle da hipertensão, pois não existem evidências significativas de redução de desfechos cardiovasculares e mortalidade.*

salvo quando há uma indicação formal para outra classe (em virtude de comorbidade) ou contraindicação (gota). Os inibidores da enzima conversora de angiotensina (IECA) são protetores para praticamente todas as lesões de órgãos-alvo. A maioria dos hipertensos que necessitam de terapia medicamentosa (moderados a graves) precisará de pelo menos dois anti-hipertensivos para controle adequado, situação na qual é sempre recomendável que um dos fármacos seja um tiazídico que tem efeitos sinérgicos com as outras classes de anti-hipertensivos.

A presença de multimorbidades pode ser útil na escolha da terapia medicamentosa avaliando-se os efeitos adversos indesejados e a ação benéfica no controle de outras condições (Quadro 5.2).

No caso de Roberta, que já vem realizando tratamento medicamentoso anti-hipertensivo, será importante avaliar os seguintes itens: controle pressórico, aderência medicamentosa, presença de lesão de órgão-alvo e risco cardiovascular.

A avaliação do controle da enfermidade e da aderência medicamentosa são aspectos fundamentais na abordagem do manejo não só da hipertensão, mas também de qualquer condição clínica. Para isso, o vínculo construído na relação médico-paciente e as habilidades de comunicação serão essenciais. A principal maneira de abordar a má aderência é perguntando diretamente ao paciente: "você deixou de tomar algum remédio na última semana?". A resposta afirmativa a esse questionamento revela uma probabilidade pós-teste de mais de 80% de existência de má aderência real.[24]

Investigar a presença de lesão de órgão-alvo é outro aspecto importante do manejo da hipertensão, pois determinará o tratamento medicamentoso e a prevenção de doença cardiovascular. Os seguintes exames são importantes para essa avaliação: creatinina, microalbuminúria amostra isolada,[25] urina tipo 1, potássio e eletrocardiograma. A frequência e a necessidade desses exames deverão ser individualizadas.

Quadro 5.2. Como escolher a medicação anti-hipertensiva[16,23]

Condição associada	Medicações preferíveis
Diabetes	Tiazídico, IECA/BRA
Insuficiência cardíaca	IECA/BRA e betabloqueador
Insuficiência renal	IECA/BRA
Enxaqueca	Betabloqueador
Cefaleia em salvas	Verapamil
Hiperplasia prostática	Alfabloqueador
Osteoporose	Tiazídico
Angina	Antagonista de canais de Ca^{++} Betabloqueador
Pós-infarto agudo do miocárdio	IECA/BRA e betabloqueador
Gestantes	Pindolol ou alfametildopa

Roberta encontra-se com bom controle pressórico, boa aderência medicamentosa e não possui alteração em exames de investigação de lesão de órgão-alvo nem antecedente de doença cardiovascular. Verificada a presença de níveis pressóricos controlados, podemos oferecer a possibilidade de uma redução da medicação anti-hipertensiva com orientação à realização de novas medidas pressóricas para obter a dose mínima de controle que facilite sua aderência e exponha a pessoa a menos efeitos adversos das medicações.

Abordagem do risco cardiovascular e uso de estatina e ácido acetilsalicílico

Mais uma vez, para avaliar a necessidade do uso de uma medicação preventiva, é necessário avaliar se o paciente faz parte de um grupo de pessoas em que o uso do fármaco oferecerá mais benefícios que riscos.

Informação relevante disponível

A totalidade das evidências atuais mostra que o benefício do AAS é muito pequeno e é neutralizado pelo maior risco de sangramentos maiores em pacientes sem antecedente de doença cardiovascular (sem doença aterosclerótica manifesta).

"Entre adultos sem doença cardiovascular estabelecida, a aspirina não foi associada a uma redução na incidência de mortalidade por todas as causas; no entanto, foi associada a um aumento na incidência de sangramento grave."[26]

Utilizando-se a informação relevante disponível, a terapia medicamentosa profilática com AAS deve ser oferecida especialmente como prevenção secundária, ou seja, para os indivíduos com antecedente de doença cardiovascular.[27] A dose sugerida nesses casos é de 100 mg/dia.

Com relação às indicações de uso de estatina, as principais evidências disponíveis atualmente mostram que é importante separar os indivíduos sem doença cardiovascular em dois grupos: os de baixo risco e os de alto risco cardiovascular.

Para a realização dessa estratificação, algumas ferramentas têm sido utilizadas com boa evidência de segurança e benefício. As principais utilizam variáveis como idade, sexo, tabagismo, nível pressórico, colesterol total e lipoproteína de alta densidade (HDL) para calcular o risco cardiovascular. O escore de Framingham[28] é a ferramenta mais clássica e até hoje ainda utilizada, porém existem ferramentas de melhor aplicabilidade atualmente. O QRISK4 é fundamentada com a maior amostra de pacientes de Atenção Primária (cerca de 8 milhões) e utiliza também o código postal para residentes no Reino Unido por causa da importância da vulnerabilidade social no risco cardiovascular[29]. No *website* Decision Aid disponibiliza-se cinco calculadoras diferentes, e o benefício potencial de diferentes intervenções é exposto com o auxílio de pictogramas (https://decisionaid.ca/cvd/). O WHO Cardiovascular Disease Risk é a ferramenta mais recente (2024) realizada e validada no Brasil,[30] baseada no HEARTS nas Americas da Organização Mundial da Saúde/Organização Pan-Americana da Saúde (OMS/OPAS) (2019).[31]

É importante reiterar que o uso de estatinas está indicado para a prevenção de evento cardiovascular e não para tratamento de hiperlipidemia (excetuando-se situações especiais, como as hiperlipidemias familiares). Diante de níveis elevados de colesterol, deve-se avaliar a presença de outros fatores de risco cardiovascular. Não há evidências que sustentem o uso de estatina meramente para melhorar índices laboratoriais de colesterol em pacientes sem risco cardiovascular considerável.

Utilizando as melhores evidências disponíveis atualmente, os benefícios têm maior probabilidade de superar os riscos nas seguintes situações:[32-39]

» Prevenção primária de indivíduos com alto risco cardiovascular (maior ou igual a 20% em 10 anos).
» Prevenção secundária (quando já houve um evento cardiovascular relevante).
» No caso da Roberta, seria importante, portanto, a decisão compartilhada e a discussão de riscos e benefícios do uso de AAS e estatinas.

Abordagem da tosse crônica

A tosse é um dos sintomas que respondem pelas maiores taxas de procura por cuidado médico em todo o mundo. Além de gerar desconforto, estima-se que sua duração média em episódios inespecíficos seja de 18 dias,[40] sendo, portanto, uma fonte de preocupação dos pacientes. Dessa forma, é importante uma avaliação correta do problema, bem como uma comunicação efetiva, para se evitar tanto os excessos de intervenção médica quanto seu menosprezo como sintoma relevante e fonte de sofrimento à pessoa.

Uma das causas mais frequentes de tosse persistente é a pós-infecciosa, que ocorre em decorrência de alterações alérgico-inflamatórias do epitélio das vias aéreas, comumente resultantes de infecção viral. É autolimitada, resolvendo-se em poucas semanas (3 a 8 semanas) e, por isso, classificada como tosse subaguda. Não há tratamento específico, devendo-se avaliar junto ao paciente criteriosamente a necessidade do uso de medicamentos para controle sintomático, como os anti-histamínicos.

A avaliação da queixa de tosse crônica (de duração maior que oito semanas) deve ser feita com o objetivo de determinar a provável causa e, então, estabelecer os recursos diagnósticos necessários e as ferramentas terapêuticas direcionadas à origem do problema. Estima-se que as condições responsáveis por cerca de 90% das causas de tosse crônica sejam gotejamento pós-nasal, asma e doença do refluxo gastroesofágico (DRGE).[41]

O gotejamento pós-nasal é uma causa importante de tosse crônica que ocorre comumente em decorrência de rinite e/ou sinusite. A avaliação dos sintomas associados à tosse, bem como o exame clínico de mucosa nasal, orofaringe e seios da face, trará importantes informações sobre as possibilidades diagnósticas. Nos casos sugestivos de rinite (prurido nasal, espirros), orienta-se o uso de anti-histamínicos e corticosteroides nasais. Nos casos sugestivos de sinusite aguda, deve-se realizar avaliação criteriosa para o uso de antibióticos na suspeita de infecção bacteriana (rinorreia purulenta com mais de dez dias de história ou mais de quatro dias com sintomas intensos, incluindo febre e dor facial). Diferentemente dos casos de sinusite bacteriana aguda, há predomínio de infecção por flora mista e, possivelmente, presença de germes anaeróbios nas sinusites bacterianas crônicas, o que torna a indicação de uso de clindamicina ou amoxicilina com clavulanato, por 10 a 14 dias, boas escolhas na terapia antimicrobiana.[42]

Nos casos de asma, espera-se a presença de sintomas clássicos como sibilância, dispneia e opressão torácica, além do relato de antecedentes de crise pelo paciente. Entretanto, a tosse crônica pode ser o único achado em pacientes com a variante tussígena da asma. Na ausência desses dados ou sintomas, o exame clínico e os testes de função pulmonar poderão auxiliar na exclusão ou confirmação da suspeita diagnóstica para implementar o tratamento específico para a asma.

A tosse crônica secundária à DRGE ocorre como resultante de microaspiração e/ou estímulo vagal por reflexo traqueobrônquico. Além do relato da associação com a alimentação, o paciente pode referir sintomas como pirose, sensação de plenitude gástrica, regurgitação, eructação excessiva, dor torácica, entre outros, que poderão estar presentes em maior ou menor grau. Na suspeita desse diagnóstico, orienta-se o tratamento empírico com o uso de inibidores de bomba de prótons associado a modificações do estilo de vida e de hábitos alimentares.[43]

Tendo em mente essas considerações, percebemos que Roberta não apresenta nenhuma das características dessas condições mais frequentemente associadas à tosse crônica. Assim, devemos atentar para outras possíveis causas. Dentre elas, destacam-se: tabagismo, doença pulmonar obstrutiva crônica (DPOC), infecções respiratórias (especialmente tuberculose), efeito adverso de medicamentos (destacando-se os IECA).

Observamos também que o uso de anti-histamínicos no tratamento da tosse está indicado nos casos de tosse de origem alérgica, que não é o caso de Roberta, que no máximo obteve algum alívio sintomático durante o período de uso da dexclorfeniramina, porém sem reversão do quadro.

Ante o exposto e a análise do caso clínico, podemos concluir que a provável causa para a tosse seca crônica de Roberta é o uso de IECA, que pode acarretar esse efeito adverso em até 35%[23] de seus usuários e, nesse caso, apenas sua descontinuação levará à resolução da tosse.[44]

Comentário

Sempre que um paciente está em uso de medicações e apresenta um novo sintoma, é importante primeiro descartar a possibilidade de efeito colateral. Por isso, o médico deve estar sempre munido de aplicativos que o ajudem na identificação de efeitos colaterais, como Epocrates, Medscape e UpToDate.

A tosse induzida por IECA pode ocorrer depois de horas a meses do início de seu uso,[44] e a identificação dessa associação é vital para o manejo dos problemas apresentados por Roberta.

Devemos sugerir a ela a descontinuação do enalapril por ser a provável causa da tosse seca crônica, orientando a realização de novas medidas pressóricas para seguimento do manejo medicamentoso anti-hipertensivo.

Espera-se que haja melhora da tosse logo após a descontinuação do fármaco e que a resolução completa ocorra tipicamente após 1 a 4 semanas na grande maioria das pessoas e, em alguns casos, em até três meses.[44]

Abordagem da fraqueza

Queixas de fraqueza, astenia, cansaço e fadiga também são causas frequentes de encontros no cotidiano do MFC. E, novamente, é essencial uma avaliação minuciosa para se evitar erros, tanto por excesso quanto por omissão da intervenção médica.

Além da avaliação clínica tradicional, também é importante observar aspectos psíquicos, socioculturais e contextuais que podem estar associados à queixa. A partir de dados da anamnese, como início e duração dos sintomas, padrão de sono, sintomas associados e uso de medicações, pode-se chegar a possibilidades diagnósticas que orientem um exame clínico direcionado e, a partir daí, a necessidade recursos propedêuticos complementares. É sempre importante abordar a rotina da pessoa, bem como sua relação com o trabalho. Há inúmeras questões relacionadas com o trabalho, geralmente negligenciadas, que impactam a saúde das pessoas de maneira bastante importante.

No caso de Roberta, temos um possível fator causal para a existência dos sintomas relatados de sonolência e cansaço. As consequências do tratamento da tosse com o uso de anti-histamínico (dexclorfeniramina) são sonolência e astenia, por seu efeito sedativo.

A solicitação da dosagem de TSH e T4 livre ocorreu de maneira precipitada, uma vez que existe um fator a ser descartado. O achado do exame de TSH ligeiramente elevado e T4 livre normal apenas comprova a inexistência de associação da queixa de fraqueza como sintoma de hipotireoidismo. Por outro lado, a alteração discreta, possivelmente transitória e insignificante no TSH, leva à medicalização do exame (hipotireoidismo subclínico – TSH elevado e T4 livre normal), com potencial para a continuação de uma cascata de intervenções desnecessárias e danosas ao paciente com prescrição de levotiroxina, solicitação de USG de tireoide, reavaliações e coletas de exames frequentes, influências na percepção de saúde, entre outras.

Manejo do hipotireoidismo

A investigação de doença tireoidiana é importante em pacientes com sintomas persistentes de fraqueza sem causa clara ou naqueles que apresentam sintomas típicos associados. É preciso cautela, pois os sintomas de hipotireoidismo, como queda de cabelo, intolerância ao frio e sonolência, podem ser fisiológicos ou terem relação com mudanças do cotidiano e da rotina.

No caso de Roberta, a existência de potencial causa para a fraqueza (uso de anti-histamínico) e a ausência de outros sintomas tornam desnecessária a realização de exames de investigação. Achados de exames em que existe elevação isolada e pouco significativa de TSH são comuns em pessoas sem doença tireoidiana,[45] e a primeira conduta, nesses casos, é a repetição do exame e observação do caso.

Ainda não existem ensaios randomizados controlados que mostrem evidências contundentes sobre a indicação do tratamento do hipotireoidismo subclínico. Em casos de TSH persistentemente elevado, alguns estudos mostraram algum benefício de tratamento em determinadas situações: pacientes com dosagens séricas de TSH $\geq$ 10 mU/L, gestantes.[46] Há muitas publicações que avaliam possíveis associações do hipotireoidismo subclínico com doença cardiovascular e fatores de risco cardiovasculares, mas não há estudos que demonstrem que o tratamento dessas alterações laboratoriais leves tenha impacto em desfechos clínicos significativos.

Uma vez que Roberta não está grávida, há uma possível causa para seu sintoma e seu TSH é menor que 10 mU/L; a introdução de levotiroxina, nesse momento, não se justifica. Devemos orientá-la sobre a inexistência desse diagnóstico, uso desnecessário da reposição hormonal e oferecer acompanhamento, com eventual repetição do TSH em alguns meses.

Nos casos em que o hipotireoidismo franco (TSH elevado + T4 livre baixo) se confirma, deve ser iniciada a terapia de reposição hormonal com levotiroxina. A dose inicial geralmente é de 50 mcg/dia em indivíduos com menos de 60 anos e saudáveis, sendo realizadas provas de função tireoidiana (TSH) para ajuste a cada 12 semanas, até obtenção da dose diária ideal para manter o TSH na faixa normal. Nos idosos ou pessoas portadoras de cardiopatia, deve-se iniciar com dose menor (25 mcg/dia) e realizar TSH a cada quatro semanas para ajuste da medicação.[47] Cabe lembrar que o controle do hipotireoidismo é feito com o TSH, não sendo necessária a dosagem do T4 livre e muito menos de T3 e T4 totais. Após obtenção da dose ideal, o seguimento pode ser espaçado por um período mais longo.

Informação relevante disponível

"Pacientes que recebem 125 mcg/dia de levotiroxina ou menos podem espaçar os exames (basicamente o TSH) de controle a intervalos de até dois anos se o TSH estiver dentro da faixa normal" (Pecina *et al.*, 2014).[48]

Prevenção quaternária na abordagem da osteoporose

Ao final da entrevista clínica, Roberta também pontua dúvidas com relação ao tempo de uso de medicações para osteoporose e periodicidade de realização de densitometria óssea. Ao avaliarmos a densitometria óssea, observamos que Roberta apresenta osteopenia, e não osteoporose. Como ela não apresenta nenhuma história ou evidência de fratura, devemos orientar a suspensão de alendronato, vitamina D e cálcio, por ausência de indicação para uso desses fármacos.

Atualmente, as evidências apontam para a terapia medicamentosa apenas para os casos de osteoporose (*T-score* ≤ −2,5) e em algumas situações específicas de alto risco e antecedente de fratura de vértebra ou quadril,[49] sendo sugerido o uso de bifosfonados associados a cálcio por um período de 3 a 5 anos. O uso adjuvante de vitamina D tem se mostrado benéfico apenas nos indivíduos com deficiência de vitamina D. Vale lembrar que mesmo a indicação de alendronato para a prevenção primária de fraturas osteoporóticas (pessoas sem fratura prévia com densitometria mostrando osteoporose) pode ser alvo de críticas, uma vez que grande parte dos estudos de prevenção primária avaliou seu impacto sobre desfechos substitutos (melhora da densidade óssea) ou sobre incidência de fraturas vertebrais de compressão, que não apresentam o mesmo grau de morbidade que as fraturas de fêmur.

Informação relevante disponível

"A suplementação isolada ou combinada de cálcio e vitamina D em mulheres saudáveis na pré-menopausa não traz benefício na prevenção de fraturas."

"O suplemento de cálcio suprime o *turnover* ósseo em até 20% e tem efeito benéfico na densidade óssea."

"A vitamina D não tem nenhum real efeito na densidade óssea. O uso de vitamina D sem uma deficiência efetiva de vitamina D parece inapropriado."[50,51]

Sobre as dúvidas de Roberta quanto à necessidade de realizar novo exame de densitometria óssea, é importante oferecer uma leitura crítica quanto às reais indicações de exames de rastreamento para osteoporose. O rastreamento para osteoporose com densitometria óssea é recomendado pelo United States Preventive Services Task Force (USPSTF)[52] para mulheres com mais de 65 anos ou com menos de 65 anos cujo risco de fratura osteoporótica grave supera a de mulheres com 65 anos sem risco aumentado (aproximadamente 8,4% em 10 anos) de acordo com calculadoras de risco como *FRAX Tool* da University of Sheffield. Segundo o USPSTF a evidência em homens é indeterminada. Por outro lado, o NICE[53] do Reino Unido sugere aplicar calculadoras de risco como *FRAX Tool* (sem o dado de densitometria óssea)[54] ou *QFracture* para mulheres acima de 65 anos e homens acima de 75 anos. O *FRAX Tool* está validado para pessoas de 40 a 90 anos, enquanto o *Qfracture*[55] pode ser aplicado dos 30 aos 84 anos. Há estudos da calculadora *FRAX* na realidade brasileira.[56,57] Mulheres com menos de 65 anos e homens abaixo de 75 anos devem iniciar o rastreamento com essas mesmas ferramentas nas seguintes condições, segundo o NICE:

- História de fratura por fragilidade.
- Utilização atual ou recente frequente de glicocorticoides orais ou sistémicos.
- História de quedas.
- História familiar de fratura do quadril.
- Outras causas de osteoporose secundária (como síndromes endócrinas e doenças autoimunes).
- Baixo índice de massa corporal (IMC menor que 18,5 kg/m^2).
- Tabagismo.
- Consumo de álcool superior a 14 unidades por semana para homens e mulheres.

Polifarmácia e desprescrição

A definição de polifarmácia não envolve uma quantidade exata de medicações. Um princípio geral aceito é ter cinco fármacos como limite para a definição, mas há inúmeras situações de doenças raras ou graves que exigem um número muito maior do que esse. Quem usa mais do que cinco fármacos deve fazer revisões regulares da necessidade de cada um deles. Outra definição é mais qualitativa, ou seja, envolve quem usa fármacos sem indicação clínica. A desprescrição é um processo de suspensão de medicações cujos benefícios são nulos ou menores que os potenciais malefícios. As fases do processo de desprescrição estão descritas no Quadro 5.3.[58]

No caso da Roberta, a proposta em médio prazo, dependendo da decisão compartilhada junto à paciente e do vínculo criado ao longo do tempo, seria a suspensão das seguintes medicações:

- Enalapril, por ser a provável causa da tosse, solicitando a realização de novas medidas pressóricas para avaliar se ela mantém bom controle apenas com o tiazídico ou se será necessária a introdução de outra classe medicamentosa substituta. Prosseguir na investigação da tosse crônica, caso não haja melhora com a descontinuação do enalapril.
- AAS e atorvastatina, orientando sobre a não indicação do uso como prevenção primária em pacientes de baixo risco cardiovascular, com os riscos sendo maiores que os possíveis benefícios.

Quadro 5.3. Fases do processo de desprescrição de medicamentos[58]

Fase	Ações
Revisar	Elaborar lista completa de medicamentos. Considerar aspectos físicos e socioeconômicos.
Analisar	Avaliar adesão e efeitos colaterais. Considerar metas de atenção e objetivos de tratamento.
Agir	Começar com fármacos inadequados que causam dano. Passar do cenário preventivo para o sintomático ou paliativo.
Ajustar	Considerar expectativas, preferências ou crenças. Adaptar o ritmo às possibilidades reais.
Monitorar	Ressaltar os resultados, considerar a aderência à prescrição, dar apoio. Monitorar reaparecimento de sintomas ou de doenças.

- Dexclorfeniramina, por não existir indicação uma vez retirada a provável causa da tosse (enalapril) e por ser a provável causa dos sintomas de astenia.
- Levotiroxina, por não existir evidência de benefício como tratamento do hipotiroidismo subclínico. O objetivo é realizar nova dosagem de TSH e T4 livre após alguns meses para avaliar o estado funcional da tireoide.
- Alendronato, vitamina D e cálcio, por não existir evidência de seu benefício em pessoas com osteopenia.

É importante seguir as recomendações para desprescrição e não suspender todos de uma vez sem a anuência da paciente. A desprescrição é um ato inerente à coordenação do cuidado e necessita de comunicação com a equipe envolvida nesse cuidado, além do consentimento do paciente.

Referências bibliográficas

1. Osler W. Remarks on specialism. Boston Med Surg J. 1892;126:457-9.
2. Starfield B. Atenção primária – equilíbrio entre necessidades de saúde, serviços e tecnologia. Brasília: Ministério da Saúde; 2002.
3. Shi L, Macinko J, Starfield B, Wulu J, Regan J, Politzer R. The relationship between primary care, income inequality, and mortality in US States, 1980-1995. J Am Board Fam Pract. 2003; 16(5):412-22.
4. McWhinney IR. Manual de medicina de família e comunidade. 3. ed. Porto Alegre: Artmed; 2010.
5. Sackett DL, Rosenberg WM, Gray JA, Haynes RB, Richardson WS. Evidence based medicine: what it is and what it isn't. BMJ. 1996;312(7023):71-2.
6. Brasil. Ministério da Saúde. Secretaria de Vigilância em Saúde e Ambiente. Departamento de Análise Epidemiológica e Vigilância de Doenças Não Transmissíveis. Vigitel Brasil 2023:

vigilância de fatores de risco e proteção para doenças crônicas por inquérito telefônico: estimativas sobre frequência e distribuição sociodemográfica de fatores de risco e proteção para doenças crônicas nas capitais dos 26 estados brasileiros e no Distrito Federal em 2023. Brasília: Ministério da Saúde, 2023.

7. Fuchs FD, Moreira LB, Moraes RS, Bredemeier M, Cardozo SC. Prevalence of systemic arterial hypertension and associated risk factors in the Porto Alegre metropolitan area. Populational-based study. Arq Bras Cardiol. 1994;63(6):473-9.
8. de Lolio CA. Prevalence of arterial hypertension in Araraquara, Brazil. Arq Bras Cardiol. 1990;55(3):167-73.
9. Martins IS, Marucci M de F, Velasquez-Melendez G, Coelho LT, Cervato AM. Atherosclerotic Cardiovascular disease, lipemic disorders, hypertension, obesity and diabetes mellitus in the population of a metropolitan area of southeastern Brazil. III – Hypertension. Rev Saude Publica. 1997;31(5):466-71.
10. Ayres JE. Prevalence of arterial hypertension in Piracicaba city. Arq Bras Cardiol. 1991;57(1):33-6.
11. Rego RA, Berardo FA, Rodrigues SS, Oliveira ZM, Oliverira MB, Vasconcellos C, et al. Risk factors for chronic noncommunicable diseases: a domiciliary survey in the municipality of Sao Paulo, SP (Brazil). Methodology and preliminary results. Rev Saude Publica. 1990;24(4):277-85.
12. Welch HG, Schwartz L, Woloshin S. Overdiagnosed: Making People Sick in the Pursuit of Health. Beacon Press: Boston; 2011.
13. Martin SA, Boucher M, Wright JM, Saini V. Mild hypertension in people at low risk. BMJ. 2014; 349:g5432
14. Hodgkinson J, Mant J, Martin U, Guo B, Hobbs FD, Deeks JJ, et al. Relative effectiveness of clinic and home blood pressure monitoring compared with ambulatory blood pressure monitoring in diagnosis of hypertension: systematic review. BMJ. 2011;342:d3621.
15. Rose G. Estratégias da medicina preventiva. Porto Alegre: Artmed; 2010.
16. James PA, Oparil S, Carter BL, Cushman WC, Dennison-Himmelfarb C, Handler J. 2014 Evidence-Based Guideline for the Management of High Blood Pressure in Adults Report from the Panel Members Appointed to the Eighth Joint National Committee (JNC 8). JAMA. 2014;311(5):507-20.
17. DynaMed Condition Topic. Hypertension. Blood pressure classification by professional organization. Updated 31 Jul 2024. Disponível na Internet: https://www.dynamed.com/condition/hypertension# (Acessado em Nov/2024).
18. Diao D, Wright JM, Cundiff DK, Gueyffier F. Pharmacotherapy for mild hypertension. Cochrane Database Syst Rev. 2012;2012(8):CD006742.
19. Musini VM, Gueyffier F, Puil L, Salzwedel DM, Wright JM. Pharmacotherapy for hypertension in adults aged 18 to 59 years. Cochrane Database Syst Rev. 2017;8(8):CD008276.
20. Eckel RH, Jakicic JM, Ard JD, de Jesus JM, Houston Miller N, Hubbard VS, et al. American College of Cardiology/American Heart Association Task Force on Practice Guidelines. AHA/ACC guideline on lifestyle management to reduce cardiovascular risk: a report of the American College of Cardiology/American Heart Association Task Force on Practice Guidelines. J Am Coll Cardiol. 2014;63(25 Pt B):2960-84.
21. Hedayati SS, Elsayed EF, Reilly RF. Non-pharmacological aspects of blood pressure management: what are the data? Kidney Int. 2011;79(10):1061-70.
22. Malachias MVB, Souza WKSB de, Lotemberg AMP, Guimarães AC, Negrão CE, Forjaz CL de M, et al. Tratamento não medicamentoso e abordagem multiprofissional. J Bras Nefrol. 2010;32(suppl 1):22-8.
23. Wright JM, Musini VM, Gill R. First-line drugs for hypertension. Cochrane Database Syst Rev. 2018;4(4):CD001841.
24. Bosworth HB, Rosenthal A. Assessing medication adherence – make the diagnosis. In: Simel DL, Rennie D. The rational clinical examination: evidence-based clinical diagnosis. JAMA Evidence. New York: McGraw-Hill; 2008.
25. Kidney Disease: Improving Global Outcomes (KDIGO) CKD Work Group. KDIGO 2024 clinical practice guideline for the evaluation and management of chronic kidney disease. Kidney Int. 2024;105(4S):S117-314.

26. Mahmoud AN, Gad MM, Elgendy AY, Elgendy IY, Bavry AA. Efficacy and safety of aspirin for primary prevention of cardiovascular events: a meta-analysis and trial sequential analysis of randomized controlled trials.Eur Heart J. 2019;40(7):607-617.
27. Wein T, Lindsay MP, Gladstone DJ, Poppe A, Bell A, Casaubon LK, et al. Canadian Stroke Best Practice Recommendations, seventh edition: acetylsalicylic acid for prevention of vascular events. CMAJ. 2020;192(12):E302-E311.
28. Framingham Heart Study. National Heart, Lung and Blood Institute. Disponível na Internet: https://www.framinghamheartstudy.org/fhs-risk-functions/cardiovascular-disease-10-year-risk/. Acessado em: Nov 2024.
29. Hippisley-Cox, J., Coupland, C.A.C., Bafadhel, M. et al. Development and validation of a new algorithm for improved cardiovascular risk prediction. Nat Med. 2024;30(5):1440-1447.
30. Cesena FY, Generoso G, Santos IS, Pereira AC, Bittencourt MS, Santos RD, Lotufo PA, et al. The WHO Cardiovascular Disease Risk (Non-Laboratory-Based) in a Selected Brazilian Population: Percentiles of Distribution And Agreement With Laboratory-Based Scores. Arq Bras Cardiol. 2024;121(7):e20240002.
31. WHO CVD Risk Chart Working Group. World Health Organization cardiovascular disease risk charts: revised models to estimate risk in 21 global regions. Lancet Glob Health. 2019;7(10):e1332-45.
32. Taylor F, Huffman MD, Macedo AF, Moore THM, Burke M, Davey Smith G, Ward K, Ebrahim S, Gay HC. Statins for the primary prevention of cardiovascular disease. Cochrane Database Syst Rev. 2013;2013(1):CD004816.
33. Durai V, Redberg RF. Statin therapy for the primary prevention of cardiovascular disease: Cons. Atherosclerosis. 2022;356:46-49.
34. Kolber MR, Klarenbach S, Cauchon M, et al. PEER simplified lipid guideline 2023 update. Can Fam Physician. 2023;69(10):675-86.
35. Prasad V. Statins, primary prevention, and overall mortality. Ann Intern Med. 2014;160(12):867-9.
36. Ray KK, Seshasai SR, Erqou S, Sever P, Jukema JW, Ford I, Sattar N. Statins and all-cause mortality in high-risk primary prevention: a meta-analysis of 11 randomized controlled trials involving 65.229 participants. Arch Intern Med. 2010;170(12):1024-31.
37. Dugré N, Lindblad AJ, Perry D, G. Michael Allan, Émélie Braschi, Falk J, et al. Lipid-lowering therapies for cardiovascular disease prevention and management in primary care. Can J Kidney Health Dis. 2025;12:20543581241311077.
38. Gérvas J. Risco cardiovascular, efetividade e mortalidade. Rev Bras Med Fam Comunidade. 2011;6(20).
39. Jha S. God and Statins. The Health Care Blog. Apr 3, 2016. Disponível na Internet: https://thehealthcareblog.com/blog/2016/04/03/god-and-statins/ (Acessado em: Nov 2024).
40. Ebell MH, Lundgren J, Youngpairoj S. How long does a cough last? Comparing patients' expectations with data from a systematic review of the literature. Ann Fam Med. 2013;11(1):5-13.
41. Palombini BC. A pathogenic triad in chronic cough: asthma, postnasal drip syndrome, and gastroesophageal reflux disease. Chest. 1999;116(2):279-84.
42. Araújo E, Sakano E, Voegels R. Diretrizes Brasileiras de Rinossinusites. Rev Bras Otorrinolaringol. 2008;74(2).
43. Chang AB, Lasserson TJ, Gaffney J, Connor FL, Garske LA. Gastro-oesophageal reflux treatment for prolonged non-specific cough in children and adults. Cochrane Database Syst Rev. 2011; 2011(1):CD004823.
44. Dicpinigaitis PV. Angiotensin-converting enzyme inhibitor-induced cough: ACCP evidence-based clinical practice guidelines. Chest. 2006;129(1 Suppl):169S-73S.
45. Hollowell JG, Staehling NW, Flanders WD, Hannon WH, Gunter EW, Spencer CA, et al. Serum TSH, T4, and thyroid antibodies in the United States Population (1988 to 1994): National Health and Nutrition Examination Survey (NHANES III). J Clin Endocrinol Metab. 2002; 87(2):489-99.
46. Cooper DS. Subclinical thyroid disease. Lancet. 2012;379(9821):1142-54.
47. Todd CH. Management of thyroid disorders in primary care: challenges and controversies. Postgrad Med J. 2009;85(1010):655-9.

48. Pecina J, Garrison GM, Bernard ME. Levothyroxine dosage is associated with stability of thyroid-stimulating hormone values. Am J Med. 2014;127(3):240-5.
49. Cosman F, de Beur SJ, LeBoff MS, Lewiecki EM, Tanner B, Randall S, et al. National Osteoporosis Foundation. Clinician's Guide to Prevention and Treatment of Osteoporosis. Osteoporos Int. 2014; 25(10):2359-81.
50. Méndez-Sánchez L, Clark P, Winzenberg TM, Tugwell P, Correa-Burrows P, Costello R. Calcium and vitamin D for increasing bone mineral density in premenopausal women. Cochrane Database Syst Rev. 2023;1(1):CD012664.
51. Reid IR, Bolland MJ, Grey A. Effects of vitamin D supplements on bone mineral density: a systematic review and meta-analysis. Lancet. 2014;383(9912):146-55.
52. US Preventive Services Task Force. Screening for Osteoporosis to Prevent Fractures. June, 2024. Disponível na Internet: https://www.uspreventiveservicestaskforce.org/uspstf/recommendation/osteoporosis-screening (Acessado em: Nov 2024).
53. NICE – National Institute for Health and Care Excellence. Osteoporosis: assessing the risk of fragility fracture. Clinical guideline [CG146], 07 February 2017. Disponível na Internet: https://www.nice.org.uk/guidance/cg146/chapter/Recommendations (Acessado em: Nov 2024).
54. FRAX Tool. Fracture Risk Assessment Tool. Disponível na Internet: https://frax.shef.ac.uk/FRAX/tool.aspx?lang=pr (Acessado em: Nov 2024).
55. QFracture®-2016 risk calculator. Disponível na Internet: https://qfracture.org/ (Acessado em: Nov 2024).
56. Zerbini CAF, Szejnfeld VL, Abergaria BH, McCloskey EV, Johansson H, Kanis JA. Incidence of hip fracture in Brazil and the development of a FRAX model. Arch Osteoporos. 2015;10:224.
57. Portaria Conjunta SAES/SECTICS nº 19, de 28 de setembro de 2023. Disponível na Internet: https://www.gov.br/saude/pt-br/assuntos/pcdt/arquivos/2023/portaria-conjunta-no-19-pcdt-osteoporose (Acesso em: Nov 2024).
58. Gavilan-Moral E, Villafaina Barroso A, Jiménez de Garcia L. Como desprescrever medicamentos. Gestão da Clínica. In: Gusso G, Lopes JM, eds. Tratado de medicina de família e comunidade: princípios, formação e prática. Porto Alegre: Artmed; 2019.

Capítulo 6

Selma

Aline de Souza Oliveira
Amanda Arlete Ribeiro Firmino
Clarissa Willets
Karen Vieira da Silva
Nathália Machado Cardoso

"O médico de família deve proteger o paciente do especialista inadequado e o especialista, do paciente inadequado."
(John Fry)

Narrativa

Selma tem 22 anos e é uma primigesta de 16 semanas. Chega atrasada para a sua segunda consulta pré-natal pedindo desculpas, pois seu patrão não gosta que saia do serviço para realizar consultas. Trabalha como caixa na padaria do bairro com carteira assinada.

Conta que há cinco dias precisou procurar o pronto-socorro (PS) obstétrico de referência, pois sentiu uma dor muito intensa do lado esquerdo das costas e teve medo de estar perdendo o bebê. Durante avaliação no PS, realizou ultrassonografia e foi-lhe dito que tem pedra nos rins. Na contrareferência do PS lê-se:

À Unidade Básica de Saúde
Hipótese diagnóstica: litíase urinária
Cálculo único de 4 mm em ureter distal à esquerda sem dilatação pielocalicinal.
Realizado tratamento conservador. Encaminho para acompanhamento.

Está muito preocupada com o bebê e questiona: "será que a pedra pode machucar meu filho?"

Desde a consulta no PS não teve novos episódios de dor lombar, polaciúria, hematúria ou febre, porém refere disúria leve há um dia e também se queixa de corrimento vaginal e coceira. Nega dispareunia.

Além disso, deseja saber o resultado dos exames solicitados pela enfermeira na última consulta e se existe algum tratamento possível para micose durante a gravidez, pois vem apresentando prurido incômodo entre os dedos do pé, que já estão "abrindo feridas".

Tem muita preocupação com relação ao trabalho, que é sua única fonte de sustento, voltando várias vezes durante a consulta a referir-se à dificuldade de lidar com a pressão do patrão, que já deixou claro que ela não poderá ficar afastada mais do que três meses após o nascimento da criança.

Registro por SOAP

S

» Chegou 12 minutos atrasada. Reclama novamente do patrão.
» Procurou PS há cinco dias por dor lombar esquerda incapacitante e foi diagnosticada litíase urinária. Medicada, melhorou e foi liberada para seguimento ambulatorial. Está com medo de a pedra afetar o bebê.
» Nega novos episódios de dor lombar, porém refere disúria leve há um dia, sem outros sintomas urinários ou febre. Relata corrimento vaginal branco e sem odor há mais ou menos três dias, com prurido.
» Acha também que está com micose entre os dedos dos pés, pois tem prurido e feridas no local.
» Quer saber os resultados de exames e se já pode parar de tomar ácido fólico.
» Preocupa-se com a situação no trabalho, pois o patrão lhe disse que só permitirá a licença-maternidade por, no máximo, três meses.

O

» Idade gestacional: 16 semanas e 4 dias.
» Exame físico: bom estado geral, corada, hidratada.
- Pressão arterial (PA): 110 × 68 mmHg.
- Altura uterina (AU): 15 cm.
- Batimentos cardíacos fetais (BCF): 145 bpm.
- Ginecológico: hiperemia de mucosa vulvar e vaginal, moderada quantidade de secreção branca, em grumos, aderida à parede vaginal e vulvar, sem odor. Ausência de saída de secreção do orifício externo do colo. Colo uterino epitelizado, sem lesões e sem dor à mobilização.
- Pele: descamação, hiperemia e exulceração leve entre dedos de pés.
- Fita urinária: negativa.

Resultados de exames laboratoriais do primeiro trimestre		
Tipagem sanguínea: A+	Hb: 11,5	Leucócitos: 5.200
Glicose: 78	Ht: 39,0	Plaquetas: 150 mil
HIV: negativo	VDRL 1:4	FTA-ABS: positivo
Anti-HBs: positivo	AgHBs: negativo	Anti-HBc: positivo
Toxoplasmose: • IgG reagente • IgM não reagente	Urina 1: • Proteínas +/4+ • Leucócitos 7.000	Urocultura: • Negativa

AgHBs: antígeno de superfície para hepatite B; Anti-HBs: anticorpos contra hepatite B; FTA-ABS: fluorescent treponemal antibody absorption test; Hb: hemoglobina; Ht: hematócrito; HIV: vírus da imunodeficiência humana; HT: hematócrito; IgG: imunoglobina G; IgM: imunoglobina M; VDRL: venereal disease research laboratory.

- Ultrassonografia (USG) obstétrica: presença de saco gestacional com embrião com BCF presente, tópico. Placenta posterior. Idade gestacional compatível com data da última menstruação.

A

- Gestação no 2º trimestre com 16 semanas e 4 dias.
- Litíase ureteral à esquerda de 4 mm.
- Candidíase vaginal.
- Sífilis gestacional.
- *Tinea pedis.*
- Imune à toxoplasmose e hepatite B.
- Problemas relacionados com condições de trabalho.

P

- Tranquilizo sobre litíase urinária, ressaltando evolução geralmente benigna para a mãe e bebê, oriento sobre provável expulsão espontânea pelas características da pedra. Construo plano de analgesia em caso de novo episódio de dor, oriento hidratação e sinais de alarme (dor lombar sem controle, disúria, polaciúria, febre, parada de diurese) para procura de atendimento.
- Prescrevo miconazol 2% creme vaginal por sete dias para tratamento de candidíase vaginal, orientando aplicação noturna ao deitar-se. Solicito urocultura para descartar presença de infecção do trato urinário (ITU) associada por ser paciente com risco (litíase urinária e gestante).
- Explico resultados dos exames laboratoriais.
- Realizo notificação compulsória de sífilis e explico sobre o diagnóstico e a necessidade de tratamento com penicilina benzatina 2.400.000 UI intramuscular (IM) uma vez por semana durante três semanas para a gestante.
- Para o parceiro, devemos prescrever pelo menos uma dose total de 2.400.000 UI IM ou de 7.200.000 UI, de acordo com a classificação final dele. Oriento o uso de preservativo como método de prevenção de infecções sexualmente transmissíveis (ISTs). Solicito nova coleta de *venereal disease research laboratory* (VDRL) um mês após última dose da medicação para controle de tratamento.
- Prescrevo cetoconazol 2% creme para aplicação entre os dedos dos pés de 12 em 12 horas por 14 dias e oriento secar região após o banho.
- Suspendo ácido fólico por término do período de uso como profilaxia de defeito do tubo neural.
- Oriento sobre os direitos legais das gestantes no pré-natal e pós-natal.

Pontos abordados

- Assistência pré-natal.
- Manejo da litíase urinária.
- Diagnóstico diferencial com ITU.
- Queixa de corrimento vaginal.
- Abordagem das ISTs.
- Manejo de micoses cutâneas.
- Direitos da gestante.

Discussão

A gestação é um processo normal e fisiológico. Portanto, qualquer intervenção médica deve ter seus benefícios claramente documentados por estudos científicos de boa qualidade e deve ser aceita pela mulher. As mulheres grávidas devem receber de forma clara informações sobre as evidências disponíveis e ter suporte para tomar suas próprias decisões a respeito de seu pré-natal.

Segundo a Organização Mundial da Saúde (OMS), um dos princípios fundamentais da atenção perinatal é que o cuidado na gestação e no parto não seja medicalizante, reiterando o uso de um conjunto mínimo de intervenções que sejam realmente necessárias.[1]

É nesse sentido que o seguimento pré-natal realizado pelo médico de família e equipe de enfermagem traz benefícios importantes, pois incorpora ao cuidado além dessas medidas de prevenção quaternária, também uma abordagem integral que acrescenta o conhecimento sobre território, família, contextos sociais, direitos da mulher e acompanhamento futuro do puerpério e da criança em todas as fases do ciclo vital.

Dessa forma, o pré-natal de baixo risco constitui-se em uma prática a ser desempenhada pela atenção primária à saúde (APS). Vários estudos de boa qualidade compararam diferenças nos desfechos do acompanhamento pré-natal realizado por médicos de família, especialistas focais gineco-obstetras e enfermeiras. Entre eles, uma revisão sistemática verificou que não há nenhuma diferença estatística nos desfechos: trabalho de parto prematuro, cesarianas, casos de anemia, ITU, hemorragia no terceiro trimestre ou mortalidade neonatal. Além disso, ao se comparar o acompanhamento por médicos generalistas e parteiras, verificou-se redução significativa de doença hipertensiva específica da gestação (DHEG) e não houve diferença de satisfação dos usuários nos diferentes grupos.[2]

Comentário

O modelo de acompanhamento de pré-natal de baixo risco por médicos de família e enfermeiros generalistas deve ser oferecido para as gestantes. O acompanhamento periódico e rotineiro por obstetras durante o pré-natal não traz melhoria aos desfechos perinatais em comparação com o encaminhamento dessas pacientes em casos de complicações (grau de recomendação A – nível de evidência I).[3]

Assistência pré-natal

Durante o seguimento pré-natal de Selma, algumas questões importantes deverão ser estabelecidas, antes da construção conjunta das vias do cuidado médico específico:

- » O cuidado deve ser prestado por uma pequena equipe com quem a gestante sente-se confortável.
- » O cuidado deve ser longitudinal.
- » A presença do(a) parceiro(a) e de outras pessoas com quem a gestante se sente à vontade deve ser estimulada.

Também será interessante oferecer à gestante a possibilidade de participação em espaços de troca de informações e compartilhamento de experiências com outras gestantes. A literatura sugere que atividades em grupo durante o pré-natal têm boa taxa de satisfação e não estão associadas a eventos adversos. Entretanto, são necessários novos estudos para determinar se há benefício significativo em comparação com consultas individuais.[3]

Além disso, o médico de família deverá utilizar de habilidades e técnicas de comunicação próprias de sua formação para melhor lidar com os anseios, as preocupações e os dilemas da gestante, de forma a favorecer o empoderamento e a autonomia das mulheres. Para isso, o principal recurso metodológico a ser usado como ferramenta clínica será o método clínico centrado na pessoa (MCCP),[4] que oferece estrutura para a comunicação, auxiliando na obtenção de informações para ajudar as mulheres e famílias a tomar suas próprias decisões de forma consciente, autônoma e potente (Quadro 6.1).

Quadro 6.1. Exemplos de questões que podem ser abordadas em cada componente do método clínico centrado na pessoa ao longo das consultas de pré-natal

Componente	Exemplos
1. Explorando a doença e a experiência com a doença	Explorar história da gestação: planejada, aceita, com apoio do(a) parceiro(a)? Como e onde deseja ter seu parto, quais seus medos e suas dúvidas. Pesquisar sintomas desagradáveis e como está lidando com eles. Prestar atenção a dicas e movimentos.
2. Entendendo a pessoa como um todo	Explorar contexto familiar e laboral: com quem vive, com o que trabalha, como são a rotina e os deslocamentos, pesquisar violência doméstica ou no trabalho. O que a chegada do bebê mudará na sua vida e de sua família. Como a família lidou com gestações e chegada de bebês anteriormente? Considerar elaboração do genograma.
3. Elaborando um plano comum de manejo dos problemas	Caracterizar os papéis do médico e da pessoa, buscando autonomia e responsabilização. Pactuação dos procedimentos e atividades preventivas após exposição dos riscos e benefícios. Definir conjuntamente a frequência e o intervalo entre as consultas.
4. Intensificando a relação médico-pessoa	Manter-se acessível, reforçar a relação, respeitar escolhas.

Aspectos gerais do pré-natal

A partir de todo esse cenário de comunicação clínica a ser construído ao longo das consultas de pré-natal, será importante a atenção para prover à mulher o melhor conjunto de medidas e informações clínicas, com a finalidade de prevenção e promoção de saúde, avaliação de riscos, reconhecimento e tratamento precoce de intercorrências materno-fetais que garantam o seu bem-estar, respeito aos seus desejos e autonomia, e as melhores condições para o nascimento do bebê. A seguir, listamos o conjunto de atividades clínicas de importância a serem desenvolvidas no pré-natal.[5,6]

Abordagem pré-concepcional

O aconselhamento das mulheres em idade fértil sobre a concepção deve ocorrer de maneira oportuna e especialmente se manifestarem o desejo de engravidar, pois existem medidas no período pré-concepcional que poderão ser ofertadas e realizadas pelo profissional de saúde que as beneficiarão:

» **Sempre revisar as medicações em uso:** suspender/substituir medicações que gerem mais risco do que benefícios materno-fetais. O cuidado com o uso de medicações deve ser realizado durante toda a gestação e o período de amamentação.

» **Exames laboratoriais:** podem ser antecipados os exames sorológicos de rastreamento do primeiro trimestre.

» **Realizar orientações quanto ao estilo de vida:** preferir engravidar dentro da faixa de peso normal e em vigência de controle adequado de comorbidades (se presente), cessar uso de álcool, tabaco ou outras drogas ilícitas, realizar atividade física regularmente e dieta balanceada.

» **Realizar atualização do estado vacinal:** avaliar especialmente o *status* vacinal contra rubéola, pois a vacina é contraindicada durante a gestação, devendo ser realizada no período pré-concepcional ou se a mulher já estiver grávida, logo após o nascimento do bebê.
- Vacinas com componentes vivos estão contraindicadas na gestação: sarampo, caxumba, rubéola, febre amarela, bacilo de Calmette-Guérin (BCG).
- Hepatite B: as gestante vacinadas não necessitam de reforço. Em caso de vacinação incompleta ou não vacinadas, deverão ser realizadas três doses.
- Tétano (dTPa): as gestante vacinadas têm o reforço antecipado em cinco anos. As gestantes não vacinadas nos últimos dez anos, deverão tomar duas doses.
- *Influenza*: aconselhar a vacinação.

» **Avaliar riscos:** identificar mulheres que possam necessitar de cuidados adicionais. A avaliação do risco gestacional deve ser permanente. Em cada consulta, devem ser pesquisados fatores associados a pior prognóstico ou que demandem maior densidade tecnológica para encaminhar a gestante ao serviço de referência obstétrico, se for o caso. Os pré-natais de alto risco correspondem a apenas 10% das gestações. Os principais motivos de encaminhamento encontram-se no Quadro 6.2.

» **Profilaxia de defeito do tubo neural**: recomenda-se o uso de 0,4 mg ao dia de ácido fólico a partir do desejo de gestação até 12 semanas.

Quadro 6.2. Fatores associados a pior prognóstico ou que demandam maior densidade tecnológica

Condições prévias	Cardiopatias, pneumopatias, nefropatias e endocrinopatias, doenças hematológicas, hipertensão arterial, doenças neurológicas, psiquiátricas, dependência de drogas, autoimunes, trombose venosa profunda, doenças ginecológicas estruturais ou tumorais, hanseníase, tuberculose, óbito fetal ou perinatal, doença hipertensiva específica da gestação (DHEG) complicada, abortamento habitual, esterilidade.
Condições da gestação atual	Restrição de crescimento intrauterino, polidrâmnio ou oligodrâmnio, gemelaridade, malformações fetais, arritmia, DHEG, ITU de repetição mais de dois episódios de pielonefrite, anemia grave ou com má resposta ao tratamento, infecção pelo vírus da imunodeficiência humana (HIV), hepatites, toxoplasmose, sífilis terciária, rubéola, citomegalovírus, condiloma grande obstruindo via de parto, proteinúria, diabetes *mellitus* gestacional, desnutrição materna grave, neoplasia intraepitelial cervical (NIC) grau III, mamografia com bi-Rads 3 ou mais, neoplasias.

» **Prevenção de distúrbios hipertensivos:** recomenda-se o uso de cálcio em doses de 1,5 a 2 g/dia para gestantes com baixa ingestão de cálcio (< 900 g/dia). Recomenda-se também o uso de dose baixa de ácido acetilsalicílico (AAS), geralmente entre 81 a 150 mg/dia a partir de 12 semanas de gestação, em pacientes com alto risco de pré-eclâmpsia. A eficácia parece ser maior quando iniciada antes das 16 semanas. Não estão indicadas outras profilaxias ou suplementos.

Informação relevante disponível

Profilaxia com suplementação de ferro não está indicada pelo fato de os efeitos colaterais superarem possíveis benefícios.[7]

» **Diagnóstico de gravidez:** o diagnóstico clínico de gravidez atrasa o início do pré-natal. Na suspeita clínica, recomendamos a realização de exame de gravidez, conforme disponibilidade.

» **Determinação da idade gestacional (IG):** se a data da última menstruação (DUM) é conhecida, realizar cálculo manual. Some o número de dias entre a DUM e a data da consulta. Divida o resultado por 7. Obterá o resultado em semanas e resto em dias. Se a DUM é desconhecida, realizar medida do fundo uterino, toque bimanual ou USG obstétrica.

Pode-se oferecer uma USG obstétrica entre 10 semanas e 0 dia e 13 semanas e 6 dias para determinar a IG e detectar gestação múltipla. Isso pode aumentar a acurácia da IG e reduzir a indução do trabalho de parto por pós-datismo. Se o comprimento cabeça-nádega (CCN) estiver maior que 84 mm, a IG deve ser estimada utilizando-se a circunferência da cabeça.

» **Cálculo da data provável para o parto (DPP):** regra de Nägele (DUM conhecida ou corrigida pela USG): somar sete dias à DUM e subtrair três meses. Nos casos em que o número de dias encontrado for maior do que o número de dias do mês, passe os dias excedentes para o mês seguinte, adicionando 1 (um) ao final do cálculo do mês.

Exame clínico

Durante o seguimento pré-natal, existem parâmetros a serem avaliados no exame clínico que merecem atenção para se acompanhar a progressão da gestação:

» **Medida de peso e índice de massa corpórea (IMC = peso[kg]/altura[m]^2):** sempre realizar na primeira consulta como referencial de vigilância para orientar a gestante a não exceder o ganho de peso esperado na gestação:

Índice de massa corpórea (IMC)	Aumento de peso no 2º e 3º trimestre	Aumento total de peso na gestação
Baixo peso	500 a 600 g/semana	12,5 a 18 kg
Peso adequado	400 a 500 g/semana	11,5 a 16 kg
Sobrepeso	200 a 300 g/semana	7 a 11,5 kg
Obesidade	200 a 300 g/semana	5 a 9 kg

» **Aferição de pressão arterial:** em todas as consultas. Se PA > 140 × 90 mmHg, proteinúria e/ou sintomas clínicos, considerar DHEG e realizar encaminhamento para seguimento obstétrico.

» **Avaliação de edema:** permite verificar presença de edema patológico, sendo útil como preditor de DHEG.

» **Ausculta de BCF:** confirma que o bebê está vivo, mas não prediz desfecho ruim; no entanto, tranquiliza a mãe. Espera-se que se encontre frequência entre 120 e 160 batimentos por minuto, rítmicos e sendo possível detectar com sonar Doppler a partir de 10 a 12 semanas.

» **Verificação da altura uterina:** útil para verificar crescimento fetal, polidrâmnio e perdas de líquido não percebidas ao final da gestação. Na suspeita de alteração, oferecer USG para confirmar e interpretar em conjunto com outros dados clínicos. Espera-se que o fundo uterino seja palpável a partir de 12 semanas na altura da sínfise púbica; com 16 semanas, a meia distância entre a sínfise púbica e a cicatriz umbilical; com 20 a 22 semanas, na cicatriz umbilical; posteriormente, espera-se que a altura uterina seja compatível com a idade gestacional até 37 semanas.

» **Palpação fetal:** permite verificar a situação e apresentação fetal, sendo útil a partir de 36 semanas, pois pode influenciar o plano para o parto. Antes disso, é desconfortável e tem baixa acurácia. Na suspeita de apresentação atípica, oferecer ultrassonografia.

Informação relevante disponível

Não são recomendados rotineiramente em gestantes assintomáticas o exame das mamas ou o exame pélvico. O último não acessa idade gestacional acuradamente, nem prediz prematuridade ou desproporção cefalopélvica.[6]

Exames complementares

» **Tipagem sanguínea e fator Rh:** realizar no primeiro trimestre.

- Se gestante Rh negativo, testar Coombs indireto no primeiro trimestre e repetir mensalmente após 28 semanas, além de administrar imunoglobulina Rh com 28 semanas e a cada 12 semanas ou se sangramento, procedimento invasivo e no pós-parto se recém-nascido for Rh positivo.

» **Hemograma:** realizar no 1º e 3º trimestre.

- Os valores de referências para gestantes são: Hb > 11 mg/dL no primeiro trimestre e Hb > 10,5 mg/dL no terceiro trimestre. Se Hb > 8 e < 11mg/dL, tratar com sulfato ferroso 40 mg, 4 a 6 comprimidos/dia. Se anemia grave (Hb < 8 mg/dL), encaminhar.[8]

» **Glicose:** realizar no primeiro trimestre.[9]

- Teste oral de yolerância à glicose de 75 g (0 h, 1 h e 2 h): realizar entre 24 e 28 semanas.[10]

» **HIV:** solicitar sorologia no 1º e 3º trimestre, pois intervenções apropriadas podem reduzir a transmissão vertical. Se positivo, encaminhar para seguimento obstétrico de alto risco.

» **Sífilis:** solicitar sorologia no 1º e 3º trimestre, pois tem tratamento eficaz que previne a sífilis neonatal. Se positivo, realizar notificação e tratamento de gestante e parceiro(s).

- **Hepatite B:** solicitar sorologia no primeiro trimestre, para que medidas adequadas sejam oferecidas e se reduza o risco de transmissão da mãe para o bebê.
  - Em caso de susceptibiliade, vacinar.
  - Em caso de infecção, encaminhar para seguimento obstétrico de alto risco.
- **Toxoplasmose:** solicitar sorologia no primeiro trimestre.
  - Imune: sem necessidade de novo rastreamento.
  - Susceptível: realizar sorologia trimestral, orientar evitar ingesta de carne crua ou vegetais mal lavados e evitar contato com solo ou fezes de gatos.
- **Urina I:** solicitar no 1º e 3º trimestre.
- **Urocultura:** solicitar no 1º e 3º trimestre.
- **Pesquisa de *Streptococcus* do grupo B (SGB):** há falta de evidência para recomendar a utilização de antibiótico intraparto profilático para diminuição da infecção por SGB no período neonatal.[11] Dessa forma, se não há comprovação de intervenção eficaz, não há indicação que sustente a realização de pesquisa de SGB, devendo ser avaliado individualmente o benefício em fazê-la.
- **Ultrassonografia:**[12]
  - Entre 11 e 14 semanas: finalidade de datação e avaliação de translucência nucal.
  - 20 semanas: exame morfológico para detecção de malformações.

É importante destacar, também, que para realizar o rastreamento um dos critérios básicos é existir intervenção disponível e eficaz;[13] por esse aspecto fundamental, **não se recomenda** a realização dos exames de rastreamento a seguir:

- **Hepatite C:** não deve ser oferecido, por não existir vacina que previna transmissão vertical ou tratamento, nem mudança na via de parto ou evidência de transmissão pela amamentação.
- **Citomegalovírus:** não deve ser oferecido, por não existir intervenção efetiva conhecida.
- **Rubéola:** sorologia para rubéola não deve ser recomendada como medida de rastreamento na gestação, por não ser custo-efetiva e não existir intervenção efetiva conhecida que evite a infecção fetal. Sugere-se que os recursos sejam utilizados para realizar diagnóstico de mulheres com suspeita ou exposição à rubéola[14] e para o tratamento das complicações neonatais e manejo de sequelas.

Reforça-se a recomendação contra a realização desses rastreamentos pelo fato de no Brasil não existir aparato legal para o aborto nessas situações. Assim, diferentemente de outros países que, por ventura, recomendem o rastreamento, a detecção de alguma dessas infecções ao exame de rastreamento da gestante não acrescentará nenhuma possibilidade de intervenção e, por outro lado, pode fornecer estímulo à procura por métodos irregulares e/ou clandestinos, que oferecem risco à mulher e interrupção da gestação antes mesmo de se existir evidência de transmissão e infecção fetal.

Orientações

Parte importante da assistência pré-natal é fornecer informações relevantes para o bem-estar materno a partir de todas as modificações pelas quais a mulher passa e que não está habituada, respondendo a suas dúvidas, preocupações e medos, e atuando na prevenção de riscos. A seguir, citamos alguns aspectos comuns a serem abordados:

- **Amamentação:** idealmente, deve ser realizada de forma exclusiva até os seis meses.

- **Atividade física:** manter atividade física regular de leve a moderada intensidade. Alertar potenciais perigos e desencorajar a prática de esportes de contato e com raquete, que podem causar trauma abdominal, quedas ou desgaste articular excessivo; além de atividades de mergulho, que podem causar malformação e doença descompressiva.
- **Dieta:** manter alimentação balanceada e fracionada em seis refeições ao longo do dia, com vigilância para se evitar o ganho excessivo de peso.
- **Direção:** não se recomenda dirigir veículos após 36 semanas. Orientar a colocar o cinto de três pontos acima e debaixo da barriga, nunca sobre a barriga.
- **Drogas:** aconselhar a cessar tabagismo, álcool ou outras drogas ilícitas.
  - **Álcool:** aconselhar não beber nos primeiros meses, pois está associado a risco de aborto de primeiro trimestre. Se optar por beber durante a gestação, não beber mais que uma dose-padrão de álcool (40 mL de destilado = 85 mL de vinho = 340 mL de cerveja) 1 a 2 vezes por semana. Há controvérsia sobre a dose segura, mas nesse nível não há evidencia de dano ao bebê.
  - **Tabaco:** acessar o estágio motivacional, prover informação sobre os riscos à mulher e ao bebê, abordar dúvidas e preocupações. As medidas que têm evidência de auxílio em grávidas tabagistas são: terapia cognitivo-comportamental (TCC) e entrevista motivacional. Considera-se a realização de terapia de reposição de nicotina em último caso (evidências controversas) após discutir riscos e benefícios, sendo administrada por no máximo duas semanas. Não se deve oferecer medicações orais para cessação do tabagismo.[15]
- **Exposição solar** recomendar utilizar protetor solar para prevenir hiperpigmentação e cloasma gravídico.
- **Medicações:** informar que pouquíssimos medicamentos estão liberados para uso seguro na gestação. Dessa forma, é importante ampliar e diversificar o acesso à equipe de saúde para evitar automedicação.
- **Sexo:** explicar que não está associado a complicação alguma, devendo ser evitado apenas em situações especiais (rotura prematura de membranas ovulares ou trabalho de parto prematuro).
- **Sono:** a melhor posição para dormir é o decúbito lateral esquerdo (especialmente, a partir do terceiro trimestre, com o aumento do volume uterino).
- **Viagens:** são seguras até quatro semanas antes da data prevista para o parto. Em caso de trajetos longos, devem ser usadas meias elásticas de média compressão em membros inferiores pelo risco de trombose venosa profunda (TVP), mas não há risco adicional em grávidas.

Plano de parto

Além de informações gerais sobre a gestação, que são costumeiramente abordadas durante o pré-natal, é importantíssimo que o médico de família e comunidade (MFC) realize orientações específicas sobre o parto que possibilitem a prevenção quaternária da violência obstétrica. Essa abordagem é especialmente essencial no Brasil em razão de um excesso de intervenções obstétricas desnecessárias que são impostas direta ou indiretamente à mulher por meio de uma cultura inadequada criada sobre o parto. É tão marcante o descompasso e desrespeito aos desejos da mulher que os partos cesarianos respondem pela maioria dos nascimentos no país, mesmo observando que a grande maioria das mulheres brasileiras prefere o parto vaginal para o nascimento de seus filhos.[16]

O MFC deve, assim, desempenhar um papel central na disseminação de orientações sobre práticas seguras de parto, benefícios do parto natural, procedimentos questionáveis e suas complicações, direitos e autonomia da mulher.[17]

Uma ferramenta muito útil e recomendada pela OMS é a elaboração de um plano de parto com a gestante.[18] O Quadro 6.3, a seguir, pontua alguns aspectos importantes a serem discutidos no aconselhamento da gestante para a construção de um plano de parto que possibilite estabelecer diretivas sobre seus desejos e medidas de respeito e proteção à mulher, a fim de evitar submeter-se a más práticas e violência obstétrica.[19]

Quadro 6.3. Questões para discussão e construção de um plano de parto[20]

Plano de parto
Início do trabalho de parto
1. Importância de só ir para a maternidade em trabalho de parto ativo, já que internações precoces podem desencadear uma cascata de intervenções. 2. Direito a acompanhante (Lei nº 11.108/2005) em todas as dependências da maternidade: sala de parto, centro cirúrgico e alojamento conjunto.
Durante o trabalho de parto
1. Escolha do local de parto – domicílio, centro de parto normal, casa de parto, maternidade (entender as diferenças entre essas instituições e cobrar delas a divulgação de seus indicadores). 2. Procedimentos questionáveis para os quais não há evidência de benefício: tricotomia (raspagem de pelos pubianos), enema, acesso venoso e ocitocina rotineiros, jejum e amniotomia. 3. Auxiliam a tolerar as dores do trabalho de parto e têem se mostrado benéficos: liberdade de movimento, meios não farmacológicos para alívio da dor (banho quente e massagem). 4. Se sentir necessidade de analgesia de parto, solicitar consentimento informado antes de realizar o procedimento.
Durante o parto
(Conhecer indicações de cesariana e funcionamento do partograma). 1. Liberdade para escolher posição de parto e priorizar posição verticalizada ou lateralizada (cócoras, semissentada, em quarto apoios). 2. Não aceitar pernas presas em perneiras ou estribos ou posição de litotomia completa. 3. Orientar preparo perineal a partir de 34 semanas com óleo vegetal e evitar puxos induzidos. A mulher empurra quando tem vontade. Isso diminui as chances de laceração perineal. 4. Episiotomia não deve ser realizada rotineiramente. 5. Clampeamento oportuno de cordão umbilical. 6. O pai ou acompanhante pode ser incluído na cena do parto e solicitar cortar o cordão. 7. Contato precoce pele a pele entre mãe e bebê. 8. Bebê amamentado assim que possível.
Pós-parto
1. Alojamento conjunto 24 horas. 2. Livre demanda ao aleitamento materno. Questionar complementação com leite artificial.

Seguimento

- **Número e intervalo de consultas:** o número ideal de consultas de pré-natal permanece controverso. O Ministério da Saúde recomenda consultas mensais até a 28ª semana, quinzenais da 28ª à 36ª semana e semanais da 36ª à 41ª semana (grau de recomendação D). Recomendamos que o calendário das consultas deve ser individualizado e determinado pela função das consultas. Devem ser dispensados mais tempo e atenção às famílias que apresentem mais dúvidas, sintomas ou complicações.
- **Pós-data:** após 40 semanas, orienta-se o encaminhamento da gestante para seguimento obstétrico conjunto com a finalidade de vigilância de perfil biofísico fetal. Deve ser oferecida a opção de induzir o parto a gestantes entre 41 e 42 semanas que não entraram em trabalho de parto até esse ponto da gestação. A indução está associada a menor taxa de morte perinatal, sem aumento do risco de cesariana, comparada à conduta expectante, apesar de o risco absoluto ser pequeno. Se a mulher optar por aguardar entrar em trabalho de parto naturalmente, oferecer monitoramento fetal regular.[21]

Manejo dos sintomas mais comuns

- **Constipação:** há tendência natural de o hábito intestinal tornar-se mais constipado durante a gestação. Aconselhe dieta rica em fibras, aumento da ingestão de líquidos e evitar alimentos de alta fermentação. Além disso, manter-se ativa e realizar exercício físico regular favorece a peristalse e alivia os sintomas.
- **Corrimento vaginal:** explicar que é comum aumentar a secreção fisiológica. Se associada a dor, prurido, odor intenso ou disúria, pode haver causa infecciosa, devendo ser orientada a procura do médico para exame clínico.
- **Edema:** quase todas as gestantes experimentarão algum grau de edema durante a gestação em decorrência da retenção de líquido. É mais comum nos membros, ao final do dia, em dias quentes ou depois de longos períodos em pé. Deve-se, assim, tranquilizar e orientar a elevação dos membros para melhora. Na presença de edema generalizado, é importante realizar aferição de pressão arterial e exame de fita urinária para se descartar pré-eclâmpsia.
- **Hemorroidas:** causadas principalmente por esforço intenso para evacuar decorrente de constipação. Recomendar aumento da ingesta hídrica e de fibras, diminuição do esforço para evacuar, uso de água ou lenços úmidos para higiene. Podem ser prescritos anestésicos tópicos para uso local.
- **Lombalgia:** ocorre em virtude das mudanças osteoarticulares por que o organismo materno passa para se preparar para o parto, sendo mais comum a partir do segundo trimestre e ao final do dia. Recomendar calor local, manter-se ativa, dormir bem, alongamento, cuidados posturais, evitar ganho de peso além do esperado, não usar saltos altos. Prescrever analgésicos comuns conforme dor.
- **Náuseas e vômitos:** ocorrem na grande maioria das mulheres, iniciando a partir de 4 a 6 semanas e melhorando ao redor de 16 semanas. É importante tranquilizar e explicar que não estão associados a maiores complicações. O controle é realizado pelo fracionamento das refeições (maior número de refeições diárias e em menor quantidade) e evitando ingesta de alimentos gordurosos, Chá ou balas de genbibre podem auxiliar como aliviadores. Considerar antieméticos seguros para uso conforme necessidade: dimenidrato,

meclizina, clorpromazina, metoclopramida, ondansetrona. Em casos refratários, deve-se avaliar a presença de sinais de gravidade (vômitos incoercíveis, desidratação, perda de peso, alteração neurológica, icterícia) para encaminhamento para pronto-socorro.

» **Pirose e sintomas dispépticos:** muito comuns na gestação, sendo controlados com fracionamento das refeições e evitando-se ingesta de alimentos fritos, ácidos, condimentados, cafeína, chocolate, bebidas gasosas, álcool, fumo. Caso não haja melhora com a adoção de medidas comportamentais, antiácidos (hidróxido de alumínio 60 mg/mL, 5 a 10 mL, até quatro vezes ao dia) podem ser utilizados com segurança.

» **Varizes:** tranquilizar e explicar que é comum durante a gestação em virtude da sobrecarga das veias imposta pela pressão gerada pelo aumento uterino. Orientar repouso com membros elevados, uso de meias elásticas de média compressão e evitar ganho de peso além do esperado.

Manejo da litíase urinária

Apesar da ocorrência de litíase urinária durante a gestação ser a mesma da população geral, há grande relevância clínica por ser uma das principais causas de dor abdominal não obstétrica. Além disso, é causa comum de internação e pode cursar com complicações: prematuridade, rotura prematura de membranas ovulares, pielonefrite, disfunção renal. Assim, além dos cuidados do seguimento pré-natal de Selma, será importante realizar o manejo e a vigilância da litíase urinária.

Epidemiologicamente, observamos que, na maior parte das vezes (em cerca de 80% a 90% das pacientes), a apresentação da litíase ocorre no 2º ou 3º trimestre, sendo rara no primeiro trimestre.[22] Também se observa que há maior acometimento em multíparas, que chegam a corresponder a até 80% dos casos. Sobre a topografia de maior ocorrência, observa-se que a presença de cálculos ureterais é mais comum.[23] Com relação à composição dos cálculos, os de fosfato de cálcio são os mais comuns na gestação, com incidência estimada em 75%.[24]

Os fatores de risco não diferem da população geral: obesidade; sedentarismo; características da dieta, como baixa ingesta de água; exposição a temperaturas elevadas e menor umidade do ar; resistência à insulina; patologias gastrointestinais; alguns medicamentos.

Da mesma forma, a sintomatologia clínica também ocorre de forma habitual com: dor lombar, que irradia para flanco, fossa ilíaca ou região genital, e podendo existir hematúria, polaciúria, disúria, náuseas, vômitos, febre, mal-estar.

A investigação diagnóstica inicia-se com hemograma, uroanálise e urocultura, por ser fundamental o diagnóstico diferencial com infecções do trato urinário. Em adição, realiza-se a avaliação da função renal por meio da dosagem do nível sérico de creatinina e, em seguida, a ultrassonografia deve ser o exame de imagem de escolha em gestantes para detecção do cálculo e avaliação de complicações renais.

O tratamento dos sintomas agudos é feito com hidratação e manejo da dor (Tabela 6.1). Para cálculos de até 10 mm, medicamentos como bloqueadores dos canais de cálcio e alfabloqueadores relaxam o músculo liso dos ureteres, acelerando a passagem do cálculo em 5 a 7 dias. A maioria dos cálculos passa espontaneamente em razão do trato urinário dilatado das gestantes. Em 80% das vezes os cálculos são eliminados com tratamento clínico. A necessidade de intervenção com procedimentos cirúrgicos ocorre em casos de exceção, quando há presença de cálculos maiores que 10 mm, refratariedade ao controle da dor, sinais de sobrecarga ou falência renal e infecção associada.

Tabela 6.1. Medicações e seu perfil de segurança[25]

Medicação	Categoria Food and Drug Administration (FDA)
Paracetamol	B
Dipirona	Baixo risco, porém não classificada pela FDA
Metoclopramida; difenidramina; ondansetrona	B
Diclofenaco de sódio	C (D no 3º trimestre)
Cetoprofeno; ibuprofeno; ácido mefenâmico; cetorolaco	C
Dexametasona; prednisolona; prednisona	C
Tramadol; codeína; morfina	C
Tansulosina	B
Nifedipino	C

Algumas situações determinam indicação imediata de encaminhamento para serviço de emergência (Quadro 6.4).

Quadro 6.4. Situações que determinam intervenção imediata[25]

Presença de infecção urinária associada à obstrução por cálculo.
Dor intratável a despeito das medidas clínicas e analgesia intensa.
Insuficiência renal aguda, em geral associada à obstrução bilateral ou em gestantes com rim único.
Grande quantidade de contrações uterinas ocorrendo prematuramente.

Para as gestantes com cálculos de até 10 mm que não apresentam as complicações mencionadas, deve ser realizado o tratamento clínico. No caso de Selma, orienta-se realizar suporte medicamentoso, observar a evolução do quadro e orientar sintomas de alarme.

Diagnóstico diferencial com infecção do trato urinário

A ITU é uma patologia comum em mulheres jovens; pelo menos 40% delas terão um episódio em suas vidas.[26] É a complicação clínica mais frequente na gestação, ocorrendo em 17% a 20% das mulheres nesse período. O principal microrganismo envolvido é *Escherichia coli* e, ocasionalmente, outros Gram-negativos.

Na gravidez, está associada à rotura prematura de membranas, ao aborto, ao trabalho de parto prematuro, à corioamnionite, ao baixo peso ao nascer, à infecção neonatal, à restrição do crescimento intrauterino, entre outros.

Por esses riscos, há vigilância especial diante da possibilidade de ITU na gestante, sendo indicados a realização de exames de urina de rastreamento e o tratamento, inclusive da bacteriúria assintomática.

A bacteriúria assintomática é definida pela presença de urocultura positiva com mais de 100 mil colônias por mL na ausência de sintomas, e deve ser tratada na gestante com antibiótico seguro (Tabela 6.2) e selecionado de acordo com o perfil de sensibilidade do antibiograma. Após o tratamento, orienta-se realizar cultura de urina para controle de cura de 1 a 2 semanas após o término do tratamento; se o resultado for negativo e não houver sintomas urinários, sugere-se que a urocultura seja repetida mensalmente até o parto.

Agora, caso ocorram sintomas que possibilitem o diagnóstico de ITU, a antibioticoterapia deve ser estabelecida prontamente de forma empírica a despeito da realização de urocultura e, posteriormente, pode ser modificada se houver necessidade, conforme o resultado do antibiograma.

Em geral, o diagnóstico de cistite é realizado clinicamente, não sendo útil na maioria dos casos a realização de testes adicionais (p. ex., exame de fita urinária, urina tipo1 ou urocultura). Os sintomas mais encontrados são: disúria, polaciúria, urgência miccional, noctúria, dor em baixo ventre, sensação de peso suprapúbico e febre. Além dos sintomas, estudos têm mostrado que o fato de a mulher relatar que está com infecção urinária também é uma informação que pode contribuir para o diagnóstico clínico, especialmente se ela já teve ITU previamente (razão de verossimilhança – RV = 4,0).[27,28]

A infecção urinária é tão comum em mulheres que a presença de um único sintoma urinário determina uma probabilidade de ITU de cerca de 50%.[29] Associando-se mais sintomas clínicos, essa probabilidade aumenta, sendo possível realizar o diagnóstico clínico na maior parte das vezes. O conjunto mínimo de informações mais útil como ferramenta da prática clínica que permite o diagnóstico de infecção urinária não complicada é: presença de disúria, presença de polaciúria e ausência de corrimento ou prurido vaginal.[30]

Em casos de dúvida diagnóstica, os exames que podem auxiliar são fita urinária, urina tipo 1 e urocultura. A urocultura deve ser especialmente solicitada (mesmo se já existir o diagnóstico estabelecido) em pacientes com maior risco, como: homens; gestantes; portadores de diabetes, ITU de repetição, litíase urinária, nefropatia; imunodeprimidos; casos de refratariedade ao tratamento com antibiótico.

Tabela 6.2. Antibióticos de escolha para tratamento de bacteriúria assintomática e cistite na gravidez[5]

Antibiótico	Posologia
Cefalexina	500 mg de 6/6 h por 7 dias
Nitrofurantoína	100 mg de 6/6 h por 7 dias
Amoxicilina	500 mg de 8/8 h por 7 dias
Ampicilina	500 mg de 6/6 h por 7 dias
Fosfomicina trometamol	3 g em jejum, dose única, pó diluído em água

Realizado o diagnóstico de cistite, é importante, além de prontamente instituir a antibioticoterapia, orientar sobre aumento da hidratação e sintomas de alarme para pielonefrite (presença de sintomas sistêmicos como febre, taquicardia, calafrios, náuseas, vômitos e dor lombar). Existindo suspeita de pielonefrite, é importante a procura por sinais de gravidade sistêmicos e manifestação de sinal de Giordano ao exame.

Em caso de pielonefrite, a gestante deve ser encaminhada para serviço de emergência para realização de tratamento hospitalar. Após o tratamento, indica-se a terapia profilática com nitrofurantoína (100 mg/dia) até a 37ª ou 38ª semana de gravidez.

Selma iniciou disúria leve há um dia, sem outros sintomas de cistite. No entanto, ela apresenta corrimento vaginal com prurido local, o que torna provável que a queixa de disúria esteja relacionada com uma vulvovaginite, como veremos a seguir.

Queixa de corrimento vaginal

Corrimento vaginal é outra queixa comum entre as mulheres (principalmente na idade reprodutiva) e pode manifestar-se com odor fétido, irritação, prurido local, disúria. Na presença desse último sintoma, é importante a realização de diagnóstico diferencial com infecção urinária, que pode ser feito pela procura de outros sintomas de ITU, realização de exame ginecológico, solicitação de exames de urina.

Também é importante, diante da queixa de corrimento, descartar a gravidade. Devem ser pesquisados sinais e sintomas de moléstia inflamatória pélvica aguda (MIPA), como: dispareunia, febre e mal-estar geral, dor à mobilização do colo e dos anexos.

Nesta sessão, abordaremos os três diagnósticos mais prevalentes de corrimento vaginal: vaginose bacteriana, candidíase vulvovaginal e tricomoníase. Destes, a vaginose e a candidíase são infecções endógenas, e apenas a tricomoníase é uma IST, o que deve ser bem esclarecido. O diagnóstico de IST pode representar caso de violência doméstica, além de outros impactos sobre o relacionamento entre parceiros.

Dentre as causas não infecciosas de corrimento, destacam-se: corrimento fisiológico, vaginite inflamatória, vaginite atrófica, corpo estranho, dermatites alérgicas e doenças de pele.

A avaliação da queixa de corrimento vaginal é muitas vezes difícil, pois a distinção entre corrimento normal e anormal é imprecisa. É comum que a maioria das mulheres apresente aumento das secreções vaginais ao meio do ciclo menstrual em virtude do aumento do muco cervical nesse período. E, muitas vezes, esse excesso de secreção vaginal pode produzir mau cheiro[31] e sintomas irritativos locais.[32] Dessa forma, muitas vezes, as mulheres são submetidas a exame e tratamento desnecessários. Levando em conta essas considerações, exibiremos a seguir um conjunto de sintomas e sinais clínicos que podem guiar o médico ao diagnóstico mais preciso das situações de anormalidade e direcionar o seu tratamento.

Vaginose bacteriana

É a principal causa de corrimento vaginal, sendo causada por um microrganismo naturalmente presente na flora vaginal, a *Gardnerella vaginalis*. Manifesta-se por corrimento fétido, branco-acinzentado com aspecto cremoso, que se acentua após relação sexual sem preservativo e durante o período menstrual. Entre outros sintomas associados, a dispareunia é pouco frequente. Na gestação, está associada a corioamniorrexe prematura, corioamnionite, prematuridade e endometrite após cesárea. Quando presente nos procedimentos invasivos (como colocação de DIU), aumenta o risco de MIPA.

Candidíase

É causada por fungos do gênero *Candida* sp (*Candida albicans* é responsável por cerca de 85% dos casos), que estão presentes na mucosa vaginal e digestiva, e sua proliferação indevida provoca os sintomas, especialmente quando o meio torna-se favorável ao seu desenvolvimento (imunodeficiências, gestação, obesidade, diabetes mal controlado, hábitos de higiene precários, uso de vestimentas que aumentam umidade e calor local). Caracteriza-se habitualmente por corrimento branco, grumoso com aspecto de "leite coalhado" em placas, cobrindo vulva, vagina e colo. Como manifestações adicionais, podem ocorrer: prurido de intensidade variável, disúria, dispareunia de penetração, hiperemia de vulva e vagina, com edema e fissuras.

Tricomoníase

É causada pelo protozoário *Trichomonas vaginalis* e representa uma IST, o que implica especial atenção em seu reconhecimento e necessidade de implementação de cuidados adicionais. O corrimento destaca-se por ser abundante, amarelado e bolhoso, podendo vir acompanhado de prurido e/ou irritação vulvar. As características que mais permitem a diferenciação com relação aos demais tipos de corrimento são: presença de dor pélvica, hiperemia de mucosa com colpite focal ou difusa com colo em aspecto de framboesa.

A partir desse conjunto de informações clínicas provenientes da anamnese e do exame ginecológico, permite-se realizar o diagnóstico presuntivo do agente etiológico do corrimento vaginal para se estabelecer o tratamento específico.

A confirmação etiológica é apenas possível por exame bacterioscópico e não é habitualmente utilizada em razão de o corrimento vaginal representar queixa de baixa morbidade com tratamento empírico seguro e efetivo na maior parte dos casos. Além disso, essa avaliação é particularmente problemática pelo fato de parte dos agentes etiológicos também estar presente na flora vaginal habitual, persistindo um impasse sobre ser o agente causal verdadeiro para o problema. Outros exames complementares [pH vaginal < 4,5 sugere candidíase e > 4,5 ou teste de hidróxido de potássio (KOH) positivo, sugere vaginose] também raramente são necessários. Dessa forma, exames complementares são usados em casos de exceção, como situações de refratariedade ao tratamento ou de maior gravidade.

Para o caso de Selma, as características do corrimento apontam para o diagnóstico presumível de candidíase vulvovaginal, não sendo necessária a realização de testes de elucidação adicionais para se implementar o tratamento. As recomendações de tratamento dos corrimentos vaginais encontram-se na Tabela 6.3.

É importante considerar investigação de causas sistêmicas (p. ex., diabetes, HIV, abuso de corticoide sistêmico, imunossupressão) em quadros de candidíase recorrentes (maior ou igual a quatro episódios sintomáticos no ano).

Em casos de tricomoníase, por tratar-se de IST, sempre deve ser instituído o tratamento com orientação de uso de preservativos e realização de exames sorológicos de rastreamento de outras ISTs (HIV, sífilis, hepatite B) para a mulher e parceiro(s) atual(is).

Abordagem das infecções sexualmente transmissíveis

As ISTs respondem por uma parcela importante de atendimentos do MFC, sendo abordadas desde demandas sobre dúvidas, medos e preocupações até situações de procura ativa por surgimento de lesão ou sintoma genital.

Tabela 6.3. Recomendações de tratamento dos corrimentos vaginais

	Primeira opção	Segunda opção	Tratamento em gestantes	Casos recorrentes	Comentários
Candidíase vulvovaginal	Miconazol creme a 2%, via vaginal, um aplicador cheio à noite, ao deitar-se, por 7 dias. OU Nistatina 100.000 UI, uma aplicação, via vaginal, à noite ao deitar-se, por 14 dias.	Fluconazol 150 mg, VO, dose única. OU Itraconazol 100 mg, 2 comprimidos, VO, 2 × ao dia, por 1 dia.	Durante a gravidez, o tratamento deve ser realizado somente por via vaginal. O tratamento oral está contraindicado durante a gestação e lactação.	Mesmas opções do tratamento da candidíase vaginal, por 14 dias. OU Fluconazol 150 mg, VO, 1 × ao dia, dias 1, 4 e 7, seguido de terapia de manutenção: Fluconazol 150 mg, VO, 1 × por semana, por 6 meses.	As parcerias sexuais não precisam ser tratadas, exceto as sintomáticas. É comum durante a gestação, podendo apresentar recidivas pelas condições propícias do pH vaginal que se estabelecem nesse período.
Vaginose bacteriana	Metronidazol 250 mg, 2 comprimidos VO, 2 × ao dia, por 7 dias. OU Metronidazol gel vaginal 150 mg/g, um aplicador cheio via vaginal à noite, ao deitar-se, por 5 dias.	Clindamicina 300 mg, VO, 2 × ao dia, por 7 dias.	Primeiro trimestre: Clindamicina 300 mg, VO, 2 × ao dia, por 7 dias. Após o primeiro trimestre: Metronidazol 250 mg, 1 comprimido VO, 3 × ao dia, por 7 dias.	Metronidazol 250 mg, 2 comprimidos, VO, 2 × ao dia, por 10 a 14 dias. OU Metronidazol gel vaginal 100 mg/g, um aplicador cheio, via intravaginal, 1 × ao dia, por 10 dias, seguido de tratamento supressivo com duas aplicações semanais, por 4 a 6 semanas.	O tratamento das parcerias sexuais não está recomendado. Para as puérperas, recomenda-se o mesmo tratamento das gestantes.

(continua)

Tabela 6.3. Recomendações de tratamento dos corrimentos vaginais *(Continuação)*

Tricomoníase	Metronidazol 400 mg, 5 comprimidos, VO, dose única (dose total de tratamento 2 g). OU Metronidazol 250 mg, 2 comprimidos, VO, 2 × ao dia, por 7 dias.		Metronidazol 400 mg, 5 comprimidos, VO, dose única (dose total de tratamento 2 g). OU Metronidazol 400 mg, 1 comprimido, VO, 2 × ao dia, por 7 dias. OU Metronidazol 250 mg, 1 comprimido, VO, 3 × ao dia, por 7 dias.		As parcerias sexuais devem ser tratadas com o mesmo esquema terapêutico. O tratamento pode aliviar os sintomas de corrimento vaginal em gestantes, além de prevenir infecção respiratória ou genital em recém-nascidos. Para as puérperas, recomenda-se o mesmo tratamento das gestantes.

O grupo de ISTs de principal destaque que citaremos a seguir é composto por: sífilis, infecção pelos vírus papilomavírus humano (HPV), herpes e HIV, infecção por gonococo e clamídia.

Cada uma dessas condições apresenta características e tratamentos específicos, porém guardam importantes cuidados necessários em comum:

» Orientar utilização de preservativo ou abstinência sexual durante todo o período de tratamento para evitar transmissão e reexposição.
» Realizar tratamento conjunto do(s) parceiro(s) sexual(is).
» Fornecer sorologia para investigação de outras ISTs (HIV, sífilis, hepatite B e C) para o paciente e parceiro(s) sexual(is).

A Tabela 6.4 mostra as condições clínicas e o tempo de contato sexual para convocação de parceiros.

Tabela 6.4. Condições clínicas e tempo de contato sexual para convocação de parceiros

	Úlceras	Corrimento uretral ou vulvovaginite	Doença inflamatória pélvica	Sífilis	Tricomoníase
Tempo do contato sexual	90 dias	60 dias	60 dias	Primária = 90 dias Secundária = 6 meses Latente = 1 ano	Parceiro(s) atual(is)

Sífilis

A sífilis é uma infecção causada pela bactéria *Treponema pallidum* e ocorre em diferentes estágios ao longo do tempo, que são importantes para definição do tratamento e seguimento. A sífilis recente manifesta-se, em geral, no primeiro ano da infecção pela bactéria e é composta por:

» Sífilis primária: úlcera e cancro no sítio de infecção.
» Sífilis secundária: *rash*, lesões mucocutâneas, linfadenopatia.
» Sífilis latente recente: sorologia positiva sem sintomas clínicos e com menos de um ano de infecção.

A sífilis tardia manifesta-se após um ano de infecção e pode se apresentar como:

» Sífilis terciária: neurossífilis, sífilis cardiovascular, sífilis gomosa.
» Sífilis latente tardia: sorologia positiva sem sintomas clínicos e com mais de um ano de infecção ou sem duração conhecida.

No caso apresentado, detectou-se sorologia positiva durante exame de rastreamento de Selma sem existirem sintomas ou duração conhecida da infecção. Dessa forma, o caso pode ser classificado como sífilis latente tardia gestacional.

Diagnóstico

Em geral, realiza-se o diagnóstico de sífilis pela presença de positividade em dois testes sorológicos, sendo um teste não treponêmico (VDRL, *rapid plasm reagin* – RPR) e um teste treponêmico (*fluorescent treponemal antibody absorption test* – FTA-ABS, *Treponema pallidum particle agglutination* – TP-PA, ELISA). Isso ocorre pelo fato de o teste não treponêmico não conter especificidade suficiente para confirmação diagnóstica por si só e pelo fato de o teste treponêmico não diferenciar infecção ativa e prévia, fato distinguível pelo teste não treponêmico (títulos > 1:8 são sugestivos de infecção recente). Exceção ocorre em gestantes, nas quais, em razão dos riscos fetais, é iniciado o tratamento mesmo existindo resultado reagente em apenas um dos testes (enquanto se aguarda o outro teste).

O padrão-ouro para diagnóstico é a microscopia de campo escuro, porém depende da pesquisa direta de material retirado das lesões, que nem sempre está presente e, quando presente, muitas vezes o exame não é disponível, recomendando-se a dosagem sorológica e o tratamento empírico quando existem sintomas clínicos compatíveis.

Nos casos de suspeita de neurossífilis, o comprometimento do sistema nervoso é comprovado pelo exame do liquor, podendo ser encontradas pleocitose, hiperproteinorraquia e positividade das reações sorológicas.

A comunicação do diagnóstico de sífilis é um aspecto importantíssimo do manejo clínico, sendo importante orientar sobre o contágio sexual, medidas de cuidado e prevenção, esclarecer sobre dúvidas e preocupações, tranquilizar e reforçar a cura pela aderência à antibioticoterapia pela pessoa e por seu(s) parceiro(s) sexual(is). Em especial, nas gestantes, como Selma, é essencial realizar o tratamento imediato com o(s) parceiro(s), orientando sobre a efetividade do tratamento em evitar a transmissão materno-fetal e reforçar o acompanhamento com exames e vigilância materno-fetal com maior periodicidade.

Tratamento

Penicilina G benzatina, administrada via parenteral, é o fármaco de escolha para todos os estágios da doença. As preparações, as dosagens e o tempo de tratamento dependem do estágio e das manifestações clínicas da doença (Quadro 6.4).

Quadro 6.4. Tratamento da sífilis

- **Sífilis primária, sífilis secundária e latente recente:** Penicilina G benzatina, 2,4 milhões UI, IM, dose única (1,2 milhão UI em cada glúteo).
  Alternativa: doxiciclina 100 mg, VO, 2 x/dia, por 15 dias (exceto para gestantes e com monitoramento clínico e laboratorial rigoroso).
- **Sífilis terciária e latente tardia:** Penicilina G benzatina, 2,4 milhões UI, IM, (1,2 milhão UI em cada glúteo), semanal, por 3 semanas.
  Alternativa: Doxiciclina 100 mg, VO, 2 x/dia, por 30 dias (exceto para gestantes e com monitoramento clínico e laboratorial rigoroso).
- **Neurossífilis:** Penicilina potássica/cristalina, 18 a 24 milhões UI/dia, IV, administrada em doses de 3 a 4 milhões UI, a cada 4 horas ou por infusão contínua, por 14 dias.
  Alternativa: Ceftriaxona 2 g, IV ou IM, 1 x/dia, por 10 a 14 dias (exceto para gestantes).

IM: intramuscular; IV: intravenosa; VO: via oral.

Durante a gestação, o único fármaco com comprovação definitiva de eficácia no tratamento da gestante e do feto é a penicilina. Assim, recomenda-se o encaminhamento de gestantes com alergia confirmada à penicilina para dessensibilização em ambiente hospitalar.

O intervalo entre as doses deve ser de sete dias para completar o tratamento e, em gestantes, caso esse intervalo ultrapasse sete dias, o esquema deve ser reiniciado.

Todas as parcerias devem ser testadas. Quando o teste de sífilis for reagente, recomenda-se tratamento de sífilis adquirida no adulto, de acordo com o estágio clínico. Entretanto, se houve exposição à pessoa com sífilis (até 90 dias antes), recomenda-se oferta de tratamento presuntivo a esses parceiros sexuais (independentemente do estágio clínico ou de sinais e sintomas), com dose única de penicilina benzatina 2,4 milhões, UI, IM (1,2 milhão de UI em cada glúteo).

Seguimento

O teste não treponêmico (VDRL, RPR) está correlacionado com a atividade da doença e é usado, quantitativamente, para seguir a resposta ao tratamento. Após o tratamento, deve-se realizar dosagem de controle durante dois anos. Recomenda-se dosagem mensal para as gestantes (como Selma) e trimestral para os demais durante o primeiro ano, passando a ser a cada seis meses durante o segundo ano. O retratamento deve ser prescrito quando houver elevação de títulos dos testes não treponêmicos em duas diluições com relação ao último exame realizado (p. ex., de 1:16 para 1:64; de 1:8 para 1:32). Considera-se cura, a negativação aos testes ou a presença de títulos baixos e estáveis após os dois anos de controle sorológico.

Vigilância epidemiológica

Todo caso de sífilis (adquirida e congênita) é de notificação compulsória.

Recomendações e orientações

As recomendações e orientações a seguir objetivam o tratamento efetivo e a prevenção de transmissão e reexposição:

- Uso de preservativos.
- Realização de sorologia para outras ISTs, devendo incluir sempre: sífilis, HIV, hepatite B e C.
- Avaliação clínica para investigar presença de verrugas anogenitais por HPV.
- Realização de aconselhamento, tratamento e sorologias aos parceiros sexuais.

Infecção pelo papilomavírus humano

Atualmente, a infecção por HPV é a IST mais frequente no mundo. Isso ocorre em razão da alta transmissibilidade viral e por sua apresentação assintomática na maioria das pessoas, que não permite a identificação e o tratamento para quebra do ciclo de transmissão. Na grande maioria dos casos, é uma infecção autolimitada e transitória, sem causar qualquer dano ou complicação. Em alguns casos, manifesta-se como verrugas anogenitais e, em mulheres, pode manifestar-se como lesão precursora para o desenvolvimento de neoplasia do colo uterino. No entanto, é importante destacar que a maioria das infecções por HPV em mulheres (sobretudo quando adolescentes) tem resolução espontânea, em um período aproximado de 24 meses.[33] Além disso, o tempo médio entre a infecção pelo HPV de alto risco e o desenvolvimento do câncer cervical é de aproximadamente 15 a 20 anos.[33,34]

Diagnóstico

Como a maior parte dos pacientes não apresentará sintomas, algumas ferramentas clínicas poderão auxiliar diante da suspeita de infecção por HPV: uso de reagentes como ácido acético, citologia oncótica, colposcopia, anuscopia, biópsia. Esses recursos também podem ser úteis em casos de dúvida diagnóstica diante de uma verruga anogenital.

Tratamento

Entre as opções de tratamento das verrugas anogenitais, destacam-se: ácido tricloroacético 70% a 90% (ATA), podofilina 1% a 25% (contraindicada na gestação), crioterapia (com nitrogênio líquido ou CO_2), exérese cirúrgica (em caso de lesões extensas, falta de resposta ao tratamento clínico ou no intuito de realização de biópsia, que também é indicada nos casos refratários, além dos casos em que existe dúvida diagnóstica e em portadores de imunodeficiência).

Os tratamentos não cirúrgicos devem ocorrer por aplicação local semanal.

Recomenda-se a mudança do método terapêutico quando não houver melhora após três sessões ou se as verrugas não desaparecerem após seis sessões.

O encaminhamento para serviço secundário deve ser realizado em caso de lesões extensas e disseminadas, imunossupressão.

Herpes genital

A infecção pelo vírus herpes simplex (HSV) também se mantém assintomática na maioria das pessoas, e as estimativas de ocorrência de manifestações variam entre 13% a 37% dos pacientes.[33] Quando sintomática, a infecção pelo HSV pode ser dividida em primoinfecção herpética ou surto recidivante. Em ambos os casos, os sintomas típicos incluem surgimento inicial de lesões eritematopapulosas, que evoluem para vesículas dolorosas de base eritematosa e culminam em exulcerações e/ou úlceras genitais. Na primoinfecção herpética, em geral, os sintomas são mais intensos, com febre, mal-estar, mialgia e linfonodomegalia inguinal dolorosa bilateral, e podem durar de 2 a 3 semanas. Após a infecção genital, o vírus entra em estado de latência nos gânglios dos nervos sensitivos, não existindo nenhum tratamento que evite a infecção do gânglio. Dessa forma, é comum a ocorrência de surto recidivante, especialmente no primeiro ano da infecção, por reativação viral favorecida por estados transitórios, como outros quadros infecciosos, exposição à radiação ultravioleta, traumatismos locais, menstruação, estresse físico ou emocional, antibioticoterapia prolongada ou imunodeficiência. Os surtos de recidiva são, em geral, menos intensos, em mesma topografia (ou próxima), e têm duração menor (entre 7 a 10 dias).

Em gestantes, há especial risco se existir lesão ativa ao final da gestação, pois o maior risco de transmissão congênita ocorre pela passagem pelo canal de parto. Por esse motivo, recomenda-se a realização de cesariana em gestantes com lesões ativas em trabalho de parto.

Tratamento

Como discutido anteriormente, não existe tratamento que elimine completamente o herpesvírus do organismo; assim, não há cura da infecção pelo vírus e ele permanece inativo no corpo. O tratamento concentra-se na melhora das lesões mais rapidamente para diminuição do incômodo, período de transmissão e complicações (como infecção secundária). Entre as possíveis medicações a serem utilizadas estão:

- » Aciclovir 200 mg VO de 4/4 horas por sete dias ou 400 mg VO de 8/8 horas por sete dias.
- » Valaciclovir 1 g VO de 12/12 horas por sete dias.
- » Fanciclovir 250 mg VO de 8/8 horas por sete dias.

Além disso, analgésicos por via oral e anestésico tópico (como lidocaína a 5%) podem ser usados para alívio da dor local.

Infecção pelo vírus da imunodeficiência humana

No Brasil, de acordo com dados de estudos sentinelas, a infecção por HIV tem prevalência de 0,61% na população entre 15 e 49 anos e, em mulheres, de 0,41%.

O período entre a infecção pelo HIV e o surgimento de sinais e sintomas da fase aguda pode variar de 5 a 30 dias (incubação). Todavia, o período da infecção aguda até o desenvolvimento da imunodeficiência (período de latência) pode variar entre 5 e 10 anos, com uma média de seis anos.

O HIV tem transmissão por via sexual (esperma e secreção vaginal), pelo sangue (via parenteral e vertical) e pelo leite materno.

A transmissão pode ocorrer em todas as fases da infecção, e o risco é proporcional à magnitude da viremia. A transmissão vertical (da mãe para o filho) pode ocorrer em qualquer momento da gestação, do parto, do pós-parto e também por meio do aleitamento materno.

Estima-se que 65% das transmissões verticais ocorram tardiamente na gestação e, principalmente, durante o trabalho de parto e no parto propriamente dito, sendo esses momentos importantes para a profilaxia da transmissão vertical do HIV. Os 35% restantes ocorrem mediante transmissão intraútero, principalmente nas últimas semanas de gestação.

O aleitamento materno representa risco adicional de transmissão de 7% a 22%, que se renova a cada exposição (mamada).

Diagnóstico

A investigação diagnóstica pode ser realizada a partir da suspeita de HIV por meio de sinais e/ou sintomas sugestivos de HIV agudo (sintomas gerais inespecíficos, similares à gripe ou mono-*like*) ou de imunodeficiência (processos oportunistas de menor gravidade [candidíase oral; testes de hipersensibilidade tardia negativos; presença de mais de um dos seguintes sinais e sintomas, com duração superior a um mês, sem causa identificada: linfadenopatia generalizada, diarreia, febre, astenia, sudorese noturna e perda de peso superior a 10%] ou doenças oportunistas [podem ser causadas por vírus, bactérias, protozoários, fungos e algumas neoplasias]).

Além disso, pode se chegar ao diagnóstico de HIV pelo rastreamento de indivíduos da população geral, gestantes ou indivíduos de populações de alta vulnerabilidade (profissionais do sexo, transgêneros, homens homossexuais, portador de IST, contato sexual de portador de IST, relação sexual ocasional desprotegida, usuários de drogas injetáveis, indivíduos em situação de rua, presidiários). É importante lembrar que esse rastreamento deve ser realizado com menor ou maior periodicidade, conforme o risco analisado individualmente, e que, na presença de evento de possível contágio do vírus que tenha resultado em investigação negativa, recomenda-se novo teste sorológico em 90 dias em virtude do período de janela imunológica.

O exame recomendado para diagnóstico é o teste rápido para HIV, que elimina a necessidade de realização de teste confirmatório como era feito pelo método tradicional (realização inicial de sorologia por ELISA seguida de confirmação por Western-Blot). A testagem anti-HIV sempre deve ser realizada após consentimento e aconselhamento pré e pós-teste.

Manejo

O paciente com diagnóstico de HIV necessita ser encaminhado para seguimento conjunto em Serviço de Atenção Especializada (SAE) em IST/AIDS ou ambulatório de infectologia.

A gestante HIV-positiva deverá ser encaminhada ao pré-natal de alto risco e ao SAE em IST/AIDS para vigilância materno-fetal, implementação e acompanhamento da terapia antirretroviral (TARV).

O seguimento em conjunto pelo médico de família é essencial a todo portador de HIV como forma de coordenação de seu cuidado com outros níveis de atenção à saúde, garantia de acesso e integralidade ao utilizar o sistema de saúde, identificação das dificuldades de compreensão e outros obstáculos ao tratamento, fornecimento de informações claras sobre objetivos do tratamento, significado dos exames de carga viral e de contagem de $CD4^+$, necessidade de adesão ao regime terapêutico proposto, efeitos adversos potenciais, importância de evitar o uso de bebidas alcoólicas e drogas recreacionais, importância do uso sistemático de preservativos, necessidade de realização periódica das consultas e dos exames de seguimento.

Dermatofitoses

A apresentação das micoses cutâneas é heterogênea conforme a área acometida. Por isso, a infecção é classificada conforme a localização (Quadro 6.5). São mais comuns lesões

Quadro 6.5. Classificação, apresentação e diagnóstico diferencial de dermatofitoses

Tinha	Apresentação	Diagnóstico diferencial
Tinea corporis	Tronco, membros ou face. Lesões circinadas, únicas ou múltiplas pruriginosas, com borda eritematosa e descamativa.	Eczema discoide; psoríase; pitiríase rósea.
Tinea cruris	Parte superior da coxa. Placas eritematosas com descamação, especialmente nas bordas.	Intertrigo; candidíase; eritrasma; pitiríase versicolor.
Tinea pedis (pé-de-atleta)	Maceração em região intertriginosa, hiperqueratose plantar ou aspecto vesiculoso desde o espaço interdigital.	Dermatite de contato; psoríase; eczema disidrótico; cristais de ácido úrico.
Tinea capitis	Placas descamativas, alopecia com cabelos quebradiços, tonsura.	Alopecia areata; psoríase; eczema seborreico.
Tinea unguium (onicomicose)	Margem distal da unha com progressão proximal. Opacificação, espessamento, esfarelamento e distrofia da lâmina ungueal.	Psoríase; trauma; candidíase.

eritematodescamativas, com bordas arredondadas e pruriginosas. Estabelecer o diagnóstico clínico a partir da aparência das lesões e indicar exame micológico para casos atípicos tem nível de evidência C.[35]

Nos casos de dúvida diagnóstica, o exame de maior auxílio é o micológico direto em KOH, realizado com material coletado das bordas das lesões circinadas, dos espaços interdigitais e de fragmentos de unhas. A cultura do material coletado também pode ser útil em alguns casos.[36]

Tratamento

Tópico[37]

Está indicado como primeira opção nos casos de *T. cruris*, *T. corporis* e *T. pedis*. Mesmo sendo comuns, as associações com corticoides podem estar relacionadas com falha terapêutica.[38] Se necessário, deve-se optar pelos de baixa potência, por poucos dias (Tabela 6.5).

> **Comentário**
>
> **Metanálise que avaliou a ação dos antifúngicos tópicos no tratamento das dermatofitoses concluiu que todas as classes comumente utilizadas atingiram cura micológica e clínica substanciais.[39] Portanto, a posologia e o custo podem ser norteadores do tratamento de escolha.**

Tabela 6.5. Preparações tópicas antifúngicas mais comumente utilizadas

Fármaco	Apresentação	Posologia	Duração
Cetoconazol	Creme a 2%	1 ou 2 x/dia	11 a 45 dias
Miconazol	Creme, loção ou pó para pés a 2%	2 a 3 x/dia	7 a 10 dias ou 2 a 4 semanas (para pregas cutâneas)
Tioconazol	Creme, loção ou pó a 1%	1 a 2 x/dia	7 dias
Isoconazol	Creme, loção ou *spray* a 1%	1 x/dia	2 a 4 semanas
Terbinafina	Creme, solução tópica ou gel a 1%	1 a 2 x/dia	1 a 4 semanas
Butenafina	Creme a 1%	1 a 2 x/dia	1 a 4 semanas

Sistêmico

É a escolha para *T. capitis*[40] e onicomicoses, além de indivíduos imunodeprimidos, lesões resistentes ao tratamento tópico e lesões mais extensas ou refratárias (Tabela 6.6). Na onicomicose a primeira linha de tratamento é a terbinafina, que apresenta melhor taxa de cura que a griseofulvina.[41] Na recorrência, o retratamento pode ser feito com a mesma dose do primeiro tratamento, caso tenha sido obtida cura.[42]

Tabela 6.6. Antifúngicos orais

Fármaco	Apresentação	Posologia	Duração
Cetoconazol	Comprimido 200 mg	1 x/dia	14 a 45 dias (onicomicose)
			7 dias (pitiríase versicolor)
Fluconazol	Cápsulas 50 mg e 100 mg	1 x/dia	5 a 20 dias
	Cápsulas 150 mg	1 x/semana	2 a 6 semanas
	Solução oral com 50 mg e 200 mg/5 mL para crianças	8 mg/kg/semana	4 semanas para *Tinea capitis*
Itraconazol	Solução oral 10 mg/mL para crianças	5 mg/kg/dia	Por 4 semanas
			1 semana/mês (5 mg/kg/dia) por 3 meses
	100 mg	1 x/d	7 a 15 dias
		2 cp 1 x/d	12 semanas (onicomicose)
		2 cp 2 x/d	Somente 1ª e 5ª semanas (onicomicose)
		2 x/d	5 dias (ptiríase versicolor)
Terbinafina	Comprimidos 125 ou 250 mg	Peso corporal:	
		10 kg a 20 kg: 62,5 mg/dia	2 a 4 semanas (crianças)
		20 kg a 40 kg: 125 mg/dia	4 a 12 semanas (*Tinea capitis* em adultos)
		> 40 kg: 250 mg/dia	12 a 16 semanas (onicomicose)
Griseofulvina	Comprimidos 500 mg	2 cp 1 x/dia	30 a 45 dias
		20 a 30 mg/kg/dia	

Gestação e antifúngicos

A maior parte dos antifúngicos não está recomendada durante a gestação, com categoria de risco C, como os imidazóis e a griseofulvina, por exemplo. A nistatina (não é eficaz para tratar dermatofitoses) tem categoria de risco A, podendo ser utilizada durante a gravidez. Dos antifúngicos sistêmicos, a anfotericina B e a terbinafina tópica têm categoria de risco B.[43]

Direitos trabalhistas das gestantes

No Brasil, os direitos conquistados com a Consolidação das Leis do Trabalho (CLT) e o Programa de Humanização no Pré-natal e Nascimento garante às gestantes realizar seguimento pré-natal, assistência ao parto e puerpério e usufruir da licença-maternidade, sem qualquer prejuízo trabalhista ou discriminação.

É papel do médico de família orientar esses direitos e ajudar a proteger a gestante de abusos. Cartas ao empregador, declarações de comparecimento e atestados são ferramentas de comunicação e de cumprimento da lei que devem ser oferecidos oportunamente. Durante o pré-natal, a mulher deve ser esclarecida sobre:

- » O direito de ter um(a) acompanhante de sua escolha durante as consultas e o trabalho de parto.
- » O direito de ser orientada quanto aos riscos e benefícios dos procedimentos obstétricos durante o trabalho de parto e participar como sujeito da decisão de recebê-los ou não, como analgesia farmacológica, episiotomia, ocitocina etc.

Dispensa para consultas e exames

O Art. 392 do Capítulo III da CLT (Da proteção do trabalho da mulher) discorre sobre alguns desses direitos:[44]

- » No § 4º, inciso II, é garantido à empregada, durante a gravidez, sem prejuízo do salário e demais direitos, a dispensa do horário de trabalho pelo tempo necessário para a realização de, no mínimo, seis consultas médicas e demais exames complementares.
- » A interpretação da lei é de que o "tempo necessário" não é apenas relativo às horas necessárias para realizar a consulta ou o exame, mas compreende a viagem de ida e volta do trabalho até a unidade de saúde/hospital e vice-versa. Cabe ao empregador calcular o tempo de deslocamento.

Licença-maternidade

O Art. 392 da CLT diz que a empregada gestante tem direito à licença de 120 dias, sem prejuízo do emprego ou do salário. E se aplica a evento ocorrido a partir da 23ª semana de gestação, pré-termo ou natimorto. Aos eventos ocorridos antes da 23ª semana, a dispensa concedida legalmente é de duas semanas.

No caso das empregadas domésticas, o salário maternidade é pago pelo Instituto Nacional do Seguro Social (INSS), devendo o empregador manter a contribuição habitual mensal de 8%.

Estabilidade

As gestantes têm direito público subjetivo à estabilidade provisória, desde a confirmação do estado fisiológico de gravidez até cinco meses após o parto (ADCT, art. 10, II, b).

A lei também dispõe sobre casos em que as gestantes têm contrato temporário ou engravidam no curso do aviso prévio, sendo também estas contempladas pela estabilidade.

Período de amamentação

O art. 396 determina que, para amamentar o próprio filho até os seis meses, a mulher tem direito, durante a jornada diária de trabalho, de dois descansos de 30 minutos.

É comum que a própria empregada solicite à empresa a junção dos dois períodos ou, até mesmo, a junção de todos os períodos, totalizando 15 dias corridos. No entanto, por não se tratar de legislação específica, necessita de acordo prévio com o empregador.

Referências bibliográficas

1. World Health Organization (WHO). WHO principles of perinatal care: the essential antenatal, perinatal, and postpartum care course. Birth. 2001;28(3):202-7.
2. Villar J, Khan-Neelofur D. Patterns of routine antenatal care for low-risk pregnancy Cochrane Database Syst Rev. 2001;(4):CD000934.
3. Catling CJ, Medley N, Foureur M, Ryan C, Leap N, Teate A, et al. Group versus conventional antenatal care for women. Cochrane Database Syst Rev. 2015;4;(2):CD007622.
4. Stewart M, Weston WW, McWhinney IR, McWilliam CL, Freeman TR. Medicina centrada na pessoa. 2. ed. Porto Alegre: Artmed; 2010.
5. Brasil. Ministério da Saúde. Secretaria de Atenção à Saúde. Departamento de Atenção Básica. Atenção ao pré-natal de baixo risco. Brasília: Ministério da Saúde; 2013.
6. National Institute for Health and Care Excellence. Antenatal care: NG201. NICE guideline. Published update: November 2021. Disponível na Internet: https://www.nice.org.uk/guidance/ng201 (30 nov 2024).
7. Siu AL. Screening for iron deficiency anemia and iron supplementation in pregnant women to improve maternal health and birth outcomes: U.S. Preventive Services Task Force Recommendation Statement. Ann Intern Med. 2015;163(7):529-36.
8. Peña-Rosas JP, Viteri FE. Effects of routine oral iron supplementation with or without folic acid for women during pregnancy. Cochrane Database Syst Rev. 2009;(3):CD004736.
9. Hillier TA, Vesco KK, Pedula KL, Beil TL, Whitlock EP, Pettitt DJ. Screening for gestational diabetes mellitus: a systematic review for the U.S. Preventive Services Task Force. Ann Intern Med. 2008;148(10):766-75.
10. Mires GJ, Williams FL, Harper V. Screening practices for gestational diabetes mellitus in UK obstetric units. Diabetes World Health Organization. Definition and diagnosis of diabetes mellitus and intermediate hyperglycemia: report of a WHO/IDF consultation. Geneva: World Health Organization; 2006.
11. Ohlsson A, Shah VS. Intrapartum antibiotics for known maternal Group B streptococcal colonization. Cochrane Database Syst Rev. 2013;31;(1):CD007467.
12. Whitworth M. Ultrasound for fetal assessment in early pregnancy. Cochrane Database Syst Rev. 2015;14;(7):CD007058.
13. Wilson JMG, Jungner G. Principles and practice of screening for disease. WHO Chronicle Geneva: World Health Organization; 1968.
14. World Health Organization (WHO). Department of Making Pregnancy Safer. Standards for Maternal and Neonatal Care – Prevention of Congenital Rubella Syndrome. Geneva: WHO; 2006.
15. National Institute for Health and Care Excellence (NICE). Smoking: stopping in pregnancy and after childbirth. Disponível na Internet: https://www.nice.org.uk/guidance/ng201 (20 nov 2024).
16. Domingues RMSM, Dias MAB, Nakamura-Pereira M, Torres JA, d'Orsi E, Pereira APE, et al. Processo de decisão pelo tipo de parto no Brasil: da preferência inicial das mulheres à via de parto final. Cad Saude Publica. 2014;30(Supl):S101-16.
17. Klein MC, Kaczorowski J, Tomkinson J, Hearps S, Baradaran N, Brant R. Family physicians who provide intrapartum care and those who do not: very different ways of viewing childbirth. Can Fam Physician. 2011;57(4):e139-e147.

18. World Health Organization. (2021). WHO recommendations on antiplatelet agents for the prevention of pre-eclampsia. World Health Organization. Disponível na Internet: https://iris.who.int/handle/10665/350190 (30 nov 2024).
19. Petitti DB, Cefalo RC, Shapiro S, Whalley P. In Hospital maternal mortality in the United States: time trends and relation to method of delivery. Am J Obstet Gynecol. 1982;59(1):6-12.
20. Tesser CD, Knobel R, Andrezzo HFA, Diniz SD. Violência obstétrica e prevenção quaternária: o que é e o que fazer. Rev Bras Med Fam Comunidade. 2015;10(35):1-12.
21. Gülmezoglu AM, Crowther CA, Middleton P, Heatley E. Induction of labour for improving birth outcomes for women at or beyond term. Cochrane Database Syst Rev. 2012;(6):CD004945.
22. Kroovand RL. Stones in pregnancy and in children. J Urol. 1992;148:1076.
23. Strothers L, Lee LM. Renal colic in pregnancy. J Urol. 1992;148:1383-7.
24. Frassetto L, Kohlstadt I. Treatment and prevention of kidney stones: an update. Am Fam Physician. 2011;84(11):1234-2.
25. Korkes F, Rauen EC, Heilberg IP. Litíase urinária e gestação. J Bras Nefrol. 2014;36(3):389-95.
26. Figueiró-Filho EA, Bispo AMB, Vasconcelos MM, Maia MZ, Celestino FG. Infecção do trato urinário na gravidez: aspectos atuais. Femina. 2009;37(3):165-71.
27. Gupta K, Hooton TM, Roberts PL, Stamm WE. Patient-initiated treatment of uncomplicated recurrent urinary tract infections in young women. Ann Intern Med. 2001;135(1):9-16.
28. Knottenerus BJ, Geerlings SE, Charante EPM, Riet G. Toward a simple diagnostic index for acute uncomplicated urinary tract infections. Ann Fam Med. 2013;11(5):442-51.
29. Bent S, Nallamothu BK, Simel DL, Fihn SD, Saint S. Does this woman have an acute uncomplicated urinary tract infection?. In: Simel DL, Rennie D, Keitz SA, eds. The rational clinical examination: evidence-based clinical diagnosis. New York: McGraw-Hill; 2008. p. 675-86.
30. Komaroff AL, Pass TM, McCue JD, Cohen AB, Hendricks TM, Friedland G. Management strategies for urinary and vaginal infections. Arch Intern Med. 1978;138(7):1069-73.
31. Doty RL, Ford M, Preti G, Huggins GR. Changes in the intensity and pleasantness of human vaginal odors during the menstrual cycle. Science. 1975;190(4221):1316-8.
32. Priestley CJ, Jones BM, Dhar J, Goodwin L. What is normal vaginal flora? Genitourin Med. 1997;73(1):23-8.
33. Brasil. Ministério da Saúde. Secretaria de Vigilância em Saúde. Departamento DST, Aids e Hepatites Virais. Protocolo Clínico e Diretrizes Terapêuticas para Atenção Integral às Pessoas com Infecções Sexualmente Transmissíveis. Brasília: Ministério da Saúde; 2015.
34. Meijer CJLM, Snijders PJF, van der Brule AJC. Screening for cervical cancer: should we test for high-risk HPV? CMAJ. 2000;163(5):535-8.
35. Kelly BP. Superficial fungal infections. Pediatr Rev. 2012;33(4):e22-e37.
36. Gusso G, Lopes JMC. Tratado de medicina de família e comunidade. Porto Alegre: Artmed; 2012.
37. Oliveira JF. Tópicos em micologia médica. 4. ed. Rio de Janeiro; 2014.
38. Crawford F, Hollis S. Topical treatments for fungal infections of the skin and nails of the foot. Cochrane Database Syst Rev. 2007;(3):CD001434.
39. El-Gohary M, van Zuuren EJ, Fedorowicz Z, Burgess H, Doney L, Stuart B, et al. Topical antifungal treatments for tinea cruris and tinea corporis. Cochrane Database Syst Rev. 2014;(8):CD009992.
40. Chen X, Jiang X, Yang M, González U, Lin X, Hua X, et al. Systemic antifungal therapy for tinea capitis in children. Cochrane Database Syst Rev. 2016;(5):CD004685.
41. Bell-Syer SE, Khan SM, Torgerson DJ. Oral treatments for fungal infections of the skin of the foot. Cochrane Database Syst Rev. 2012;10:CD003584.
42. Sigurgeirsson B, Olafsson JH, Steinsson JB, Paul C, Billstein S, Evans EG. Long-term effectiveness of treatment with terbinafine vs. itraconazole in onychomycosis: a 5-year blinded prospective follow-up study. Arch Dermatol. 2002;138(3):353.
43. Pilmis B, Jullien V, Sobel J, Lecuit M, Lortholary O, Charlier C. Antifungal drugs during pregnancy: an updated review. J Antimicrob Chemother. 2015;70(1):14-22.

44. Brasil. Decreto-lei n. 5.452, de 1º de maio de 1943. Consolidação das Leis do Trabalho (CLT).
45. Gomes F, Ashorn P, Askari S, Belizan JM, Boy E, Cormick G, et al.Calcium supplementation for the prevention of hypertensive disorders of pregnancy: current evidence and programmatic considerations. Ann N Y Acad Sci. 2022;1510(1):52-67.
46. Rolnik DL, Nicolaides KH, Poon LC. Prevention of preeclampsia with aspirin. Am J Obstet Gynecol. 2022;226(2S):S1108-S1119.
47. Henderson JT, Vesco KK, Senger CA, Thomas RG, Redmond N. Aspirin use to prevent preeclampsia and related morbidity and mortality: updated evidence report and systematic review for the US Preventive Services Task Force. JAMA. 2021;326(12):1192-1206.
48. World Health Statistics 2017: monitoring health for the SDGs, sustainable development goals. Genebra: Organização Mundial da Saúde, 2017. Disponível na Internet: https://iris.who.int/bitstream/handle/10665/250796/9789241549912-eng.pdf (20 nov 2024).
49. Brasil. PCDT IST 2022. Brasília, 2022. Disponível na Internet: https://www.gov.br/aids/pt-br/central-de-conteudo/pcdts/2022/ist/pcdt-ist-2022_isbn-1.pdf/view (20 nov 2024).

Capítulo 7

Roberto e Vanessa

Ademir Lopes Júnior
Ana Paula Andreotti Amorim
José Benedito Ramos Valladão Júnior
Kamila Vieira Silva
Luiza Magalhães Cadioli
Guilherme de Sousa Barbosa

Não importa saber apenas que doença a pessoa tem, mas que pessoa tem essa doença.
(William Osler)

Narrativa

Roberto, 70 anos, é trazido para consulta na Unidade Básica de Saúde (UBS) por sua filha Vanessa, de 45 anos. Roberto é casado, aposentado, foi trabalhador da construção civil. É um homem negro, magro, cabelo grisalho, fala baixo, vocabulário simples. Vanessa é uma mulher negra, alta, cabelo comprido e bem vestida.

Vanessa está preocupada porque percebeu que seu pai está com diarreia há três dias, de 4 a 5 vezes ao dia, com fezes amolecidas. Refere que seu pai teve um episódio de "zonzeira" há dois dias e caiu na rua.

"Aproveitando que estamos aqui, o senhor também poderia pedir para ele parar de beber?" – diz Vanessa.

Roberto nega: "não queria vir, não tenho nada, minha filha fica preocupada à toa porque voltou a me ver há um ano. Foi uma zonzeira rápida e a diarreia vai passar. Meus únicos problemas são dor no estômago, nas costas e dor de cabeça às vezes". Ele explica: "A dor nas costas veio com a idade e pelo trabalho. Deve ser bico de papagaio, por isso uso diclofenaco, que é uma beleza! O doutor poderia me dar uma receita? A dor de estômago tenho desde a juventude, quase todos os dias, piora em jejum e quando estou nervoso; melhora quando como alguma coisa. Tomo omeprazol todos os dias há dez anos para melhorar. E a dor de cabeça? Essa é um pouco de tudo, vem com a dor nas costas, com irritação, com falta de dinheiro, deve ser a 'pressão'...".

O médico pede a Vanessa para ficar sozinho com seu pai. Roberto está irritado e explica que tinha bebido quando caiu na rua: "dizem que o álcool é um problema. Tomo duas doses do copo americano por dia, comecei aos 30 anos. No começo sentia prazer, mas agora sinto falta da cachaça. Na verdade, tomo um pouco mais que duas ou três 'doses' todos os dias. Desde que entrei para a Igreja estou tentando parar de beber. Mas quando não bebo, a zonzeira e o nervoso pioram e vem a tremedeira".

Na conversa com Vanessa, ela explica que tem pouca intimidade com seu pai. Aos 16 anos, por ser uma mulher transexual, foi expulsa de casa após sofrer violência física e verbal por Roberto, que é alcoolista desde que ela era criança. Ela é filha única e seus pais estão com dificuldade para pagar contas, fazer compras e cuidar da casa. Há um ano, Vanessa, a pedido de sua mãe, voltou a se aproximar dos pais: "Os episódios de agressão física pararam. Meu pai começou a ir a uma igreja neopentecostal e está tentando parar de beber; desde então ele não me xinga e parou de me bater. Mas ele não entende minha transexualidade, e nisso essa igreja não ajuda".

Roberto nega internações, tabagismo ou uso de outras substâncias. No prontuário estão registradas consultas esporádicas solicitando atestados para o trabalho por lombalgia, cefaleia, vertigem e diarreia, e dois episódios de ansiedade.

Registro por SOAP

S

- Diarreia há três dias, 4 a 5 episódios por dia com fezes amolecidas, sem náuseas ou vômitos.
- Vertigem e queda na rua, há dois dias, após ter bebido.
- Uso crônico de álcool. Segundo a filha, ele consome de 5 a 10 doses diárias de álcool destilado há 40 anos (um copo americano é equivalente a 190 mL, em torno de 4 a 5 doses de destilado). Tentando parar após tornar-se evangélico. Tem episódios de vertigem e tremores quando abstinente. Nega tabagismo ou uso de outras substâncias.
- Dificuldades financeiras e necessita da filha para as atividades instrumentais de vida diária.
- Não aceita a transexualidade de Vanessa e a agrediu verbal e fisicamente no passado.
- Epigastralgia diária, piora em jejum e por estresse desde jovem. Melhora com alimentação, sem refluxo, sem sinais de alerta. Solicita omeprazol e relata uso diário há dez anos.
- Lombalgia, piora com movimentação, sem sinais de alerta. Uso crônico de diclofenaco.
- Cefaleia de padrão tensional, piora com estresse. Acha que é "pressão alta".
- Medicações em uso: diclofenaco 50 mg, se dor (uso quase diário), omeprazol 20 mg, uma vez ao dia.

O

- Emagrecido, descorado, mucosas secas, afebril, *flush* facial.
- Humor irritado, motivado para a abstinência alcoólica. Sem alterações da sensopercepção, linguagem ou pensamento.
- Pulso: 90 bpm, Glicemia capilar (dextro) = 95.
- Pressão arterial: 140 × 92 mmHg (ortostática) e 146 × 90 mmHg (decúbito dorsal).
- Altura: 1,65 m, peso = 60 kg; IMC = 22 kg/m^2.
- Oroscopia: uso de prótese, sem alterações.
- Ausculta cardiopulmonar sem alterações.
- Palpação abdominal sem alterações.

- Pulsos pediosos presentes bilateralmente, simétricos e cheios. Sem edema de membros inferiores.
- Tremor leve de mãos.
- Sensibilidade dos membros inferiores sem alteração. Reflexo e força dos membros superiores e inferiores sem alterações. Sem alteração no exame de pares cranianos.
- Romberg negativo, Lasègue negativo. Manobra de Dix-Hallpike negativa.
- Discreta escoliose lombar. Dor à flexão/dorsiflexão lombar e à palpação de musculatura paravertebral em região lombar.

A

- Dependência alcoólica (P15 – abuso crônico de álcool).
- Tontura (N17 – vertigem/tontura).
- Desidratação (T11 – desidratação).
- Lombalgia (L03 – sinais/sintomas da região lombar).
- Dispepsia (D07 – dispepsia/indigestão).
- Conflito familiar (Z20 – problema de relacionamento com familiares).
- Diarreia (D11 – diarreia).
- Cefaleia esporádica (N01 – cefaleia).
- Risco para queda (A23 – fator de risco NE).
- Uso crônico de omeprazol e anti-inflamatórios não esteroides (AINEs) (P18 – abuso de medicação).

P

- Orientar hidratação oral, presença de desidratação e sintomas de abstinência.
- Abordar relação entre problemas apresentados (queda, tontura, dispepsia, sintomas de abstinência) e uso de álcool e motivar o paciente para abstinência.
- Diazepam 10 mg a cada 4 horas em caso de sintomas de abstinência (máximo 60 mg/dia).
- Tiamina 300 mg, intramuscular.
- Retorno no dia seguinte (para avaliar sintomas de abstinência e reforçar vínculo para seguimento do diagnóstico de dependência).

Pontos abordados

- Abordagem de problemas relacionados com o uso do álcool e outras substâncias.
- Manejo da diarreia.
- Manejo da lombalgia.
- Manejo da queixa de dispepsia.
- Manejo da cefaleia.
- Manejo da tontura e vertigem.
- O cuidado em saúde relacionado com as questões de gênero e sexualidade.

Discussão

Problemas relacionados com o uso do álcool são comuns e podem apresentar-se com vários sintomas inespecíficos na Atenção Primária à Saúde (APS),, como cefaleia, tontura, diarreia e dispepsia. Destacam-se alguns pontos na abordagem de pessoas com problemas semelhantes ao de Roberto:

- Muitas vezes o problema com o uso do álcool não é o motivo inicial da consulta, pois a pessoa pode não revelar a situação por causa do medo de ser julgada ou porque não associa seus sintomas ao uso. A queixa pode ser inespecífica, por isso a equipe de saúde deve estar atenta e perguntar ativamente sobre o uso de álcool e outras substâncias; caso contrário, esse diagnóstico passará despercebido.

» Familiares de pessoas com dependência também podem buscar ajuda dos serviços de APS, pois são comuns conflitos familiares nessas situações. Nos casos em que a pessoa está pouco motivada para modificar o uso abusivo, acolher outros problemas considerados prioritários por ela é uma estratégia inicial para fortalecer o vínculo.
» Pessoas que abusam do álcool são frequentemente julgadas e estigmatizadas pela sociedade, família e profissionais de saúde como "de mau caráter", "irresponsáveis", ou "sem força de vontade". Esses discursos afastam as pessoas do serviço, dificultam sua adesão e mudança do comportamento. Atitudes que demonstrem empatia, reconheçam as dificuldades do processo de mudança e comemorem pequenas conquistas fortalecem o vínculo.
» Consultas para abordar problemas com o álcool podem requerer períodos mais longos, mas o profissional deve utilizar a longitudinalidade como recurso para gerir o tempo. O vínculo, o conhecimento prévio sobre a pessoa e a família, o acesso ao prontuário com lista de problemas e as informações de outros membros da equipe multiprofissional otimizam o uso do tempo. O acesso a um profissional que a pessoa já conhece em momentos críticos, como nas crises de fissura ou abstinência, parece ser mais importante para o vínculo do que consultas agendadas. Muitas vezes, é necessário fazer uma busca ativa ou uma visita domiciliar.
» Faltas às consultas agendadas não devem ser vistas como irresponsabilidade, mas como parte do processo de cuidado. Oferecer períodos em que a pessoa possa procurar a equipe sem agendamento (como o modelo do acesso avançado) é uma estratégia que facilita o seguimento dos casos, fortalece o vínculo e amplia as janelas de oportunidade para o tratamento.

Problemas relacionados com o uso do álcool e outras substâncias

Substâncias psicoativas são aquelas que causam alterações no sistema nervoso central. São classificadas em depressoras (álcool, benzodiazepínicos e opioides), estimulantes (cafeína, nicotina, cocaína, *ecstasy*, anfetamina, *crack*) e perturbadoras (maconha e LSD) do estado de consciência. Podem ser lícitas sem necessidade de prescrição, lícitas com necessidade de prescrição ou ilícitas. As substâncias psicoativas sempre acompanharam a história da humanidade, mas apenas a partir do século XIX o uso de algumas delas tornou-se um problema de "saúde pública" e, em alguns casos, um "problema policial ou moral".[1] O profissional de saúde deve conhecer a relação entre a história da "guerra às drogas" e a proibição do uso de substâncias com a marginalização de alguns grupos na comunidade, como migrantes, pessoas negras e pobres, a fim de não reproduzir práticas que as vulnerabilizam ainda mais.

O padrão de uso das substâncias pode ser classificado em experimentação, uso frequente, uso nocivo, uso abusivo e dependência (Quadro 7.1).[2]

O uso abusivo das substâncias psicoativas está relacionado com o aumento do risco de problemas orgânicos, dependência, intoxicação, problemas sociais, violência, acidentes e aumento de custos ao sistema de saúde.[3] A ocorrência e o perfil de problemas dependem do tipo de substância e variam de acordo com determinantes sociais, personalidade e padrão de uso. Nem sempre as substâncias proibidas são as de maior risco de dano ou dependência.[4]

O rastreamento para problemas relacionados com o álcool está indicado para pessoas maiores de 18 anos e gestantes (evidência B). Pode ser feito pelo CAGE (quatro questões), AUDIT (dez questões), AUDIT-C (três questões) e T-ACE (quatro questões).[5,6] O CAGE (Quadro 7.2) é um método rápido e de fácil realização para triagem do abuso de álcool (≥ duas respostas "sim"). O ASSIST (oito questões) rastreia problemas para álcool, tabaco e outras substâncias.[7] O T-ACE baseia-se no CAGE e é específico para gestantes (Quadro 7.3).

Quadro 7.1. Padrões do uso de álcool[2]

Uso nocivo	Qualquer consumo associado a situações de risco (operar máquinas, dirigir) ou associado a prejuízos no trabalho, relações familiares ou violência.
Uso abusivo	Homens: pelo menos quatro doses por dia ou 14 doses por semana. Mulheres: pelo menos três doses por dia ou sete doses por semana.
Dependência	Desejo importante e recorrente do consumo do álcool, doses cada vez maiores para atingir o mesmo efeito (tolerância), consumo frequente por longos períodos de tempo e sintomas de abstinência.

Quadro 7.2. Questionário CAGE para rastreamento do abuso de álcool[5]

C (*cut down*)	Você já pensou em largar a bebida?
A (*annoy*)	Você fica aborrecida quando outras pessoas criticam seu hábito de beber?
G (*guilty*)	Você já se sentiu mal ou culpado pelo fato de beber?
E (*eye-opener*)	Você já bebeu ao acordar pela manhã para ficar mais calma ou se livrar da ressaca?

Quadro 7.3. T-ACE – Instrumento de rastreamento do uso de álcool em gestantes[6]

T (*tolerance*)	Quantas doses você precisa para se sentir bêbada?
A (*annoy*)	Você fica aborrecida quando outras pessoas criticam seu hábito de beber?
C (*cut down*)	Você já pensou em largar a bebida?
E (*eye-opener*)	Você já bebeu ao acordar pela manhã para ficar mais calma ou se livrar da ressaca?

O *Alcohol Use Disorders Identification Test* (AUDIT) é um questionário elaborado pela Organização Mundial da Saúde (OMS) (Tabela 7.1) que, conforme a pontuação, determina o risco do indivíduo e uma intervenção específica (Tabela 7.2).[8] AUDIT-C (*consumption*) compreende

Tabela 7.1. AUDIT (*Alcohol Use Disorders Identification Test*)[7]

1. Com que frequência você consome bebidas que contenham álcool?				
(0) Nunca	(1) ≤ 1 ×/mês	(2) 2 a 4 ×/mês	(3) 2 a 3 ×/semana	(4) ≥ 4 ×/semana
2. Nas ocasiões em que bebe, quantas doses, copos ou garrafas você costuma tomar?				
(0) 1 a 2 doses	(1) 3 a 4 doses*	(2) 5 a 6 doses	(3) 7 a 9 doses	(4) ≥ 10 doses
3. Com que frequência você toma "seis ou mais doses" em uma ocasião?				
(0) Nunca	(1) ≤ 1 ×/mês	(2) Mensalmente	(3) Semanalmente	(4) Todos os dias ou quase todos
4. Com que frequência, durante o último ano, você achou que não seria capaz de controlar a quantidade de bebida depois de começar?				
(0) Nunca	(1) ≤ 1 ×/mês	(2) Mensalmente	(3) Semanalmente	(4) Todos os dias ou quase todos
5. Com que frequência, durante o último ano, você não conseguiu cumprir com algum compromisso por causa da bebida?				
(0) Nunca	(1) ≤ 1 ×/mês	(2) Mensalmente	(3) Semanalmente	(4) Todos os dias ou quase todos

(continua)

Tabela 7.1. AUDIT (*Alcohol Use Disorders Identification Test*)[7] (*Continuação*)

6. Com que frequência, durante o último ano, depois de ter bebido muito, você precisou beber pela manhã para se sentir melhor?				
(0) Nunca	(1) ≤ 1 ×/mês	(2) Mensalmente	(3) Semanalmente	(4) Todos os dias ou quase todos
7. Com que frequência, durante o último ano, você sentiu culpa ou remorso depois de beber?				
(0) Nunca	(1) ≤ 1 ×/mês	(2) Mensalmente	(3) Semanalmente	(4) Todos os dias ou quase todos
8. Com que frequência, durante o último ano, você não conseguiu se lembrar do que aconteceu na noite anterior por causa da bebida?				
(0) Nunca	(1) ≤ 1 ×/mês	(2) Mensalmente	(3) Semanalmente	(4) Todos os dias ou quase todos
9. Alguma vez na vida você ou alguma outra pessoa já se machucou, se prejudicou por causa de você ter bebido?				
(0) Não	–	(2) Sim, mas não no último ano	–	(4) Sim, durante o último ano
10. Alguma vez na vida algum parente, amigo, médico ou outro profissional da saúde já se preocupou com você por causa da bebida ou lhe disse para parar de beber?				
(0) Não	–	(2) Sim, mas não no último ano	–	(4) Sim, durante o último ano

Obs.: 1 dose = 10 g de álcool (equivale a 30 mL de destilado a 40%, 100 mL de vinho a 13%, 250 mL de cerveja a 5%).

Tabela 7.2. Interpretação dos resultados do AUDIT e sugestão de manejo[7]

Resultado do AUDIT	Nível de risco	Problema	Intervenção preconizada
0 a 7	Baixo	Consumo de baixo risco	Informação/educação.
9 a 15	Baixo/moderado	Consumo de risco	Orientação/ aconselhamento.
16 a 19	Moderado	Consumo nocivo	Orientação/ aconselhamento. Intervenção breve. Abordagem longitudinal pelo médico de família e comunidade.
20 a 40	Alto	Dependência	Encaminhamento para seguimento conjunto com equipe multiprofissional especializada.

as três primeiras perguntas do questionário e avalia o consumo de risco (pontuação ≥ 5 em homens e ≥ 4 em mulheres). A aplicação desses instrumentos varia de menos de um minuto a um pouco mais de cinco minutos. Perguntas únicas como "quantas vezes no último ano você bebeu quatro ou mais doses em um dia?" têm boa sensibilidade para detecção de uso abusivo do álcool.[2] Embora frequentemente recomendado na abordagem integral, não há evidências para o rastreamento sistematizado entre adolescentes. Alguns questionários como o *Car, Relax, Alone, Forget, Friends/Family, Trouble* (CRAFFT) , voltado a adolescentes, incluem perguntas específicas para avaliar o risco como: "dirigir um carro com alguém bebendo dentro", "beber para relaxar", "beber álcool sozinho", "apagões/esquecimentos ao beber", "críticas de amigos ou familiares" e "presença de problemas relacionados com o álcool".

A Classificação Internacional de. Atenção Primária (CIAP-2) classifica os problemas relacionados ao uso de substâncias em abuso de tabaco (P17), medicação (P18) e drogas (P19). Apenas no caso do álcool, o CIAP-2 divide em abuso crônico (P15) e agudo (P16).[9] O *Manual Diagnóstico e Estatístico de Transtornos Mentais, Quinta Edição* (DSM-V) classifica os diagnósticos em transtorno por uso da substância e transtorno induzido por uso da substância (Quadro 7.4). O primeiro baseia-se em um padrão disfuncional de uso, caracterizado pelo pouco controle e uso recorrente, fissura e prejuízo social, podendo haver tolerância e/ou sintomas de abstinência, dependendo da substância. O transtorno induzido por substâncias inclui a intoxicação, a abstinência e outros transtornos mentais decorrentes do uso, como psicoses e depressão.[10]

Abordagem para redução de danos

A abordagem de redução de danos objetiva minimizar as consequências adversas do consumo de álcool e outras substâncias. As metas do acompanhamento devem ser decididas junto com a pessoa, visando à ampliação de sua autonomia e à redução de suas vulnerabilidades, e não apenas à abstinência. O uso mais seguro possível, a diminuição da frequência ou

Quadro 7.4. Critérios para diagnósticos de transtorno por uso de álcool (DSM-V)

Um padrão problemático de uso de álcool, levando a comprometimento ou sofrimento clinicamente significativos, manifestado por pelo menos dois dos seguintes critérios, ocorrendo durante um período de 12 meses:

- Consumo em grandes quantidades ou por período maior que o pretendido.
- Desejo persistente ou esforços malsucedidos para reduzir ou controlar o uso.
- Muito tempo é gasto para obter a substância, na sua utilização ou na recuperação de seus efeitos.
- Fissura, forte desejo ou necessidade de usar a substância.
- Uso recorrente, resultando no fracasso em desempenhar papéis importantes no trabalho, na escola ou em casa.
- Uso continuado, apesar de problemas sociais ou interpessoais causados ou exacerbados por seus efeitos.
- Atividades sociais, profissionais ou recreacionais são abandonadas ou reduzidas em virtude do uso da substância.
- Uso recorrente em situações nas quais isso representa perigo para a integridade física.
- Uso mantido apesar da consciência de um problema físico ou psicológico relacionado com a substância.
- Tolerância: necessidade de quantidades progressivamente maiores para alcançar a intoxicação ou o efeito desejado ou efeito acentuadamente menor com o uso continuado da mesma quantidade da substância.
- Sintomas de abstinência.

quantidade, a substituição por substâncias que causem menos problemas e abstinência são algumas metas que podem ser estabelecidas.[12] As diretrizes diagnósticas e o conhecimento sobre o efeito das substâncias colaboram para a definição do plano terapêutico, mas não o definem.

Intervenções breves, com múltiplas consultas de 6 a 15 minutos, envolvendo não apenas o médico, mas toda a equipe multiprofissional, incluindo profissionais treinados de nível técnico, têm boa efetividade na APS para reduzir o consumo e evitar a exposição a situações de risco (Quadro 7.5).[2,13] Para aqueles com AUDIT igual ou maior que 20, transtorno moderado ou grave, ou associado a psicoses, déficit cognitivo, depressão grave e risco de suicídio, recomenda-se o acompanhamento conjunto com o serviço especializado em álcool e drogas, como o Centro de Atenção Psicossocial Álcool e Drogas (CAPS-AD).[14] Para outras substâncias, como maconha e cocaína, há poucas evidências demonstrando impacto de ações na APS para reduzir a quantidade de uso ou exposição a situações de risco.[15,16] Entretanto, mantém-se a recomendação de facilitar o acesso desses pacientes ao serviços de saúde, incluindo o combate ao estigma das pessoas que utilizam álcool e outras substâncias. Além disso, profissionais devem estar atentos aos grupos com maior prevalência de problemas associados, como pessoas em situação de rua, profissionais do sexo e LGBTQIA+, ou cujo consumo seja mais inviabilizado, como nas mulheres. A maior frequência de problemas nessas populações não decorre de características do grupo, mas de situações de maior vulnerabilização. Conflitos familiares, racismo, migração, problemas econômicos e relações de troca de sexo por dinheiro, álcool ou outras substâncias podem agravar a situação de vulnerabilização.

O uso abusivo de álcool e outras substâncias está associado a comorbidades e complicações clínicas como hipertensão, dislipidemia, diarreia crônica, deficiência nutricional,

Quadro 7.5. Ações para intervenção breve no uso de álcool[13]

1. Verifique quantidade e frequência da ingesta de álcool.
2. Identifique fatores que levam a pessoa a beber ou cessar o uso.
3. Ofereça uma devolutiva sobre o risco de problemas relacionados com o uso do álcool.
4. Mencione claramente a importância de reduzir ou cessar o uso do álcool.
5. Converse sobre a responsabilidade pessoal em decidir reduzir o hábito de beber ou interrompê-lo.
6. Respeite o tempo da pessoa para a mudança do comportamento.
7. Estabeleça objetivos e um acordo com o paciente.
8. Proponha a realização de um diário da ingesta de álcool.
9. Sugira estratégias de mudança do comportamento, estratégias de enfrentamento e materiais de apoio.
10. Promova a autonomia da pessoa, expresse apoio e empatia.

pancreatite, cânceres, neuropatias etc. As evidências são insuficientes para o rastreamento de doenças específicas em usuários de álcool, portanto a solicitação de exames complementares deve ser guiada pela presença de queixas e pelos achados no exame clínico. Hemograma, enzimas hepáticas, bilirrubinas e tempo de protrombina (TP) são frequentemente solicitados para usuários crônicos de álcool a fim de identificar anemia e complicações hepáticas. A gamaglutamiltransferase (GGT) e a aspartato aminotransferase (AST) geralmente estão elevadas em usuários crônicos de álcool, e anemia pode ser decorrente de sangramentos gastrointestinais ou alterações na mucosa gástrica, anemia de doença crônica e hiperesplenismo nas hepatopatias crônicas com hipertensão portal. O TP pode estar elevado em hepatopatias avançadas. No caso de cocaína/*crack*, e uso de álcool ou outras substâncias durante práticas sexuais, sorologias para HIV, sífilis, hepatites B e C justificam-se pelo compartilhamento de seringas e canudos e exposição a situações de maior vulnerabilidade para transmissão sexual (evidência B). Biomarcadores para o uso de álcool, como volume corpuscular médio (VCM), GGT, razão aspartato aminotransferase/alanina aminotransferase (AST/ALT), apolipoproteína A1 e B têm sido estudados; entretanto, estudos populacionais não evidenciariam utilidade clínica.[17]

A presença de sintomas de abstinência depende do tipo de substância. Ela deve ser classificada de acordo com a gravidade. Presença de agitação intensa, alteração do estado de consciência ou da sensopercepção, ideação suicida, convulsão e presença de comorbidades clínicas podem requerer o encaminhamento para um serviço de emergência e internação hospitalar. Por outro lado, sintomas leves a moderados podem ser manejados na APS em nível ambulatorial ou internação domiciliar (Quadros 7.6 e 7.7).[18]

Recomenda-se o uso da naltrexona (50 mg/dia) no caso da dependência alcoólica para reduzir a avidez pelo álcool; entretanto, seu efeito é limitado. Dissulfiram (250 a 500 mg/dia) pode ser um adjuvante na dependência do álcool a fim de evitar o reforço positivo. Os níveis de acetaldeído elevam-se com o dissulfiram e a ingesta de álcool, provocando náuseas, vômitos e confusão. Deve ser utilizado com cautela e apenas em pessoas envolvidas com um projeto terapêutico, pois pode levar a reações graves. O acamprosato também é uma opção terapêutica. A gabapentina na dose de 1.800 mg/dia é uma alternativa para usuários dependentes de álcool e está associada à redução de recaídas e melhora de insônia.[19] Anticonvulsivantes, embora frequentemente prescritos para dependência de cocaína e outras drogas, têm estudos com evidência limitada mostrando seu benefício.[20]

Quadro 7.6. Medidas para abstinência alcoólica na Atenção Primária[18]

Avaliação da gravidade: alucinações auditivas ou visuais, agitação psicomotora intensa, desorientação temporoespacial, agressividade, múltiplas comorbidades e convulsão podem requerer internação e encaminhamento para a emergência.

Hidratação: por boca ou intravenosa, se desidratação.

Reposição vitamínica: tiamina 200 mg a 500 mg, intramuscular (pois a absorção oral pode estar prejudicada). Manter por 1 mês, via oral. Evidências insuficientes sobre a duração e dose da tiamina e indicação generalizada de vitaminas do complexo B.

Manejo sintomas de abstinência: diazepam 10 mg, via oral, a cada 1 hora até remissão dos sintomas (máximo 60 mg por dia), com retirada gradual em 1 semana. Lorazepam 8 mg, via oral, por dia pode ser uma alternativa para hepatopatas. Carbamazepina 400 a 600 mg/dia (2 a 3 x/dia) com retirada gradual até 1 semana é uma boa opção para tratamento ambulatorial de casos selecionados.

Quadro 7.7. O que NÃO fazer no tratamento da abstinência alcoólica[18]

1. Hidratar indiscriminadamente, pois aumenta o risco de desenvolver a síndrome de Wernicke.
2. Administrar glicose sem presença de hipoglicemia.
3. Administrar clorpromazina, haloperidol ou fenitoína.
4. Aplicar diazepam intravenoso, se não houver recursos para reverter uma possível parada respiratória. O diazepam parenteral é rotineiramente utilizado em ambiente hospitalar.

Transtornos mentais como depressão e ansiedade devem ser abordados com medidas medicamentosas e não medicamentosas, pois podem tanto predispor ao uso de substâncias quanto ser agravados pela adição. A abordagem familiar é uma estratégia promissora para abordar o uso de substâncias em adolescentes e identificar comportamentos dos familiares que reforçam o uso da substância pelos usuários crônicos de álcool e outras drogas. Grupos de apoio como Alcoólicos Anônimos (AA) ou Narcóticos Anônimos (NA) são úteis para determinadas pessoas,[21] e para algumas populações são mais promissores quando os grupos são mais homogêneos, como no caso de mulheres, adolescentes e LGBTQIA+.

O que há de relevante e atual

O uso da metadoxina (piridoxina ou vitamina B6) está associado ao aumento da velocidade da depuração do álcool e da melhora dos sintomas de intoxicação por álcool em horas.[22,23]

A gabapentina na dose de 1.800 mg/dia é uma alternativa para usuários dependentes de álcool e está associada a redução de recaídas e melhora de insônia.[19]

Ultrassonografia abdominal não deve ser solicitada de rotina para detecção de cirrose em usuários crônicos de álcool, exceto se houver presença de sintomas sugestivos.[24]

Manejo da diarreia

A queixa de diarreia é uma das principais causas de procura por atendimento médico em todo mundo e define-se pela diminuição da consistência das fezes e pelo aumento do número de evacuações (mais de três vezes ao dia).[24]

Pode ser classificada quanto à duração: aguda (< 14 semanas), 14 a 30 dias persistente e crônica (> 4 semanas). E também quanto ao mecanismo fisiopatológico: inflamatório e não inflamatório. A diarreia inflamatória, ou disenteria, é caracterizada pela presença de sangue ou muco e é frequentemente causada por patógenos ou processos inflamatórios, ao passo que, as não inflamatórias (ou aquosa) caracterizam-se pelo aumento de secreção de água no lúmen intestinal ou diminuição da sua absorção.[25,26]

Etiologias

A maioria dos episódios de diarreia aguda é não inflamatória e é decorrente de infecções virais de curta duração (5 a 10 dias) e autolimitadas. Há diferentes processos etiológicos envolvidos nas diarreias agudas e crônicas.[27]

- **Causas de diarreia aguda:** mau comportamento dietético, intoxicação alimentar, infecção viral ou bacteriana, constipação por transbordamento, efeito colateral de medicamentos [antibióticos, anti-inflamatórios não esteroides (AINEs), metformina, inibidor da bomba de prótons, laxativos], abuso de álcool, colite pseudomembranosa, início de doenças inflamatórias intestinais e de outras diarreias crônicas.
- **Causas de diarreia crônica:** neoplasias do trato gastrointestinal (TGI), doenças inflamatórias intestinais, síndrome do intestino irritável, síndromes de má absorção, doença celíaca, deficiência de lactase, infecções intestinais em imunossuprimidos, supercrescimento bacteriano, neuropatia autonômica diabética, hipertireoidismo, pancreatite crônica, etilismo, medicamentos, diarreias factícias por uso de laxantes em transtornos alimentares.

Sintomas

A diarreia pode estar acompanhada de náusea, vômito, dor abdominal, dor no corpo, astenia, mal-estar e febre. No caso de diarreia crônica, alguns sintomas, com outros dados de anamnese, merecem destaque por serem sinais para doença orgânica:[28]

- Diarreia crônica em > 50 anos.
- Presença de sangue nas fezes.
- Emagrecimento não intencional.
- História familiar de neoplasia colorretal.
- Sintomas noturnos.

Exame clínico

Os estados geral e de hidratação do indivíduo devem ser sempre avaliados, além da análise de parâmetros vitais (pressão arterial, frequência de pulso, temperatura) e do exame abdominal. Nos casos de diarreia crônica, também se deve avaliar a possibilidade de neoplasias gastrointestinais por meio do exame abdominal e, quando necessário, exame retal; também se deve atentar para sinais sistêmicos que sugiram alguma causa específica (dermatite herpetiforme, doença celíaca, úlceras orais, artrite, eritema nodoso, uveíte, doenças inflamatórias intestinais, baqueteamento digital, linfoma e doenças inflamatórias intestinais).

Exames complementares

Por se tratar de condição comum, benigna e autolimitada, a diarreia aguda não necessitará de exames para sua detecção ou acompanhamento, com exceção de situações específicas de maior gravidade.

Por outro lado, recomenda-se a investigação da diarreia crônica na maior parte dos casos, com exceção daqueles em que existe uma causa claramente identificada (infecção gastrointestinal, efeito adverso de fármaco). É importante lembrar que, em mais da metade dos pacientes, a queixa de diarreia crônica é causada por distúrbios funcionais e não orgânicos do intestino (ver adiante em *Síndrome do intestino irritável*). Embora não seja possível diferenciar as causas de diarreia crônica apenas com os dados clínicos, pode-se tentar identificar se o sintoma origina-se de disfunções do intestino delgado ou do cólon como ponto de partida para uma investigação diagnóstica mais focada. Geralmente, evacuações diarreicas em grande quantidade e menor frequência são mais características de envolvimento do delgado; por outro lado, pequenas quantidades e em maior frequência sugerem doença do cólon. A presença de tenesmo, urgência fecal e alívio da dor abdominal com a evacuação são mais frequentemente observadas no acometimento colônico; a presença de muco e sangue sugerem cólon, ao passo que a presença de restos alimentares sugerem doença do delgado. A desnutrição é mais frequentemente encontrada nas diarreias crônicas originárias no intestino delgado. Por fim, devemos lembrar que a diarreia pode ser sintoma de uma afecção sistêmica, como é o caso do hipertireoidismo.

Os exames na avaliação inicial de pacientes com diarreia crônica deverão ser solicitados a depender das principais hipóteses aventadas a partir dos dados de história, exame clínico e contexto de atenção (probabilidade pré-teste – ver Capítulo 4).[29,30] Eles podem incluir: hemograma, velocidade de hemossedimentação (VHS), proteína C-reativa (PCR), cálcio, enzimas hepáticas, ureia, creatinina, hormônio tireoestimulante (TSH), vitamina B_{12}, ácido fólico, perfil de ferro, proteínas totais e frações, anticorpo antiendomísio, exames de fezes (parasitológico, coprocultura, pesquisa de gordura, de leucócitos e de substâncias redutoras nas fezes). Além disso, pode-se avaliar, em conjunto com o paciente, a necessidade de investigação de infecção pelo HIV. Diante da suspeita de neoplasia colorretal e doenças inflamatórias intestinais, a colonoscopia é o exame indicado. A doença celíaca (DC) tem uma prevalência sorológica estimada, por meio de doadores de sangue na cidade de São Paulo, de 1:286 (0,3%), e para cada caso com sintomas típicos de diarreia e desnutrição há de 3 a 7 pessoas oligo ou assintomáticas.[31] Dessa maneira, a menos que exista uma suspeita clínica fundamentada (história familiar, ascendência europeia e evidências laboratoriais ou extraintestinais) para DC, exames para sua investigação não devem ser solicitados em uma primeira abordagem diagnóstica na APS.

Prevenção

A maioria dos casos de diarreia é prevenível. Assim, orientar medidas preventivas é parte importante do cuidado e deve contemplar recomendações sobre cuidados com relação ao contato com grupos de maior risco (crianças e idosos), a lavagem de mãos e higienização de alimentos ingeridos, além de fervura de água não tratada.

Tratamento

O tratamento da diarreia aguda na quase totalidade dos casos consiste em medidas de suporte, pois a maioria das causas é autolimitada. Nos casos em que se identifique alguma condição específica (especialmente nas diarreias crônicas), deve-se realizar o tratamento específico conjuntamente às medidas de suporte clínico e, nos casos em que houver necessidade (doenças inflamatórias intestinais, DC, pancreatites, neoplasias), realizar o encaminhamento para seguimento conjunto por gastroenterologista ou outro especialista focal.

- **Hidratação:** é a medida central no manejo da diarreia, promovendo melhor recuperação e diminuindo o risco de complicações. Na presença de sinais de desidratação, recomenda-se a reposição volêmica em ambiente ambulatorial ou hospitalar. Nos casos sem sinais de desidratação, o manejo deve ser feito em domicílio. Deve ser orientada hidratação vigorosa, com consumo de cerca de 3 L de água ao dia para adultos. Além disso, o uso de sais de reidratação é recomendado para compor o gradiente de hidratação diário.
- **Dieta branda:** orientar o paciente para que evite o consumo de produtos lácteos e gorduras até a melhora do quadro.
- **Antibioticoterapia:** indicada em situações de exceção (diarreia com sangue e pus, septicemia, desidratação grave com suspeita de cólera, giardíase ou amebíase confirmada por exame).
- **Medicamentos sintomáticos:**
  - Analgésicos e antitérmicos são recomendados para alívio de sintomas conforme a necessidade.
  - Antieméticos são recomendados para controle de crises de vômitos moderadas a intensas, porém há pouco respaldo para o uso no controle de sintomas leves, especialmente em crianças.
  - Antidiarreicos, como a loperamida e outros agentes antimotilidade, devem ser evitados em pacientes com diarreia sanguinolenta ou suspeita de de diarreia inflamatória em virtude do potencial de megacólon tóxico e doença prolongada. Porém, em casos de diarreias agudas aquosas, podem ajudar a diminuir o uso inadequado de antibióticos e aliviar desconforto abdominal.[25]

Síndrome do intestino irritável

A síndrome do intestino irritável (SII) é uma importante causa de diarreia crônica e caracteriza-se por ser um distúrbio funcional intestinal em que a dor é associada à defecação ou alteração do ritmo intestinal com sintomas de distensão. Está associada a condições psíquicas, como estresse, ansiedade e depressão.[32]

Caracteriza-se por sintomas de dor abdominal recorrente e defecação desordenada. Os critérios de Roma IV (Quadro 7.8) podem ser utilizados para seu diagnóstico. Pode ser

Quadro 7.8. Critérios de Roma IV para síndrome do intestino irritável

Dor abdominal recorrente ou média de pelo menos um dia por semana nos últimos 3 meses, associada a dois ou mais dos seguintes critérios • Relacionado com defecção • Relacionado com a mudança na frequência das fezes • Associado à mudança na forma (aparência) das fezes Esses critérios devem ser cumpridos nos últimos 3 meses com início dos sintomas pelo menos 6 meses antes do diagnóstico

Fonte: *Tradução livre de Lacy* et al., *2021*.[32]

dividida em quatro subtipos que variam conforme a predominância na características das fezes, diarreia e constipação. Mais da metade dos pacientes com SII muda o subtipo predominante ao longo de um período de um ano, e a revisão desses sintomas ao longo do acompanhamento são importantes para direcionar o tratamento.[32]

Recomenda-se que pacientes que preencham critérios para SII com sintomas de diarreia sejam rastreados para DC, uma vez que as evidências disponíveis apoiam maiores chances de DC entre pacientes com sintomas de SII, e o tratamento disponível é altamente eficaz e com maior custo-eficácia quando realizado precocemente. O rastreamento deve ser realizado por meio de triagem sorológica com transglutaminase tecidual de imunoglobulina A (IgA) e um nível quantitativo de IgA.[32]

O tratamento para SII deve envolver adequações alimentares, como aumento no consumo de fibras solúveis, viscosas e pouco fermentáveis, que podem fornecer benefícios na SII e ausência de efeitos colaterais significativos.[33,34] Apesar de evidências inconclusivas, a Diretriz Clínica do American College of Gastroenterology recomenda teste terapêutico com uma dieta de oligossacarídeos, dissacarídeos, monossacarídeos e polióis fermentáveis baixos (FODMAP) em pacientes com SII para melhorar os sintomas globais.[32] Assim como incluir no plano terapêutico propostas de terapias psicológicas e atividade física.[32,35] A atividade física composta por ioga, exercícios de esteira ou suporte para aumentar atividade física podem melhorar os sintomas globais.[35]

Os antidepressivos também têm se mostrado eficazes, sendo possível serem associados ao tratamento.[31] Os efeitos anticolinérgicos dos antidepressivos tricíclicos apresentam impacto positivo na redução da urgência fecal e na diarreia.[32] Antidiarreicos, como a loperamida, podem ser usados se os sintomas forem excessivos (> cinco evacuações/dia) ou estiverem acarretando prejuízo funcional e/ou social importante. Quanto ao uso de probióticos, não há evidências científicas na literatura que suportem sua recomendação.[32]

Abordagem da lombalgia

Lombalgia é uma condição tão comum, que corresponde a uma das principais queixas de atendimento na APS. Cerca de 90% das pessoas serão acometidas por lombalgia em algum momento de suas vidas. Além disso, é a maior causa de anos vividos com incapacidade, conforme dados do *Global Burden of Disease* publicados em 2021.[36] É também uma causa frequente de solicitação de exames e encaminhamentos a especialistas focais (principalmente ortopedistas) desnecessários, o que piora a resolutividade do problema, aumenta os custos, satura as filas para exames e consultas de especialistas sem trazer nenhum benefício ao paciente. Desse modo, há necessidade de especial atenção para sua identificação e manejo, sendo fundamental que o médico de família e comunidade adquira competências e habilidades na abordagem desses pacientes. A grande maioria dos pacientes com lombalgia pode ser manejada na APS, com a participação de equipe multiprofissional.

A lombalgia é classificada em: aguda (duração < três meses) e crônica (duração > três meses). Conforme sua etiologia, é classificada em:[37]

- **Lombalgia mecânica:** estima-se que corresponda a cerca de 97% das lombalgias.
  - Não irradiadas:
    - Distensão ou tensão muscular (> 70% dos casos): dor difusa, possível irradiação para glúteos.
    - Degeneração discal com ou sem osteófitos (cerca de 10% dos casos): dor lombar localizada e, às vezes, similar à dor da tensão.

- Irradiadas: ciatalgia
  - Hérnia de disco (4%): o local mais acometido é L4-S1, a dor irradiada na perna é caracteristicamente pior que a dor lombar; além disso, dor abaixo do joelho pode estar presente.
  - Compressão decorrente por fratura de osteoporose (< 4%): coluna dolorida com história de trauma.
  - Estenose da medula espinhal (3%): dor melhora quando a coluna é fletida ou sentado, piora mais em descida que subida, sintomas geralmente bilaterais.
  - Espondilolistese (2%): piora com atividade, melhora com repouso, achado de imagem controverso como causa de dor significante.

» **Lombalgia não mecânica:** 1% dos casos.
- Neoplasias: dor localizada, emagrecimento.
- Artropatias (osteoartrose, artrite reumatoide, espondiloartropatias): rigidez matinal, melhora com atividade.
- Infecção (tuberculose vertebral, discite, osteomielite, artrite séptica): dor localizada, sintomas constitucionais.

» **Lombalgia referida:** 2% dos casos.
- Problemas de órgãos pélvicos e abdominais (doença inflamatória pélvica, endometriose, prostatite, pancreatite, úlcera duodenal): sintomas também em região abdominal.
- Problemas de vias urinárias (litíase, pielonefrite): sintomas abdominais, alteração urinária.
- Aneurisma de aorta: dor epigástrica, massa abdominal pulsátil.
- Herpes-zóster: unilateral, respeita dermátomo, vesículas.

O exame clínico é essencial e permitirá, na quase totalidade dos casos, afastar causas de maior gravidade sem a necessidade de realização de exames adicionais. O aspecto importante do exame físico a se atentar é a avaliação da presença de compressão nervosa (Quadro 7.9).

Quadro 7.9. Avaliação da presença de compressão nervosa

Raiz	Alteração sensitiva	Alteração motora	Propedêutica
L2	Porção anterior da coxa.	Flexão/adução do quadril.	Dificuldade para flexionar o quadril.
L3	Porção medial da coxa.	Extensão do joelho.	Dificuldade para levantar-se.
L4	Porção medial da perna.	Extensão do joelho. Dorsiflexão do pé.	Dificuldade para levantar-se ou agachar.
L5	Porção lateral da perna e dorso do pé.	Flexão do joelho. Inversão do pé. Extensão do hálux.	Dificuldade de marcha apoiado no calcanhar.
S1	Porção lateral e planta do pé.	Flexão do joelho. Flexão plantar do pé.	Dificuldade de marcha na ponta dos pés.

O exame neurológico deve analisar reflexos (aquileu, patelar), graduação de força, realização de Lasègue (extensão dos membros inferiores, sendo positivo quando a dor irradia abaixo do joelho) e avaliação sensitiva de dermátomos (anestesia em sela sugere síndrome da cauda equina).

- » Avaliação da presença de espondiloartropatias:
  - Teste de Schober: marcar ponto entre L5-S1 (espinha ilíaca superior) e ponto 10 cm acima. Se ao realizar flexão ventral houver aumento da distância inferior a 5 cm, há limitação funcional (considerar que em idosos e obesos essa limitação pode ocorrer naturalmente).
  - Flexão lateral (normal até 30°): diminuída em espondiloartropatias.
  - FABER (flexão, abdução, rotação externa do quadril): a presença de dor sugere envolvimento de articulação sacroilíaca.
- » Diagnóstico de síndrome do piriforme: importante causa de lombalgia mecânica.
  - Dor à palpação glútea.
  - Manobra de Beatty: abdução ativa do quadril, dor glútea sem dor lombar.
  - FAIR (flexão, adução, rotação interna): dor glútea irradiada para coxa.
  - PACE: abdução contra resistência gera dor glútea.

Exames complementares

Não devem ser realizados exames de imagem (radiografia, tomografia, ressonância, cintilografia) de rotina na avaliação inicial de lombalgia, pois não afetam positivamente desfechos clinicamente significativos.[38,39] Exames desnecessários, como mencionado, têm sido realizados em larga escala na avaliação da lombalgia, e o único resultado dessa prática é a exposição do paciente a riscos por radiação, falso-positivos, cascata de intervenções desnecessárias, sobrediagnósticos, custos desnecessários e, principalmente, desvio do foco de intervenções eficazes, acarretando a não resolução do problema. Assim, recomenda-se que os exames complementares sejam feitos apenas em situações excepcionais: pacientes com alterações neurológicas, sinais de alarme e nos candidatos à intervenção cirúrgica.

Recomenda-se que a solicitação do exame seja orientada a partir da suspeita de condições específicas:

- » **Radiografia:** útil na avaliação de fratura, colapso vertebral, neoplasias. Pode ser realizada radiografia de pelve para avaliação de articulações sacroilíacas na suspeita de espondilite anquilosante.
- » **Tomografia computadorizada:** útil na suspeita de hérnia de disco, estenose da medula, mieloma múltiplo, avaliação de órgãos intraperitoniais.
- » **Ressonância nuclear magnética:** para avaliar hérnia de disco ou tumores intraespinhais.
- » **Cintilografia óssea:** pode ser útil na suspeita de casos de difícil diagnóstico de infecção, tumor, artrite e fratura.
- » **Exames laboratoriais:** hemograma, VHS e PCR são importantes na suspeita de processo inflamatório ou neoplasia; dosagem de cálcio, fosfato e fosfatase alcalina na suspeita de doença óssea difusa (Paget, tumores); eletroforese de proteínas séricas e urinárias na suspeita de mieloma múltiplo; antígeno prostático específico (PSA) na suspeita de metástase por câncer de próstata.

Sinais de alarme da lombalgia

Um problema importante para o uso indiscriminado de exames está relacionado com a determinação dos sinais de alarme vermelhos (*red flags*) em diretrizes de sociedades de especialistas, nas quais se recomenda que, na presença de um sinal de alarme, seja realizada investigação complementar com exame de imagem e encaminhamento ao especialista focal. Essa recomendação deve ser avaliada criteriosamente, pois muitos desses sinais e sintomas considerados sinais de alarme não tiveram seus valores preditivos avaliados adequadamente e, entre os que foram estudados, a maioria aponta para uma correlação fraca com a presença de doença grave.

Além disso, em pacientes com lombalgia, a probabilidade pré-teste de doença grave na APS é bastante baixa, sendo de 1% para fratura espinal e de 0,5% para malignidade espinhal.[40] Assim, para avaliar a real importância de cada sinal de alarme isoladamente na tomada de decisão sobre a investigação diagnóstica complementar, devemos avaliar as razões de verossimilhança de cada um deles (Tabelas 7.3 e 7.4) à procura dos valores que realmente tenham impacto no diagnóstico e, consequentemente, na conduta e no desfecho dos pacientes.[41]

Tabela 7.3. Razões de verossimilhança (RV) para fratura vertebral em portador de lombalgia

Red flags classicamente descritas	RV+	RV-
Idade > 64 anos	7,1	0,4
Idade > 50 anos	1,8	0,6
Uso crônico de corticosteroide	48,5	0,8
Uso de corticosteroide	4,0	1,0
Trauma severo	10,0	0,8
Trauma	1,8	0,4
Alteração sensitiva	2,2	0,8
Alteração motora	2,2	0,9
Outros sintomas/sinais		
Presença de contusão ou abrasão local	31,1	0,2

Fonte: Downie et al., 2013.[41]

Como podemos analisar na Tabela 7.3, apenas quatro sinais de alarme (idade > 64 anos, uso crônico de corticosteroide, trauma severo, presença de contusão ou abrasão local) têm razão de verossimilhança positiva (RV+) alta o bastante para, por si só, modificar a probabilidade (aumento para até 33%) de fratura vertebral no portador de lombalgia a ponto de favorecer a conduta de prosseguimento investigativo com exames de imagem. Todas as demais características individualmente determinam uma probabilidade pós-teste abaixo de 4%, o que não justifica sua nomeação como *red flag* nessa esfera de cuidado em saúde.

Analisando a Tabela 7.4, o único fator que aumentou consideravelmente a probabilidade de a dor lombar ser resultante de malignidade da coluna vertebral foi a presença de

Tabela 7.4. Razões de verossimilhança (RV) para malignidade em portador de lombalgia

Red flags classicamente descritas	RV+	RV-
História de câncer	15,3	0,7
Emagrecimento	2,6	0,9
Falha terapêutica após 1 mês	2,6	0,6
Idade > 50 anos	2,5	0,4
Febre	1,8	1,0
Escoliose	1,6	0,9
Dor severa	1,5	0,9
Cifose	1,2	1,0
Dor torácica	1,0	1,0

Fonte: Downie et al., 2013.[41]

história de câncer (probabilidade pós-teste de 7%). As RV positivas das demais características são pequenas para, isoladamente, gerarem mudança significativa na probabilidade pré-teste (0,5%), estando todas as probabilidades pós-teste abaixo de 3%. Essa baixa probabilidade evidencia que a presença de qualquer uma das demais características, isoladamente, não justifica o prosseguimento investigativo com exames laboratoriais ou de imagem.

Em resumo, para o âmbito da APS, em que as probabilidades pré-teste de fratura e malignidade da coluna vertebral para o paciente com dor lombar são baixas, há poucos sinais de alarme (Quadro 7.10) que por si só, de fato, justifiquem a realização de exames complementares.

Todos os demais sintomas e sinais clássicos descritos como *red flags* não devem ser usados de forma isolada para definição de conduta. Recomenda-se utilizá-los conforme fazemos na prática clínica habitual, procurando a presença de vários deles para que promovam uma probabilidade suficiente da hipótese de fratura ou malignidade vertebral que dê validade para prosseguir a investigação com exame de imagem.

Esse *modus operandi* é essencial para a manutenção da prática clínica de excelência na APS sustentada pela medicina baseada em evidências para garantir os melhores desfechos em saúde e a diminuição de iatrogenias resultantes da solicitação de exames desnecessários, que acarretam exposição a efeitos adversos, aumento de falso-positivos, sobrediagnóstico e sobretratamento.

Quadro 7.10. Sinais de alarme da lombalgia na Atenção Primária à Saúde

- Sinais de alarme para fratura da coluna vertebral: idade > 55 anos, trauma severo, presença de contusão ou abrasão local, uso crônico de corticosteroides.
- Sinais de alarme para neoplasia da coluna vertebral: apenas história de câncer.
- Sinais de alarme para infecção da coluna vertebral: não existe um fator que isoladamente seja determinante para a conduta; os achados devem ser avaliados em conjunto.
- Sinais de alarme para síndrome da cauda equina (emergência): déficit neurológico rapidamente progressivo, anestesia em sela, disfunção esfincteriana.

Prognóstico

Como relatado anteriormente, a lombalgia é um problema comum em que quase a totalidade dos casos decorre de situações sem gravidade. Espera-se que grande parte das pessoas melhore em uma semana a despeito do tratamento realizado, e a vasta maioria, em oito semanas. Até 12 semanas, há resolução da dor em cerca de 90% dos indivíduos. Quando a dor persiste por 12 semanas, há um alto risco de cronicidade (chance de cerca de 67%).

Os alertas amarelos (*yellow flags*) expostos no Quadro 7.11 são sinais úteis na avaliação do contexto em que a lombalgia se insere na vida da pessoa e apontam o quanto a dor lombar pode afetar a funcionalidade e acarretar prejuízos (ocupacionais, psicossociais), sendo marcadores importantes para o médico implementar um cuidado com encontros com maior periodicidade, abordagem multifatorial e multiprofissional.[42]

Quadro 7.11. Alertas amarelos da lombalgia[42]

- Humor deprimido ou negativo (principal fator de risco para cronicidade).
- Crença de que a dor e a manutenção de suas atividades são danosas.
- "Comportar-se como doente" (insistir em ficar em repouso por longo período).
- Tratamento prévio que não se adequa às melhores práticas.
- Exageros na queixa e esperança de recompensa.
- História de abuso de atestado médico.
- Problemas no trabalho, insatisfação com o emprego.
- Trabalho pesado com poucas horas de lazer.
- Superproteção ou pouco suporte familiar.

Fonte: Kendall et al., *1997.*[42]

Tratamento

O tratamento da lombalgia deve centrar-se em medidas não farmacológicas, pois são as principais maneiras de garantir a recuperação mais efetiva e rápida e diminuir as chances de cronicidade e recorrência da dor lombar.

» **Não farmacológico:** fornecer orientações sobre cuidados e medidas a serem realizados, orientar ergonomia, calor/gelo local, alongamentos, exercícios de força, equilíbrio, mobilidade e condicionamento físico, praticar atividades físicas regulares (pelo menos 30 minutos, cinco vezes por semana), seguimento multiprofissional com fisioterapia e terapia ocupacional. Além disso, é importante garantir aconselhamento sobre situações de afastamento e direitos laborais, quando necessário.

» **Farmacológico:** deve ser realizada terapia escalonada para a dor com analgésicos comuns (preferencialmente utilizar dipirona, pois ensaios têm mostrado pouca eficácia do paracetamol para controle de dor lombar),[43] anti-inflamatórios (em quadro agudo e por pequeno período), opioides.

» **Adjuvantes:** medicamentos (antidepressivos tricíclicos, relaxantes musculares), acupuntura, massagem,[44] hidroginástica, práticas corporais, bandagens elásticas.

» **Cirurgia:** recomenda-se cirurgia em casos de exceção (< 1%).

Importante

A síndrome da cauda equina representa risco iminente à vida e corresponde à condição de pior prognóstico associada à lombalgia. Sua suspeita é considerada uma situação de emergência em que se deve encaminhar o paciente prontamente ao pronto-socorro, pois recomenda-se realizar a descompressão em até 48 horas.

Abordagem da queixa de síndrome dispéptica

A síndrome dispéptica é definida pela presença de dor e/ou desconforto persistente ou recorrente, localizado no abdome central ou superior (epigástrio). Ela afeta de 25% a 40% dos adultos ocidentais, sendo responsável por 2% a 5% das queixas em consultas de APS e 20% a 40%, em consultas com gastroenterologistas, levando a um grande impacto na qualidade de vida das pessoas. As causas de dispepsia são divididas em dois grandes grupos:

» **Dispepsia funcional:** estima-se que corresponda a 70% dos casos.[45] O Consenso Roma IV define distúrbios gastrointestinais funcionais, como alterações na interação do eixo intestino-cérebro, por meio da combinação de fatores como distúrbios de motilidade, hipersensitividade visceral, alteração da microbiota ou alteração do processamento do sistema nervoso central (SNC).[46] No caso da dispepsia funcional, o consenso a define como 1 a 3 dias de sintomas, como empachamento, saciedade precoce, dor epigástrica ou queimação, sem evidência de lesão estrutural evidenciada na endoscopia.[47]

» **Dispepsia orgânica:** secundária a doenças estruturais ou bioquímicas, como doença do refluxo gastroesofágico (DRGE) (20%), úlcera péptica (10%), esôfago de Barrett (2%), câncer gástrico ou esofágico (< 1%),[48,49] outras condições (distúrbios de fígado e vias biliares, doença pancreática).

Alguns dados da anamnese precisam ser coletados, como o início dos sintomas e, não necessariamente, no momento de piora, já que sintomas mais arrastados podem sugerir mais uma dispepsia funcional do que outra de causa orgânica. Devem ser questionados sobre todos os possíveis sintomas de TGI superior, como dor, queimação, empachamento, saciedade precoce, azia, náuseas ou vômitos, hematêmese, arrotos, regurgitação, disfagia, incluindo a altura do TGI em que isso se dá, e ruminação.[50]

O uso de AINEs merece especial destaque, por ser um dos principais desencadeadores de sintomas dispépticos, devendo ser considerado logo no início da abordagem da queixa dispéptica por ser um agente de fácil reversibilidade dos sintomas com sua retirada e pela possibilidade de mascarar a presença de outras causas dispépticas ou agravar quadros de úlcera péptica e refluxo.

Além desses sintomas, são necessários serem questionados sinais de alarme listados no Quadro 7.12. Vale destacar que os critérios usados como sinais de alarme e indicativos de uma endoscopia digestiva alta pelo National Institute for Health and Care Excellence (NICE) utilizam um limite de valor preditivo positivo para câncer gastroesofágico ≥ 3%. Além disso, estudos que performaram endoscopias em pacientes dispépticos demonstraram esofagite erosiva em 13%, úlcera péptica em 8% e menos de 0,5% de malignidade gastroesofágica, demonstrando uma RV positiva baixa entre dispepsia e lesões visualizadas no exame.[51]

Quadro 7.12. Sintomas ou sinais de alarme gastrointestinal superior que são critérios de encaminhamento para suspeita de câncer gastroesofágico

Critérios de encaminhamento definidos para endoscopia urgente para avaliação de câncer gastroesofágico
1. Pessoas de qualquer idade com disfagia. 2. Pessoas com idade ≥ 55 anos com perda de peso e qualquer um dos seguintes: a. Dispepsia. b. Dor abdominal superior. c. Refluxo.
Critérios de encaminhamento prováveis para endoscopia não urgente para avaliação de câncer gastroesofágico
1. Pessoas com hematêmese. 2. Pessoas com idade ≥ 55 anos com: a. Dispepsia resistente ao tratamento. b. Dispepsia com aumento da contagem de plaquetas ou náusea ou vômito. c. Dor abdominal superior com hemoglobina baixa, elevada contagem de plaquetas ou náusea ou vômito. d. Refluxo com aumento da contagem de plaquetas ou náuseas ou vômitos. e. Náusea ou vômito com qualquer um dos seguintes: peso de perda, refluxo, dispepsia ou dor abdominal superior.

Obs.: Uma massa abdominal superior considerada consistente com câncer de estômago é um provável critério de encaminhamento para uma consulta ambulatorial dentro de duas semanas. Fonte: NICE, 2015.[52]

Tratamento

As recomendações gerais de medidas não farmacológicas para o tratamento da dispepsia consistem no incentivo a mudanças no estilo de vida, incluindo alimentação saudável, redução de peso e cessação de tabagismo. Aconselhamento quanto à percepção de fatores desencadeantes também pode contribuir, na medida em que suas evitações aliviam os sintomas. Entre os fatores desencadeantes, podem ser citados: cigarro, álcool, café, chocolate, alimentos gordurosos e o próprio sobrepeso. Por fim, intervenções psicoterapêuticas, como a terapia cognitivo-comportamental também podem reduzir sintomas dispépticos a curto prazo.[53]

Quanto às medidas farmacológicas, consistem em terapia de alívio dos sintomas dispépticos e de controle para evitar complicações. Não são medidas curativas (a cura depende da correção dos fatores causais, como relatado anteriormente), e isso deve estar claro aos pacientes, pois frequentemente tornam-se dependentes de medicações para lidar com a dispepsia.

A supressão ácida pode ser realizada por inibidores de bomba de prótons (IBP) ou antagonistas histamínicos H2. Esse tratamento beneficia pacientes com dor epigástrica do tipo queimação ou dor decorrente de refluxo, porém é pouco eficiente em pessoas com sintomas de dismotilidade. É importante salientar que estudos observacionais têm encontrado relação entre o uso prolongado de IBP (superiores a 12 meses) com doença renal crônica, fraturas, infecção por *Clostridium difficile* e pneumonia adquirida na comunidade. Portanto, a proposta terapêutica consiste na prescrição de IBP por oito semanas em dose plena. Não há superioridade entre IBP ou inibidores de H2.[47]

Na presença de sintomas predominantes de dismotilidade (desconforto ou empachamento pós-prandial), pode-se optar por terapêutica inicial com pró-cinético, a exemplo da metoclopramida.[47]

Diante de um quadro de dispepsia, há a recomendação de se testar e tratar infecções por *Helicobacter pylori*, em virtude da compreensão de que os testes não invasivos são de fácil execução e de baixo risco. Contudo, não há disponibilidade dos mesmos no Sistema Único de Saúde (SUS) e são poucas as referências que orientam uma conduta em situações de refratariedade ao tratamento clínico.

Acerca da presença de sinais de alarme, indica-se a endoscopia digestiva alta, a qual deve ser complementada com o teste de urease. Diante da positividade, há o benefício do tratamento de erradicação do *H. pylori*, de acordo com o esquema a seguir (Quadro 7.13). No Brasil, em virtude da alta prevalência da infecção, há a recomendação de se tratar empiricamente.[54]

Quadro 7.13. Esquema farmacológico de erradicação do *H. pylori*[55]

Primeira escolha:
Claritromicina (500 mg) + amoxicilina (1 g) + omeprazol (20 mg), 12/12 horas por 10 a 14 dias.

Esquemas alternativos:
Claritromicina (500 mg) + metronidazol (500 mg) + omeprazol (20 mg), 12/12 horas por 10 a 14 dias (alérgicos a penicilina).
OU
Tetraciclina 500 mg, 6/6 horas + metronidazol 500 mg, 6/6 horas + bismutato tripotássio dicitrato 120 mg, 6/6 horas + omeprazol 20 mg/dia, 12/12 horas, por 10 a 14 dias (esquema quádruplo).

Persistindo os sintomas após tratamento empírico com IBP e erradicação de *H. pylori*, recomenda-se a realização de endoscopia.

Tratamento da doença do refluxo gastroesofágico

Para o tratamento específico da DRGE devem ser realizadas as mesmas medidas não farmacológicas para a síndrome dispéptica, com adição de recomendações sobre a elevação da cabeceira da cama (15 cm), evitar deitar-se antes de duas horas após as refeições e reduzir o peso corpóreo.[56]

O tratamento farmacológico consiste no uso de IBP por 4 a 8 semanas ou, como alternativa, podem ser usados antagonistas H2 e procinéticos. O uso de antiácidos pode ser feito como adjuvante para controle sintomático.

Por fim, acerca da indicação de endoscopia digestiva alta (EDA), no caso de refluxo gastroesofágico, não há necessariamente correlação entre os sintomas e os achados do exame, além de não dever ser solicitada para diagnóstico de esôfago de Barrett. Contudo, o NICE orienta solicitá-la em situações em que o paciente tenha refluxo associado a fatores de risco, como tempo prolongado dos sintomas, aumento da frequência dos sintomas, esofagite prévia, hérnia hiatal prévia, úlceras ou estenose esofágica, sexo masculino. O objetivo é a identificação de lesões que porventura possam agravar-se).[56]

Cirurgia

A fundoplicatura pode ser indicada no caso de pacientes que têm bom controle sintomático com o uso de IBP, mas que não desejam continuar usando medicação cronicamente.[56]

Manejo da queixa de cefaleia

A cefaleia é um dos sintomas mais comuns de procura por atendimento médico na APS, e a abordagem pelo médico de família resulta tanto em melhor recuperação, qualidade de vida e satisfação do paciente, como em redução de incapacidades, intervenções desnecessárias, encaminhamentos e gastos em saúde.[57] Para isso, é essencial o correto reconhecimento pelo médico de família do tipo de cefaleia para, assim, garantir seu adequado manejo. Para isso, caracterizar a dor, avaliar possíveis desencadeantes (como preocupação, tensão muscular, uso de medicações) e fazer adequado exame físico quando indicado são estratégias para classificar a cefaleia e excluir sinais de alarme.

As cefaleias primárias respondem pela grande maioria das cefaleias, sendo as mais comuns a cefaleia tensional e a enxaqueca.[58]

As principais características da cefaleia tensional são:

- **Localização:** bilateral e holocraniana, na maioria dos casos.
- **Duração:** as crises geralmente têm duração entre 30 minutos e sete dias.
- **Intensidade:** leve a moderada. Pode ocasionar alguma limitação para a realização das atividades de vida diária, porém dificilmente gera incapacidade funcional.
- **Tipo de dor:** referida como aperto, pressão, muitas vezes acometendo região occipital e músculos cervicais posteriores.
- **Fatores precipitantes:** preocupações, perturbações do sono, tensão muscular, sintomas ansiosos, desidratação, fome.
- **Sintomas associados:** ausentes.
- **História familiar:** ausente.

As principais características da enxaqueca (ou migrânea) são:

- **Localização:** unilateral, na maioria dos casos; porém pode ser referida como bilateral ou global em até 30% deles.
- **Duração:** as crises geralmente têm duração entre 4 e 72 horas.
- **Intensidade:** moderada a intensa, comumente acarretando incapacidade funcional em algum momento da crise.
- **Tipo de dor:** referida como latejante, pulsátil.
- **Fatores precipitantes:** preocupações, alterações no hábito de sono, alimentos (que contêm cafeína, glutamato monossódico, chocolates, queijos, cítricos), álcool, tabaco, alterações de clima e pressão atmosférica, ciclo menstrual (mais comumente no prémenstrual, com a queda da progesterona.
- **Sintomas associados:** náusea, vômito, fotofobia, fonofobia, osmofobia, aura (sintomas visuais, déficits transitórios de fala ou motores em face ou membros com duração de cerca de 5 a 60 minutos).
- **História familiar:** presença estimada em 60% a 70% dos casos.[59]

O principal atributo que permite distinguir entre esses dois tipos de cefaleia é a ocorrência de incapacidade funcional associada à dor de cabeça. A existência de incapacidade torna o diagnóstico de enxaqueca mais provável, pois é incomum a presença de incapacidade na cefaleia do tipo tensional. Por outro lado, é extremamente comum no quadro de enxaqueca, que é a terceira causa de anos vividos com incapacidade no mundo, segundo dados do *Global Burden of Disease* publicado em 2021.[36]

Alguns dados de anamnese e exame físico devem ser coletados, a fim de nos ajudar no diagnóstico e a excluir causas secundárias ou sinais de alarme. São eles:

- Cefaleia súbita e muito intensa que se inicia após esforço físico.
- Atenção para sinais e sintomas que indiquem hipertensão intracraniana, como vômitos em jato.
- Realização de medida de pulso e pressão arterial.
- Palpação da musculatura de cabeça e pescoço à procura de bandas de tensão e pontos-gatilho que sugiram características de cefaleia tensional por dor miofascial.
- Avaliação neurológica: estado mental, pares cranianos, testes sensitivos e motores de membros, pesquisa de sinais meníngeos.

Além disso, também podem ser úteis a realização de fundoscopia direta para os casos de suspeita de hipertensão intracraniana e otoscopia.

As cefaleias secundárias ocorrem como consequência de outras condições e necessitarão de manejo específico conforme a causa: jejum, desidratação, insolação, estado febril, abuso de analgésico, rinossinusites, trauma, disfunção da articulação temporomandibular, enfermidades relacionadas com os dentes, arterite temporal, neuralgia do nervo trigêmeo, glaucoma, hemorragias intracranianas, tumores e infecções do SNC. Muitas delas são muito comuns, como desidratação, jejum e abuso de analgésicos, e as perguntas devem ser feitas ativamente na anamnese.

A presença de sinais de alarme (Quadro 7.14) para causas mais graves de cefaleia secundária deve orientar a necessidade de encaminhamento para serviços de emergência para a realização de exames complementares, particularmente exames de imagem.[60]

Quadro 7.14. Sinais de alarme na avaliação da queixa de cefaleia[60]

- Primeira cefaleia em indivíduo com mais de 50 anos.
- Cefaleia de início súbito de forte intensidade.
- Alteração importante do padrão de dor (aumento de frequência ou intensidade).
- Condições (HIV, câncer) ou sintomas sistêmicos (febre, emagrecimento).
- Trauma cranioencefálico.
- Alteração neurológica.

Tratamento da cefaleia tensional

- **Medidas não farmacológicas:** terapias de controle da ansiedade e estresse (como relaxamento, massagem, ioga, meditação, psicoterapia, atividade física regular), espaço de escuta e acolhimento para elaboração de preocupações, ajudando o paciente a nomeá-las e entender que podem piorar/causar seus sintomas, agulhamento para desativação de pontos-gatilho, calor local, alongamento, fisioterapia e acupuntura caso haja indicação (exemplo: dor miofascial), além de higiene do sono, alimentação saudável e boa hidratação.

- **Medidas farmacológicas:** analgésicos comuns e anti-inflamatórios não hormonais são as primeiras medicações a serem utilizadas e responsáveis pela resolução do quadro álgico na maior parte dos casos. Para os casos de difícil controle ou com comprometimento musculoesquelético importante, podem ser associados relaxantes musculares e infiltração de anestésico em pontos-gatilho ou mesmo agulhamento seco.

Informação relevante disponível

"O uso de opioides no tratamento da cefaleia tensional deve ser evitado, pois se associa a maior risco de cefaleia crônica diária ou cefaleia por uso excessivo de medicação."[61]

- **Terapia profilática:** recomendada nos casos de cefaleia tensional que acarreta prejuízo funcional ou de cefaleia tensional crônica (com frequência ≥ 15 dias/mês).

A amitriptilina é a medicação de escolha para a terapia profilática[62] e deve ser iniciada em dose baixa (12,5 mg à noite) e ser aumentada gradualmente até atingir sucesso terapêutico, efeitos colaterais intoleráveis ou dose máxima. O sucesso deve ser avaliado após pelo menos dois meses de uso da medicação. Após obter a dose ideal de controle, recomenda-se manutenção por 4 a 6 meses, seguida de retirada gradual.

Em casos de intolerância à amitriptilina, outros tricíclicos podem ser utilizados alternativamente (nortriptilina, imipramina, clomipramina).

Sobre o uso de anticonvulsivantes (como topiramato e gabapentina), sugere-se algum benefício, porém a evidência científica é limitada.

Informação relevante disponível

"O uso de inibidores seletivos da recaptação de serotonina (fluoxetina, paroxetina, sertralina, citalopram) ou venlafaxina não foi mais efetivo que o placebo na redução da frequência da cefaleia tensional crônica."[63]

Tratamento da enxaqueca

- **Medidas não farmacológicas:** evitar agentes precipitantes alimentares, jejum prolongado, álcool, tabagismo, exposição a cheiros fortes, ruídos ou luz excessiva; manter padrão de sono adequado; realizar medidas de controle de sintomas ansioso em caso de estresse (como relaxamento, massagem, ioga, meditação, psicoterapia, atividade física regular e o que fizer sentido para a pessoa).
- **Medidas farmacológicas:** analgésicos comuns e anti-inflamatórios não hormonais também são as medicações de primeira linha no tratamento da enxaqueca. Para os casos de dor mais intensa ou de difícil controle, devem ser associados triptanos ou derivados do ergot, como sumatriptano.

O sucesso na resolução mais rápida da crise de enxaqueca relaciona-se com a precocidade do uso da medicação, devendo-se optar preferencialmente por medicação única em dose alta a várias medicações em doses baixas. Além disso, na existência de náuseas e vômitos, deve ser implementada terapia analgésica e antiemética por via não oral tão logo possível, com a finalidade de se obter melhora precoce e evitar desidratação. Entre os antieméticos, metoclopramida[64] e clorpromazina[65] são os preferidos (sob a forma de administração intravenosa), por mostrarem benefícios no controle emético e álgico da enxaqueca.

A utilização de opioides no tratamento da enxaqueca também deve ser evitada, devendo-se limitar seu uso apenas como último recurso no manejo da dor, pois se associam com maiores efeitos colaterais, maior número de retornos precoces ao serviço de saúde e maior risco de ocasionar uma enxaqueca crônica ou uma cefaleia por uso excessivo de medicação.[66]

Sobre o uso adjuvante de corticosteroides, a dexametasona intravenosa associa-se à redução da recorrência da crise de enxaqueca e, assim, sugere-se sua realização em dose única conjuntamente ao tratamento analgésico.[67] Com relação ao uso de corticosteroide oral, não há evidência suficiente que mostre seu benefício.[68]

Informação relevante disponível

"O uso de dexametasona intravenosa como terapia para a crise de enxaqueca mostrou não prover benefício adicional no alívio do quadro agudo de dor, porém esteve associado à redução da recorrência da enxaqueca em 24 a 72 horas".[69]

» **Terapia profilática:** recomendada nos casos de enxaqueca que acarreta incapacidade importante ou de enxaqueca crônica (com frequência ≥ 15 dias/mês). As classes de medicamentos que se mostraram efetivas no tratamento profilático da enxaqueca são betabloqueadores, antidepressivos (amitriptilina, venlafaxina), anticonvulsivantes (topiramato, valproato), bloqueadores do canal de cálcio (verapamil, flunarizina).[70]

Sugere-se que a escolha da medicação seja individualizada e leve em consideração: perfil dos efeitos colaterais da medicação conjuntamente a características, comorbidades (Quadro 7.15) e preferências do paciente.

Quadro 7.15. Terapia profilática para enxaqueca conforme comorbidades

Comorbidade	Medicação sugerida
Ausente	Propranolol, amitriptilina ou topiramato
Hipertensos	Betabloqueador ou bloqueador do canal de cálcio
Transtornos do humor	Amitriptilina ou venlafaxina
Insônia	Amitriptilina
Obesidade	Topiramato
Epilepsia	Topiramato ou valproato

Fonte: Desenvolvido pelos autores.

Importante

Em alguns casos, a cefaleia tensional e a enxaqueca podem coexistir, devendo ser implementadas terapias complementares dessas duas formas de cefaleia.

A realização de diários de dor favorece o manejo da crise aguda, o ajuste de dose das medicações, a identificação de fatores precipitantes, o manejo para a profilaxia de novas crises e auxilia na identificação de cefaleia associada ao uso excessivo de medicações.

A cefaleia associada ao uso excessivo de medicação é uma das complicações relacionadas com o manejo medicamentoso da dor de cabeça. É definida como cefaleia que ocorre com uma frequência ≥ 15 dias/mês decorrente do uso excessivo de medicação (≥ 10 dias de uso/mês, por pelo menos três meses). A enxaqueca é a cefaleia primária mais associada à ocorrência dessa condição.[71] Entre as medicações, os estudos têm mostrado que os fármacos com maior risco de desenvolvimento de cefaleia são os opioides e os barbitúricos. Os triptanos e as associações entre cafeína ou codeína com analgésicos comuns apresentam risco intermediário. Os AINEs são os que apresentam menor risco.[72,73] A suspensão da medicação é a medida necessária para resolução do problema, devendo-se alertar que os sintomas podem piorar nos primeiros 3 a 7 dias.

Por fim, é importante lembrar que as cefaleias primárias, particularmente a enxaqueca, são frequentemente abordadas de maneira inadequada, tanto pelo médico da APS, como, muitas vezes, pelo próprio especialista focal (neurologista em geral). Não é incomum o relato de pacientes com cefaleia crônica já terem realizado exames de imagem (mais de uma vez) e passado em consulta com neurologistas, médicos da APS, médicos de serviços de emergência e de terem recebido a devolutiva de que "não têm nada", pois a tomografia de crânio estava normal, sem ao menos uma conversa sobre o significado da enxaqueca, sua abordagem profilática e seu prognóstico.

Queixas de tontura e vertigem

Queixas de tontura são comuns na APS, mas são também um sintoma bastante inespecífico (desde a forma de relato trazida pelo paciente até as possibilidades etiológicas e de manejo). Um dos desafios é classificar o tipo de tontura que o paciente diz sentir em uma das categorias mais comuns: vertigem, pré-síncope, desequilíbrio ou tontura inespecífica. Assim, o médico de família deve tomar cuidado para não desvalorizar a queixa e procurar sempre entender o problema de maneira integral, unindo as informações da anamnese, exame clínico direcionado e contextos envolvidos.

As causas de tontura são múltiplas e, muitas vezes, pode ser difícil perceber exatamente o que a está causando.[74] Assim, é importante tentar caracterizar a queixa de tontura e entender o que exatamente o paciente percebe e descreve como tontura, para facilitar a procura por possíveis etiologias, excluir causas graves realizar o manejo adequado. A categorização do tipo de tontura é o primeiro passo:

» **Vertigem (cerca de 50% dos casos):** sensação rotatória (percepção de que o mundo ao seu redor gira ou de se sentir girando com relação às coisas) ou oscilatória (percepção de estar "pisando em falso"). Ocorrem por disfunções do sistema vestibular que podem ter origem periférica (40% dos casos) ou central (10% dos casos). As causas periféricas mais comuns são: vertigem posicional paroxística benigna (VPPB), neuronite vestibular, labirintite infecciosa, síndrome de Ménière, síndrome de Ramsay-Hunt, otosclerose, vertigem pós-trauma. Dentre as causas de vertigem de origem central, destacam-se: enxaqueca, acidente vascular cerebral (nistagmo vertical), tumores do ângulo pontocerebelar (perda auditiva unilateral), esclerose múltipla.[75]

» **Lipotimia ou pré-síncope (cerca de 9% dos casos):** pródromo de desmaio, sensação de escurecimento visual com taquicardia reflexa, possivelmente com perda rápida de consciência, porém sem perda de tônus postural. Está relacionada com a baixa oxigenação cerebral e, assim, tem como principais causas: insuficiência vertebrobasilar, hipotensão arterial (insolação, exposição a temperaturas altas ou locais fechados, período prolongado em pé ou sem comer), disfunção cardíaca (insuficiência cardíaca, arritmias cardíacas), reflexo vasovagal (ocorre em situações específicas de dor intensa ou situações de aflição, como aplicação de injeção, visualização de sangue, entre outros), anemia, distúrbios metabólicos.

» **Desequilíbrio (cerca de 3% dos casos):** sensação de instabilidade, de perda de posição/postura, especialmente ao deambular, e com melhora ao repouso. Relacionada com distúrbios visuais, cerebelares, problemas do labirinto, fraqueza muscular (por hipotrofia, falta de condicionamento físico, neuropatia degenerativa), problemas psicológicos, uso de álcool e outras drogas, distúrbios metabólicos (hipoglicemia, hiperglicemia, desidratação, distúrbios acidobásicos, doenças tireoidianas, uremia), cinetose (ocorre em meios de transporte como automóvel, trem, barco, avião).

» **Tontura inespecífica (cerca de 30% dos casos):** relatada como mal-estar inespecífico (sensação de vazio na cabeça, sensação de "zonzeira", de estar avoado) ou como um conjunto de sintomas de lipotimia, vertigem e desequilíbrio, sem ser possível caracterizar especificamente do que se trata. Pode estar associada a qualquer causa de tontura, mas é mais observada em pessoas submetidas a fatores ambientais (insolação, locais fechados, cinetose), com problemas psicológicos (insônia, fobias, sintomas depressivos, estresse, sintomas ansiosos, luto, situação de violência), como efeito adverso de medicações (anti-hipertensivos, anticonvulsivantes, psicotrópicos).

Como sintomas associados, podem estar presentes: náusea, vômito, fraqueza, mal-estar geral, sensação de queda, perda de consciência.

Avaliação clínica

Juntos, os dados de anamnese e o exame clínico direcionado favorecem a definição de uma causa para a queixa de tontura e, quando não é possível encontrá-la, permitem a exclusão de doenças mais graves sem a necessidade de exames complementares na maior parte das vezes, evitando-se a iatrogenia.

A anamnese deve compor fatores de risco de exposição ambiental, medicamentosa (avaliar com especial cuidado o uso de medicações pelo idoso, pois os fármacos correspondem a cerca de 20% a 25% dos casos de tontura nessa população),[76] história de problemas psíquicos, doenças metabólicas e cardiovasculares. No exame clínico, os parâmetros vitais de especial importância são: glicemia capilar, frequência cardíaca, aferição de pressão arterial deitado e em pé para avaliação de hipotensão postural. Além disso, o exame cardíaco é importante, especialmente nos casos de lipotimia.

Diante do sintoma de vertigem, o exame otoscópico e neurológico é essencial para diferenciação entre causas periféricas e centrais. O exame neurológico deve compreender avaliação de função cerebelar (diadococinesia, índex-índex, índex-nariz, marcha), pares cranianos, equilíbrio estático (Romberg) e dinâmico (cinco passos para frente e para trás, primeiro com olhos abertos e depois com olhos fechados), nistagmo (nistagmo vertical pode estar presente nas vertigens centrais), teste de impulso da cabeça, manobra de Dix-Hallpike.

Além disso, existem algumas características marcantes em determinadas condições que favorecem seu diagnóstico (Quadro 7.16):

» **VPPB:** vertigem episódica de curta duração (de 20 a 30 segundos até um minuto, mas que vem em ondas e dura dias a semanas), sintomas rotatórios intensos, associados à movimentação da cabeça (para o lado ou para cima e para baixo), sem alteração auditiva. É a causa mais comum de vertigem, e a avaliação positiva pela manobra de Dix-Hallpike é suficiente para o diagnóstico sem ser necessário qualquer exame complementar.

» **Neuronite vestibular:** segunda causa mais comum de vertigem, geralmente decorrente de infecções virais, sendo comum em adolescentes e adultos jovens. Cursa com sintoma de vertigem persistente sem alteração auditiva, que evolui com melhora em poucos dias.

» **Labirintites:** decorrentes de infecções (virais, bacterianas) do labirinto. Pode causar sintoma de vertigem persistente intensa com náusea, vômito e hipoacusia importante. São mais raras.

» **Síndrome de Ménière:** vertigem episódica com duração de horas; relata-se hipoacusia e, eventualmente, sensação de plenitude auricular e zumbido.

» **Síndrome de Ramsay-Hunt:** decorrente de reativação de herpes-zóster em trajeto de nervo facial, podendo cursar com paralisia facial periférica, vesículas em conduto auditivo externo e otalgia em associação com vertigem.

» **Otosclerose:** espessamento da membrana timpânica causada por idade ou infecções recorrentes.

» **Vertigens de origem central:** a enxaqueca é tipicamente reconhecida pela presença de cefaleia, fono/foto/osmofobia, náuseas/vômitos e, quando acompanhada de vertigem, também pode apresentar zumbido e plenitude auricular. Suspeita-se das demais causas de vertigem de origem central quando existem alterações ao exame neurológico. Nesses casos, deve-se proceder à análise imagenológica do encéfalo por tomografia ou ressonância magnética.

Quadro 7.16. Características clínicas das principais causas de vertigem periférica

Vertigem	Hipoacusia	Sem alteração auditiva
Episódica	Síndrome de Ménière	VPPB
Persistente	Labirintopatias	Neuronite vestibular

Fonte: Desenvolvido pelos autores.

Exames complementares

A correta avaliação clínica será suficiente para o manejo de queixas de tontura na maioria das vezes. Exames complementares devem ser solicitados em situações particulares, quando existam sinais de alarme ou suspeita clínica específica que necessite de teste adicional (como a realização de eletrocardiograma diante da suspeita de origem cardíaca ou um exame de imagem cerebral na suspeita de tontura de causa central).

Especial atenção deve ser dada aos casos de vertigem em que há um uso indiscriminado de tomografias de encéfalo sem indicação. A correta anamnese e exame clínico são suficientes para o manejo da vertigem e indicarão os casos excepcionais em que será válida a realização de estudo de imagem do encéfalo. Além disso, a probabilidade de a vertigem estar associada a algum processo expansivo de sistema nervoso central é muito baixa (da ordem de 0,0001). Estima-se que seja necessário submeter 9.307 pessoas a uma tomografia de crânio para encontrar um processo expansivo cerebral,[69] o que geraria um alto índice de iatrogenia evitável e exames desnecessários.

Os exames laboratoriais (como hemograma, eletrólitos, glicose, TSH) também são pouco úteis. Estima-se que auxiliem na detecção etiológica de menos de 1% das pessoas com queixa de tontura. Assim, recomenda-se a sua aplicação apenas em situações de real suspeita de comorbidade sistêmica, como na síndrome de Ménière.

Tratamento

O tratamento deve ser voltado à causa da tontura; porém, como vimos anteriormente, muitas vezes é difícil determinar uma causa específica. Felizmente, a maioria das causas tem evolução benigna com resolução espontânea na primeira semana e a avaliação clínica permite afastar condições mais graves. Dessa maneira, uma das partes essenciais do projeto terapêutico é tranquilizar e procurar compreender os medos e questionamentos do paciente, pois, em geral, a tontura é causa de bastante preocupação nas pessoas. Algumas orientações gerais também podem ser utilizadas: realizar hidratação e alimentação adequadas, evitando jejum prolongado, movimentar a cabeça e o pescoço lentamente ao levantar-se da cama; controlar a tensão e ansiedade; melhorar o sono; evitar fatores desencadeantes, como ficar tempo prolongado; em pé, debaixo do sol ou em lugares fechados; evitar dirigir para prevenir acidentes; reduzir o consumo de álcool, usar meia elástica. Para reduzir o risco de quedas (especialmente em idosos), é importante procurar um local para repouso quando tiver crise de tontura, tornar a casa mais segura, usar sapatos antiderrapantes e resistentes, certificar-se de que os caminhos são claros e bem iluminados.[75,76,77]

A farmacoterapia envolve o uso de sedativos do labirinto (bloqueadores de canais de cálcio, antieméticos, agentes vasoativos)[75,76,77] como recurso de alívio dos sintomas (Tabela 7.5). No entanto, as medicações devem ser usadas com cautela.

Tabela 7.5. Principais agentes de controle sintomático da tontura

Antieméticos	Dimenidrato 25 a 50 mg de 8/8 horas Ondansentrona 4 a 8 mg de 8/8 horas
Agentes vasoativos	Betaistina 16 mg de 8/8 horas Ginkgo biloba (Egb 761) 40 a 80 mg de 12/12 horas Pentoxifilina 400 mg de 8/8 horas
Bloqueadores dos canais de Ca^{2+} (evitar uso crônico ou altas doses: pode causar sintomas parkinsonianos)	Cinarizina 12,5 a 25 mg de 8/8 horas Flunarizina 5 a 10 mg à noite

Fonte: Desenvolvida pelos autores.

Tratamentos específicos envolvem:

» **Hipotensão:** hidratação, decúbito horizontal, uso de meia elástica, tratamento da causa base, alimentação adequada.
» **Hipoglicemia:** ingesta de alimento, glicose a 50% em bólus, reavaliação de dose de insulina quando for o caso.
» **Hiperglicemia:** hidratação, insulina.
» **Transtornos psiquiátricos:** prescrição de antidepressivos e ansiolíticos quando houver indicação, realização de psicoterapia. É importante lembrar que há outros motivos de angústia que não são necessariamente transtornos psiquiátricos, mas que cursam com sofrimento importante, como luto, uma tristeza misteriosa, sensação de esgotamento, entre outros. O médico de família e comunidade deve acolher, ouvir e manejar esse tipo de angústia, sem necessariamente medicar, mas ajudando a pessoa a nomear questões socioambientais que podem estar relacionadas com o sintoma.
» **Cinetose:** uso de sintomático (dimenidrato) 30 minutos antes de utilizar o meio de transporte que ocasiona os sintomas.
» **Vertigens periféricas:** reabilitação vestibular, uso de sintomáticos (sedativos do labirinto).
  - **VPPB:** realização de manobra de Epley em consultório e em casa
  - **Neuronite vestibular:** apenas uso de sintomáticos e orientar benignidade do quadro, correlação com quadro viral e que evolução dura poucos dias.
  - **Labirintite:** uso de sedativos do labirinto, encaminhar para o otorrinolaringologista se persistir por mais de seis semanas, orientar o paciente a evitar consumo de chá, café, álcool e fumo.
  - **Síndrome de Ménière:** orientar dieta hipossódica e controle de estresse, encaminhar para seguimento conjunto com otorrinolaringologista; além da prescrição de medicamentos para controle sintomático, o uso de tiazídicos também pode ser benéfico.
  - **Síndrome de Ramsay-Hunt:** prednisona 20 mg/dia + aciclovir 800 mg, 4/4 horas por 7 a 10 dias.

Cuidado em saúde relacionado com as questões de gênero e sexualidade

Gênero é uma estrutura social que atua promovendo desigualdades e, articulado a outras estruturas, como classe e raça, promove maior vulnerabilização a mulheres e pessoas LGBTQIA+ (lésbicas, gays, bissexuais, transexuais, intersexo e assexuais), em especial as mais pobres, negras e indígenas.[77,78] Para compreender os aspectos da diversidade sexual e de gênero é importante conhecer os construtos relacionados, como identidade de gênero, expressão de gênero, orientação sexual e sexo/corpo.[79,80]

A identidade de gênero é a maneira como a pessoa se autodetermina. Leva em conta sua vivência na sociedade e sensações. Não é determinada pelos genitais, gônadas ou cromossomos. Pessoas trans são aquelas que se identificam com um gênero diferente daquele atribuído a elas no nascimento, enquanto as demais são cisgênero. Transexualidade é um termo "guarda-chuva" que inclui diversas identidades: travestis, mulheres trans, homens trans, pessoas não binárias etc. A diferença entre mulheres trans e travestis tem relação com a construção histórica dessas identidades na sociedade e a história individual da pessoa que se identifica como tal, sendo um erro considerar que seria a diferença entre desejar ou não cirurgias. Ambas referem-se a identidades femininas; portanto, deve-se utilizar a palavra travesti no feminino: "as travestis."[79,80]

A expressão de gênero é a maneira como a pessoa se apresenta e é reconhecida socialmente enquanto homem ou mulher, não se relaciona obrigatoriamente com a identidade de gênero. O que é considerado pertencente a cada gênero, como roupas, cabelos, acessórios, entre outros, varia ao longo da história, entre culturas e costumes regionais.[79]

Importante não confundir gênero com orientação sexual, que é o direcionamento do desejo afetivo-sexual. Homossexuais, gays e lésbicas interessam-se por pessoas do mesmo gênero que o seu, heterossexuais por outro gênero, bissexuais e pansexuais por mais de um gênero, enquanto assexuais são pessoas com pouca ou nenhuma atração sexual. Embora existam essas definições, os desejos sexuais e vínculos afetivos não são tão facilmente classificáveis e são múltiplos. Pode-se dizer que essas são mais identidades de orientação sexual, que se correlacionam com a história de cada termo e com a história individual de cada pessoa, do que categorias estanques que definem um comportamento ou preferência.[79]

Sexo refere-se aos aspectos biológicos e corporais. Ao que é categorizado como masculino ou feminino nas estruturas corporais e biológicas, como cromossomos, hormônios, gônadas, genitais e caracteres sexuais secundários. Entretanto, uma reflexão a ser considerada é que a própria "divisão sexual" do corpo, considerando a estrutura pênis "masculina" e a estrutura vagina "feminina" são construções sociais do gênero sobre o corpo humano, assim como raça ocorreu para algumas características fenotípicas.[79,80]

A LGBTfobia é a violência direcionada a pessoas LGBTQIA+. Expressa-se de inúmeras maneiras, não apenas por xingamentos e violência física, mas também por negligência, invisibilidade, patologização de aspectos da diversidade humana e menor acesso aos serviços de saúde para as pessoas LGBTQIA+. A fim de combater a LGBTfobia, todo profissional de saúde deve saber perguntar sobre identidade de gênero e orientação sexual na consulta, a fim de promover o cuidado inclusivo e de qualidade. Supor que a pessoa é cis ou heterossexual sem ter perguntado é um dos principais erros no atendimento. Os termos "homossexualismo" e "transexualismo" são ultrapassados e não devem ser utilizados, pois carregam a ideia patologizante pelo sufixo "ismo".[79,80]

O Brasil é o país onde mais ocorrem assassinatos de travestis e transexuais em todo o mundo, ainda que exista subnotificação dos casos. O preenchimento da ficha de notificação de violência do Sistema de Informação de Agravos de Notificação (SINAN) passou a conter campos obrigatórios sobre orientação sexual e identidade de gênero das pessoas acima de 10 anos desde 2014. A motivação LGBTfóbica deve ser especificada em todos os casos de violência. Produzir informações acuradas e trazer visibilidade a esse problema é uma das formas de combater a LGBTfobia.[80]

A Política Nacional de Saúde Integral à População LGBT (Portaria do MS nº 2.836/2011) considera a orientação sexual e a identidade de gênero como determinantes sociais.[81] A operacionalização dessa política considera que as pessoas trans devem ter o nome social respeitado e acesso aos procedimentos para modificações corporais no SUS, tanto da hormonização, realizada de maneira ambulatorial, como de cirurgias (genitais, mamárias, histerectomia etc.), em centros hospitalares especializados. A hormonização pode ser realizada na APS ou centros ambulatoriais especializados, com equipe multiprofissional preparada, sendo autorizada pelo Conselho Federal de Medicina a partir dos 16 anos no Brasil.[82]

> **O que há de novo?**
>
> - **Hormonização de pessoas trans na APS**
>
> **A hormonização para pessoas trans pode ser realizada na APS por equipes preparadas. Para desenvolvimento de caracteres femininos, utiliza-se estrógeno associado ou não a antiandrógenos e, para os caracteres masculinos, a testosterona intramuscular.[80]**

Cuidados de crianças e adolescentes com diversidade de gênero

Algumas crianças e adolescentes podem manifestar desejos e comportamentos diferentes do gênero designado ao nascimento, o que pode levar a sofrimento em decorrência da LGBTfobia. Como a identidade de gênero é autoatribuída e nem todas irão identificar-se como trans quando adultas, prefere-se o termo diversidade de gênero durante a infância e adolescência. O cuidado voltado a crianças com diversidade de gênero inclui proteção contra violência, grupos de convivência, abordagem familiar, orientação para a escola e cuidados em saúde mental. Não se realizam cirurgias ou prescrição de hormônios para crianças. No caso de adolescentes, em centros de pesquisa, pode-se realizar o bloqueio puberal no início da puberdade. Esse procedimento é reversível e visa impedir o desenvolvimento de caracteres sexuais secundários que trazem muito sofrimento para alguns adolescentes. Não se realizam cirurgias em adolescentes.[79]

Queixas com a satisfação sexual

A satisfação sexual depende de aspectos psíquicos, orgânicos e relacionais e das expectativas que a pessoa tem para si e sua sexualidade. Problemas com a satisfação sexual podem ocorrer em decorrência da falta, excesso, desconforto ou dor em alguma das fases do ciclo de resposta sexual humana:[83]

Fases do ciclo de resposta sexual humana:[84,85]

1. **Desejo:** inclui a imaginação e as fantasias sexuais.
2. **Excitação:** vasoconstrição pélvica, ereção peniana, lubrificação e expansão vaginal.
3. **Orgasmo:** ápice da excitação com satisfação sexual, ejaculação peniana, contração vaginal ou perineal.
4. **Repouso:** período de assimilação da experiência, que alimentará o desejo em uma futura resposta sexual. Também corresponde ao período refratário para nova ereção.

Na anamnese é importante investigar a frequência do problema, contextos e condições associadas, inclusive a ocorrência durante a masturbação. Realizam-se perguntas sobre a condição de saúde (sono, cansaço, sedentarismo, etilismo, tabagismo, doenças vasculares, endocrinológicas, neurológicas, hipertensão arterial, transtornos mentais, infecções genitais, dermatites e atrofia nas genitálias), uso de medicações (antidepressivos, anticonvulsivantes, medicações para hipertensão etc.), relação com a parceria (qualidade do relacionamento, práticas sexuais, diálogo, expectativas, violência), contexto de vida (condições de trabalho, mudanças no ciclo de vida) e aspectos da educação sexual (religião, conhecimento sobre o próprio corpo, estigmas etc.). Pode-se considerar o convite para uma consulta com a parceria de acordo com o caso.[86]

O cuidado voltado a problemas com a satisfação sexual envolve uma abordagem centrada na pessoa, com educação em sexualidade, orientação sobre o próprio corpo, resolução de problemas, manejo de conflitos e abordagem da violência. De acordo com o caso, pode-se requerer cuidados específicos em saúde mental, terapia sexual, manejo de problemas orgânicos e mudança de medicações de uso contínuo. Lubrificantes e estrógenos vaginais são possibilidades terapêuticas quando os problemas relacionam-se com atrofia vaginal e inibidores da fosfodiesterase para dificuldade constante de ereção. Porém, deve-se tomar cuidado com a possibilidade de medicalizar situações não exclusivamente físicas. O encaminhamento para especialistas focais pode ser realizado quando o problema tiver longa duração com falha no manejo pela APS, ou quando for resultado de uma doença orgânica grave.[83]

Referências bibliográficas

1. World Organization of Family Doctors (WONCA). Substance use disorder in primary mental health. In: Ivbijaro G, editor. Companion to primary care mental health. Boca Raton: CRC Press; 2012.
2. Moyer VA; Preventive Services Task Force. Screening and behavioral counseling interventions in primary care to reduce alcohol misuse: U.S. preventive services task force recommendation statement. Ann Intern Med. 2013;159(3):210-8.
3. Roerecke M, Rehm J. Cause-specific mortality risk in alcohol use disorder treatment patients: a systematic review and meta-analysis. Int J Epidemiol. 2014;43(3):906-19.
4. Nutt D, King LA, Saulsbury W, Blakemore C. Development of a rational scale to assess the harm of drugs of potential misuse. Lancet. 2007;369(9566):1047-53.
5. Mayfield D, McLeod G, Hall P. The CAGE questionnaire: validation of a new alcoholism instrument. Am J Psychiatry. 1974;131(10):1121-3.
6. Sokol RJ. Finding the risk drinker in your clinical practice. In: Robinson G, Armstrong R (eds.). Alcohol and child/family health: proceedings of a conference with particular reference to the prevention of alcohol-related birth defects. December; 1988.
7. Organização Mundial da Saúde. ASSIST. OMS, 1997.
8. Babor TF, Higgins-Biddle JC, Saunders JB, Monteiro MG. AUDIT: cuestionario de identificación de los transtornos debidos al consumo de alcohol – Pautas para su utilización en Atención Primaria. Organización Mundial de la Salud, 2001.
9. World Organization of Family Doctors (WONCA) CIC. Classificação Internacional da Atenção Primária 2. WONCA, 2009.
10. American Psychiatric Association. Manual diagnóstico e estatístico dos transtornos mentais DSM-V. APA, 2014.
11. Brasil. Saúde Mental – Cadernos da atenção básica. Saúde mental/Ministério da Saúde. Secretaria de atenção à saúde. Departamento de ações estratégicas; 2013.
12. Enoch MA, Goldman D. Problem drinking and alcoholism: diagnosis and treatment. Am Fam Physician. 2002;65(3):441-8.
13. National Institute for Health and Clinical Excellence: Guidance. Alcohol-use disorders: diagnosis, assessment and management of harmful assessment and management of harmful drinking and alcohol dependence drinking and alcohol dependence. British Psychological Society; 2011.
14. Saitz R, Palfai TP, Cheng DM, et al. Screening and brief intervention for drug use in primary care: the ASPIRE randomized clinical trial. JAMA. 2014;312(5):502-13.
15. Fuster D, Cheng DM, Wang N, et al. Brief Intervention for daily marijuana users identified by screening in primary care: a subgroup analysis of the ASPIRE randomized clinical trial. Subst Abus. 2016;37(2):336-42.
16. Liangpunsakul S, Qi R, Crabb DW, Witzmann F. Relationship between alcohol drinking and aspartate aminotransferase:alanine aminotransferase (AST:ALT) ratio, mean corpuscular volume

(MCV), gamma-glutamyl transpeptidase (GGT), and apolipoprotein A1 and B in the U.S. population. J Stud Alcohol Drugs. 2010;71(2):249-52.
17. Associação Médica Brasileira. Abuso e dependência do álcool. Projeto Diretrizes; 2012.
18. Mason BJ, Goodell V, Shadan F. Gabapentin treatment for alcohol dependence – reply. JAMA Intern Med. 2014;174(7):1201-2.
19. Minozzi S, Cinquini M, Amato L, et al. Anticonvulsants for cocaine dependence. Cochrane Database Syst Rev. 2015;2015(4):CD006754.
20. Ferri M, Amato L, Davoli M. Alcoholics Anonymous and other 12-step programmes for alcohol dependence. Cochrane Database Syst Rev. 2006;(3):CD005032.
21. Shpilenya LS, Muzychenko AP, Gasbarrini G, Addolorato G. Metadoxine in acute alcohol intoxication: a double-blind, randomized, placebo-controlled study. Alcohol Clin Exp Res. 2002;26(3):340-6.
22. Díaz Martínez MC, Díaz Martínez A, Villamil Salcedo V, Cruz Fuentes C. Efficacy of metadoxine in the management of acute alcohol intoxication. J Int Med Res. 2002;30(1):44-51.
23. Pavlov CS, Casazza G, Semenistaia M, et al. Ultrasonography for diagnosis of alcoholic cirrhosis in people with alcoholic liver disease. Cochrane Database Syst Rev. 2016;3(3):CD011602.
24. Meisenheimer ES, Epstein C, Thiel D. Acute Diarrhea in Adults. Am Fam Physician. 2022; 106(1):72-80.
25. Wenzl HH, Fine KD, Schiller LR, Fordtran JS. Determinants of decreased fecal consistency in patients with diarrhea. Gastroenterology. 1995;108(6):1729-38.
26. Simon C, Everitt H, Dorp F, Burkes M. Oxford handbook of general practice. 4. ed. Oxford: Oxford University Press; 2014.
27. Gunnarsson J, Simrén M. Efficient diagnosis of suspected functional bowel disorders. Nat Clin Pract Gastroenterol Hepatol. 2008;5(9):498-507.
28. Thomas PD, Forbes A, Green J, et al. Guidelines for the investigation of chronic diarrhoea. Gut. 2003;52 Suppl 5(Suppl 5):v1-15.
29. Schiller LR, Pardi DS, Sellin JH. Chronic diarrhea: diagnosis and management. Clin Gastroenterol Hepatol. 2017;15(2):182-193.e3.
30. Alencar, ML, Ortiz-Agostinho CL, Nishitokukado I, et al. Prevalence of celiac disease among blood donors in São Paulo – the most populated city in Brazil. Clinics (Sao Paulo). 2012; 67(9):1013-8.
31. Lacy BE, Pimentel M, Brenner DM, et al. ACG Clinical Guideline: Management of Irritable Bowel Syndrome. Am J Gastroenterol. 2021;116(1):17-44.
32. van Lanen AS, de Bree A, Greyling A. Efficacy of a low-FODMAP diet in adult irritable bowel syndrome: a systematic review and meta-analysis. Eur J Nutr. 2021;60(6):3505-22.
33. Black CJ, Staudacher HM, Ford AC. Efficacy of a low FODMAP diet in irritable bowel syndrome: systematic review and network meta-analysis. Gut. 2022;71(6):1117-26.
34. Nunan D, Cai T, Gardener AD, et al. Physical activity for treatment of irritable bowel syndrome. Cochrane Database Syst Rev. 2022;6(6):CD011497.
35. Ford AC, Lacy BE, Harris LA, et al. Effect of antidepressants and psychological therapies in irritable bowel syndrome: An Updated Systematic Review and Meta-Analysis. Am J Gastroenterol, 2019.
36. GBD 2021 Diseases and injuries collaborators. Global incidence, prevalence, years lived with disability (YLDs), disability-adjusted life-years (DALYs), and healthy life expectancy (HALE) for 371 diseases and injuries in 204 countries and territories and 811 subnational locations, 1990–2021: a systematic analysis for the Global Burden of Disease Study 2021. The Lancet, 17;2024.
37. Gusso G, Lopes JMC, org. Tratado de medicina de família e comunidade. Porto Alegre: Artmed; 2018.
38. Jarvik JG, Gold LS, Comstock BA, et al. Association of early imaging for back pain with clinical outcomes in older adults. JAMA. 2015;313(11):1143-53.
39. Chou R, Qaseem A, Owens DK, Shekelle P. Diagnostic imaging for low back pain: advice for high-value health care from the American College of Physicians. Ann Intern Med. 2011; 154(3):181-9

40. Downie A, Williams CM, Henschke N, et al. Red flags to screen for malignancy and fracture in patients with low back pain: systematic review. BMJ. 2013;347:f7095.
41. Kendall NAS, Linton SJ, Main CJ. Guide to assessing psychosocial yellow flags in acute low back pain: Risk factors for long-term disability and work loss. ACC; 1997.
42. Machado GC, Maher CG, Ferreira PH, et al. Efficacy and safety of paracetamol for spinal pain and osteoarthritis: systematic review and meta-analysis of randomised placebo controlled trials. BMJ. 2015;350:h1225.
43. Cherkin DC, Sherman KJ, Kahn J, et al. A comparison of the effects of 2 types of massage and usual care on chronic low back pain – a randomized controlled trial. Ann Intern Med. 2011; 155(1):1-9.
44. Aziz I, Palsson OS, Törnblom H, et al. Epidemiology, clinical characteris- tics, and associations for symptom-based Rome IV functional dyspepsia in adults in the USA, Canada, and the UK: a cross-sectional popula- tion-based study. Lancet Gastroenterol Hepatol. 2018;3(4):252-62.
45. Drossman DA. Functional Gastrointestinal Disorders: History, Pathophysiology, Clinical Features and Rome IV. Gastroenterology. 2016:S0016-5085(16)00223-7.
46. Mounsey A, Barzin A, Rietz A. Functional dyspepsia: evaluation and management. Am Fam Physician. 2020;101(2):84-8.
47. Talley NJ, Vakil N. Guidelines on the management of dyspepsia. Am J Gastroenterol. 2005;100(10):2324-37.
48. Grainger SL, Klass HJ, Rake MO. Prevalence of dyspepsia: the epidemiology of overlapping symptoms. Postgrad Med J. 1994;70(821):154-61.
49. Black CJ, Paine PA, Agrawal A, et al. British Society of Gastroenterology guidelines on the management of functional dyspepsia. Gut. 2022;71(9):1697-723.
50. Ford AC, Marwaha A, Lim A, Moayyedi P. What is the prevalence of clinically significant endoscopic findings in subjects with dyspepsia? Systematic review and meta-analysis. Clin Gastroenterol Hepatol. 2010;8(10):830-7, 837.e1-2.
51. National Institute for Health and Care Excellence. Suspected cancer: recognition and referral NICE guideline [NG12]; 2015.
52. National Institute for Health and Care Excellence 2014. Gastro-oesophageal reflux disease and dyspepsia in adults: investigation and management. NICE guidelines [CG184]; 2014.
53. Harzheim E, Stein AT, Castro Filho ED. Dispepsia não-investigada: Diagnóstico e tratamento na atenção primária em saúde. Projeto Diretrizes. Rio de Janeiro: Sociedade Brasileira de Medicina de Família e Comunidade; 2009.
54. Chey W, Leontiadis G, Howden C, et al. ACG Clinical Guideline: Treatment of Helicobacter pylori Infection. Am J Gastroenterol. 2017;112(2):212-39.
55. National Institute for Health and Care Excellence 2014. Gastro-oesophageal reflux disease and dyspepsia in adults: investigation and management. NICE guidelines [CG184]; 2014.
56. McCrone P, Seed PT, Dowson AJ, et al. Service use and costs for people with headache: a UK primary care study. J Headache Pain. 2011;12(6):617-23.
57. Rasmussen BK, Jensen R, Schroll M, Olesen J. Epidemiology of headache in a general population – a prevalence study. J Clin Epidemiol. 1991;44(11):1147-57.
58. Honkasalo ML, Kaprio J, Winter T, et al. Migraine and concomitant symptoms among 8167 adult twin pairs. Headache. 1995;35(2):70-8.
59. Dodick D. Headache as a symptom of ominous disease. What are the warning signals? Postgrad Med. 1997;101(5):46-50, 55-6, 62-4.
60. Scher AI, Lipton RB, Stewart WF, Bigal M. Patterns of medication use by chronic and episodic headache sufferers in the general population: results from the frequent headache epidemiology study. Cephalalgia. 2010;30(3):321-8.
61. Lenaerts ME. Pharmacoprophylaxis of tension-type headache. Curr Pain Headache Rep. 2005;9(6):442-7.
62. Banzi R, Cusi C, Randazzo C, et al. Selective serotonin reuptake inhibitors (SSRIs) and serotonin-norepinephrine reuptake inhibitors (SNRIs) for the prevention of tension-type headache in adults. Cochrane Database Syst Rev. 2015;2015(5):CD011681.

63. Colman I, Brown MD, Innes GD, et al. Parenteral metoclopramide for acute migraine: meta-analysis of randomised controlled trials. BMJ. 2004;329(7479):1369-73.
64. Bigal ME, Bordini CA, Speciali JG. Intravenous chlorpromazine in the emergency department treatment of migraines: a randomized controlled trial. J Emerg Med. 2002;23(2):141-8.
65. Langer-Gould AM, Anderson WE, Armstrong MJ, et al. The American Academy of Neurology's top five choosing wisely recommendations. Neurology. 2013;81(11):1004-11.
66. Singh A, Alter HJ, Zaia B. Does the addition of dexamethasone to standard therapy for acute migraine headache decrease the incidence of recurrent headache for patients treated in the emergency department? A meta-analysis and systematic review of the literature. Acad Emerg Med. 2008;15(12):1223-33.
67. Kelly AM, Kerr D, Clooney M. Impact of oral dexamethasone versus placebo after ED treatment of migraine with phenothiazines on the rate of recurrent headache: a randomised controlled trial. Emerg Med J. 2008;25(1):26-9.
68. Colman I, Friedman BW, Brown MD, et al. Parenteral dexamethasone for acute severe migraine headache: meta-analysis of randomised controlled trials for preventing recurrence. BMJ. 2008; 336(7657):1359-61.
69. Pringsheim T, Davenport WJ, Becker WJ. Prophylaxis of migraine headache. CMAJ. 2010; 182(7):E269-76.
70. Diener HC, Dahlof CG. Headache associated with chronic use of substances. In: Olesen J, Tfelt-Hansen P, Welch KM, eds. The headaches. 2. ed. Philadelphia: Lippincott Williams & Wilkins; 1999.
71. Bigal ME, Serrano D, Buse D, et al. Acute migraine medications and evolution from episodic to chronic migraine: a longitudinal population-based study. Headache. 2008;48(8):1157-68.
72. Bigal ME, Lipton RB. Excessive acute migraine medication use and migraine progression. Neurology. 2008;71(22):1821-8.
73. Kroenke K, Lucas CA, Rosenberg ML, et al. Causes of persistent dizziness. A prospective study of 100 patients in ambulatory care. Ann Intern Med. 1992;117(11):898-904.
74. Stern, Scott DC. Symptom to diagnosis an evidence-based Guide. New York: McGraw Hill/ Medical; 2015
75. Fife TD, Iverson DJ, Lempert T, et al. Practice Parameter: Therapies for benign paroxysmal positional vertigo (an evidence-based review). Neurology. 2008;70(22):2067-74.
76. Maarsingh OR, Dros J, Schellevis FG, et al. Causes of persistent dizziness in elderly patients in primary care. Ann Fam Med. 2010;8(3):196-205.
77. Jagose A. Queer theory. An introduction. New York: New York University Press; 1996.
78. Ciasca, SV; Hercowitz, Andrea; Lopes Junior, A. Saúde LGBTQIA+: Práticas de cuidado transdisciplinar. São Paulo: Manole; 2021.
79. Secretaria Municipal da Saúde de São Paulo. Coordenação da Atenção Primária à Saúde. "Protocolo para o atendimento de pessoas transexuais e travestis no município de São Paulo", Secretaria Municipal da Saúde|SMS|PMSP, 2020.
80. Brasil. Ministério da Saúde. Política Nacional de Saúde Integral de Lésbicas, Gays, Bissexuais, Travestis e Transexuais. Brasília: Ministério da Saúde; 2010.
81. Conselho Federal de Medicina. Resolução CFM nº 2.265/2019 – Dispõe sobre o cuidado específico à pessoa com incongruência de gênero ou transgênero e revoga a Resolução CFM nº 1.955/2010, 2019.
82. Lopes Junior A, Amorim APA, Ferron MM. Queixas relacionadas à sexualidade e transformações corporais na transexualidade. In: Gusso G, Lopes, JMC; Dias, Leda C (orgs.). Tratamento de medicina de família e comunidade. Princípios, formação e prática. 2 ed. Porto Alegre. Artmed, 2018.
83. Masters WH, Johnson VE. Human sexual response. Boston: Lippincott Williams & Wilkins; 1966.
84. Kaplan HS. A nova terapia do sexo. 6. ed. São Paulo: Nova Fronteira; 1974.
85. Lopes Junior A, Vieira RC, Perini FB. Comunicação sobre sexualidade. Em: Dohms, Marcela, Gusso, G. Comunicação Clínica. Aperfeiçoando os encontros em saúde. Porto Alegre, Artmed, 2021.

Capítulo 8

Maria de Lourdes

Caio César Bezerra da Silva
Camila de Sá
Lygia Maria de França Pereira
Marcus Vinicius Camargo Garcia de Pontes
Renata Maximiano Meiga
Luna Moreira Ursini
Thiago Morais da Silva

"Não se curem além da conta.
Gente curada demais é gente chata.
Todo mundo tem um pouco de loucura."
Nise da Silveira

Narrativa

Maria de Lourdes de Jesus, 65 anos, branca, casada, mora com o marido, Sr. João, o filho mais novo, Volnei, e três netos (um moço de 17 anos, filho de seu filho mais velho, que está preso) e os dois mais novos (16 e 14 anos) são filhos do primeiro casamento de sua filha do meio, Marineide. Dona Lourdes cuida da casa e a família vive da aposentadoria do esposo e do salário de auxiliar de pedreiro de Volnei. Marineide não ajuda com os filhos e quase nunca aparece na casa, quando o faz, "vem para comer e pedir dinheiro". Não gosta muito de ir ao posto de saúde porque não tem "muito tempo sobrando". Seu prontuário mostra alguns contatos prévios no acolhimento da Unidade Básica de Saúde (UBS) por queixas como "dor em volta do umbigo que sobe para o ombro direito", "agonia nas mãos e nos pés" e "friagem na boca do estômago".

Ultimamente, Dona Lourdes está mais calada e não tem conseguido dar conta das tarefas domésticas. Sente uma zoeira nos ouvidos e acha que não está escutando bem.

Registro por SOAP

Primeira consulta

» ID: M.L.J., 65 anos
» MC: Zoeira no ouvido

S

- Zoeira no ouvido, há três semanas. Relata que marido queixa-se de que paciente não está dando mais atenção a ele, que ele fala e ela não responde, fica desatenta; acha que está surda e quer encaminhamento para o otorrino. Está triste pois seu marido tem brigado muito com ela. Tem medo de ter acidente vascular cerebral (AVC), como a mãe, falecida por AVC aos 67 anos.

O

- Otoscopia: rolha de cera em conduto auditivo esquerdo.
- Apresenta latência de resposta, lentificação psicomotora, olhar entristecido, pouco contato visual. Aparência desleixada.

A

- Cerúmen.
- Sintomas depressivos.

P

- Prescrevo solução otológica composta por hidroxiquinolina e trolamina para ação emoliente de cerúmen, orientando o uso de cinco gotas em ouvido afetado três vezes ao dia e que a aplicação ocorra com a paciente deitada de lado com o ouvido afetado para cima e mantendo a posição durante cinco minutos para ação correta da medicação.
- Oriento uso correto de bastonetes de algodão.
- Abordar no retorno sintomas depressivos.

Segunda consulta

S

- Refere que apresentou pequena melhora para ouvir, porém mantém uma "agonia dentro do ouvido". Conta que nos últimos meses anda muito desanimada, que não tem vontade de fazer nada em casa. Acredita que pode ser porque tem aparecido machucado nas mãos; acha que deve ser alergia ao detergente. Cozinha "a pulso", pois não tem vontade de comer. Não tem dificuldade para iniciar o sono, mas acorda todos os dias às 3:00 horas e fica lembrando de sua mãe que morreu "de derrame" aos 67 anos e pensando que talvez ela poderia morrer da mesma causa, o que não seria ruim, pois acabariam os seus sofrimentos.
- Diz que já se sentiu assim antes, há 10 anos, sem motivo aparente e que tomou um remédio que não lembra qual era, passado pelo psiquiatra.

O

- Otoscopia: sem alteração.
- Mãos: lesões hiperemiadas em placa.
- Exame psíquico (EP): Humor deprimido, mantém latência de resposta, evita contato visual, aparência descuidada. Motricidade e fala permanecem lentificadas.

A

» Cerúmen resolvido.
» Dermatite por irritante primário.
» Depressão recorrente: episódio atual moderado.

P

» Oriento quanto à resolução do cerúmen.
» Oriento observação de irritante primário e remoção do agente.
» Escuta ativa.
» Introduzo imipramina 25 mg/noite.
» Retorno em 21 dias para avaliação de sintomas e efeitos colaterais.

Terceira consulta

» Não consegue defecar há uma semana.

S

» Desde que começou a usar o remédio não consegue evacuar, a boca está bastante seca, porém está chorando menos e dormindo melhor.
» Nega qualquer outro sintoma associado.

O

» Abdome: ruídos hidroaéreos (RHA) aumentados, distendido, dor leve à palpação profunda, difusamente, sem volume corpuscular médio (VCM), sem sinais de peritonite.
» EP: Aparência mais cuidada, noto pequena melhora do humor.

A

» Obstipação (efeito adverso do tricíclico).
» Boca seca (efeito adverso do tricíclico).

P

» Oriento dieta laxativa.
» Mantenho imipramina e observo efeitos colaterais.

Pontos abordados

» Manejo da depressão.
» Manejo da obstipação.
» Abordagem da dermatite.
» Manejo de excesso de cerúmen.
» Manejo da insônia.
» Avaliação de risco de doença vascular cerebral.
» Queixas vagas.

Discussão

No cotidiano da Atenção Primária à Saúde (APS), a forte presença de quadros oligossintomáticos e subsindrômicos, mesclando depressão, ansiedade e queixas somáticas, além de sofrimentos psíquicos diversos, pode levar ao risco de reducionismos medicalizantes. Para evitar esse risco, é importante que o médico de família e comunidade (MFC) e os demais profissionais de cuidados primários à saúde possam apreender integralmente as questões psicossociais e biológicas implicadas, particularmente nos casos em que há múltiplas carências sociais, culturais e afetivas aliadas às diversas necessidades de saúde.

A compreensão de que se deve cuidar de pessoas em vez de tratar doenças, uma das principais orientações das ações de cuidado na APS, é particularmente pertinente quando se trata de usuários em sofrimento psíquico que produzem sintomas depressivos. A investigação diagnóstica centrada na pessoa, sua história de vida e circunstâncias atuais e suas relações na família e no território permite uma compreensão mais integral do caso e a elaboração de um plano terapêutico suficientemente amplo para comportar intervenções individuais, familiares e territoriais que possam acionar desde pessoas da rede de apoio psicossocial até equipamentos intersetoriais.

Vale lembrar que a maior parte da evidência científica que orienta algoritmos e protocolos para o tratamento de qualquer problema mental é produzida em serviços de atenção secundária e terciária. Os casos incluídos nessas investigações tendem a ser escolhidos a dedo, para estarem livres de variáveis de confundimento, de modo a tornarem-se mais exceções do que regra. A aplicação de diretrizes produzidas para o tratamento de usuários da APS, ou seja, pessoas do "mundo real", pode mostrar uma série de inconveniências. Um exemplo comum é a recomendação de tratar a depressão com dose "usual" de 100 a 300 mg/dia de tricíclicos de aminas terciárias (na APS, raramente chega-se a 100 mg/dia). Outro exemplo é o fato de que os ensaios clínicos randomizados têm um escopo temporal que, em geral, limita-se às etapas de diagnóstico, fase aguda e prevenção de recaída (até seis meses), quando se sabe que, muitas vezes, as recaídas vão acontecer quando os sujeitos da pesquisa já estão fora do protocolo, ou seja – na APS. Os casos refratários ou os que desistem dos grupos de intenção de tratamento também vão levar as suas queixas para o MFC.

É importante que os usuários da APS possam ser abordados, levando-se em conta, em vez de eliminar, todas as variáveis psicopatológicas e socioculturais que formam a riqueza desse grupo populacional, o longo tempo da longitudinalidade e da coordenação do cuidado e a mescla e variação de produção sintomática que raramente fecha critério para os construtos diagnósticos que embasam as classificações psiquiátricas.

Manejo da depressão

A depressão tem uma prevalência de 3% a 11% da população,[1] chega a atingir até 25% dos usuários de serviços ambulatoriais e de APS[2] e contribui fortemente para a carga global de doença.[3] É 2 a 3 vezes mais frequente em mulheres,[4] particularmente aquelas que se encontram em situação de desvantagem social.[5,6] Em geral, apresenta um curso recorrente ou crônico. Cada episódio depressivo dura, em média, 20 semanas e 12% deles mantêm curso crônico, sem remissão sintomática,[7] com várias queixas somáticas, o que contribui para um aumento da densidade de uso dos serviços de atenção à saúde[8]. A doença arterial coronariana, o diabetes e o AVC parecem mais comuns em pacientes deprimidos.[9]

Avaliação diagnóstica

A tristeza, o desânimo, a desesperança, a culpa, a autorrecriminação etc. são estados de alma, que podem conformar um dado momento da vida psíquica normal. Eles podem ser tomados como "sintomas", ou seja, "não normais", quando acontecem sem que haja motivo externo aparente, quando são quantitativamente desproporcionais aos acontecimentos do momento e quando trazem prejuízo funcional para o sofredor. Sintomas depressivos podem estar presentes em diversos quadros clínicos, psiquiátricos ou não. Assim, o diagnóstico dos estados depressivos deve levar em conta a possibilidade de os sintomas serem decorrentes de alguma doença física, de uso de drogas e de medicamentos (Quadro 8.1).[10]

À exceção de um eletrocardiograma (ECG) para pessoas com mais de 50 anos que irão iniciar um antidepressivo tricíclico, não há exames complementares específicos exigidos para a introdução da medicação. Assim, os exames complementares a serem pedidos serão aqueles necessários para o diagnóstico diferencial com doenças clínicas que possam cursar com sintomas depressivos.

A "síndrome" depressiva inclui alterações do humor (tristeza, irritabilidade, falta da capacidade de sentir prazer, apatia) e alterações cognitivas, psicomotoras e vegetativas (sono, apetite).[10]

A depressão, como transtorno mental, está classificada de várias formas, a depender do período histórico, da preferência dos autores, da finalidade da classificação e do ponto de vista adotado. Podemos encontrar na literatura atual o episódio depressivo maior, a depressão recorrente, a atípica, a melancolia, a distimia (depressão crônica), a sazonal, a depressão integrante do transtorno bipolar tipos I e II, a depressão da ciclotimia, as reações depressivas etc. Em todos esses casos, a depressão pode ser leve, moderada ou severa, dependendo da intensidade dos sintomas e da presença de alguns sintomas qualitativamente especiais (como os psicóticos, os catatônicos e o risco de suicídio – Quadro 8.2).[10]

Quadro 8.1. Doenças e substâncias que podem causar depressão[10]

Agentes farmacológicos	• Anti-hipertensivos: reserpina, alfa-metildopa, propranolol e clonidina. • Neurolépticos, antiparkinsonianos: levodopa, carbidopa, amantadina. • Corticosteroides. • Interrupção do uso de anfetamina. • Cocaína e álcool. • Outros: cicloserina, vincristina, vinblastina, cimetidina, indometacina.
Doenças endócrinas	• Tireoide: hipo e hipertireoidismo. • Paratireoide: hiperparatireoidismo. • Hipófise: hipopituitarismo. • Suprarrenal: hipercortisolismo e doença de Addison. • Pâncreas: diabetes *mellitus*.
Doenças neurológicas	• Esclerose múltipla, Parkinson, epilepsia, apneia do sono, tumores, doença cerebrovascular, demências.
Doenças do colágeno	• Lúpus eritematoso, artrite reumatoide
Doenças nutricionais	• Pelagra, anemia perniciosa, hipervitaminose A, beribéri.

Quadro 8.2. Sintomas da depressão[10]

Psíquicos	Fisiológicos	Comportamentais
Humor depressivo	Alteração do sono	Retraimento social
Anedonia	Alteração do apetite	Crises de choro
Fadiga	Redução do interesse sexual	Comportamento suicida
Dificuldade para pensar	Alteração de ritmos circadianos	Retardo ou agitação psicomotora
Delírio e alucinação		Catatonia

Sabe-se que a maior parte dos cuidados médicos oferecidos a pacientes com depressão é realizada por médicos da APS, sendo, portanto, fundamental a boa acurácia no diagnóstico e o manejo da patologia pelos profissionais da APS. A não identificação desses casos tem sido extensamente descrita, para todas as especialidades clínicas. Há divergências, no entanto, de que isso seja de fato um problema, uma vez que, na ausência de profissionais habilitados em psicoterapia, o destino comum das pessoas identificadas como deprimidas é receber medicamento antidepressivo, resultando na possibilidade de medicalização do sofrimento dos casos mais leves.

É papel do MFC saber usar as melhores evidências científicas em prol de práticas baseadas em evidências e custo-efetivas. Entretanto, é necessário saber avaliar os estudos originais a fim de ter conclusões justas, sabendo reconhecer vieses que possam vir a contaminar os resultados de estudos, evitando a má influência de estudos propositadamente feitos para influenciar a prática médica diária. Logo, a boa prática clínica do MFC precisa ponderar entre os níveis de evidência oferecidos pelos estudos e a individualização do tratamento da pessoa, respeitando seu contexto; possibilidade esta criada pelo conhecimento do território em que atua e cuidado longitudinal da população.

Nesse sentido, a revisão publicada por Ioannidis em 2008[11] leva em conta duas revisões sistemáticas, e analisa mais de mil estudos submetidos ao Food and Drug Administration (FDA) dos Estados Unidos para aprovação de medicações antidepressivas. O autor chama a nossa atenção para a maneira alarmante com que se manipulam evidências científicas por meio de estudos pequenos, com vieses propositadamente construídos e também para a omissão da publicação de estudos com resultados negativos, a fim de direcionar a opinião científica na construção de parâmetros cada vez mais precoces e tênues na medicalização dos sentimentos da vida das pessoas, impactando diretamente o aumento da prescrição e venda desses medicamentos. Logo, é papel do MFC saber ouvir a pessoa e acolher suas demandas de forma empática, oferecendo as melhores informações científicas, sabendo filtrá-las de maneira ética e honesta, para a elaboração conjunta de um plano terapêutico que não só respeite o contexto da pessoa que procura ajuda, como também a empodere para o enfrentamento de seus problemas, evitando a desnecessária medicalização de sentimentos e frustrações inerentes à vida em sociedade.

Uma metanálise[12] que envolveu 41 estudos e incluiu 50.371 pacientes constatou que médicos generalistas de diversos países identificaram corretamente a depressão em 47,3%

dos casos. Em 19 desses estudos, foi avaliada tanto a capacidade de fazer o diagnóstico de depressão, como a de excluí-lo. O resultado sugere que para cada 100 casos não selecionados vistos na APS, há mais falso-positivos do que casos não diagnosticados e casos verdadeiramente identificados, ou seja, pacientes com sintomas sugestivos de depressão são avaliados como depressivos; entretanto, a exclusão do diagnóstico de pacientes que não estão verdadeiramente doentes, ainda pode melhorar. Essa melhora, como ressalta o estudo, ocorre com o seguimento longitudinal por período mais longo (3 a 12 meses), inclusive entre pacientes mais idosos, sendo, portanto, necessária a reavaliação cuidadosa destes.

Embora a Rede de Atenção Psicossocial (RAPS) preconize a atuação dos profissionais de saúde mental que compõem o Núcleo de Apoio à Saúde da Família (NASF) para o cuidado matricial nos casos de depressão na APS, vem-se tornando cada vez mais evidente a necessidade de uma equipe mais ampla na própria UBS ou de um equipamento comunitário de saúde mental – articulado ao restante da rede – que possa garantir o direito do usuário de receber uma psicoterapia adequada e mesmo uma avaliação mais detalhada de seu quadro clínico, particularmente quando se trata de casos cuja gravidade (sintomas psicóticos) é insuficiente para uma indicação ao Centro de Atenção Psicossocial (CAPS).[13]

Vale lembrar, ainda, que a estratégia de saúde da família (ESF) não alcança toda a cobertura populacional dependente do Sistema Único de Saúde (SUS) e que as equipes multiprofissionais das UBS tradicionais têm sido sucateadas, seja por terem saído da APS para compor os CAPS, seja pelos salários não atraentes dos serviços públicos municipais. Alguns autores têm sugerido que profissionais como enfermeiros e assistentes sociais sejam treinados para diversas atividades de suporte psicológico,[5] como monitoramento por telefone, aconselhamento, psicoeducação, terapia de resolução de problemas, terapia interpessoal e indicação para terapias cognitivo-comportamentais oferecidas na internet.

Embora seja bastante provável que os antidepressivos possam ser menos efetivos do que a literatura científica vem sugerindo,[11] sua indicação na distimia e na depressão leve refratária às medidas psicossociais e nas depressões moderada e grave como parte dos cuidados escalonados (*stepped care*) tem-se mostrado consensual (Quadro 8.3).[14,15,16]

Quadro 8.3. Modelo de cuidados escalonados (*stepped care*) para o tratamento da depressão[17]

Etapa/foco de cuidado	Responsável pelo cuidado	Intervenções a considerar
1. Identificação	Médico generalista, MFC, enfermeiro.	Avaliação diagnóstica.
2. Depressão leve	MFC, equipe multidisciplinar.	Observação expectante, autoajuda orientada, terapia cognitivo-comportamental (TCC) por computador, atividade física, intervenções psicológicas breves.
3. Depressão moderada ou grave	MFC, equipe multidisciplinar.	Tratamento farmacológico, intervenções psicológicas, apoio social.

(continua)

Quadro 8.3. Modelo de cuidados escalonados (*stepped care*) para o tratamento da depressão[17] (*Continuação*)

Etapa/foco de cuidado	Responsável pelo cuidado	Intervenções a considerar
4. Resistência ao tratamento, recorrência, depressão psicótica e atípica, pacientes muito vulneráveis	Especialistas em saúde mental, incluindo equipes que fazem intervenção em crise.	Tratamento farmacológico, intervenções psicológicas complexas, tratamentos combinados.
5. Risco de vida, autorrejeição grave	Cuidado hospitalar, equipes que fazem intervenção em crise.	Tratamento farmacológico, tratamentos combinados, terapêutica eletroconvulsiva.

Recomendações de tratamento para o transtorno depressivo maior[18]

Fase aguda – Implementação

Medicamentos antidepressivos

As psicoterapias e as ações de cuidado psicossocial, como o monitoramento sistemático em contatos semanais,[19] além das medidas mais gerais sobre o modo de vida (atividade física, dieta equilibrada, diminuição do uso de bebida alcoólica, lazer, rede social de apoio etc.), são as indicações nas depressões leves. Nos casos em que houver história pregressa de episódio depressivo leve com boa resposta a antidepressivo, ausência de recursos psicoterápicos ou se for da vontade do paciente, é possível iniciar um remédio.

Uma vez que a efetividade dos antidepressivos não difere muito entre ou intraclasses, a escolha do medicamento deve ser orientada pelo perfil de efeitos colaterais de cada substância, como o grau de sedação, a possibilidade de piorar a ansiedade e a agitação, os efeitos gastrointestinais; pela múltipla indicação da substância, como na co-ocorrência de dor crônica, enxaqueca ou outras comorbidades; pela história pregressa de resposta a antidepressivos; pelo custo; pela preferência do usuário. Os antidepressivos inibidores seletivos de recaptação de serotonina (ISRS) apresentam, em geral, um perfil de tolerabilidade melhor do que os tricíclicos, sendo essa a principal razão de serem a primeira escolha (Tabelas 8.1 a 8.3).

O ajuste da dose é realizado nas primeiras semanas de tratamento, guardando-se a informação de que o antidepressivo costuma atingir a plenitude de sua ação – dada uma determinada dose – entre 4 e 8 semanas, com algum efeito possivelmente identificado na metade desse tempo. O início do tratamento é um momento especial em que: a depender da reação individual, os primeiros efeitos do antidepressivo podem ser o de piorar o quadro de base (particularmente, se associado à ansiedade); deve ocorrer o fortalecimento do vínculo entre os profissionais e os usuários e seus familiares; é um período de grande vulnerabilidade

Tabela 8.1. Antidepressivos de primeira linha

Medicamento	Mecanismo de ação	Intervalo de dose
Citalopram	ISRS	20 a 40 mg/dia
Escitalopram	ISRS	10 a 20 mg/dia
Fluoxetina*	ISRS	20 a 60 mg/dia
Fluvoxamina	ISRS	100 a 300 mg/dia
Paroxetina	ISRS	20 a 50 mg/dia
Sertralina*	ISRS	50 a 200 mg/dia
Desvenlafaxina	IRSN	50 a 100 mg/dia
Duloxetina	IRSN	60 a 120 mg/dia
Venlafaxina	IRSN	75 a 225 mg/dia
Bupropiona**	IRND	150 a 300 mg/dia
Agomelatina	Agonista MT_1 e MT_2; antagonista 5-HT_2	25 a 50 mg/dia
Mirtazapina	Antagonista α2-adrenérgico; antagonista 5-HT_2	15 a 45 mg/dia
Vortioxetina	IRS, agonista 5-HT_{1A}, agonista parcial 5-HT_{1B}, antagonista 5-HT_{1D}, 5-HT_{3A} e 5-HT_7	10 a 20 mg/dia

MT: melatonina; IRND: inibidores da recaptação de noradrenalina e dopamina; ISRS: inibidor seletivo da recaptação de serotonina; IRSN: inibidor da recaptação de serotonina e noradrenalina; 5-HT: serotonina; IRS: inibidor da recapção de serotonina.
**Medicamentos disponíveis na rede pública na cidade de São Paulo para tratamento da depressão.*
***Medicamento disponível na rede pública do Estado de São Paulo para tratamento de outras doenças.*
Fonte: Adaptada de Lam et al.*, 2024;[20] e Cordioli* et al.*, 2015.[21]*

Tabela 8.2. Antidepressivos de segunda linha

Medicamento	Mecanismo de ação	Intervalo de dose
Amitriptilina*	ADT	25 a 150 mg/dia
Clomipramina*	ADT	75 a 300 mg/dia
Imipramina*	ADT	150 a 300 mg/dia
Nortriptilina*	ADT	75 a 100 mg/dia
Trazodona	IRS	150 a 400 mg/dia
Quetiapina**	Antipsicótico atípico	150 a 300 mg/dia

ADT: antidepressivo tricíclico; IRS: inibidor da recapção de serotonina.
**Medicamentos disponíveis na rede pública na cidade de São Paulo para tratamento da depressão.*
***Medicamento disponível na rede pública do Estado de São Paulo para tratamento de outras doenças.*
Fonte: Adaptada de Lam et al.*, 2024;[20] e Cordioli* et al.*, 2015.[21]*

Tabela 8.3. Resumo de recomendações para medicação adjuvante

Linha de tratamento	Medicamento	Intervalo de dose
Primeira linha	Aripiprazol	2 a 10 mg/dia
	Brexpiprazol	0,5 a 2 mg/dia
Segunda linha	Bupropiona**	150 a 450 mg/dia
	Cetamina	Varia com a via
	Olanzapina**	2,5 a 10 mg/dia
	Quetiapina**	150 a 300 mg/dia
	Risperiona*	1 a 3 mg/dia
	Lítio*	600 a 1.200 mg/dia (0,5 a 0,8 mmol/L)
	Mirtazapina	30 a 60 mg/dia
Terceira linha	**Antidepressivos tricíclicos***, Estimulantes, lamotrigina, pramipezol e ziprasiona**	Varia com a medicação

**Medicamentos disponíveis na rede pública na cidade de São Paulo para tratamento da depressão.*
***Medicamentos disponíveis na rede pública do Estado de São Paulo para tratamento de outras doenças.*
Fonte: Adaptada de Lam et al., 2024.[20]

para o risco de suicídio; o monitoramento dos retornos, ou das visitas domiciliares deve ser bastante frequente – pelo menos uma vez por semana.

Idealmente, o tratamento da fase aguda deve buscar pela remissão sintomática completa, observando-se o humor e a funcionalidade do usuário. A frequência de episódios depressivos crônicos, a ocorrência de "dupla depressão" (distimia com episódio depressivo), a efetividade dos antidepressivos (funcionam entre 50% e 80% dos casos) e a história pregressa de vários episódios depressivos, além de comorbidades clínicas e de problemas de personalidade, tendem a transformar o objetivo da remissão completa em uma utopia.

É preciso levar em conta que a capacidade de suportar um determinado efeito colateral, para além da objetividade do incômodo, pode também dizer respeito à subjetividade do usuário em cada momento dado. Ele poderá estar disposto a negociar alguns efeitos colaterais desagradáveis em nome da melhora do quadro depressivo, mas poderá não tolerar alguns outros. Vale lembrar que a diminuição da libido para os homens e o ganho de peso para as mulheres são preços bastante altos para pagar por uma remissão sintomática. Será preciso um período de ensaio e negociação entre o profissional e o usuário para que possam chegar ao antidepressivo que ofereça a melhor resposta com o menor incômodo possível. Vale lembrar que o melhor antidepressivo do mundo (aquele que dá 100% de remissão sintomática com 0% de efeitos colaterais) não existe (Tabela 8.4 e Quadro 8.4)!

Tabela 8.4. Resumo comparativo entre as principais medicações

	Eficácia e outras questões				Tolerabilidade			
Medicamento	**Eficácia**	**Aceitabilidade**	**Interação medicamentosa**	**Descontinuação**	**Sedação**	**Ganho de peso**	**Disfunção sexual**	**Outros**
ISRS								
Citalopram	N	F	F	N	F	N	D	N
Escitalopram	F	F	F	N	F	F	D	F
Fluoxetina	N	F	D	F	F	F	D	F
Paroxetina	F	N	D	D	N	D	D	N
Sertralina	F	F	N	N	F	N	N	F
IRSN								
Desvenlafaxina	N	N	F	N	F	F	F	F
Duloxetina	N	N	N	N	F	N	D	N
Venlafaxina	F	N	N	D	F	N	D	D
Outros								
Bupropiona	F	N	N	F	F	F	F	F
Mirtazapina	F	F	F	F	D	D	F	N
Vortioxetina	F	F	F	F	F	F	F	N

ISRS: inibidor seletivo de recaptação de serotonina; IRSN: ini bidor da recaptação de serotonina e noradrenalina; F: favorável; D: desfavorável; N: neutro.
Fonte: Adaptada de Lam et al., *2024.*[20]

Quadro 8.4. Interação medicamentosa dos antidepressivos existentes no Sistema Único de Saúde e os medicamentos mais frequentemente utilizados na prática clínica do médico de família[22,52]

Fármaco	Possível interação
Amitriptilina	Diminuição de efeito do antidepressivo (indução de enzimas que inativam a amitriptilina): nicotina, barbitúricos, hidrato de cloral, fenitoína e carbamazepina. Aumento de efeito do antidepressivo (inibição do metabolismo de amitriptilina): Antipsicóticos (especialmente fenotiazinas), bloqueadores seletivos da recaptação de serotonina, metilfenidato, cimetidina, contraceptivos orais, dissulfiram e fenfluramina Potencialização dos efeitos: álcool e outros depressores do sistema nervoso central; fármacos anticolinérgicos (anti-histamínicos H1, antiparkinsonianos e neurolépticos); IMAO; quinidina, procainamida, amiodarona (aumento de cardiotoxicidade), anfetaminas, claritromicina, cisaprida, droperidol, epinefrina, eritromicina, fluconazol, fluoxetina, gatifloxacino,haloperidol, halotano e varfarina.
Imipramina	Pode aumentar o risco de depressão do sistema nervoso central com álcool, outros depressores do sistema nervoso central e barbitúricos. Pode ter seus níveis aumentados com: cimetidina, fluoxetina, fluvoxamina, paroxetina e sertralina. Pode reverter a ação e causar hipertensão grave com clonidina (não associar). Pode aumentar o efeito hipertensor com epinefrina e norepinefrina. Pode causar crise de hiperpirexia, convulsões graves e morte com IMAO (respeitar um intervalo mínimo de 14 dias entre os produtos). Pode aumentar o risco de arritmias muito graves com quinolona.
Nortriptilina	Pode aumentar o risco de depressão do sistema nervoso central com outro depressor do sistema nervoso central. Pode ter seus níveis aumentados por cimetidina, fluoxetina, fluvoxamina, paroxetina e sertralina. Pode causar hipertensão muito grave com clonidina (não associar). Pode aumentar o risco de reações graves (hiperpirexia, aumento de pressão arterial, convulsões graves) e até fatais com IMAO (respeitar um intervalo mínimo de 14 dias entre os produtos). Pode aumentar o risco de arritmias muito graves com quinolona (evitar associar). Pode aumentar os efeitos pressóricos de nafazolina oftálmica, oximetazolina nasal ou oftálmica, fenilefrina nasal ou oftálmica, xilometazolina nasal, epinefrina e norepinefrina. Pode aumentar as ações e efeitos tóxicos de hormônios tireoideanos.

(continua)

Quadro 8.4. Interação medicamentosa dos antidepressivos existentes no Sistema Único de Saúde e os medicamentos mais frequentemente utilizados na prática clínica do médico de família[22] (*Continuação*)

Fármaco	Possível interação
Clomipramina	Pode aumentar o risco de depressão do sistema nervoso central com álcool e outros depressores do sistema nervoso central. Pode aumentar o risco de agranulocitose com antitireoideano. Pode sofrer ou provocar aumento das reações adversas com: fenotiazina e simpaticomimético. Pode ter sua ação e/ou efeitos tóxicos aumentados por cimetidina. Pode diminuir a ação hipotensora de clonidina, guanadrel e guanetidina. Pode aumentar o risco de reações extrapiramidais com medicamentos que causam reações extrapiramidais. Pode aumentar o risco de reações graves (e até fatais, incluindo hiperpirexia, crises de hipertensão e convulsão graves), com inibidor da monoamina oxidase (IMAO), incluindo furazolidona, procarbazina e selegilina.
Fluoxetina	Pode aumentar o risco de síndrome de serotonina com anfetamina, buspirona, dextrometorfano, diidroergotamina, sais de lítio, meperidina, duloxetina, venlafaxina, tramadol, trazodona, antidepressivo tricíclico, triptofano e IMAO (respeitar um intervalo de pelo menos 5 semanas entre os produtos). Pode aumentar os efeitos sobre o sistema nervoso central com benzodiazepínico, lítio e antidepressivo tricíclico. Pode aumentar os níveis de betabloqueador, carbamazepina, flecainida e vimblastina. Pode ter seus efeitos diminuídos com ciproeptadina. Pode causar efeitos adversos raros como alucinações visuais com dextrometorfano. Pode ter seus níveis aumentados com fenitoína. Pode alterar os níveis de glicose e as necessidades de anti-diabéticos com insulina; antidiabético oral (ajustar a dosagem). Pode aumentar o risco de arritmias ventriculares graves e aumentar os níveis de tioridazina (respeitar um intervalo mínimo de 5 semanas entre os produtos). Pode aumentar o risco de sangramento com varfarina.
Sertralina	Pode apresentar reações adversas graves, até mesmo fatais com: IMAO (aguardar pelo menos 14 dias de intervalo entre os produtos). Pode aumentar as concentrações de digitoxina, varfarina, antidepressivo tricíclico, tolbutamida. Pode aumentar o risco de arritmias cardíacas de astemizol (não associar), terfenadina (não associar). Pode provocar aumento de reações adversas com serotoninérgico (aumenta o risco da síndrome da serotonina) e lítio. Não deve ser associada com pimozida.

Psicoterapia

A psicologia clínica, como descrito na Contribuição do Conselho Federal de Psicologia ao Ministério do Trabalho em 17 de outubro de 1992:

> *atua na área específica da saúde, colaborando para a compreensão dos processos intra e interpessoais, utilizando enfoque preventivo ou curativo, isoladamente ou em equipe multiprofissional em instituições formais e informais. Realiza pesquisa, diagnóstico, acompanhamento psicológico e intervenção psicoterápica individual ou em grupo, por meio de diferentes abordagens teóricas.*

São mais de 100 abordagens em psicoterapia e, portanto, uma tarefa impossível descrever todas neste livro. Para melhor compreensão, explicitaremos algumas das abordagens mais comuns no Brasil divididas em dois grupos: as psicodinâmicas e as breves.

As abordagens psicodinâmicas incluem a psicanálise e a psicologia analítica. Em geral, essas linhas psicoterapêuticas não se limitam a uma demanda ou sintoma específico, buscando a compreensão dos elementos observados por meio das estruturas teóricas desenvolvidas por seus autores. É possível dizer que buscam o empoderamento e a resiliência dos clientes ao longo do tempo. Talvez seu principal legado para o entendimento do comportamento humano seja a relação percepção-inconsciente.[23]

As abordagens breves são ainda mais diversas, reunidas nessa categoria por serem aplicadas, geralmente, de maneira mais sistematizada e com um menor número de sessões. A linha mais conhecida dessa categoria é a terapia cognitivo-comportamental (TCC), a qual detém o maior número de estudos publicados. Pode-se resumir a TCC como uma abordagem que valoriza a influência de como uma situação leva a pensamentos e como estes influenciam as reações emocionais, comportamentais e fisiológicas (modelo cognitivo).[24]

Vale destacar também outras linhas praticadas no Brasil como:

» Terapia interpessoal (TIP); uma forma breve e focal de psicoterapia. Inicialmente usada apenas para o tratamento da depressão, dividida em três fases: inicial (diagnóstico do transtorno nomeando os sintomas ao paciente e diagnosticando o foco interpessoal a ser trabalhado); intermediária (trabalha o foco); final (o paciente é encorajado a reconhecer e consolidar seus ganhos para usá-los no futuro).[25]

» Terapia comunitária integrativa (TCI): desenvolvida pelo brasileiro Adalberto de Paula Barreto, é uma prática terapêutica coletiva que envolve os membros da comunidade na construção de redes sociais solidárias, mobilizando os recursos e as competências individuais, familiares e comunitárias.[26]

» A terapia familiar costuma referir-se às linhas da terapia sistêmica e suas ramificações, como a terapia narrativa, terapia focada na solução e a terapia intergeracional. Essas terapias têm como mote o não direcionamento, mas a construção entre o terapeuta e o cliente de caminhos a serem percorridos potencializando os recursos da família. Nesse sentido, assim como a terapia centrada no cliente de carl rogers, a terapia familiar sistêmica aproxima-se da prática do Método Clínico Centrado na Pessoa com o paciente no centro do cuidado.[27]

Tendo em vista a prática do MFC, é de se esperar que a escolha da psicoterapia seja aquela que faça sentido para o usuário. O que funciona para um pode não funcionar para outro. É importante saber o que está disponível no contexto do atendimento para orientar da melhor maneira o paciente.

Associação de medicamentos antidepressivos e psicoterapia

Em geral, nos casos mais graves, o resultado da associação de psicoterapia com medicação antidepressiva mostra melhores desfechos do que cada uma isoladamente.[28] O National Institute of Health and Care Excellence (NICE) recomenda a combinação de TCC com um medicamento de primeira linha nestes casos.[29]

Medidas gerais

A avaliação de condições de vida (pessoal, familiar e territorial) e vulnerabilidades pode indicar as medidas de apoio biopsicossocial necessárias a cada pessoa/família/território. Nesse sentido, o tratamento especifica-se para as necessidades daquele usuário, o que caracteriza a clínica ampliada centrada na pessoa (em vez de uma clínica padronizada da doença).

Quanto maior a gravidade do quadro depressivo, maior será a carga de doença e o sofrimento familiar. É importante que os familiares possam participar, se não houver algum impedimento, de todo o processo de tratamento, tanto para amenizar o peso do acontecimento no cotidiano doméstico quanto para que possam ser aliados nas ações de cuidado necessárias.

Fatores estressores tendem a desencadear e/ou agravar um episódio depressivo. É importante identificar a natureza desses acontecimentos negativos para ajudar o usuário e sua família a encontrarem saídas e formas de enfrentamento nessas situações. Muitas vezes é necessário o acionamento de uma rede intersetorial de apoio, como em casos que incluem violência doméstica ou de outros tipos, questões judiciárias, educacionais, trabalhistas ou beneficiárias.

O apelo à rede de apoio psicossocial (parentes, amigos, grupos de atividades sociais específicas e líderes e companheiros de espiritualidade) deve ser estimulado.

Alguns hábitos de vida podem exercer importante peso na recuperação do episódio depressivo, como, p. ex., atividade física (particularmente em idosos), higiene do sono, alimentação mais saudável, diminuição da ingesta de álcool ou outras drogas. É importante encontrar atividades que sejam prazerosas para o usuário, que façam sentido para ele, como as constantes no cardápio diversificado dos Centros de Convivência e Cooperativa (CECCOs), que englobam trabalhos manuais, horticultura, *tai-shi*, dança circular, e dos Centros Educacionais Unificados (CEUs), como natação, hidroginástica, caminhada, cursos variados etc.

Manejo de pacientes com difícil controle

Quando não se obtém a resposta terapêutica desejada, deve-se, inicialmente aumentar a dose do antidepressivo inicialmente escolhido até sua possibilidade máxima (se houver tolerância aos efeitos colaterais até a dose máxima). Caso isso não funcione, deve-se trocar para outro antidepressivo, de preferência de outra classe (se iniciou com um tricíclico, trocar para um ISRS e vice-versa) e reiniciar o processo de avaliação clínica. Quando a troca do antidepressivo até a dose máxima indicada (tolerada pelo paciente) não surtir efeito, deve-se proceder a uma nova investigação diagnóstica para tentar identificar algum episódio maníaco ou hipomaníaco pregresso ou história familiar de transtorno afetivo bipolar (TAB). Se houver história positiva (pessoal ou familiar), deve-se adicionar um estabilizador de humor (lítio, valproato de sódio, carbamazepina). Dependendo da acessibilidade ao apoio matricial em psiquiatria, é possível que o MFC consiga tratar o TAB e a depressão refratária, embora esses casos tenham indicação de tratamento (ou pelo menos de estabilização do quadro) com especialistas.

Encaminhamento ao psiquiatra

Deve-se recorrer a esse especialista se o episódio for muito grave, anérgico, catatônico e/ou com grande risco de suicídio, além dos casos com comorbidades psiquiátricas de difícil manejo ou refratários às tentativas terapêuticas anteriormente citadas.

O psiquiatra poderia atuar como:

1. Telematriciador em casos que o ajuste medicamentoso ou do plano terapêutico possa ser realizado sem a presença do paciente.
2. Matriciador *in loco*, quando a situação exige uma consulta compartilhada para utilização do vínculo com a equipe ou para aprimorar o atendimento do MFC.
3. Matriciador com compartilhamento do cuidado, se o episódio de cuidado exige brevidade e retornos muito breves.
4. Interlocutor com o serviço de emergência para discutir possibilidade de internação, atendimento em CAPS ou opções terapêuticas não disponíveis na APS, como a eletroconvulsoterapia (ECT).

Abordagem do suicídio

O MFC deve perguntar ao paciente deprimido se ele já pensou em morrer ou em acabar com a própria vida. Estudo recente mostra que falar sobre suicídio com uma pessoa que está deprimida não aumenta o risco de que ela se mate.[30] Vale lembrar que há uma gradação entre a típica frase de quem está em uma situação muito difícil ou desesperançada, particularmente os idosos, "Seria bom se Deus me levasse", que poderia ser chamada de "ideia ou vontade de morrer", passando pelo pensamento de se matar, pelo planejamento e aquisição de meios até, finalmente, a tentativa de suicídio (exitosa ou não) (Quadro 8.5).

Com uma definição um pouco mais clara do risco de suicídio, o MFC pode definir de maneira mais consciente a melhor conduta. A ideação suicida pode se apresentar como baixo

Quadro 8.5. Fatores predisponentes e precipitantes para o comportamento suicida[31]

Fatores predisponentes	Fatores precipitantes
• Sexo (masculino: suicídio; feminino: tentativas). • Idade (mais jovens: tentativa; mais velhos: suicídio). • História familiar de comportamento suicida. • História familiar de alcoolismo e outros transtornos mentais. • Tentativa(s) prévia(s). • Presença de transtornos mentais. • Presença de desesperança. • Estado civil divorciado, viúvo ou solteiro. • Abuso físico, emocional ou sexual na infância. • Estar desempregado ou aposentado. • Isolamento social. • Pertencer a uma minoria étnica. • Pertencer a uma minoria sexual (homossexual, transexual). • Baixo nível de inteligência.	• Separação conjugal. • Ruptura de relação amorosa. • Rejeição afetiva e/ou social. • Alta recente de hospitalização psiquiátrica. • Graves perturbações familiares. • Perda do emprego. • Modificação da situação econômica ou financeira. • Gravidez indesejada (principalmente em solteiras). • Vergonha. • Temor de ser descoberto (por algo socialmente indesejável).

risco (pensamentos de morte pouco estruturados em paciente de baixo risco e com boa rede de apoio), cujo manejo pode se manter de forma ambulatorial; de altíssimo risco (planejamento estruturado em paciente de alto risco já com os meios disponíveis e data marcada), sendo necessário encaminhamento imediato para serviço de emergência psiquiátrica; ou qualquer otura situação dentro desse espectro, sendo sempre necessário individualizar a conduta.

Ao identificar um risco suicida moderado o médico de família pode: acolher; oferecer apoio emocional; trabalhar sobre os sentimentos que motivam o pensamento suicida; focar a ambivalência do desejo e explorar alternativas; chamar um familiar/responsável; contratualizar o não suicídio; programar retornos breves; buscar apoio de equipe multiprofissional.[32]

Fase de estabilização

A partir do momento em que o paciente, seus familiares e seu médico consideram que os sintomas desapareceram e que houve recuperação da capacidade funcional prévia ao início do quadro, deve-se manter a mesma conduta medicamentosa da fase aguda por 16 a 20 semanas. O objetivo da fase de estabilização é manter a remissão e evitar a recaída.

É importante aproveitar esse período para fortalecer a capacidade do usuário de construir (ou reconstruir) um projeto de futuro, uma rede social de apoio e laços afetivos consistentes e de melhorar a confiança em si próprio e a autonomia. Novamente, nessa etapa do episódio de cuidado é muito importante poder contar com uma abordagem multiprofissional visando a intervenções individuais e familiares, além do acionamento de redes de apoio intersetoriais, quando for o caso.

Após 20 semanas, se a equipe de referência considerar que o paciente mantém a remissão, suas circunstâncias (família, escola/trabalho, amigos, grupos sociais etc.) estão mais consolidadas e não há nenhum estressor psicossocial relevante no momento, é possível diminuir gradualmente a medicação.

Se o paciente está usando mais de um comprimido ao dia, recomenda-se que inicie reduzindo gradativamente o número de comprimidos ao dia, até chegar a um comprimido/dia.

Como o SUS fornece poucas alternativas de apresentação dos antidepressivos, é difícil conseguir fracionar doses menores do que 20 mg de fluoxetina ou 25 mg de imipramina, por exemplo. Nesse caso, é possível propor o uso da medicação em dias alternados por 1 ou 2 semanas antes da retirada total.

Algumas pessoas apresentam efeitos desagradáveis na cessação da medicação antidepressiva (cefaleia, sensação de cabeça "pesada" ou "leve", tontura). A síndrome de retirada ocorre mais particularmente com os antidepressivos de meia-vida mais curta (Tabela 8.5). Nesses casos, a retirada deve ser ainda mais gradual.

Tabela 8.5. Meia-vida dos antidepressivos disponíveis no Sistema Único de Saúde em horas

Imipramina	6 a 18	Fluoxetina	48
Desipramina*	7 a 70	Norfluoxetina*	144
Amitriptilina	9 a 25	Sertralina	26
Nortriptilina*	28 a 31	N-desmetil sertralina*	62-104
Clomipramina	20 a 30		

*: *Metabólito ativo.*

Fase de manutenção

Para os pacientes que fizeram uso de medicação, recomenda-se a sua manutenção por 6 a 12 meses após remissão dos sintomas.[20] Pacientes com fatores de risco para recorrência, devem continuar o tratamento por dois anos ou mais.[20]

Os principais critérios para orientar a escolha de manter o tratamento são: história pregressa de vários episódios depressivos, presença de condições comórbidas (psiquiátricas ou clínicas), sintomas residuais importantes entre episódios; permanência de estressor social importante, último episódio muito grave (potencial suicida, aspectos psicóticos, prejuízos funcionais graves).[20]

As preferências do usuário e de sua família, a experiência de efeitos colaterais e a redução de risco relativa/absoluta devem ser levadas em conta e a decisão deve ser tomada conjuntamente.

Abordagem da constipação

Constipação é uma queixa clínica comum e mais prevalente entre mulheres e idosos acima de 65 anos. É diagnosticada com base nos sintomas de dificuldade de evacuação, esforço para evacuar e sensação de esvaziamento incompleto. O paciente também pode experimentar sintomas como dor e distensão abdominal.

A constipação pode ocorrer secundariamente a alguma situação clínica como: hipotireoidismo, diabetes, hipercalcemia; desordens anorretais como fissuras e hemorroidas; ou em virtude do uso de medicamentos como antidepressivos tricíclicos, suplementos de cálcio, opioides ou em condições psicogênicas.[32]

Caso exista condição secundária identificável, exames pertinentes para investigação devem ser considerados, bem como o tratamento deve ser direcionado à causa.[33]

A constipação sem causa secundária é classificada como funcional crônica, e caracteriza-se pela presença de sintomas por pelo menos três meses.[34]

A maioria dos pacientes com constipação é primeiro tratada com medidas de modificação do estilo de vida, como aumento da ingesta hídrica e de fibras na dieta, ir ao vaso sanitário por alguns minutos após as refeições e manter atividade física (aumenta a peristalse). Fibras podem ser adicionadas à dieta sob a forma de metilcelulose e *psyllium*.[34]

Ameixas secas são tradicionalmente usadas no tratamento da constipação e também são uma forma de adicionar fibra à dieta.[35]

Informação relevante disponível

"Ameixas secas são seguras, palatáveis, e mais efetivas que *psyllium* para o tratamento de constipação leve a moderada, e deve ser considerada como primeira linha de tratamento."[35]

O próximo passo no tratamento da constipação é o uso de laxantes osmóticos, como o polietilenoglicol. Laxativos à base de magnésio devem ser evitados a longo prazo em decorrência do seu potencial de toxicidade.[34]

Informação relevante disponível

"Polietilenoglicol deve ser usado preferencialmente à Lactulose no tratamento da constipação crônica."[36]

No caso de Dona Maria de Lourdes, a constipação está presumivelmente associada ao uso de tricíclico, sendo optado inicialmente por realização de medidas não medicamentosas (aumenta da ingesta hídrica e de fibras) e reavaliação periódica para observar a diminuição do efeito colateral da imipramina, conforme adaptação do organismo ao seu uso crônico ou necessidade de sua retirada conforme piora da constipação ou intolerância do sintoma pela paciente.

Abordagem da dermatite de contato

Dermatite de contato é uma condição inflamatória da pele provocada por agentes externos. Existem dois tipos de dermatite de contato: alérgica (imunomodulada) e por irritante primário (não imunomodulada). A dermatite de contato geralmente leva a eritema, prurido, edema, descamação, vesículas, bolhas, ressecamento e dor de forma aguda, subaguda ou crônica. É causada por agentes externos como níquel, fragrâncias, solventes e detergentes.[37]

O diagnóstico é frequentemente feito com história e exame clínico. O primeiro passo para a confirmação diagnóstica ocorre ao se observar a melhora clínica da lesão ao se evitar o agente externo e com tratamento empírico com corticoides de média ou alta potência tópicos (Tabela 8.6) por 2 a 4 semanas. Excepcionalmente, para o tratamento de regiões de pele fina (face, genitais) e para o tratamento em crianças indica-se a terapia com corticoides tópicos de baixa potência, com intuito de evitar efeitos adversos (hipopigmentação, atrofia, estrias cutâneas).

Caso a dermatite envolva áreas extensas, corticoides sistêmicos podem ser considerados por 1 a 3 semanas. Na presença de prurido, anti-histamínicos orais podem ser usados para alívio do sintoma (Quadro 8.6).

Se o tratamento empírico falhar e o alérgeno permanecer desconhecido, *patch* teste deve ser considerado,[37] porém a sua baixa disponibilidade em regiões periféricas e o seu custo elevado podem ser obstáculos a sua realização.

Tabela 8.6. Corticoides tópicos no tratamento de dermatites[22]

Corticoide	Posologia
Hidrocortisona 1% (baixa potência)	Aplicar 2 a 3 vezes ao dia
Dexametasona 1% (baixa potência)	Aplicar 2 a 3 vezes ao dia
Clobetasona 0,05% (média potência)	Aplicar 2 vezes ao dia
Mometasona 0,1% (média potência)	Aplicar 1 vez ao dia
Betametasona 0,1% (alta potência)	Aplicar 2 vezes ao dia
Clobetasona 0,05% (alta potência)	Aplicar 1 a 2 vezes ao dia

Quadro 8.6. Recomendações clínicas e níveis de evidência[37]

Recomendação clínica	Nível de evidência
Em pacientes com dermatite de contato, a prioridade é identificar o agente causador e evitá-lo.	C
Lesão aguda localizada é tratada com sucesso com corticoides tópicos de moderada ou alta potência.	C
Em áreas onde a pele é mais fina (áreas flexoras, olhos, anogenital), corticoides de baixa potência podem ajudar e minimizar os risco de atrofia da pele.	C
Se a dermatite de contato envolve áreas extensas da pele, corticoide sistêmico pode fornecer alívios dentro das 12 a 24 horas do uso do corticoide.	C

As mãos, a face e o pescoço são frequentemente envolvidos, embora qualquer área possa ser acometida.[37]

A paciente Maria de Lourdes teve as mãos acometidas. Algumas medidas preventivas poderiam ser indicadas para a paciente, embora não exista evidência substancial para apoiá-las ou para não indicá-las.[38] São elas: uso de luvas, emolientes e cremes de barreira.[39]

Manejo de excesso de cerúmen

Mais conhecido como cera de ouvido, o cerúmen é composto de secreções das glândulas sebáceas e ceruminosas localizadas no terço lateral do canal auditivo. Sua função é proteger a pele do canal externo de danos causados pela água, infecção, trauma e corpos estranhos. O acúmulo de cerúmen é geralmente assintomático, mas pode causar alguns sintomas.

Os principais fatores de acúmulo de cerúmen no canal do ouvido incluem:

- Obstrução em virtude de doença no canal auditivo.
- Estreitamento do canal auditivo.
- Falha de migração epitelial.
- Superprodução.

Principais sintomas	
Hipoacusia	Otalgia
Plenitude auricular	Tosse reflexa
Tonturas	*Tinnitus*
Vertigem	

A remoção só é indicada para pacientes com sintomas em decorrência do cerúmen ou para os pacientes que não são capazes de expressar os sintomas, como crianças e pacientes com comprometimento cognitivo. Importante ressaltar que embora raro, a remoção de cerúmen pode resultar em resultados adversos.

Para a remoção de cerúmen, há três opções terapêuticas recomendadas: agente ceruminolítico, lavagem e remoção manual. As revisões sistemáticas não encontraram superioridade de um método sobre outro; portanto, a seleção do método de remoção de cerúmen deve ser baseada na experiência do prestador, na disponibilidade de tempo e no equipamento. Para atenção primária, sugere-se o uso de ceruminolítico, e na falha, a lavagem do conduto auditivo.

» **Ceruminolítico:** seguro para uso em pacientes sem história de infecções, perfurações ou cirurgia otológica. Deve ser evitado em caso de suspeita de dano da membrana timpânica.
» **Lavagem:** é uma das formas mais usadas de remoção de cerúmen. Deve-se executar irrigação suave do canal auditivo com uma seringa grande (200 mL) e soro fisiológico morno e deve ser realizada pelo médico. O canal auditivo deve ser esticado o máximo possível, puxando para cima e, posteriormente, na aurícula. A ponta da seringa não deve ser colocada depois do terço lateral do canal auditivo (geralmente não mais do que 8 mm para dentro do canal). A lavagem tende a não ser eficaz para a impactação dura. Realizar otoscopia direta após a irrigação para avaliar a eficácia do procedimento.
» **Remoção manual:** a remoção manual é muitas vezes mais rápida do que ceruminolítico e lavagem, além de não expor o ouvido à umidade. A remoção manual deve ser realizada por médicos com experiência e equipamento adequado. A remoção manual requer visualização adequada, normalmente com um otoscópio ou microscópio binocular.

As principais complicações são reações alérgicas, otite externa, dor de ouvido, perda auditiva transitória e tonturas, geralmente por uso de ceruminolítico. Um efeito adverso comum da lavagem é retenção de água atrás de cerúmen incompletamente removido, resultando em maceração da pele e potencial infecção. Perfuração da membrana timpânica, perda auditiva, zumbido, dor e vertigem também podem ocorrer, particularmente após a lavagem intensa. Os efeitos adversos mais comuns com a remoção manual de cerúmen incluem dor de ouvido, sangramento, laceração e perfuração da membrana timpânica.

Informação relevante disponível

Uma revisão sistemática, incluindo estudos observacionais e ensaios clínicos randomizados, concluiu que os pacientes sintomáticos com acúmulo de cerúmen, que se submeteram à remoção, experimentaram melhoria na audição em comparação com aqueles que foram observados sem tratamento.

No caso da dona Maria de Lourdes, optou-se pelo uso de ceruminolítico inicialmente, embora também fosse possível pensar em lavagem no primeiro encontro. Como na segunda consulta o problema já estava resolvido, não foi necessário o procedimento.[39-41]

Manejo da insônia

A perturbação do sono mais frequente na prática clínica é a insônia. Afeta um terço da população geral em estudos no Reino Unido e nos EUA.[42] Tem maior prevalência em mulheres e aumenta com a idade.[43]

Insônia pode manifestar-se como a dificuldade de iniciar o sono, a dificuldade de manter o sono, o acordar precoce ou o sono não restaurador, apesar do tempo e oportunidade para dormir adequados. Resulta em prejuízo de concentração, problemas de humor e cansaço diurno.[42]

Pode ser classificada de acordo com a causa, como insônia primária, quando não há comorbidade identificada, ou secundária, quando há comorbidade. Também pode ser chamada de insônia de curto prazo, até quatro semanas, ou insônia de longo prazo, de duração de quatro ou mais semanas.[42]

A insônia pode ser secundária a:[42]

» Outras perturbações do sono, como apneia obstrutiva do sono, transtornos do ritmo circadiano, parassonias e narcolepsia.
» Estresse ocupacional, interpessoal, financeiro, acadêmico, ambiental e por condições físicas.
» Comorbidades psiquiátricas, como transtornos do humor, ansiosos e psicóticos.
» Doenças físicas.
» Uso de substâncias, como álcool, drogas recreativas, cafeína e nicotina.
» Medicações (Quadro 8.7).

Na avaliação de uma pessoa com insônia, é importante entender o que ela acredita ser um sono normal e qual o impacto da insônia em sua vida, determinar duração dos sintomas e avaliar causas secundárias de insônia. Caso uma causa subjacente não esteja clara, pode ser sugerida a realização de um diário de sono (Quadro 8.8) por pelo menos duas semanas.[42]

Para o cuidado de uma pessoa com insônia, devem ser abordadas causas identificadas e subjacentes e orientada higiene do sono (Quadro 8.9). Além disso deve ser orientado evitar dirigir com sono.[42,43]

Quadro 8.7. Medicações associadas à insônia[42,43]

Antidepressivos	Inibidores seletivos de recaptação de serotonina, venlafaxina, bupropiona, duloxetina, inibidores de monoamino oxidase.
Antiepilépticos	Lamotrigina e fenitoína.
Anti-hipertensivos	Betabloqueadores, bloqueadores de canal de cálcio.
Hormônios	Corticoides e tiroideanos.
Anti-inflamatórios	Anti-inflamatórios não hormonais.
Estimulantes	Metilfenidato e modafinil.
Simpaticomiméticos	Salbutamol, salmeterol, teofilina, pseudoefedrina.

Quadro 8.8. Diário de sono[42]

Hora de ir para cama e hora de levantar-se.

Tempo demorado até dormir e número e duração dos episódios de despertar.

Episódios de cansaço diurno e cochilos.

Horários de refeições,consumo de álcool, consumo de cafeína e eventos significativos do dia, como exercício ou estresse.

Avaliar qualidade do sono.

Quadro 8.9. Higiene do sono[42-45]

Evitar:

- Deitar até que sinta sono.
- Permanecer na cama se não está com sono.
- Cochilos diurnos.
- Dormir durante o dia após uma noite ruim de sono.
- Grandes refeições tarde da noite.
- Ficar checando o relógio enquanto tenta dormir.
- Cafeína, álcool e nicotina até seis horas antes de deitar. Considerar completa suspensão de cafeína da dieta.

Estabelecer horários de sono e vigília. Levantar no mesmo horário toda manhã independentemente de quanto dormiu.

Reservar o quarto para dormir e para atividade sexual. Não comer, ler, trabalhar ou assistir à TV nele.

Manter o quarto e cama confortáveis e evitar claridade e extremos de barulho e temperatura.

Identificar e compreender o que ajuda a pessoa a relaxar antes de deitar (banho quente, leite morno, música, leitura etc.).

Realizar atividade física regular diurna, mas evitar quatro horas antes de deitar-se (exceto sexo, que pode ser benéfico).

Na insônia de longa duração a terapia cognitivo-comportamental pode ser utilizada como tratamento de primeira linha, sendo o tratamento farmacológico geralmente não indicado. Ela consiste em cinco pilares estruturais: reestruturação cognitiva; controle de estímulos; higiene do sono (já mencionada anteriormente); terapia de relaxamento; e restrição de sono. Idealmente, elementos de cada estratégia terapêutica devem ser usados em conjunto, porém podem ser utilizados também de forma isolada.

A reestruturação cognitiva objetiva alinhar expectativas, desmistificar crenças que os pacientes possam ter com relação ao seu sono e diminuir pensamentos ansiosos ou disfuncionais que possam contribuir para a dificuldade de dormir. A exemplo disso, é comum a preocupação excessiva com as consequências da falta de sono e uma percepção distorcida do impacto diurno da insônia. Nesse sentido, pode-se pactuar uma duração total de sono que seja suficiente para manter a funcionalidade ao longo do dia. Essa técnica deve ser aplicada de maneira progressiva e longitudinal, exigindo tempo e compreensão de processos psicodinâmicos. Por esse motivo, é necessário acompanhamento conjunto com profissional especializado, se disponível.[46]

O controle de estímulos consiste em reduzir os fatores que aumentam a vigilância antes e durante o período de sono. Dessa forma, deve-se orientar que o paciente somente utilize a cama para dormir ou ter relações sexuais, manter ambiente de sono calmo, sem ruídos sonoros ou luminosos, evitar exposição a telas próximo ao horário de dormir e sair da cama temporariamente se estiver tendo problemas para iniciar o sono.[46]

Medidas de higiene do sono, já mencionadas anteriormente, são um conjunto de práticas para melhora da qualidade do sono: evitar cochilos diurnos, cafeína e uso de álcool próximo ao horário de dormir, além de manter uma rotina de horários para dormir e acordar de forma sistemática. Já a terapia de relaxamento consiste em técnicas como: relaxamento muscular progressivo, respiração abdominal, *mindfulness* e meditação, com o intuito de reduzir a atividade mental e a tensão do corpo.[46]

Por fim, a restrição de sono propõe-se a aumentar o desejo de dormir limitando o tempo permitido para dormir. Orienta-se que o paciente faça o diário de sono por 1 a 2 semanas e define-se um horário específico para dormir e levantar-se, levando-se em consideração o tempo total de sono que o paciente relata dormir, acrescido de 30 minutos (não ultrapassando um tempo total de seis horas de sono). Progressivamente aumenta-se o tempo permitido para dormir até que se atinja um bom controle da insônia, com enfoque no restabelecimento da funcionalidade diurna. Essa técnica deve ser utilizada com cuidado em pacientes com comorbidades que possam ser agravadas com a privação de sono (p. ex., crise convulsiva, transtorno afetivo bipolar, apneia do sono etc).[46]

Vários desses aspectos já foram destacados no Quadro 8.9.

O uso de medicações hipnóticas por curto prazo fica reservado para prejuízo diurno grave, sintomas graves ou uma exacerbação aguda de insônia persistente, sendo recomendados benzodiazepínicos de curta duração (temazepam, loprazolam, lormetazepam) e não benzodiazepínicos de curta duração (zopiclone, zolpidem e zaleplon), com o cuidado de:[42]

- » Usar menor dose efetiva por menor período possível.
- » Orientar que geralmente não são dadas novas prescrições de hipnóticos, explicando o porquê e registrando em prontuário.
- » Informar a razão pela qual é prescrito.
- » Não prescrever outro em caso de falha.
- » Trocar caso ocorra efeito colateral diretamente relacionado com o hipnótico usado.
- » Evitar uso por mais de duas semanas. Se isso for necessário, deve-se avaliar o uso a cada duas semanas.
- » Não prescrever se não avaliar a pessoa futuramente.
- » Ser cauteloso em prescrever hipnóticos para idosos.

Diazepam, nitrazepam e flurazepam não são recomendados por terem meia-vida longa, gerando efeitos residuais no dia seguinte e doses repetidas tendem ser cumulativas. Diazepam pode ser útil para insônia com ansiedade diurna associada.[42]

Alerta 1: Preocupações com o uso de hipnóticos[42-44]

- Efeitos colaterais: sedação diurna, prejuízo na coordenação e na cognição e risco aumentado de acidentes automobilísticos e na operação de máquinas e quedas.
- Tolerância a hipnóticos reduz sua eficácia em tratar insônia. Particularmente, a tolerância a benzodiazepínicos pode ser rápida e pode ocorrer em poucos dias a semanas.
- Dependência pode ocorrer e o uso continuado pode servir apenas para evitar os sintomas da retirada, como insônia de rebote. A dependência ocorre mais em uso prolongado, altas doses, benzodiazepínicos mais potentes e de curta ação e história de ansiedade.
- Em idosos, o benefício pode não superar o risco aumentado de efeitos adversos, como prejuízo cognitivo e aumento do risco de quedas.

Para pessoas com mais de 55 anos com insônia de longo prazo, considerar o uso de melatonina de liberação prolongada, sendo a duração inicial do tratamento de três semanas; se obtiver resposta, pode ser continuada por mais 10 semanas. Seu uso foi estudado apenas na insônia de longo prazo.[42]

Referenciar ao especialista em medicina do sono se a insônia persistir, apesar do manejo na APS.[42]

Alerta 2: Tratamentos não suportados por evidências[42]

- Fármacos sedativos (antidepressivos, anti-histamínicos, hidratos de cloral, clometiazol e barbitúricos) não são recomendadas para manejo de insônia, de acordo com revisões de opinião de especialistas, por não haver evidências que suportem seus usos e significativo potencial de efeitos adversos.
- Acupuntura não apresenta evidências de qualidade suficientes para recomendar seu uso no cuidado com insônia.
- Valeriana não apresenta evidências de qualidade suficientes para recomendar seu uso no cuidado com insônia.

Com essas informações, retornando ao caso de Maria de Lourdes, identifica-se o sintoma de insônia terminal, com o despertar precoce. O mais provável é que se trate de um sintoma depressivo, e em situações como essa, o cuidado com o problema de saúde mental é essencial, sendo indicado o manejo da depressão como principal forma de cuidado da insônia. Assim, optou-se pela introdução de imipramina 25 mg à noite, com a finalidade de tratamento medicamentoso do quadro depressivo. Deve-se atentar que não há evidência de que o efeito sedativo dessa medicação seja benéfico para a insônia isoladamente e sim em seu contexto de sintoma depressivo.

Outras medidas cabíveis são a higiene do sono e, em último caso, se o sintoma não melhorar e estiver gerando grande prejuízo, o tratamento medicamentoso específico para insônia será indicado.

Avaliação de risco de doença vascular cerebral

Conforme observado na consulta, Dona Maria de Lourdes expressa alguma preocupação com relação à possibilidade de sofrer um "derrame cerebral", o que lhe tem gerado prejuízo do sono.

A doença vascular cerebral (DVC) é causada por isquemia cerebral ou hemorragia, sendo caracterizado acidente vascular cerebral (AVC) pelo rápido desenvolvimento de sinais focal ou global das funções cerebrais com duração superior a 24 horas, levando a sequelas reversíveis, irreversíveis ou à morte.

Quando a duração é inferior a 24 horas, configura-se ataque isquêmico transitório, definido como perda aguda da função cerebral, causada por um fornecimento de sangue cerebral inadequado, consequência de baixo fluxo sanguíneo, isquemia ou êmbolo.

Os sinais e sintomas de um ataque isquêmico transitório (AIT) geralmente desaparecem em poucos minutos, podendo durar algumas horas.[47]

Informação relevante disponível

- **DVC isquêmica: causada por um bloqueio no vaso sanguíneo cerebral. Por exemplo, por um coágulo ou êmbolo de uma placa aterosclerótica.**
- **DVC hemorrágica: causada pelo sangramento de um vaso sanguíneo cerebral, sendo a pressão arterial elevada a principal causa.**

A DVC é a terceira causa mais comum de morte no Reino Unido; das pessoas que vivem com suas sequelas, metade é dependente de outras pessoas para suas atividades do dia a dia. A maioria das pessoas com DVC tem mais de 65 anos. Cerca de 85% das DVC são isquêmicas e 15% hemorrágicas.[47]

Os fatores de risco para doenças cardiovasculares em geral são fatores de risco para DVC, como idade, sexo masculino (embora em maiores de 75 anos, mulheres têm maior risco para DVC), história familiar de doença cardiovascular precoce em parentes próximos, sobrepeso e obesidade (principalmente associada à apneia obstrutiva do sono), privações sociais e baixa renda e comorbidades (como doenças inflamatórias sistêmicas, doença renal crônica, problemas de saúde mental graves, influenza e doença periodontal).[48] Porém, alguns são mais relacionados com a DVC.[47]

- » Hipertensão arterial sistêmica.
- » Hiperlipidemia.
- » Diabetes *mellitus*.
- » Fibrilação atrial ou outras arritmias cardíacas.
- » Doença estrutural cardíaca.
- » Estenose de carótidas.
- » Fatores de estilo de vida, como tabagismo, hábitos inadequados de alimentação e atividade física e consumo de álcool.

As principais sequelas de DVC são mostradas no Quadro 8.10.

Quadro 8.10. Principais sequelas da doença vascular cerebral

Distúrbio de equilíbrio	Dor musculoesquelética	Dificuldade de interação social
Déficit de atenção e concentração	Dificuldades com atividades da vida diária	Deficiências cognitivas
Depressão	Ansiedade	Agressividade
Alteração de memória	Deficiências visuais	Problemas de deglutição
Apraxia	Afasia	Disartria
Incontinência urinária	Incontinência fecal	Disfunção sexual

Assim, devemos tranquilizar Maria de Lourdes pelo seu baixo risco para DVC, pois a história familiar de AVC em sua mãe não ocorreu em idade precoce; além disso, ela não tem história pessoal de doenças cardiovasculares. Dessa maneira, é central para o manejo da depressão e insônia, a abordagem conjunta de suas preocupações e medos, em específico sobre a DVC.

Lidar com o medo e a preocupação com doenças é frequente na população da APS e o uso da abordagem centrada na pessoa é uma ferramenta importante para seu êxito.[49]

Manejo de queixas vagas

A excessiva preocupação de não se chegar a um diagnóstico em um primeiro momento pode causar angústia e frustração para especialistas focais; porém, MFC devem desenvolver habilidades e competências que garantam tranquilidade a si próprio e ao paciente, a fim de explorar com tranquilidade as queixas vagas, mal caracterizadas ou sem definição diagnóstica para o momento. Lidar com queixas vagas, apesar de ser da prática comum do dia a dia do MFC, é, sem dúvidas, uma das tarefas mais difíceis, para todas as especialidades clínicas.

Médicos que lidam com atendimento longitudinal devem saber acolher com empatia esse tipo de queixa, sem deixar-se levar pela frenética busca de diagnósticos e fazer uso de ferramentas como a Demora Permitida (*Watchful Waiting*), a fim de evitar as iatrogênicas cascatas inadequadas de intervenções desnecessárias e angustiantes, que podem provocar sofrimento desnecessário ao paciente.

É, até certo ponto, compreensível o comportamento médico corrente em diversos países, de empreender recursos cada vez mais complexos em busca de uma certeza diagnóstica, haja vista o modelo de graduação em medicina e também de especialistas focais. Mas há que se entender, que, em se tratando de uma ciência probabilística (e não de certeza), como a medicina, esse comportamento pode, além de ser anticientífico, causar mais malefícios que benefícios.

O desafio maior, atualmente, para os MFC, parece estar em achar o equilíbrio entre atentar de maneira vigilante e segura para sinais de alarme que demonstrem uma possível gravidade do quadro clínico e evoluir com tranquilidade e paciência os casos mais complexos, mantendo-se junto ao paciente no momento de incerteza diagnóstica, de maneira serena, segura e realista, estando sempre atento para as reavaliações e a base de dados que o conhecimento da vida familiar e em comunidade desse paciente pode oferecer de maneira privilegiada ao MFC.

Como descrito por Gérvas (2003), uma pessoa que procura o serviço de saúde para sanar seus problemas, deve ser cuidadosamente conduzido em meio ao "mar de incertezas" e também ser protegido do "olhar de ciclope" que especialistas focais podem aplicar sobre ela, sendo, na maior parte das vezes, mais seguro e efetivo manter-se nesse mar sem certezas absolutas do que ser lançado à progressiva investigação maléfica.[50,51]

Referências bibliográficas

1. Jenkins R, Lewis G, Bebbington P, et al. The National Psychiatric Morbidity Survey of Great Britain – initial findings from the household surveys. Psychol Med. 1997;27:775-89.
2. Bromberger JT. A psychosocial understanding of depression in women: for the primary care physician. J Am Med Womens Assoc. 2004; 59(3):198-206); Molina MRAL, Wiener CD, Branco JC, Jansen K, Souza LDM, Tomasi E, Silva RA, Pinheiro RT. Prevalência de depressão em usuários de unidades de atenção primária. Rev Psiq Clin. 2012,39(6):194-7.
3. Murray CJ, Lopez AD. Global mortality, disability and the contribution of risk factors: Global Burden of Desease Study. Lancet. 1997;349(9063):1436-42.
4. World Psychiatric Association. Educational program on depressive disorders. Overview and fundamental aspects. New York: NCM; 1997.
5. Araya R, Rojas G, Fritsch R, Gaete J, Rojas M, Simon G, et al. Treating depression in primary care in low-income in Santiago, Chile: a randomised controlled trial. Lancet 2003;361:995-1000.
6. Patel V, Araya R, Ludemir A, Todd C, Lima M. Women, poverty and common mental disorders in four restructuring societies. Soc Sci Med. 1999;49:1461-71.
7. Judd LL. The clinical course of unipolar major depressive disorder. Arch Gen Psychiatry. 1997;54:989-91.
8. Fleck MPA, Laffer B, Sougey EB, Del Porto JA, Brasil MA, Juruena MF. Diretrizes da Associação Médica Brasileira para o tratamento da depressão (versão integral). Rev Bras Psiquiat. 2003;(2):114-22.
9. De Battista C. Agentes antidepressivos. In: Katzung BG, Masters SB, Trevor A. Farmacologia básica e clínica. 12ª ed. Porto Alegre: AMGH Editora; 2014. p. 521-40.
10. Del Porto José Alberto. Conceito e diagnóstico. Rev. Bras. Psiquiatr. 1999;21(Suppl 1):6-11.
11. Ioannidis JP. Effectiveness of antidepressants: an evidence mith constructed from a Philos Ethics Humanit Med. 2008;3:14.
12. Mitchell A, Vaze A, Rao S. Clinical diagnosis of depression in primary care: a meta-analysis. Lancet. 2009;374(9690):609-19.
13. Gama CAP, Campos RO. Saúde mental na Atenção Básica – uma pesquisa bibliográfica exploratória em periódicos de saúde coletiva (1997-2007). Cad Bras Saúde Mental. 2009; 1(2):112-31.
14. Araya R, Rojas G, Fritsch R, Gaete J, Rojas M, Simon G, Peters TJ. Treating depression in primary care in low-income in Santiago, Chile: a randomised controlled trial. Lancet. 2003;361:995-1000.
15. Fleck MPA, Laffer B, Sougey EB, Del Porto JA, Brasil MA, Juruena MF. Diretrizes da Associação Médica Brasileira para o tratamento da depressão (versão integral). Rev Bras Psiquiat. 2003;(2):114-22.
16. Fleck MP, Berlim MT, Lafer B, Soufey EB, Del Porto JA, Brasil MA, et al. Revisão das diretrizes da Associação Médica Brasileira para o tratamento da depressão (Versão integral). Rev Bras Psiquiatr. 2009;31(Supl I):S7-17).

17. National Collaborating Centre for Mental Health. Depression: managent of depression in primary and second care. Full guidelines (amended) National Clinical Practice Guideline N. 23 (amended). 10 May 2007. 363p. Disponível na Internet: www.nice.org.uk/nicemedia/pdf/CG23fullguideline.pdf.
18. American Psychiatric Association – APA. Diretrizes para o tratamento de transtornos psiquiátricos: compêndio 2006. Porto Alegre: Artmed; 2008.
19. Simon G, von Korff M, Rutter C, Wagner EH. Randomized trial of monitoring, feedback and management of care by telephone to improve treatment of depression in primary care. BMJ. 2000;320:550-54.
20. Lam RW, Kennedy SH, Adams C, et al. Canadian Network for Mood and Anxiety Treatments (CANMAT) 2023 update on clinical guidelines for management of major depressive disorder in adults. Can J Psychiatry. 2024;69(9):641-87.
21. Cordioli AV, Gallois CB, Isolan L. Psicofármacos: consulta rápida. 5 ed. Porto Alegre: Artmed; 2015.
22. Adaptado das bulas dos medicamentos. Disponivel na Internet: www.bulas.med.br; www.medicinanet.com.br e nos sites dos fabricantes.
23. Coelho Junior NE. Unconscious and perception in freudian psychoanalysis. Psicol USP. 1999; 10(1):25-54.
24. Knapp P, Beck AT. Fundamentos, modelos conceituais, aplicações e pesquisa da terapia cognitiva. Rev Bras Psiquiatr. 2008;30(Supl II):S54-64.
25. Mello MF. Terapia interpessoal: um modelo breve e focal. Rev Bras Psiquiatr. 2004;26(2):124-30.
26. da Rocha IA, de Sá AN, Braga LA, Ferreira Filhad Mde O, Dias MD.. Terapia comunitária integrativa: situações de sofrimento emocional e estratégias de enfrentamento apresentadas por usuários. Rev Gaucha Enferm. 2013;34(3):155-62.
27. Nagem TE. Do método clínico centrado na pessoa à terapia de família relacional sistêmica: diálogos possíveis. Nova Perspec Sist. 2021;30(70):64-76.
28. Marx W, Penninx BWJH, Solmi M, et al. Major depressive disorder. Nat Rev Dis Primers. 2023;9(1):44.
29. NICE. NICE Guideline on Depression in adults: Treatment and Management. NICE 2022 Jun:NG222.
30. Crawford MJ , Thana L , Methuen C , Gosh P, Stanley S V, Ross J, et al. Impact of screening for risk of suicide: randomised controlled Trial. Br J Psychiatry. 2011;198(5):379-84.
31. Bertolote JM, Mello-Santos C, Botega NJ. Detecção do risco de suicídio nos serviços de emergência psiquiátrica. Rev Bras Psiquiatr. 2010;32 Suppl 2:S87-95.
32. Cardoso SB. Como realizar avaliação e manejo inicial do paciente com comportamento suicida na APS? Disponível na Internet: "https://www.ufrgs.br/telessauders/perguntas/como-realizar-avaliacao-e-manejo-inicial-do-paciente-com-comportamento-suicida-na-aps/". Acessado em 10 nov 2024.
33. Bruning GE, Filho LAR. Constipação: problemas gastrointestinais. In: Gusso G, Lopes JM. Tratado de medicina de família e comunidade: princípios, formação e prática. Porto Alegre: Artmed; 2012.
34. Anne M, Meghan R, Anthony W. Management of constipation in older adults. Am Fam Physician. 2015;92(6):500-4.
35. Attaluri A, Donahoe R, Valestin J, Brown K, Rao SS. Randomised clinical trial: dried plums (prunes) vs. psyllium for constipation. Aliment Pharmacol Ther. 2011;33(7):822-8.
36. Lee-Robichaud H, Thomas K, Morgan J, Nelson RL. Lactulose versus polyethylene glycol for chronic constipation. Cochrane Database Syst Rev. 2010;(7):CD007570.
37. Usatine RP, Riojas M. Diagnosis and management of contact dermatitis. Am Fam Physician. 2010; 82(3):249-55.
38. Bauer A, Schmitt J, Bennett C, Coenraads P, Elsner P, English J, Williams HC. Interventions for preventing occupational irritant hand dermatitis. Cochrane Database Syst Rev. 2010; (6):CD004414.
39. Dinces, EA. Cerumen [internet]. Filadélfia: UpToDate; 2015. [acesso em 21 de setembro de 2015]. Disponível na Internet: http://www.uptodate.com/contents/cerumen?source=search_result&search=cerumen&selectedTitle=1~48.

40. National Institute for Health and Care Excellence Clinical knowledge summaries. 2012 [internet]. Londres: National Institute for Health and Care Excellence; 2012 [acesso em 23 de outubro 2015]. Disponível na Internet: http://cks.nice.org.uk/earwax.
41. Fahmy S, Whitefield M. Multicentre clinical trial of Exterol® as a cerumenolytic. Br J Clin Pract. 1982;36(5):197-204.
42 National Institute for Health and Care Excellence Clinical knowledge summaries. Insomnia [internet]. Londres: National Institute for Health and Care Excellence; 2015 [acesso em 13 out 2015]. Disponível na Internet: http://cks.nice.org.uk/insomnia.
43. Simon C, Everitt H, Dorp F, Burkes M. Oxford handbook of general practice. 4th ed. Oxford: Oxford University Press; 2014.
44. Gusso G, Lopes JMC. Tratado de medicina de família e comunidade: princípios, formação e prática. Porto Alegre: Artmed; 2012.
45. Mansel JK, Carey EC. Nonpharmacologic approach to sleep disorders. Cancer. 2014; 20(5):345-351.
46. Matheson EM, Brown BD, DeCastro AO. Treatment of Chronic Insomnia in Adults. Am Fam Physician. 2024;109(2):154-60.
47. National Institute for Health and Care Excellence Clinical knowledge summaries. Stroke and TIA [internet]. Londres: National Institute for Health and Care Excellence; 2013 [acesso em 12 out 2015]. Disponível na Internet: http://cks.nice.org.uk/stroke-and-tia.
48. National Institute for Health and Care Excellence Clinical knowledge summaries. CVD risk assessment and management [internet]. Londres: National Institute for Health and Care Excellence; 2014 [acesso em 12 out 2015]. Disponível na Internet: http://cks.nice.org.uk/cvd-risk-assessment-and-management.
49. Stewart M, Brown JB, Weston WW, McWhinney IR, McWilliam CL, Freeman TR. Patient-centered medicine: transforming the clinical method. 2th ed. Abingdon: Radcliffe Medical Press; 2003.
50. Gérvas J, Pérez Fernández M. Aventuras y desventuras de los navegantes solitarios en el Mar de la Incertidumbre. Aten Primaria. 2005;35(2):87-90.
51. Guedes CR, Nogueira MI, de Camargo KR Jr. Os sintomas vagos e difusos em biomedicina: uma revisão da literatura. Cien Saude Colet. 2008;13(1):135-44.
52. Moreno RA, Moreno DH, Soares MBM. Psicofarmacologia de antidepressivos. Rev Bras Psiquiatr. 1999;24-40.

Capítulo 9

Marco Antônio

Carolina Aguiar Sant'Anna Siqueri
Helena Machado Morad
José Benedito Ramos Valladão Júnior
Lucas Bastos Marcondes Machado

Primum non nocere
("Primeiro, não prejudicar" – aforismo da medicina)

Narrativa

Marco Antônio Cantarini Pereira é um homem de 51 anos, de ascendência italiana e entradas proeminentes no cabelo. Entra no consultório afobado, sentando-se rapidamente e começando a falar suas queixas para o médico. Não é um cliente habitual da Unidade Básica de Saúde (UBS): no seu prontuário só constam consultas de demanda espontânea há sete anos por lombalgia mecânica. Mora com a esposa e um filho de 20 anos, estudante de jornalismo. Tem ainda uma filha de 23 anos, administradora, que mora em outro bairro. Ele e a esposa trabalham há muitos anos junto com Borges, pai de Marco, na floricultura da família Entre suas funções, Marco faz os arranjos de buquês e realiza entregas. Há dois meses seu pai sofreu um acidente vascular cerebral (AVC) pequeno, mas o suficiente para os médicos o afastarem do trabalho, deixando o estabelecimento nas mãos de Marco.

Conta que está muito preocupado com sua saúde desde a doença do pai e desde que seu avô de 88 anos faleceu de câncer de próstata, há 11 meses. "Doutor, queria fazer um *check-up* com tudo que tenho direito, tenho que cuidar da saúde." Manifesta desejo de realizar exames para tudo, inclusive próstata. Sente dores em braços, pescoço e coluna; teme que seja uma manifestação de doença do coração ou algum câncer. "Não é normal sentir essas dores!". Para Marco, sentir-se doente é uma coisa nova e aterrorizante; ele sente um peso enorme sobre si desde que seu avô e seu pai adoeceram. Está mais sobrecarregado no trabalho, visto que era seu pai que organizava as finanças da floricultura e o ajudava a preparar os arranjos.

No último mês, começou a correr após o expediente a fim de emagrecer, mas parou após sentir dor nos joelhos (pior no direito) e ao descer a ladeira perto de sua casa ou escadas, associada a edema da articulação. A dor sempre é pior com movimentação e melhora com anti-inflamatórios não esteroides (AINEs). "Nem correr eu consigo, doutor! Tenho certeza de que tem algo errado comigo!". Está ansioso, pois notou muitas veias salientes nas pernas; tem a impressão de que elas podem estourar e acha que elas são um sinal de que seus vasos sanguíneos estão doentes.

Marco não toma nenhum remédio diariamente, apenas anti-inflamatórios quando a dor está pior. Nunca fumou e bebe três doses de bebida alcoólica (cerveja) aos finais de semana. Muitas vezes almoça na rua, durante suas entregas, come um lanche ou pastel e refrigerante; à noite, come com sua família. Nega antecedentes familiares de doença cardiovascular (DCV) além de seu pai. Ninguém em sua família teve câncer.

Registro por SOAP

S

- "*Check-up*": quer fazer exames, inclusive rastreamento para próstata.
- Dores em pescoço irradiada para braço há duas semanas. Teme ser doença do coração ou câncer e está preocupado com sua saúde. Avô faleceu com câncer de próstata há 11 meses e pai (72 anos) teve acidente vascular cerebral isquêmico (AVCi) há dois meses.
- Há um mês iniciou a prática de corrida e, desde então, iniciou dores em joelhos, pior à direita. Utiliza AINE para dor. Nega rigidez matinal.
- Veias varicosas em membros inferiores (MMII).
- Nega antecedentes mórbidos, nega tabagismo.
- Sedentário no momento, em virtude das dores nos joelhos.

O

- Bom estado geral, corado.
- Pressão arterial: 122 × 84 mmHg, pulso: 76 bpm.
- Peso: 93,8 kg, altura: 1,76 m, índice de massa corporal (IMC): 30,2 kg/m^2.
- Exame cardiopulmonar: sem alterações.
- Joelhos com crepitação bilateralmente, no momento sem edema ou outros sinais flogísticos.
- Varizes de médio calibre em MMII.
- Dor à palpação de trapézio direito com bandas de tensão e ponto-gatilho ativo com irradiação para membro superior direito (MSD).

A

- Dor miofascial em membro superior direito.
- Osteoartrose de joelhos.
- Varizes de MMII.
- Obesidade grau I.
- Medo de doença cardiovascular.
- Medo de câncer de próstata.

P

- Realizo desativação de ponto-gatilho em MSD por meio de agulhamento seco.

- Oriento exercícios de alongamento, compressa morna local e reeducação postural (postura incorreta pode sobrecarregar os músculos durante o trabalho em pé de realização de arranjos de flores e outros trabalhos manuais). Prescrevo dipirona 1 g, de 6/6 horas para controle de dores.
- Suspendo AINE por uso prolongado e ausência de sinais de artrite aguda.
- Explico diagnóstico de osteoartrose de joelhos e oriento exercícios de baixo impacto (como caminhada, natação) e reforço muscular de MMII.
- Oriento medidas para controle de varizes, como evitar permanecer em pé por longos períodos, realizando elevação dos MMII ao longo do dia e ao dormir.
- Reforço importância da perda de peso como objetivo para diminuição de riscos cardiovasculares, controle de varizes e das dores em joelhos por sobrecarga gerada pelo excesso de peso.
- Tranquilizo o paciente quanto a seu medo de doença grave no momento.
- Oriento sobre recomendações atuais contra o rastreamento de câncer de próstata e o paciente opta por não realizar.
- Por outro lado, ofereço exames de rastreamento recomendados: pesquisa de sangue oculto nas fezes, perfil lipídico, glicemia de jejum, sorologia para vírus da imunodeficiência humana (HIV) (com aconselhamento pré-teste). Paciente opta por realizar estes.

Dois meses depois

S

- Retorna para checar resultados de exames. Sem novas queixas. Iniciou natação e musculação em academia. Refere melhora das dores em joelhos, porém continua muito preocupado com varizes, pois elas não melhoraram e tem medo de trombose. Gostaria de encaminhamento para operar ou algum remédio que faça as varizes sumirem.

O

- Glicemia: 152 mg/dL, colesterol total (CT): 217 mg/dL, lipoproteínas de alta densidade (HDL): 48 mg/dL, lipoproteína de baixa densidade (LDL): 111 mg/dL, triglicérides (TG): 290 mg/dL.
- Pesquisa de sangue oculto negativa. Sorologia para HIV não reagente.
- Pressão arterial (PA): 120 × 80 mmHg, pulso: 74 bpm, peso: 93,3 kg, IMC: 30,1 kg/m^2.
- MMII: varizes de médio calibre, sem outros sinais de insuficiência venosa crônica.

A

- Glicemia de jejum alterada.
- TG e colesterol alterados.
- Varizes de MMII.
- Osteoartrose de joelhos controlada.

P

- Reforço positivo para a prática de atividade física, reitero a realização de dieta e perda de peso.
- Solicito nova medida de glicemia e hemoglobina glicada (HbA1c) para diagnóstico de diabetes *mellitus* (DM) tipo 2.
- Tranquilizo quanto às varizes, discuto sobre possíveis tratamentos, prescrevo meias elásticas de média compressão.

Um mês depois

S

- Retorna para checar novos resultados de exames, ficou bastante preocupado com possibilidade de diabetes. Reforçou prática de academia, passando a realizar musculação três vezes por semana e natação quatro vezes por semana. Além disso, está tentando modificar a dieta.

O

- Glicemia: 165 mg/dL, hemoglobina glicada (HbA1c): 8,9%. Peso: 90,2 kg, IMC: 29,1 kg/m^2.
- Risco cardiovascular pelo escore de Framingham: 16% em 10 anos.

A

- Diabetes *mellitus* tipo 2.
- Risco cardiovascular Framingham: 16% em 10 anos.

P

- Proponho tratamento do diabetes com metformina e discuto opções para redução do risco cardiovascular. Paciente opta por iniciar metformina no momento, mas não estatina, pois quer investir em medidas de modificação do estilo de vida (MEV). Inicio metformina 500 mg 0-1-1.
- Encaminho para grupo de reeducação alimentar de adultos.
- Solicito exames para avaliação de lesões de órgãos-alvo: fundo de olho, creatinina, microalbuminúria em amostra isolada.
- Agendo retorno para verificar aderência e sucesso às medidas não farmacológicas de controle do diabetes.

Quatro meses depois

S

- Vem para seguimento de diabetes, usando metformina conforme prescrito, porém teve muitos gases e diarreia. Mantém realização de natação, musculação, dieta adequada e participação em grupo de reeducação alimentar. Refere dores ocasionais em joelhos, que melhoram com dipirona.

O

- PA: 118 × 78 mmHg, peso: 87,3 kg, IMC: 28,1 kg/m^2.
- HbA1c: 7.9%, CT: 192 mg/dL, HDL: 56 mg/dL, LDL: 103 mg/dL, TG: 164 mg/dL.
- Creatinina: 1,0, *clearance* de creatinina: 104,2 mL/min.
- Albuminúria em amostra isolada: 12 mg/g de creatinina.
- Fundo de olho sem alterações.

A

- Diabetes *mellitus* tipo 2 mal controlado.

P

» Explico que apesar da melhora de alguns indicadores e da HbA1C, gostaríamos de chegar perto da meta de 7% de glicada, troco metformina por metformina XR 500 1-1-1 por efeito colateral. Nova glicada em três meses.

Pontos abordados

» Prevenção quaternária.
» Diagnóstico e manejo do diabetes *mellitus* tipo 2.
» Manejo de alterações lipídicas.
» Manejo da dor miofascial.
» Abordagem da osteoartrose de joelhos.

Discussão

Frequentemente, o médico de família e comunidade (MFC) tem de lidar com pacientes que demandam muitos exames e intervenções medicamentosas. Um dos principais motivos de consulta na atenção primária à saúde (APS) é a solicitação de "*check-up* médico".[1] A situação em que se coloca Marco Antônio – de se apresentar em consulta de rotina com demanda por investigação médica e sentindo-se doente – é uma situação de risco para sobrediagnóstico e sobretratamento. Muitos pacientes têm uma relação de consumo com a saúde, apresentando uma "lista" de exames e procedimentos que gostaria de fazer. Além de apresentar poucos benefícios, os lados negativos, isto é, os danos potenciais do "*check-up*", são pouco alertados.[2]

Prevenção quaternária

Nessas situações, é essencial a prática da prevenção quaternária, pois o médico deve proteger o paciente de intervenções desnecessárias e potencialmente danosas (Figura 9.1).

Figura 9.1. Modelo dos níveis de prevenção.

		Visão do médico	
		Doença ausente	**Doença presente**
Visão do paciente	**Sentindo-se bem**	**I** Ação tomada a fim de evitar ou remover a causa de um problema de saúde em um indivíduo ou população antes que ele se manifeste. Inclui promoção à saúde e proteção específica, como vacinações.	**II** Ação tomada para detectar um problema de saúde em um estágio inicial em um indivíduo ou população, de modo a facilitar a cura, reduzir ou prevenir efeitos a longo prazo.
	Sentindo-se mal	**IV** Ação tomada para identificar um paciente ou população em risco de sobremedicalização, para protegê-lo de intervenções invasivas e oferecer procedimentos adequados e eticamente aceitáveis.	**III** Ação tomada para reduzir os efeitos crônicos de um problema de saúde em um indivíduo ou população ao minimizar as consequências que esse problema poderia trazer para funcionalidade do paciente. Por exemplo, é tratar complicações do diabetes. Inclui reabilitação.

Fonte: Adaptado de Jamoulle M, 2015.[4]

A prevenção quaternária pode ser resumida em um dos princípios mais antigos e importantes da medicina: *primum non nocere*. Um dos objetivos da prevenção quaternária é evitar o chamado sobrediagnóstico – o diagnóstico de condições que nunca teriam se manifestado clinicamente (não levariam o paciente a experimentar sintomas nem aumentariam sua mortalidade) caso não tivessem sido detectadas.[3,4]

Cumprir esse objetivo sem algumas ferramentas não é factível: é necessário para o MFC competência e abertura para avaliar a experiência subjetiva da doença de seu paciente, além da dimensão biológica do problema. O paciente deste capítulo estava passando por uma situação relativamente nova em sua vida: frequentando o serviço de saúde e sentindo-se doente. Além disso, estava sobrecarregado profissional e emocionalmente, com o adoecimento de seu pai e o falecimento de seu avô.

Adicionalmente, o MFC também deve desenvolver habilidades de comunicação de riscos. Cada vez mais os pacientes buscam o médico para auxiliar em escolhas complexas e que podem ter impacto em suas vidas: iniciar ou não uma medicação preventiva (como uma estatina)? Devo operar o joelho ou não? Quais os benefícios? Quais os riscos? O médico deve ajudar o paciente a fazer essas escolhas, mesmo quando o grau de incerteza é alto.[5] Também se deve considerar o papel que o medo tem em decisões de saúde e o quanto ele estimula a realização de exames e tratamentos desnecessários.[6] A comunicação de risco tem de ser franca e na dose certa – sem terrorismo, mas também sem ocultar informações de saúde importantes.

Temos ainda de nos esforçar para cumprir o potencial excepcional que cada consulta de APS tem, de manejo de problemas agudos, manejo de problemas crônicos e contínuos, modificação da relação da pessoa atendida com o serviço e seu jeito de buscar apoio e promoção à saúde realizada de forma oportunística. Às vezes, o paciente demanda um exame, mas existem outros exames e intervenções que podem reduzir seu risco de complicações futuras, e devemos aproveitar as consultas nesse sentido, tratando de problemas agudos, como uma dor miofascial e problemas crônicos, além de mostrar para o paciente que saúde pode ser construída a muitas mãos. Na maioria das consultas vamos aplicar abordagens que poderiam ser categorizadas em diferentes níveis de prevenção pela Figura 9.1 ao mesmo tempo.

Dessa maneira, para oferecer o melhor cuidado para Marco Antônio, o MFC lançará mão de diversos conhecimentos, habilidades e tecnologias complexos: prevenção quaternária, comunicação de riscos, medicina centrada na pessoa, além das melhores evidências disponíveis sobre o manejo clínico do paciente.

Diagnóstico e manejo do diabetes

O diabetes *mellitus* está entre as principais doenças abordadas pelo MFC[1] e responde, no Brasil, a uma prevalência de cerca de 8% a 10%.[7,8] É causador de hiperglicemia crônica, que pode causar danos em uma série de estruturas vitais em longo prazo, sendo, portanto, uma importante causa de morbidade e mortalidade em todo o mundo.

É classificado em dois tipos principais:

» **Diabetes *mellitus* tipo 1 (5% a 10% dos casos):** destruição das células pancreáticas por mecanismos de autoimunidade. Inicia-se na infância e adolescência. Cursa frequentemente com sintomas e complicações precoces, sendo a insulinoterapia necessária para a sobrevivência.

- **Diabetes *mellitus* tipo 2 (90% a 95% dos casos):** defeitos na secreção e ação da insulina. Inicia-se na vida adulta, sendo mais frequente conforme o avanço da idade e em indivíduos sedentários e com peso acima do ideal. A grande maioria mantém-se assintomática e sem complicações, independentemente do tratamento.

O diagnóstico pode ser realizado de uma das seguintes maneiras:[9]

- Duas glicemias de jejum ≥ 126 mg/dL.
- Uma glicemia casual ≥ 200 mg/dL associada a sintomas.
- Teste oral de tolerância à glicose (75 g) ≥ 209 mg/dL após 1 hora ou ≥ 200 após 2 horas.
- Duas hemoglobinas glicadas ≥ 6,5%.

Como sintomas, os indivíduos podem apresentar: emagrecimento, poliúria, polidipsia e polifagia (os chamados "pólis"), astenia, fadiga, náusea, constipação, candidíase genital (vaginite, balanopostite) e, às vezes, candidíase oral.

As principais complicações relacionadas ao diabetes são:

- **Agudas:** cetoacidose diabética e estado hiperosmolar hiperglicêmico.
- **Crônicas (microangiopáticas):** neuropatia periférica e autonômica (hipotensão, impotência sexual, gastroparesia), retinopatia (uma das principais causas de cegueira no mundo), nefropatia diabética, úlceras de MMII, pé diabético.
- **Crônicas (macroangiopáticas):** doença aterosclerótica, doença arterial coronariana, doença cerebrovascular e doença arterial periférica.

Tratamento

O tratamento visa ao controle glicêmico para a prevenção de complicações (principalmente as microvasculares) e ao controle dos fatores de risco associados (hipertensão arterial sistêmica (HAS), obesidade, sedentarismo, dislipidemia, tabagismo) para a prevenção, principalmente das complicações macrovasculares, e fundamenta-se em medidas não farmacológicas[10] e farmacológicas.

Medidas não farmacológicas

- **Redução do peso:** o emagrecimento pode ser um problema e frustração aos pacientes diabéticos, o que leva muitos a abandonarem precocemente a tentativa de perda de peso. Assim, uma boa estratégia é a recomendação de objetivos bem definidos e factíveis: recomendar a redução de 10% do peso em um período de seis meses é uma meta factível aos obesos e que resulta em diminuição de morbidade e mortalidade.[11]
- **Dieta:** as principais recomendações envolvem dieta com diminuição de carboidratos e substituição por verduras, frutas e legumes, sendo sugerida a realização de contagem de carboidratos. A realização de dieta balanceada e exercício físico constituem terapia de primeira escolha no tratamento do diabetes.[12]
- **Atividade física regular:** recomenda-se realizar idealmente pelo menos 30 minutos de atividade física na frequência de cinco vezes por semana.
- **Cessar tabagismo e diminuir consumo de álcool**.

Na abordagem das intervenções não farmacológicas, é fundamental compreender o contexto socioeconômico e cultural dos pacientes e propor intervenções que façam sentido e sejam possíveis de serem realizadas.

A opção do paciente Marco Antônio apenas pelo tratamento não farmacológico deve ser respeitada e acompanhada de perto com abordagem motivacional e reforço das medidas e da aderência à modificação do estilo de vida, pois, apesar de essa abordagem isoladamente ter um grande potencial de controle do diabetes e dos outros fatores de risco associados, são poucos os pacientes que conseguem implementá-la de fato. Assim, durante o seguimento, na existência de mau controle glicêmico e dificuldade de adesão às modificações de estilo de vida, deve-se discutir, em conjunto com o paciente, o acréscimo de terapêutica farmacológica como modo de prevenção de complicações relacionadas com o diabetes. A decisão de iniciar terapia farmacológica deve ser compartilhada e levar em conta seus valores e experiências, além de seu risco de complicações.

Medidas farmacológicas

Deve-se ter especial cuidado na escolha do melhor plano medicamentoso a ser implementado, de modo que garanta os melhores resultados no controle glicêmico, prevenção de complicações/lesão de órgãos-alvo e garantia de aderência.[13] Dessa maneira, alguns aspectos devem ser levados em consideração, conforme Quadro 9.1. O surgimento recente de novas classes de hipoglicemiantes que também mostraram importante benefício em redução de complicações de insuficiência cardíaca, redução do peso do paciente, redução de progressão de doença renal crônica e redução do risco cardiovascular fez aumentar a complexidade da escolha do tratamento farmacológico. Metformina segue sendo primeira opção,[14,15] com opção de sulfonilureia ou inibidores de SGLT2 como segunda linha. Os inibidores de SGLT2 ainda são caros, porém a dapagliflozina vem sendo incorporada no SUS e na farmácia popular mediante alguns critérios de idade e comorbidades. Outra opção muito usada em alguns contextos mas com custo ainda caro, são os análogos de GLP1, que têm mostrado promover grande perda de peso e com um perfil de redução importante de risco cardiovascular. Existem ferramentas para avaliar riscos e benefícios de diferentes tratamentos de diabetes de acordo com diferentes desfechos, como no *site*: https://decisionaid.ca/diabetes/. No Quadro 9.1 temos algumas classes de hipoglicemiantes disponíveis no Brasil.

Insulinoterapia

A insulina deve ser utilizada em todos os portadores de diabetes tipo 1. Nos pacientes com diabetes tipo 2, está indicada em algumas situações:

- Não resposta aos hipoglicemiantes orais (falência secundária) – pacientes que não atingem as metas de controle glicêmico com a associação de dois ou mais hipoglicemiantes orais são os melhores candidatos para iniciar terapia com insulina.
- Hiperglicemia sintomática ou acima de 300 mg/dL no diagnóstico.[9] Nesses casos, é possível que já exista falência pancreática, mas podemos estar diante de fenômenos parcialmente reversíveis relacionados com o comprometimento da secreção de insulina induzida pela glicose em virtude da exposição à hiperglicemia crônica. Esse comprometimento envolve três fenômenos distintos: a dessensibilização da glicose, a exaustão da célula-beta e a glicotoxicidade. Os dois primeiros (que inibem a secreção e a produção de insulina, respectivamente) tendem a ser fenômenos reversíveis com o controle glicêmico; por outro lado, a glicotoxicidade (que leva à disfunção irreversível da célula-beta) parece ser uma das causas da falência secundária.

Quadro 9.1. Principais classes de hipoglicemiantes[15,16]

Classe	Exemplos	Comentário	Efeito no peso	Efeito em desfechos cardiovasculares e renais	Efeito colateral	Contraindicações
Biguanidas Disponível no SUS	Metformina 500 mg a 850 mg 2 a 3x dia. Apresentação de liberação imediata ou estendida ("XR").	Primeira linha para iniciar o tratamento farmacológico do DM2; não causa hipoglicemia. Alta eficácia – reduz HbA1C entre 1,5% e 2%.	Neutro ou pode reduzir modestamente peso.	Pode ter benefício em redução de risco de eventos cardiovasculares.	Anorexia, náuseas, vômitos, diarreia, dispepsia, tontura, diminuição da libido, boca seca. Sintomas mais comuns com apresentação de liberação imediata.	Insuficiência cardíaca, insuficiência renal (TFG <3 0) e insuficiência hepática .
Sulfonilureias Disponível no SUS	Gliclazida 30 mg e 60 mg 1x dia (dose máxima: 120 mg/dia), glimepirida em comprimidos de 1 mg, 2 mg e 4 mg (dose máxima: 8 mg/dia em 1 a 2x), glibenclamida 5 mg (dose máxima: 20 mg/dia em 1 a 2x).	Opção de segunda linha para o tratamento farmacológico do DM2. Boa eficácia; reduz HbA1C em 1,5% a 2%.	Pode causar ganho de peso.	Neutro.	Hipoglicemia, ganho de peso, náuseas, vômitos, diarreia, dispepsia, reações cutâneas.	Insuficiencia renal ou hepática, sinais de deficiência grave de insulina, gestação, vigência de infecções graves.

(continua)

Quadro 9.1. Principais classes de hipoglicemiantes[15,16] (*Continuação*)

Classe	Exemplos	Comentário	Efeito no peso	Efeito em desfechos cardiovasculares e renais	Efeito colateral	Contraindicações
Inibidores da SLGT2 Dapagliflozina disponível farmácia popular com critério de idade e alguns programas de alto custo	Dapagliflozina 10 mg 1 x/dia, empagliflozina 10 mg e 25 mg 1 x/dia, canagliflozina 100 mg e 300 mg 1 x/dia.	Efeito importante em redução de progressão de doença renal crônica especialmente com proteinúria. Raramente causa hipoglicemia, redução da HbA'C de 0,5% a 1%.	Perda de peso.	Benefício em eventos cardiovasculares, internações e mortalidade por insuficiência cardíaca e progressão de doença renal crônica.	Aumenta risco de infecção do trato geniturinário, risco raro de cetoacidose euglicêmica.	Não usar dapagliflozina se TFG < 25 mL/min/1,73 m², não usar empagliflozina se TFG < 20 mL/min/1,73 m², e não usar canagliflozina se TFG < 45 mL/min/1,73 m².
Agonistas do receptor GLP1	Liraglutida 0,6, 1,2 ou 1,8 mg/dia em caneta. Semaglutida injetável 0,25 mg, 0,5 mg ou 1 mg 1 x semana. Semaglutida oral 3 mg, 7 mg e 14 mg 1 x/dia. Dulaglutida 0.75 mg ou 1,5 mg 1 x/semana.	Reduz HbA1C entre 0,8 a 1,5%. Raramente causa hipoglicemia. Redução de eventos CV em pacientes com doença cardiovascular. Redução de albuminúria. Redução importante do peso.	Perda de peso.	Redução de eventos CV em pacientes com doença cardiovascular.	Náusea, vômitos e diarreia. Pode ter hipoglicemia se associado a secretagogos; pancreatite aguda é efeito colateral grave observado nos injetáveis.	Pancreatite, uso concomitante de inibidores da DPP-4 ou tirzepatida. Carcinoma medular de tireoide. TFG < 15 mL/min/1,73 m².

(continua)

Quadro 9.1. Principais classes de hipoglicemiantes[15,16] (*Continuação*)

Classe	Exemplos	Comentário	Efeito no peso	Efeito em desfechos cardiovasculares e renais	Efeito colateral	Contraindicações
Agonistas do receptor de GIP/GLP-1	Tirzepatida 2,5 mg/0,5 mL. 2,5 mg, 5 mg, 7,5 mg, 10 mg, 12,5 mg ou 15 mg 1 x/semana.	Muito eficaz, reduz HbA1C > 2%. Reduz pressão arterial e trigliceridemia.	Perda de peso importante.	Em investigação.	Nausea e diarreia. Fadiga, reação no local da aplicação. Aumento de FC em cerca de 2 a 4 batimentos/min. Hipoglicemia se associado a secretagogos.	Uso concomitante com AR GLP-1 ou iDDP-4. História pessoal ou familiar de carcinoma medular de tireoide ou de neoplasia endócrina múltipla tipo 2.
Inibidores da DPP4	Sitagliptina 50 mg e 100 mg 1 a 2 x/dia (dose máxima 100 mg/dia), vidagliptina 50 mg 2 x dia, linagliptina 5 mg 1 x/dia, saxagliptina 2,5 mg e 5 mg 1x/dia (dose máxima 5 mg/dia) e evogliptina 5 mg 1 x/dia.	Redução de HbA1C entre 0,6% e 0,8%; raramente causa hipoglicemia; boa tolerabilidade.	Neutro.	Neutro, um risco potencial em casos de insuficiência cardíaca e uso de saxagliptina.	Angioedema e urticária, probabilidade rara de pancreatite aguda.	Hipersensibilidade aos componentes; podem precisar de ajuste de dose renal.
Inibidores da alfa-glicosidade	Acarbose 50 mg e 100 mg até 3 x/dia, junto com refeições (dose máxima 300 mg/dia).	Redução de HbA1C em 0,5% a 0,8%.	Perda de peso.	Neutro.	Flatulência, meteorismo, diarreia, pneumatose intestinal (rara).	Doença inflamatória intestinal, doença intestinal associada a má absorção, TFG < 25 mL/min/1,73m².

A insulinoterapia no DM tipo 2 deve ser iniciada em dose única ao se deitar (*bedtime*). Recomenda-se a dose de 10 U (unidades) de insulina protamina neutra de Hagedorn (NPH, do termo em inglês) ou 0,1 a 0,2 U/kg.[14] O ajuste deve ser feito a partir de três medidas de glicemia de jejum. Orienta-se o aumento em duas unidades se a média das glicemias estiver entre 130 e 180 mg/dL e o aumento em quatro unidades se estiver acima de 180 mg/dL. Nos casos de hipoglicemia (< 70 mg/dL), devem-se diminuir quatro unidades. Nos casos em que se obtém controle da glicemia de jejum, mas não se atinge o controle adequado por meio da avaliação dos níveis de hemoglobina glicada, orienta-se realizar medidas glicêmicas adicionais (jejum, antes do almoço, antes do jantar e ao se deitar) por três dias para avaliar o ajuste. Uma proposta de insulinização está descrita na Figura 9.2.

No manejo do diabetes tipo 1, orienta-se o acompanhamento conjunto com endocrinologista para escolha e ajustes das doses de insulina (Quadro 9.2).

Figura 9.2. Fluxograma de insulinização no Diabetes *mellitus* tipo 2 utilizando insulinas disponíveis no Sistema Único de Saúde.[14]

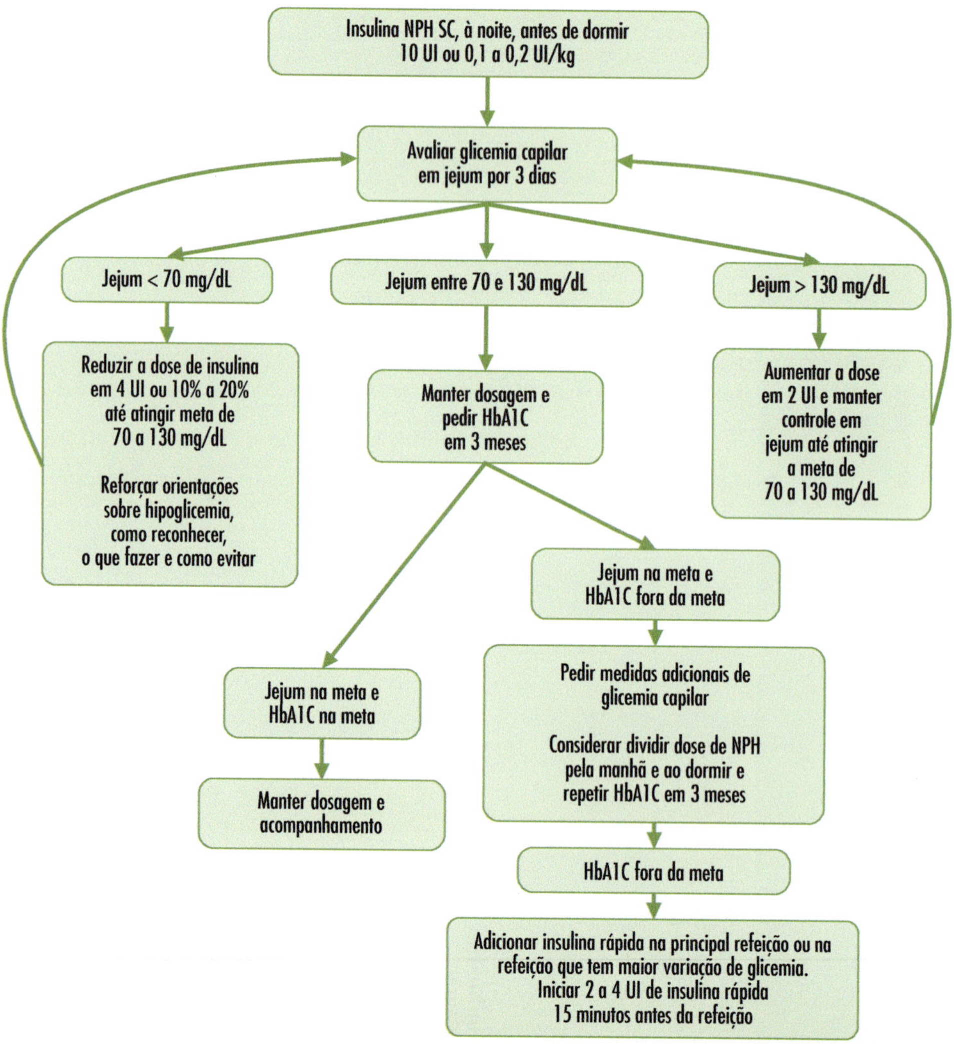

Quadro 9.2. Principais insulinas e análogos

Lispro: ação ultrarrápida.
- Início de ação: 6 a 15 minutos.
- Pico de ação: 0,5 a 1,5 hora.
- Duração de ação: 3 a 5 horas.
- Orientar uso 20 minutos antes da refeição.

Regular (insulina R): ação rápida. **Disponível no SUS.**
- Início de ação: 0,5 a 1,5 hora.
- Pico de ação: 3 a 4 horas.
- Duração de ação: 6 a 8 horas.
- Orientar uso 60 minutos antes da refeição.
- A cada 50 mg/dL acima de 150 na glicemia capilar, administrar 1 a 2 U de insulina R.

NPH: ação intermediária. **Disponível no SUS.**
- Início de ação: 1 a 3 horas.
- Pico de ação: 6 a 12 horas.
- Duração de ação: 18 a 24 horas.
- No Brasil, o esquema mais utilizado é a associação entre insulina NPH e R.

Glargina: ação ultralenta.
- Pico de ação: ausente.
- Duração de ação: 24 horas.
- Geralmente usada em combinação com insulina lispro.
- Não pode ser injetada na mesma seringa conjuntamente a outras insulinas.

NPH: protamina neutra de Hagedorn; SUS: Sistema Único de Saúde. Fonte: Elaborado pelos autores.

Os locais em que se deve orientar a aplicação da insulina subcutânea são: face lateral da coxa, região posterior do braço (tríceps) e abdome (absorção mais rápida). Deve-se recomendar o rodízio entre os locais de aplicação para evitar lipodistrofia.

Seguimento e meta

O seguimento deve contemplar a verificação da aderência medicamentosa, avaliação de medidas para análise de controle pressórico, exame clínico anual do pé diabético, rastreamento de lesão de órgão-alvo e avaliação de risco cardiovascular. Para pacientes com controle moderado, o fardo adicional do tratamento necessário para um controle ótimo pode ser considerável e o benefício pequeno, particularmente para diabéticos com mais de 50 anos.[17]

Para avaliação do controle glicêmico recomenda-se a realização de hemoglobina glicada a cada três meses no início do tratamento para ajuste das medicações e a cada seis meses após estabilização da glicemia. Nos portadores de diabetes tipo 1 deve-se orientar a realização de glicemia capilar por meio do automonitoramento glicêmico, que também pode ser solicitado ocasionalmente ao paciente diabético tipo 2 insulinodependente para ajuste das doses de insulina.

É importante reforçar que o controle do diabetes deve sempre ser almejado; no entanto, as evidências atuais têm sugerido que a busca por uma meta estrita por meio de terapias intensivas pode não gerar benefícios[18,19] e, por outro lado, acarretar desfechos prejudiciais.[20] Além disso, o tratamento intensivo do diabetes pode reduzir consideravelmente a qualidade de vida da pessoa atendida.[21] Portanto, a meta de hemoglobina glicada deve ser personalizada para cada pessoa de acordo com idade, comorbidades, idade de diagnóstico, expectativa de vida e *status* funcional, facilidade ou não de aderir a terapias farmacológicas ou não farmacológicas.

Informação relevante disponível

"Não há evidência de que o controle glicêmico intensivo [meta de HbA1c ≤ 6,5%] produza benefícios a longo prazo em termos de redução de mortalidade ou eventos macrovasculares."[18]

"Em idosos com idade média de 80 anos, vivendo na comunidade, mas elegíveis para instituições de longa permanência, HbA1c entre 8% e 8,9% associou-se a menor risco de declínio funcional ou morte do que HbA1c entre 7% e 7,9%."[20]

Exames importantes durante o seguimento para avaliação da presença de comorbidades e lesão de órgão-alvo são: colesterol total e frações, creatinina, urina tipo 1 ou microalbuminúria (relação albumina/creatinina) em amostra isolada e fundoscopia direta.[22] Recomenda-se frequência anual para a realização desses exames. É importante lembrar que a maioria dos intervalos de seguimento desses exames e do monitoramento de doenças crônicas não é baseado em evidências, mas sim em opinião de especialistas.[23]

Recomenda-se a fundoscopia a partir do diagnóstico em pacientes portadores de DM tipo 2 e após cinco anos do diagnóstico em portadores de DM tipo 1. Na presença de microalbuminúria (nefropatia diabética incipiente), recomenda-se a utilização de inibidor da enzima conversora de angiotensina (IECA), independentemente dos níveis pressóricos, como medida de prevenção da evolução para doença renal crônica[24] e também se deve considerar fortemente o uso dos inibidores do cotransportador de sódio-glicose tipo 2 (SGLT2) para diminuir a progressão de doença renal diabética e para redução de risco cardiovascular em pacientes de alto risco.[25]

Marco Antonio apresenta diabetes tipo 2 com uma hemoglobina glicada razoavelmente alta. Mesmo incorporando atividade física e mudanças de dieta na sua rotina foi necessário o tratamento medicamentoso, que se deu pela metformina. Como é uma pessoa jovem, a meta perto de 7% traz benefícios para Marco. Ao longo de seu acompanhamento, devemos, além de monitorar o controle do diabetes, avaliar risco cardiovascular e se Marco poderia beneficiar-se de outras intervenções.

Manejo das alterações de lipídios

Quando presentes em níveis elevados, não representam uma doença por si só, mas sim um fator de risco para doenças cardiovasculares. Dessa maneira, os seguintes pontos relevantes devem sempre ser considerados para o manejo adequado das hiperlipidemias:

- O rastreamento de alterações de lipídios para prevenção primária pode ser feito a cada cinco anos e, preferencialmente, a cada dez anos, a partir dos 40 anos em homens e acima de 50 anos em mulheres.[26] Em pacientes com fatores de risco cardiovascular tradicionais, como hipertensão, diabetes e tabagismo, o rastreamento pode ser iniciado mais precocemente.

» Não se recomenda para população com mais de 75 anos o rastreio de alterações lipídicas para prevenção primária.
» Não é necessário e nem recomendado colher o exame em jejum, pois isso não altera o cálculo do risco cardiovascular e nem conduta clínica, além de ser um incômodo ao paciente.[26]
» O objetivo do manejo das alterações lipídicas deve sempre ser a redução dos desfechos cardiovasculares, evitando intervenções direcionadas simplesmente para desfechos intermediários (prevenção quaternária).[27]
» O tratamento sempre será guiado pelo risco cardiovascular global do paciente. Porém, é necessário lembrar que as calculadoras de risco cardiovascular são ferramentas imperfeitas – muitas superestimam o risco de indivíduos de baixo risco e subestimam o risco de pacientes de alto risco sem fatores de risco clássicos (como pessoas vivendo com HIV/AIDS, pacientes com doença renal crônica ou pacientes com hipercolesterolemia familiar). Também existe grande variabilidade entre as calculadoras, visto que cada uma é calibrada para uma população diferente e levam em conta desfechos diferentes.[28] Por exemplo, a calculadora HEARTS nas Américas da Organização Mundial da Saúde/Organização Pan-Americana da Saúde (OMS/OPAS) (https://www.paho.org/pt/hearts-nas-americas/calculadora-risco-cardiovascular) foi parametrizada para população das seis regiões da América (Andina, Caribe, Central, Norte, Sul e Tropical), sendo a que melhor atende ao perfil da população brasileira. A Decision Aid apresenta cinco calculadoras diferentes e expõe o benefício potencial de diferentes intervenções com o auxílio de pictogramas (https://decisionaid.ca/cvd/). Apesar das diferenças, essas ferramentas oferecem resultados melhores que a simples avaliação clínica, e podem ser interessantes para a discussão de risco com o paciente.
» Não se recomenda o cálculo do risco cardiovascular para pessoas com história pessoal de doença cardiovascular, visto que já são consideradas de alto risco.

A primeira medida do manejo das alterações de lipídios deve ser sempre a mudança de estilo de vida para redução do risco cardiovascular. Essas intervenções incluem cessação do tabagismo, alimentação saudável (dieta mediterrânea ou *DASH*), exercícios físicos (150 minutos por semana de atividade aeróbica moderada a vigorosa, e pelos menos dois dias por semana com exercícios de força e resistência), sono adequado (7 a 8 horas/dia) e perda de peso (manutenção de IMC menor de 30). Essas medidas têm tanto ou mais efeitos que a terapia farmacológica (Tabela 9.1).[26]

Diversas medicações foram testadas por seus efeitos em reduzir os níveis séricos do colesterol, porém o sucesso nesse desfecho intermediário não resultou necessariamente na redução da mortalidade e do número de desfechos cardiovasculares. A classe farmacológica que apresenta melhores resultados na redução de mortalidade geral e específica por doença cardiovascular é a de estatinas. Enquanto o benefício das estatinas para prevenção secundária de DCV está bem estabelecido,[29] o benefício do uso em pacientes sem história de doença cardiovascular (prevenção primária) e com baixo risco cardiovascular tem menor impacto clínico.[30,31] A fim de otimizar os benefícios da terapia para prevenção primária, recomenda-se oferecer estatinas para pacientes com alto risco cardiovascular (estimativa de risco > 20% em dez anos). Nos pacientes com estimativa de risco de 10% a 19% em dez anos pode ser sugerida a opção de uso de estatinas, e nos pacientes com estimativa de risco de < 10% em dez anos sugere-se repetir a dosagem de colesterol e cálculo de nova estimativa de risco cardiovascular a cada 5 ou 10 anos.

Tabela 9.1. Estimativa de benefício de terapias farmacológicas e não farmacológicas para prevenção de doença cardiovascular[26]

Terapia	Redução relativa do risco	Exemplo de paciente com risco de 20% de DCV em 10 anos		
		Redução absoluta do risco	NNT*	Nova estimativa de risco
Cessação de tabagismo	45%	9%	12	11%
Dieta mediterrânea	30%	6%	17	14%
Exercício	30%	6%	17	14%
Estatina de baixa intensidade	25%	5%	20	15%
Estatina de média intensidade	30%	6%	17	14%
Estatina de alta intensidade	35%	7%	15	13%
AAS	12%	2%	50	18%

**NNT: número necessário para tratar; AAS; ácido acetilsalicílico.*

A lógica é a seguinte: estatinas de baixa potência reduzem o risco de DCV em aproximadamente 25%. Um paciente com risco de 10% em 10 anos terá uma redução absoluta de eventos cardiovasculares de 2,5% com a estatina de baixa potência (Tabela 9.2).[24] Porém, um paciente com risco estimado de 20% em dez anos terá uma redução absoluta de eventos de 5% em dez anos com a mesma dose de estatinas.

Tabela 9.2. Potência de estatinas e opções farmacológicas[24]

Potência	Opções
Baixa	Sinvastatina 5 a 10 mg/dia; atorvastatina 5 mg/dia; rosuvastatina 2,5 mg/dia.
Média	Sinvastatina 20 a 40 mg/dia; atorvastatina 10 a 20 mg/dia; rosuvastatina 5 a 10 mg/dia.
Alta	Atorvastatina 40 a 80 mg/dia; rosuvastatina 20 a 40 mg/dia.

A decisão de iniciar ou não terapia farmacológica para prevenção de DCV depende do risco cardiovascular, e não de valores isolados de colesterol, e deverá sempre ser compartilhada com o paciente, pesando os riscos (Quadro 9.3) e os benefícios das medicações.[26, 32-36]

Quadro 9.3. Efeitos adversos das estatinas[32-36]

Efeitos adversos	Observações
Dor muscular	Pode chegar a acontecer em 10% dos pacientes que tomam estatinas e acarretar a descontinuação da medicação, porém nem sempre é possível identificar se a causa foi de fato a medicação. Em um estudo realizado em condições normais da clínica, dor muscular foi mais comum que o achado em grandes ensaios clínicos. A estimativa em ensaios clínicos é de cinco casos (IC 95%, −17 a 27) por 100.000 pessoas-ano.
Rabdomiólise	Complicação rara com aumento importante de creatina quinase (CK) – aumento de 1,6 caso (IC 95%, −2,4 a 5,5) em 100.000 pessoas-ano.
Aumento da incidência de diabetes tipo 2	NNH (*number needed to harm*) de 250, o aumento discreto da incidência de diabetes tipo 2 é compensado pela redução de eventos cardiovasculares. Lembrar que outros fatores de risco, como obesidade, aumentam muito mais a incidência de DM2.
Elevação de ALT três vezes acima do nível de normalidade	Elevação das transaminases aconteceu com um pouco mais de frequência em pacientes que tomaram estatinas, determinando 100 casos (64 a 140) em 100.000 pessoas-ano.

Informação relevante disponível

"Não podemos mais assumir que a inconveniência do uso diário de medicamentos é nula. Um número significativo de pacientes apresenta um grau de inconveniência com o medicamento que excede o ganho desejado de longevidade com estatinas."

Juntos, o médico e o paciente devem explorar a inconveniência de se tomar um remédio diariamente pelo resto da vida dentro de uma abordagem de discussão de riscos e benefícios da medicação."[37]

Para pensar

Imagine um remédio ideal, sem efeitos colaterais ou custo e que é entregue na sua casa. Você tem que tomar esse comprimido todo dia da sua vida. Você não sente nada e o remédio serve para prevenir mortalidade cardiovascular e mortalidade geral. Qual benefício esperado com esse remédio que valeria a pena tomar o comprimido todo dia da sua vida? O que você espera com esse tipo de remédio preventivo? Um dia de vida? Uma semana? Cinco anos a mais de vida? Uma redução de 1% na chance de infarto? Ou de 20%? Como explicar isso para o paciente? E se o comprimido não fosse ideal?[37]

Sobre a hipertrigliceridemia:

» É um achado comum em exames laboratoriais de pessoas assintomáticas e deve ser analisado com cuidado.[38]
» Apesar de o aumento dos triglicérides ser considerado um fator de risco independente para doença cardiovascular, ele é menos importante que o LDL colesterol ou outros fatores de risco.
» O nível sérico de triglicérides responde mais à modificação de estilo de vida do que o colesterol e, muitas vezes, o aumento dos triglicérides é secundário a causas possivelmente corrigíveis, como: consumo excessivo de álcool, carboidratos e alimentos com alto índice glicêmico; obesidade e algumas medicações, como betabloqueadores, corticosteroides, estrógenos e diuréticos tiazídicos, particularmente em doses superiores a 25 mg/dia.[39]
» Em casos raros de triglicérides extremamente elevados (> 1.000 mg/dL), há risco de pancreatite aguda. Nessas situações, recomenda-se a prescrição de fibrato, que ocasiona a redução importante dos triglicérides.

Concluindo, recomenda-se:

» Uso de estatina para prevenção secundária de DCV e como primeiro fármaco de escolha.
» Oferecer o uso de estatina para prevenção primária em indivíduos com alto risco cardiovascular (≥ 20% em dez anos), discutir riscos e benefícios em consulta e promover a decisão compartilhada.
» Outras medicações que reduzem níveis de colesterol, como ômega-3, niacina, fibratos e ezetimiba, não devem ser oferecidos rotineira ou isoladamente, pois afetam apenas o desfecho intermediário (níveis de colesterol), sem oferecer redução importante da mortalidade por DCV (desfecho clínico).
» Os fibratos devem ser usados raramente, sendo reservados para casos de hipertrigliceridemia extremamente elevada (> 1.000 mg/dL), com o objetivo de prevenção de pancreatite.
» Não é necessário buscar uma meta específica de LDL após iniciar o uso da estatina, sendo desnecessário repetir seguidamente o perfil lipídico.[26, 40]
» Não é necessário repetir de maneira seriada o perfil lipídico para verificar a aderência ao tratamento medicamentoso; há outras maneiras de se avaliar a aderência.[26]

Marco Antônio apresenta risco cardiovascular de 16% em dez anos. Após discussão de benefícios e riscos da terapia farmacológica, ele optou por investir nas mudanças de estilo de vida. O risco cardiovascular deverá ser reavaliado periodicamente.

Varizes de membros inferiores

Veias varicosas de membros inferiores (MMII) são queixas comuns no consultório de APS. Em geral, os pacientes atribuem diversos sintomas às varizes: de forma mais comum a sensação de cansaço e peso nos membros inferiores, dor, edema, cãibras e prurido, podendo apresentar sensação de inquietação ou latejamento. Geralmente há melhora dos sintomas com elevação dos MMII e piora do quadro após tempo prolongado em ortostase. Além disso, há uma grande preocupação estética com as veias varicosas. Porém, há pouca correlação entre os sintomas relatados pelos pacientes e a gravidade das varizes ou alterações ao exame físico, o que dificulta prever quais pacientes se beneficiarão de cirurgia.[41]

Informação relevante disponível

O diagnóstico de insuficiência venosa é clínico, sendo o uso de exames de imagem, como o ultrassonografia venosa com doppler, destinado a casos graves e/ou refratários com programação cirúrgica (para estudo detalhado da anatomia). Também pode ser utilizado para avaliação de diagnósticos diferenciais ou complicações, como trombose venosa e tromboflebite.[42]

Os pacientes precisam ser abordados com relação a seus medos e preocupações com as varizes. É necessário orientar quanto às complicações esperadas das veias varicosas e também sobre a alta recorrência das varizes, mesmo após tratamento cirúrgico.[43]

Ao diagnosticar insuficiência venosa crônica, trazer ao paciente:[44]

- **Uma explicação sobre o que são varizes.**
- **Possíveis causas de varizes.**
- **A probabilidade de progressão e possíveis complicações, incluindo veias profundas, trombose, alterações na pele, úlceras nas pernas, sangramento e tromboflebite.**
- **Elucidação sobre quaisquer equívocos que a pessoa possa ter sobre os riscos de desenvolver complicações.**
- **Opções de tratamento, incluindo alívio dos sintomas, uma visão geral das intervenções, tratamentos e o papel da compressão.**

Apesar de existir pouca evidência de boa qualidade a favor da terapia compressiva com meias elásticas para quadro de veias varicosas, na ausência de úlcera venosa ativa ou prévia,[45] muitos especialistas recomendam essa abordagem como tratamento inicial de queixas relacionadas com varizes de membros inferiores.[46] A terapia compressiva tem o inconveniente de ser esteticamente desagradável, e as meias podem ser difíceis de vestir e muito quentes, reduzindo a aderência do paciente (a não aderência pode chegar a 60%); assim, um dos principais desafios tanto da prática clínica quanto da realização de estudos de qualidade. Pacientes idosos e obesos poderão apresentar dificuldade ainda maior para calçar as meias. O médico deverá orientar que a terapia compressiva tem como objetivo reduzir os sintomas, mas não irá reduzir as veias varicosas em si. É importante, assim, reafirmar as seguintes informações sobre o uso de meias elásticas:[47]

» As meias elásticas deverão ser retiradas durante a noite e colocadas ao acordar, antes de se formar o edema nos MMII.

» O paciente deverá compreender que o objetivo esperado do uso das meias é a redução dos sintomas.

» A maioria dos pacientes deverá usar meias abaixo dos joelhos pela melhor aderência, exceto aqueles com troncos varicosos muito importantes na região da coxa.

» Recomenda-se meias de média compressão (Tabela 9.3).

Outras intervenções não medicamentosas incluem modificações de estilo de vida, como evitar ficar em pé e fazer esforços por tempo prolongado (comportamentos que piorem sintomas), além de perda ponderal e atividades físicas de leve a moderada intensidade.

Tabela 9.3. Valores de compressão das meias elásticas

Baixa compressão	Média compressão	Alta compressão
14 a 17 mmHg no tornozelo	18 a 24 mmHg no tornozelo	25 a 35 mmHg no tornozelo

É importante também orientar sobre a história natural da doença, como também as possíveis complicações e quando se faz necessário buscar atendimento médico (em caso de trombose, úlcera, sangramento ou infecção).[43]

A terapia medicamentosa para o controle das varizes inclui flebotônicos diversos, como diosmina, hesperidina e rutosídeo, que têm mostrado benefícios moderados na redução de alguns sintomas, como edema e circunferência do tornozelo.[48] Porém, é uma terapia com poucos resultados referentes à qualidade de vida ou a outros sintomas, incluindo dor. É importante ressaltar que estes podem ainda causar efeitos colaterais, principalmente gastrointestinais, e interações com outros fármacos. Assim, a decisão de usá-los deve ser compartilhada com o paciente, considerando também a ausência da disponibilidade dessas medicações na rede e seu custo benefício no contexto individual. Provavelmente, uma conversa franca com os pacientes sobre os medos com relação às varizes trará mais benefícios que sua simples prescrição, como é frequente na prática clínica não coordenada.

Recomenda-se considerar encaminhamento para avaliação de especialista pacientes com:[44, 49]

- » Sangramento de veias varicosas.
- » Úlceras de MMII de difícil cicatrização.
- » Veias varicosas associadas a alterações tróficas da pele (eczema, dermatite ocre e lipodermatoesclerose) causadas por insuficiência venosa crônica.
- » Trombose de veias superficiais.
- » Quadro sintomático de maior gravidade, com refratariedade de tratamento conservador na APS por seis meses.

Não se recomenda intervenção cirúrgica rotineiramente, sendo realizada em casos de exceção (sintomatologia severa, complicações). Nesses casos, a cirurgia tradicional é clinicamente efetiva e também custo-efetiva.[50] A escleroterapia com injeção apresenta benefício menor, geralmente sendo usada na recorrência de veias varicosas após cirurgia e em veias reticulares.[51]

No caso deste capítulo, o médico falhou em abordar as veias varicosas na primeira consulta. Marco continuou preocupado e atribuindo uma gravidade maior às varizes do que, de fato, tinham. A orientação do médico na segunda consulta explicando as consequências das veias varicosas e o que esperar do tratamento já foi suficiente para tranquilizar esse paciente, protegendo-o de intervenções desnecessárias e com potencial de causar dano.

Manejo da dor miofascial

A queixa de dor muscular também se configura como um dos problemas mais frequentes de procura por atendimento na APS.[1] Aspectos da vida moderna, como sedentarismo, posturas inadequadas, cargas excessivas de trabalho sob más condições de ergonomia, uso de grupos musculares pouco desenvolvidos evolutivamente para tolerar sobrecargas (horas excessivas na direção, no celular, no computador) e estresse psíquico contribuem para a ocorrência de dores musculares em grande parte da população.

A dor muscular pode decorrer de diferentes mecanismos: trauma, esforço muscular intenso ou repetitivo, contratura ou estiramento muscular e tensão secundária a estresse psíquico.

No caso apresentado, Marco Antônio queixa-se de dores na região cervical irradiada para membro superior direito, e durante o exame detectou-se a presença de banda de tensão com ponto-gatilho ativo em músculo trapézio.

As características relatadas permitem-nos caracterizar a dor muscular como uma dor miofascial, e essa definição é importante por abrir uma variedade de opções terapêuticas para o manejo do caso que vão muito além da prescrição tradicional de analgésicos e anti-inflamatórios, classicamente utilizados para queixas de dores musculares.

A síndrome dolorosa miofascial é uma condição não inflamatória que responde por mais de 30% das dores musculares.[52] Seu diagnóstico é clínico e definido por dor muscular desencadeada a partir de um ponto-gatilho muscular.[52] Além disso, é comum que o problema seja iniciado com um único ponto-gatilho, evoluindo com o desenvolvimento subsequente de pontos-gatilho satélites que evoluem ao longo do tempo em razão do desequilíbrio mecânico resultante da redução da amplitude de movimento e da pseudofraqueza.[53] Estudos de prevalência mostram que pontos-gatilho ativos ocorrem em média em 46,1% (± 27,4%) dos casos de dor muscular.[54]

A dor miofascial é, assim, uma condição de importância fundamental na prática clínica do MFC. Portanto, deve ser habilmente reconhecida para que o manejo específico seja implementado e garanta maior resolutividade das queixas musculoesqueléticas na APS.

Será o conjunto desses cuidados específicos que promoverá uma recuperação com melhora da funcionalidade e qualidade de vida das pessoas de maneira mais precoce e efetiva, além de prevenir intervenções desnecessárias em outros níveis de atenção à saúde.

Sintomas e sinais

Além do quadro álgico, que pode ser agudo ou crônico, podem existir diversos outros sintomas associados: motores (fraqueza e rigidez musculares, diminuição da amplitude de movimento), sensitivos (parestesias, hiperalgesia, alodinia, dor referida), autonômicos (piloereção, vasoconstrição, vasodilatação), perda de funcionalidade.

A dor miofascial tem como fatores de piora o uso do músculo envolvido, além de estressores psicológicos, ansiedade, frio e desbalanço postural. As regiões mais frequentemente acometidas são cervical, lombar e membros superiores.[53]

Avaliação clínica

A partir de sintomas álgicos musculares, a avaliação clínica deve ser realizada tendo em vista alguns conceitos importantes para o reconhecimento da síndrome miofascial (Quadro 9.4).

Ao exame clínico são importantes: inspeção postural (procurar por desequilíbrios, assimetrias, vícios posturais), inspeção do local de dor (alterações locais como flogismos e alterações autonômicas), avaliar amplitude de movimento e palpação.

Quadro 9.4. Conceitos importantes na avaliação da síndrome miofascial

Ponto-gatilho latente	Pontos de tensão muscular, doloridos à palpação, porém sem sintomas espontâneos.
Ponto-gatilho ativo	Pontos hipersensíveis em região de tensão muscular, nos quais é possível palpar nódulo de tensão em alguns casos e que apresentam sintomas espontâneos de dor local, regional ou referida.
Banda de tensão muscular	Grupo de fibras musculares tensas perceptível ao exame, cujo estímulo gera resposta de contratura muscular (*twitch*).
Dor referida	Dor sentida em local diferente daquele em que a dor se origina (ponto-gatilho).

A palpação geral deve ser realizada de maneira superficial e profunda. Além disso, existem três modos palpatórios úteis para a investigação de bandas de tensão e pontos-gatilho:

» **Palpação em pinça:** o pinçamento muscular favorece a identificação de bandas de tensão e poderá mostrar resposta de espasmo muscular na área de tensão.

» **Palpação plana:** utilizando as pontas dos dedos, primeiro empurra-se a pele para longe da área a ser investigada e, em seguida, deslizam-se os dedos pela região à procura de bandas de tensão e pontos-gatilho.

» **Técnica de pinçamento-rolamento:** avalia a mobilidade entre fáscia e musculatura, sendo possível detectar locais de aderência e tensão.

Exames complementares

O diagnóstico se dá por meio de história e exame clínicos, não havendo exame laboratorial ou de imagem capaz de detectar alterações que diagnosticam essa condição. Assim, exames complementares devem ser utilizados em casos excepcionais para investigação de enfermidades que possam estar associadas à manifestação do quadro álgico.

Em muitas ocasiões, pela presença e intensidade da dor, é comum que surjam preocupações com relação a causas potencialmente graves do quadro. Assim, ressaltamos a importância de uma abordagem centrada na pessoa, considerando sentimentos, ideias, funcionalidade e alinhamento de expectativas, trazendo explicações com relação à etiologia da dor, ao tempo de melhora esperado e a seu prognóstico habitual.[55]

Tratamento

Além de recomendações gerais sobre postura adequada, controle do estresse, sono adequado e manter-se ativo pela prática de exercício físico regular,[56] existem medidas terapêuticas específicas que devem ser oferecidas para a melhor recuperação do paciente. Essas medidas estão resumidas no Quadro 9.5.[57-61]

Além das intervenções diretas aos pontos-gatilho, é importante identificar possíveis fatores precipitantes, perpetuantes e/ou agravantes da ativação e formação das bandas tensas. Assim, faz-se necessário avaliar, por exemplo: ergonomia de trabalho; periodicidade de períodos de descanso; tensão nos tecidos moles resultante de tarefas repetitivas ou de uma nova atividade; tensão biomecânica resultante de distúrbios estruturais (p. ex., pés chatos,

Quadro 9.5. Medidas terapêuticas na abordagem da síndrome dolorosa miofascial[57-61]

Terapias invasivas
• **Agulhamento seco:** consiste na inserção de agulha fina e flexível (agulha de acupuntura) no ponto-gatilho para sua desativação por estimulações repetidas. • **Agulhamento com anestésico:** inserção de agulha fina diretamente no ponto-gatilho com infiltração de anestésico, gerando sua desativação e melhora da dor. • **Acupuntura:** apesar de não existirem grandes ensaios clínicos randomizados controlados que determinam sua efetividade, pode ser uma das modalidades possíveis de terapêutica, pois alguns estudos apontam benefícios.
Terapias físicas e manuais
• **Compressão:** pode ser realizada por compressão isquêmica simples do ponto-gatilho (compressão progressiva por cerca de 20 a 60 segundos), seguida por alongamento. • **Manipulação miofascial:** utiliza-se técnica específica (Stecco). • **Massagem:** pode auxiliar na redução da dor e dos pontos-gatilho. • **Compressas quentes:** recomenda-se o uso por 20 minutos, duas vezes ao dia sobre a região muscular envolvida, com o cuidado de manter uma temperatura que não provoque queimadura cutânea. Seu benefício decorre por promover aumento do fluxo sanguíneo local e relaxamento da musculatura. • **Aplicação de *spray* congelante:** deve ser prontamente seguida por alongamento. • **Alongamentos:** o alongamento deve ser direcionado ao grupo muscular envolvido. • **Fisioterapia:** deve ser indicada nos casos refratários e nos casos de dor miofascial crônica.
Medicamentos
• **Anti-inflamatórios não esteroides (AINEs):** usar em associação a analgésico; evitar uso crônico pelos efeitos colaterais importantes e frequentes. • **Analgésicos:** utilizar classes conforme escala analgésica de dor. • **Relaxante muscular:** muito usado na prática por seu efeito sedativo, que pode atuar em melhora do sono, estresse e tensão psíquica, porém ainda há poucos estudos de qualidade que corroborem sua superioridade no manejo da síndrome dolorosa miofascial quando comparado a outros tratamentos. • **Antidepressivos:** em casos de dor crônica, a associação pode ser benéfica. • **Anticonvulsivantes:** podem ser úteis especificamente em casos com dor neuropática associada, porém não há evidência científica suficiente para indicar seu uso na síndrome dolorosa miofascial de maneira geral.

postura anterior da cabeça, escoliose). Adicionalmente, em casos de cronicidade ou recorrência, devem ser avaliados fatores psicossociais e orgânicos que possam influenciar na perpetuação ou mal controle da dor, incluindo distúrbios do humor ou do sono, distúrbios metabólicos (p. ex., diabetes) ou endocrinológicos (p. ex., hipotireoidismo) descompensados, dependência de fármacos e conflitos em relações interpessoais.[55]

Cabe destacar que as medidas de desativação dos pontos-gatilho são o alicerce da terapêutica da dor miofascial, recomendando-se sempre utilizar uma dessas técnicas. As medicações são adjuvantes ao tratamento. Como ilustrado no caso, Marco Antônio teve boa recuperação por meio da desativação do ponto-gatilho por agulhamento seco e associação com analgésico, alongamento e uso de compressa quente local.

Osteoartrose de joelho

A osteoartrose (OA) de joelho é uma condição clínica muito comum de ser encontrada no cenário da APS e é importante causa de dor musculoesquelética em idosos.

O diagnóstico é clínico e pode ser feito com base nos seguintes fatores:[62]

- » Paciente com ≥ 45 anos.
- » Dor em articulação relacionada com atividade (ritmo mecânico). Ausência de rigidez matinal ou com rigidez que dura menos de 30 minutos.

É importante o MFC realizar um exame clínico atento da articulação, que pode revelar outras causas de dor, como bursite anserina ou dor patelofemoral. Nos quadros de OA, geralmente a dor é menos intensa pela manhã e piora ao longo do dia. Além disso, no exame físico, é comum encontrar crepitações, restrição ou dor aos movimentos, sensibilidade na linha articular e aumento de proeminências ósseas.[63]

A radiografia de joelho pode ser utilizada em casos de dúvida clínica para ajudar no diagnóstico, porém é importante ressaltar que dor em joelhos é um marcador ruim para osteoartrose radiográfica. Do mesmo modo, uma radiografia alterada não é bom preditor de dor em joelho ou perda de funcionalidade.[64] Assim, uma radiografia normal, ou quase normal, não deve influenciar demais o MFC a minimizar a queixa do paciente ou a gravidade de seu quadro.

É importante ter em mente características atípicas da história natural da OA de joelhos, que podem indicar presença de outras doenças subjacentes, como lesões ligamentares ou ósseas, patologias autoimunes, neoplasias ou infecções. São estas: história de trauma recente, rigidez matinal prolongada relacionada com as articulações, rápida piora dos sintomas ou deformidade, presença de uma articulação quente e inchada, sintomas sistêmicos (perda ponderal, febre).

Informação relevante disponível

"Apesar de ser condição frequente, muitas vezes a OA de joelhos surge em consultas complexas, associada a diversas comorbidades. Muitos pacientes consideram a OA como parte do envelhecimento normal e podem não comentar isso com seu MFC. Além disso, há diversos problemas de comunicação, em especial dissonância entre as expectativas ou agendas do médico e do paciente. Tudo isso torna o manejo da OA de joelhos um desafio do ponto de vista de comunicação com paciente."[65]

O manejo da OA de joelhos deve ser feito abordando a pessoa de modo integral:

- » Avaliar como a condição afeta a qualidade de vida em seus aspectos sociais, emocionais, ocupacionais e relativos à funcionalidade nas tarefas cotidianas.
- » Avaliar as expectativas e os conhecimentos do paciente sobre OA de joelhos.
- » Pesquisar se a OA resultou em aumento de quedas em paciente idoso.
- » Avaliar o nível de dor e propor estratégias de autocuidado e manejo medicamentoso apropriado ao paciente.

A primeira etapa do tratamento é a educação sobre a doença e sobre autocuidado. O exercício físico deve ser estimulado, em especial o fortalecimento muscular, assim como o condicionamento aeróbico, também havendo benefícios comprovados de realização de *tai chi*.[66] Existe um grande desafio com relação à adesão aos exercícios; assim, é importante a perspectiva centrada na pessoa, com definição de metas individuais e adaptação à realidade de vida do paciente.[67] Intervenções para perda de peso também devem ser estimuladas como parte central do tratamento.

A terapia farmacológica envolve medicações tópicas e via oral. O uso de AINEs tópicos mostrou-se efetivo no controle de dor, além de ter absorção sistêmica limitada e efeitos adversos restritos, sendo preconizado como passo inicial do tratamento.[62] Medicamentos analgésicos por via oral devem ser oferecidos aos pacientes se a terapia tópica for inefetiva ou inoportuna, respeitando a escala de analgesia. É importante ter cautela ao usar AINEs em população idosa com diversas morbidades,[68] considerando efeitos adversos, principalmente gastrointestinais, cardíacos e renais.[69] Injeções intra-articulares de corticosteroides podem ser opções para pacientes refratários ao tratamento clínico inicial, existindo evidência de que há melhora dos sintomas a curto prazo (de 2 a 10 semanas), porém sem definição de periodicidade ideal de aplicação ou riscos a longo prazo (estudos mostraram perda de cartilagem como maior efeito adverso da aplicação).[68,70] Condroprotetores não são superiores a placebo e não devem ser prescritos, assim como injeções intra-articulares de ácido hialurônico ou outras substâncias.[71]

Devem ser encaminhados para avaliação de cirurgia pacientes com sintomas mais graves, com limitação funcional e refratários ao tratamento clínico.

Informação relevante disponível

"Comparadas com placebo, a glucosamina, a condroitina ou a combinação dessas duas, não reduzem dor em articulação ou têm impacto no estreitamento do espaço articular."[70]

Na prática clínica, algo que pode auxiliar as tomadas de decisões são ferramentas com recursos visuais. No caso da OA de joelhos, algo muito importante de ser avaliado e mensurado é a dor. Assim, complementando a escala visual analógica de dor, existem ferramentas que integram as opções de tratamento, auxiliando no compartilhamento e melhor cuidado. No QR code ao lado você pode encontrar uma dessas ferramentas,[72] que especifica as opções de tratamento e os potenciais benefícios dessas intervenções. Outra opção de acesso é pelo *link*: https://pain-calculator.com/calculators/osteoarthritis-pain/.

O paciente Marco Antônio apresenta quadro leve de OA de joelhos. Provavelmente, os sintomas pioraram quando começou a correr sem orientação, levando à sobrecarga da articulação. Com perda de peso, fortalecimento muscular, exercícios em água e uso de diclofenaco tópico para controle de dor, apresentou melhora importante dos sintomas e da qualidade de vida. É importante ressaltar que essas mudanças de estilo de vida, além de contribuírem para o controle da OA de joelhos, também ajudaram Marco a controlar seu diabetes e reduzir seu risco de DCV.

Referências bibliográficas

1. Gusso GDF. Diagnóstico de demanda em Florianópolis utilizando a Classificação Internacional de Atenção. Primária. 2. ed. (CIAP) [tese]. São Paulo: Universidade de São Paulo; 2009.
2. Krogsbøll LT, Jørgensen KJ, Larsen CG, Gøtzsche PC. General health checks in adults for reducing morbidity and mortality from disease. Cochrane Database Syst Rev. 2012;10:CD009009.
3. Moynihan R, Doust J, Henry D. Preventing overdiagnosis: how to stop harming the healthy. BMJ. 2012;344:e3502.
4. Jamoulle M. Quaternary prevention: first, do not harm. Rev Bras Med Fam Com. 2015;10(35):1-3.
5. Gigerenzer G, Wegwarth O, Feufel M. Misleading communication of risk. BMJ. 2010;341:c4830.
6. Heath I. Role of fear in overdiagnosis and overtreatment – an essay by Iona Heath. BMJ. 2014;349:g6123.
7. Malerbi DA, Franco LJ. Multicenter study of the prevalence of diabetes mellitus and impaired glucose tolerance in the urban Brazilian population aged 30-69 yr. The Brazilian Cooperative Group on the Study of Diabetes Prevalence. Diabetes Care. 1992;15(11):1509-16.
8. Brasil. Ministério da Saúde. Secretaria de Vigilância em Saúde e Ambiente. Departamento de Análise Epidemiológica e Vigilância de Doenças Não Transmissíveis. Vigitel Brasil 2023: vigilância de fatores de risco e proteção para doenças crônicas por inquérito telefônico: estimativas sobre frequência e distribuição sociodemográfica de fatores de risco e proteção para doenças crônicas nas capitais dos 26 estados brasileiros e no Distrito Federal em 2023. Brasília: Ministério da Saúde, 2023.
9. Rodack M, Cobas RA, Zajdenverg L, Silva Júnior WS, Giacaglia L, Calliari LE, et al. Diagnóstico de diabetes mellitus. Diretriz Oficial da Sociedade Brasileira de Diabetes (2024).
10. Fowler MJ. Diagnosis, classification, and lifestyle treatment of diabetes. Clinical Diabetes 2010; 28(2):79-86.
11. Wing RR, Lang W, Wadden TA, Safford M, Knowler WC, Bertoni AG, et al. Benefits of modest weight loss in improving cardiovascular risk factors in overweight and obese individuals with type 2 diabetes. Diabetes Care. 2011;34(7):1481-6.
12. Evert AB, Boucher JL, Cypress M, Dunbar SA, Franz MJ, Mayer-Davis EJ, et al. Nutrition therapy recommendations for the management of adults with diabetes. Diabetes Care. 2014; 37(Suppl. 1):S120-43.
13. Miser WF. The management of type 2 diabetes mellitus focus on quality. Prim Care. 2007;34(1):1-38.
14. Bahia L, Almeida-Pititto B. Tratamento do DM2 no SUS . Diretriz Oficial da Sociedade Brasileira de Diabetes (2024).
15. ElSayed NA, Grazia Aleppo, Bannuru RR, Bruemmer D, Collins BS, Laya Ekhlaspour, et al. 9. Pharmacologic Approaches to Glycemic Treatment: Standards of Care in Diabetes—2024. Diabetes Care. 2023 [cited 2024 Oct 2];47(Supplement_1):S158–78.
16. Lyra R, Albuquerque L, Cavalcanti S, Tambascia M, Silva Júnior WS, Bertoluci MC. Manejo da terapia antidiabética no DM2. Diretriz Oficial da Sociedade Brasileira de Diabetes (2024).
17. Vijan S, Sussman JB, Yudkin JS, Hayward RA. Effect of patients' risks and preferences on health gains with plasma glucose level lowering in type 2 diabetes mellitus. JAMA Intern Med. 2014;174(8):1227-34.
18. Zoungas S, Chalmers J, Neal B, Billot L, Li Q, Hirakawa Y, et al. Follow-up of blood-pressure lowering and glucose control in type 2 diabetes. N Engl J Med. 2014;371(15):1392-406.
19. Orchard TJ, Nathan DM, Zinman B, Cleary P, Brillon D, Backlund JY, et al. Association between 7 years of intensive treatment of type 1 diabetes and long-term mortality. JAMA. 2015;313(1):45-53.
20. Yau CK, Eng C, Cenzer IS, Boscardin WJ, Rice-Trumble K, Lee SJ. Glycosylated hemoglobin and functional decline in community-dwelling nursing home-eligible elderly adults with diabetes mellitus. J Am Geriatr Soc. 2012;60(7):1215-21.

21. Makam AN, Nguyen OK. An Evidence-Based Medicine Approach to Antihyperglycemic Therapy in Diabetes Mellitus to Overcome Overtreatment. Circulation. 2017 [cited 2024 Oct 2]; 135(2):180-95. Disponível na Internet: https://www.ahajournals.org/doi/full/10.1161/CIRCULATIONAHA.116.022622
22. Brasil. Ministério da Saúde. Estratégias para o cuidado da pessoa com doença crônica: diabetes mellitus. Brasília: Ministério da Saúde, Secretaria de Atenção à Saúde, Departamento de Atenção Básica; 2013. 160p.: il. (Cadernos de Atenção Básica, n. 36).
23. Elwenspoek MMC, Patel R, Watson JC, Whiting P. Are guidelines for monitoring chronic disease in primary care evidence based? BMJ. 2019 [cited 2024 Oct 2];l2319-9. Disponível na Internet: https://www.bmj.com/content/365/bmj.l2319
24. Lewis EJ, Hunsicker LG, Bain RP, Rohde RD. The effect of angiotensin-converting-enzyme inhibition on diabetic nephropathy. The Collaborative Study Group. N Engl J Med. 1993;329(20):1456-62.
25. Neuen BL, Young T, Hiddo J L Heerspink, Neal B, Perkovic V, Billot L, et al. SGLT2 inhibitors for the prevention of kidney failure in patients with type 2 diabetes: a systematic review and meta-analysis. The Lancet Diabetes & Endocrinology. 2019 [cited 2024 Oct 2];7(11):845-54. Disponível na Internet: https://pubmed.ncbi.nlm.nih.gov/31495651/.
26. Kolber MR, Klarenbach S, Cauchon M, Cotterill M, Regier L, Marceau RD, et al. PEER simplified lipid guideline 2023 update. Canadian Family Physician. 2023 [cited 2024 Oct 2];69(10):675-86. Disponível na Internet: https://www.cfp.ca/content/69/10/675.
27. Yudkin JS, Lipska KJ, Montori VM. The idolatry of the surrogate. BMJ. 2011;343:d7995.
28. Allan GM, Nouri F, Korownyk C, Kolber MR, Vandermeer B, McCormack J. Agreement among cardiovascular disease risk calculators. Circulation. 2013;127(19):1948-56.
29. Wilt TJ, Bloomfield HE, MacDonald R, Nelson D, Rutks I, Ho M, et al. Effectiveness of statin therapy in adults with coronary heart disease. Arch Intern Med. 2004;164(13):1427-36.
30. Ray KK, Seshasai SR, Erqou S, Sever P, Jukema JW, Ford I, et al. Statins and all-cause mortality in high-risk primary prevention: a meta-analysis of 11 randomized controlled trials involving 65,229 participants. Arch Intern Med. 2010;170(12):1024-31.
31. Taylor F, Huffman MD, Macedo AF, Moore TH, Burke M, Davey Smith G, et al. Statins for the primary prevention of cardiovascular disease. Cochrane Database Syst Rev. 2013;1:Cd004816.
32. Therapeutics Initiative. [89] Statins: proven and associated harms. 2014. Disponível na Internet: http://www.ti.ubc.ca/2014/05/28/statins-proven-and-associated-harms/. Acesso em: 14 nov. 2011.
33. Turgeon R, Allan GM. Statin-induced diabetes: too sweet a deal? Can Fam Physician. 2013;59(7):e311.
34. Law M, Rudnicka AR. Statin safety: a systematic review. Am J Cardiol. 2006;97(8a):52c-60c.
35. Rosenbaum D, Dallongeville J, Sabouret P, Bruckert E. Discontinuation of statin therapy due to muscular side effects: a survey in real life. Nutr Metab Cardiovasc Dis. 2013;23(9):871-5.
36. Dormuth CR, Hemmelgarn BR, Paterson JM, James MT, Teare GF, Raymond CB, et al. Use of high potency statins and rates of admission for acute kidney injury: multicenter, retrospective observational analysis of administrative databases. BMJ. 2013;346:f880.
37. Fontana M, Asaria P, Moraldo M, Finegold J, Hassanally K, Manisty CH, et al. Patient-accessible tool for shared decision making in cardiovascular primary prevention. Circulation. 2014;129(24):2539-46.
38. Ford ES, Li C, Zhao G, Pearson WS, Mokdad AH. Hypertriglyceridemia and its pharmacologic treatment among US adults. Arch Intern Med. 2016;169(6):572-8.
39. Brunzell JD. Clinical practice. Hypertriglyceridemia. N Engl J Med. 2007;357(10):1009-17.
40. Donner-Banzhoff N, Sönnichsen A. Strategies for prescribing statins. BMJ. 2008;336(7639):288-9.
41. Bradbury A, Evans C, Allan P, Lee A, Ruckley CV, Fowkes FG. What are the symptoms of varicose veins? Edinburgh vein study cross sectional population survey. BMJ. 1999;318(7180):353-6.
42. Raetz J, Wilson M, Collins K. Varicose Veins: Diagnosis and Treatment. Am Fam Physician. 2019 Jun 1;99(11):682-8.
43. Marsden G, Perry M, Kelley K, Davies AH. Diagnosis and management of varicose veins in the legs: summary of NICE guidance. BMJ. 2013;347:f4279.

44. Varicose veins: diagnosis and management | Guidance | NICE [Internet]. Nice.org.uk. NICE; 2013 [cited 2024 Oct 2]. Disponível na Internet: https://www.nice.org.uk/guidance/cg168.
45. Shingler SLK, Robertson L, Stewart M. Graduated compression stockings for the initial treatment of varicose veins in people without venous ulceration. Cochrane Database Syst Rev. 2021; 7(7):CD008819.
46. Hamdan A. Management of varicose veins and venous insufficiency. JAMA. 2012; 308(24):2612-21.
47. Kikuchi R, Nhuch C, Drummond DAB, Santiago FR, Coelho F, Mauro FO, et al. Brazilian guidelines on chronic venous disease of the Brazilian Society of Angiology and Vascular Surgery. J Vasc Bras. 2023 Nov 6;22:e20230064
48. Martinez-Zapata MJ, Vernooij RW, Simancas-Racines D, Tuma SMU, Stein AT, Carriles RMMM, et al. Phlebotonics for venous insufficiency. Cochrane Database Syst Rev. 2020;11(11):CD003229.
49. Universidade Federal do Rio Grande do Sul. Faculdade de Medicina. Programa de Pós-Graduação em Epidemiologia. TelessaúdeRS (TelessaúdeRS-UFRGS). Protocolos de encaminhamento para cirurgia vascular. Porto Alegre: TelessaúdeRS-UFRGS, 2020. Disponível em: https://www.ufrgs.br/telessauders/regulasus/.
50. Michaels JA, Campbell WB, Brazier JE, Macintyre JB, Palfreyman SJ, Ratcliffe J, et al. Randomised clinical trial, observational study and assessment of cost-effectiveness of the treatment of varicose veins (REACTIV trial). Health Technol Assess. 2006;10(13):1-196.
51. Tisi PV, Beverley CA. Injection sclerotherapy for varicose veins. Cochrane Database Syst Rev. 2002;(1):Cd001732.
52. Simons DG. Clinical and etiological update of myofascial pain from trigger points. J Musc Pain. 1996;4:93-122.
53. Bennett R. Myofascial pain syndromes and their evaluation. Best Pract Res Clin Rheumatol. 2007; 21(3):427-45.
54. Travell JG, Simons DG. Myofascial pain and dysfunction: the trigger point manual. v. 2. Philadelphia: Lippincott Williams & Wilkins; 1993.
55. Meleger AL. UpToDate [Internet]. Uptodate.com. 2024 [cited 2024 Oct 2]. Disponível na Internet: https://www.uptodate.com/contents/overview-of-soft-tissue-musculoskeletal-disorders?searchdor%20miofascial&sectionRank=1&usage_type=default&anchor=H3&source=machineLearning&selectedTitle=1%7E49&display_rank=1#H3
56. Fleckenstein J, Zaps D, Rüger LJ, Lehmeyer L, Freiberg F, Lang PM, et al. Discrepancy between prevalence and perceived effectiveness of treatment methods in myofascial pain syndrome: results of a cross-sectional, nationwide survey. BMC Musc Disord. 2010;11:32.
57. Thompson JM. Exercise in muscle pain disorders. PM R. 2012;4(11):889-93.
58. Saxena A, Chansoria M, Tomar G, Kumar A. Myofascial pain syndrome: an overview. J Pain Palliat Care Pharmacother. 2015;29(1):16-21.
59. Itoh K, Katsumi Y, Kitakoji H. Trigger point acupuncture treatment of chronic low back pain in elderly patients – a blinded RCT. Acupunct Med. 2004;22(4):170-7.
60. Leite F, Atallah A, El Dib R, Grossmann E, Januzzi E, Andriolo RB, et al. Cyclobenzaprine for the treatment of myofascial pain in adults. Cochrane Database Syst Rev. 2009;(3):CD006830.
61. Annaswamy TM, DeLuigi AJ, O'Neill BJ, Keole N, Berbrayer D. Emerging concepts in the treatment of myofascial pain: a review of medications, modalities, and needle-based interventions. PM R. 2011;3(10):940-61.
62. Osteoarthritis in over 16s: diagnosis and management. Guidance NICE. Nice.org.uk. NICE; 2022 [cited 2024 Oct 2]. Disponível na Internet: https://www.nice.org.uk/guidance/ng226/chapter/Recommendations#diagnosis
63. Hunter DJ, Bierma-Zeinstra S. Osteoarthritis. Lancet. 2019;393(10182):1745-59.
64. Bedson J, Croft PR. The discordance between clinical and radiographic knee osteoarthritis: a systematic search and summary of the literature. BMC Musculoskelet Disord. 2008;9(9):116.
65. Paskins Z, Sanders T, Croft PR, Hassell AB. The identity crisis of osteoarthritis in general practice: a qualitative study using video-stimulated recall. Ann Fam Med. 2015;13(6):537-44.

66. Conley B, Bunzli S, Bullen J, O'Brien P, Persaud J, Gunatillake T, et al. Core Recommendations for *Osteoarthritis Care: A Systematic Review of Clinical Practice Guidelines*. Arthritis Care Res (Hoboken). 2023;75(9):1897-1907.
67. Holden MA, Metcalf B, Lawford BJ, Hinman RS, Boyd M, Button K, et al. Recommendations for the delivery of therapeutic exercise for people with knee and/or hip osteoarthritis. An international consensus study from the OARSI Rehabilitation Discussion Group. Osteoarthritis Cartilage. 2023;31(3):386-96.
68. Dieppe PA, Lohmander LS. Pathogenesis and management of pain in osteoarthritis. Lancet. 2005;365(9463):965-73.
69. Pelletier JP, Martel-Pelletier J, Rannou F, Cooper C. Efficacy and safety of oral NSAIDs and analgesics in the management of osteoarthritis: Evidence from real-life setting trials and surveys. Semin Arthritis Rheum. 2016;45(4 Suppl):S22-7.
70. Kolasinski SL, Tuhina Neogi, Hochberg MC, Oatis C, Guyatt G, Block J, et al. 2019 American College of Rheumatology/Arthritis Foundation Guideline for the Management of Osteoarthritis of the Hand, Hip, and Knee. Arthritis Care Res (Hoboken). 2020;72(2):149-162.
71. Wandel S, Juni P, Tendal B, Nuesch E, Villiger PM, Welton NJ, et al. Effects of glucosamine, chondroitin, or placebo in patients with osteoarthritis of hip or knee: network meta-analysis. BMJ. 2010;341:c4675.
72. Ton J, Perry D, Thomas B, Allan GM, Lindblad AJ, McCormack J, Kolber MR, Garrison S, Moe S, Craig R, Dugré N, Chan K, Finley CR, Ting R, Korownyk CS. PEER umbrella systematic review of systematic reviews. Can Fam Physician. 2020;66(3):e89-98.

Capítulo 10

Arnaldo

Filomena Mariko Amaro Takiguti
Itamar de Souza Santos
José Benedito Ramos Valladão Júnior
Lilian Bentivegna Martens
Tamara Cristina Minotti
Tatiana Milla Mandia

Se o rastreamento fosse uma droga,
ele já teria sido retirado do mercado.
(Gøtzsche, 2013)[1]

Narrativa

Arnaldo é um homem de 54 anos, pardo, sedentário e evangélico. Comparece em consulta acompanhado de sua esposa, Solange, com quem é casado e tem três filhos. Mora no bairro Vila Dalva em casa de alvenaria, com saneamento básico e dois cômodos. Na residência convive com sua esposa e seus filhos (Ana, com 7 dias de vida, Julia, de 5 anos e Maria, de 12 anos); além disso, há três meses seu irmão mais novo saiu da cadeia e está morando com ele.

Solange se diz muito preocupada com o marido, pois refere que ele não se cuida. "Doutor, sabe como é, homem não liga para a saúde, não queria vir...". Ela insiste para realizarmos todos os exames possíveis, um "*check-up* geral".

Arnaldo diz que está bem, apenas sente cansaço e tosse, mas acredita que seja porque trabalha demais e por conta da poluição. "Doutor, ele não quer falar, mas sente batedeira no peito e falta de ar e, às vezes, até formigamento nas mãos. Ele não está bem... E precisa ver isso, pois a mãe morreu de infarto aos 50 anos. E a próstata nunca viu, tem medo."

Após conversar sobre seus medos, Arnaldo relata que percebeu que suas roupas estão largas, acorda suado e a tosse piorou há um mês, estando associada a cefaleia e coriza. Nega alterações urinárias, gastrointestinais ou uso de medicamentos. Nega fatores desencadeantes para a dor no peito, mas lembra que piorou após a vinda de seu irmão, que não consegue emprego e não tem onde morar.

Registro por SOAP

S

- Demanda por exames de rastreamento.
- Cansaço e tosse de longa data com piora há um mês, associada a coriza e cefaleia leve ocasional. Percebeu emagrecimento (não quantificado) e sudorese noturna no período. Nega febre ou dispneia.
- Dor precordial há um mês, associada a formigamento e palpitação. No momento, sem esses sintomas. Sintomas aparecem subitamente e melhoram espontaneamente em alguns minutos. Nega relação com esforço, porém acha que pode ter associação com estresse psíquico por acúmulo de preocupações em casa, no trabalho e agora com o irmão, que está com dificuldade de conseguir emprego. Nega sintomas depressivos. Nega comorbidade ou uso de medicamentos. Preocupa-se por esses sintomas estarem relacionados com doença cardíaca em virtude da história de morte materna, aos 50 anos, por infarto agudo do miocárdio.

O

- Bom estado geral, descorado (1+/4+), hidratado, acianótico, anictérico, afebril, eupneico.
- Peso: 70 kg; altura: 1,75 m; índice de massa corporal (IMC): 22,8 kg/m^2.
- Frequência cardíaca: 93 bpm; pressão arterial: 100 × 70 mmHg.
- Frequência respiratória: 20 irpm; saturação de O_2: 97% em ar ambiente.
- Exame cardíaco e pulmonar: sem alterações.

A

- Demanda por exame de rastreamento.
- Medo/preocupação com doença.
- Tosse crônica.
- Precordialgia.
- Astenia.

P

- Converso sobre medo de doença e oriento sobre benefícios e riscos de exames de rastreamento. Arnaldo opta por realizar sorologias (vírus da imunodeficiência humana – HIV, sífilis, hepatites B), glicose, colesterol total e frações, pesquisa de sangue oculto nas fezes.
- Oriento sobre suspeita de tuberculose e solicito exame bacterioscópico do escarro e radiografia de tórax posteroanterior (PA) e perfil.
- Solicito também, como exames investigativos das queixas de dor torácica e astenia, eletrocardiograma, hormônio tireoestimulante (TSH) e hemograma.
- Oriento retornar após resultados de exames.

Duas semanas depois

Após duas semanas, Arnaldo retorna sozinho com exames, bastante ansioso pelos resultados: "doutor, não estou nada bem! Percebi que o formigamento das mãos piora quando fico pensando nos problemas. A tosse e a suadeira também estão piorando e mantenho cansaço para as atividades diárias."

S

- Formigamento nas mãos associado à ansiedade.
- Piora de tosse e sudorese noturna.
- Astenia mantida.
- Avaliação de resultados de exames.

O

- Peso: 69 kg, descorado (1+/4+).
- Exame cardíaco e pulmonar: sem alterações.

Resultados de exames complementares

- Sorologias HIV, sífilis e hepatite B: não reagentes.
- Glicose: 102 mg/dL, colesterol total: 207 mg/dL, lipoproteínas de alta densidade (HDL): 38 mg/dL, lipoproteína de baixa densidade (LDL): 129 mg/dL, triglicérides: 161 mg/dL, TSH: 2,45 mU/L, hemoglobina (Hb): 11,4 g/dL, hematócrito (Ht): 36%, volume corpuscular médio (VCM): 86 fL, hemoglobina corpuscular média (HCM): 30 pg.
- Pesquisa de sangue oculto nas fezes: negativo.
- Eletrocardiograma: sem alterações.
- Radiografia de tórax (PA e perfil): opacificação parenquimatosa em lobo médio, à direita.
- Pesquisa bacilos álcool-acidorresistentes (BAAR): (escarro): 2+/4+.

A

- Tuberculose pulmonar.
- Anemia de doença crônica.
- Sintomas ansiosos.

P

- Oriento sobre a confirmação do diagnóstico de tuberculose pulmonar e sobre o tratamento.
- Prescrevo esquema básico de tratamento da tuberculose com rifampicina + isoniazida + pirazinamida + etambutol por dois meses (2RHZE), seguido por rifampicina + isoniazida por quatro meses (4RH).
- Realizo notificação de tuberculose e acesso à vigilância sanitária da unidade de saúde para iniciarmos investigação de comunicantes.
- Oriento sintomas relacionados com os medicamentos e retorno em um mês para reavaliação ou antes, se necessário.
- Converso sobre a possibilidade de o sintoma de astenia estar provavelmente associado ao quadro de tuberculose e à anemia detectada no exame laboratorial. Com o tratamento da tuberculose, espera-se a resolução da anemia, optando-se por seguimento laboratorial com novo hemograma e dosagem de perfil de ferro para avaliar a presença de anemia ferropriva associada e necessidade de reposição com sulfato ferroso.
- Converso sobre sintomas relacionados com ansiedade. Pelo fato de os sintomas serem ocasionais e não gerarem prejuízo funcional, Arnaldo opta, no momento, por não realizar psicoterapia ou uso de medicamentos para o controle da ansiedade, pois tentará obter controle por meio de medidas comportamentais para lidar com as preocupações e o estresse.

Pontos abordados

- » Rastreamento: conceitos e principais recomendações.
- » Dor torácica e preocupação com doença cardíaca.
- » Diagnóstico e manejo da tuberculose.
- » Abordagem da anemia.

Discussão

A demanda pela realização de exames de rastreamento é uma situação extremamente comum na prática clínica, e os médicos de família devem ter competência comunicacional e técnico-científica adequada para sua melhor abordagem.

Nos dias de hoje, em que o uso de exames complementares é realizado de modo indiscriminado, gerando altos índices de sobrediagnóstico e sobretratamento, custos elevados, encaminhamentos desnecessários e iniquidade, a principal ênfase na abordagem da demanda por exames requisitada pelo paciente recai sobre a prevenção quaternária. No entanto, o médico de família e comunidade (MFC) deve possuir habilidade para reconhecer os casos em que a demanda por exames, na verdade, representa um sinal dado pelo paciente de que "algo não está bem".

O reconhecimento desses casos permitirá ao MFC filtrar os casos que necessitam de avaliação específica entre a maioria das situações em que essa demanda representa apenas informações incorretas e ansiedade geradas por uma cultura inadequada de "*check-up*", disseminada pelas mídias, instituições e, inclusive, profissionais de saúde.

No resumo clínico ilustrado, Arnaldo representa um homem que, tipicamente, tem baixa taxa de procura ao serviço de saúde e, de repente, aparece para atendimento. Esse é um fato que deve sensibilizar o MFC a procurar entender os motivos e as preocupações subjacentes à demanda por exames. Como observamos, durante a condução do caso clínico, a solicitação por exames foi apenas o pontapé inicial para a avaliação integral do MFC, que possibilitou o entendimento e a detecção de seus reais problemas.

Por mais frequente que seja encontrarmos, na demanda por exames de rastreamento, o reflexo de um estado ansioso, existirão situações em que essa demanda apontará para a presença de problemas importantes relacionados com a saúde da pessoa, incluindo doenças orgânicas. No caso clínico, observamos as duas situações: a presença de estado ansioso e a confirmação de condições orgânicas importantes.

Rastreamento: conceitos e principais recomendações

O rastreamento tem como objetivo selecionar, entre pessoas assintomáticas, aquelas nas quais uma possível intervenção precoce provocará mais benefícios que prejuízos e, desse modo, reduzir a morbidade e mortalidade de determinado agravo na população.[2] Entretanto, deve-se ter em mente o pressuposto importante de que toda intervenção em saúde (e o rastreamento nada mais é que uma intervenção de prevenção secundária) produz um risco potencial, que deve ser sempre avaliado e ponderado no momento da instituição de um programa de rastreamento. Assim, são poucas as condições cujo rastreamento, de fato, produz um benefício superior aos riscos potenciais. A lógica do rastreamento, embora possa parecer óbvia e inócua, é complexa e coloca em xeque uma série de conceitos preestabelecidos, mas que carecem de avaliação crítica, como a ideia de que o diagnóstico precoce é sempre benéfico e a crença de que todas as condições "patológicas" humanas são progressivas e causadoras de sofrimento.

Em virtude dessas considerações, a justificativa para aplicação de testes de rastreamento eficazes, com impacto positivo em desfechos de saúde reais, deve ser com base em evidências científicas de boa qualidade, idôneas, contextualizadas e atuais.[3] Além disso, existem alguns critérios para considerar a realização do rastreamento (Quadro 10.1).[4]

Quadro 10.1. Critérios para um programa de rastreamento eficaz

Doença	• Deve ser uma condição com grande impacto epidemiológico. • Deve ter história natural conhecida. • Deve conter período assintomático bem definido. • Os benefícios do diagnóstico e tratamento precoces devem ser maiores que no diagnóstico habitual da doença.
Teste	• Deve ter boa sensibilidade e especificidade. • O teste de rastreamento, seguido de método diagnóstico confirmatório e tratamento, deve ser viável e custo-efetivo. • O processo de rastreamento deve ser contínuo e sistemático, e sua gestão, continuamente avaliada e otimizada.
População	• Deve ter prevalência suficientemente significativa da doença. • Deve ter acesso a todo o cuidado médico necessário para a compleição do rastreamento. • Deve estar muito bem esclarecida do impacto do exame e de seus possíveis resultados (falso-positivos, falso-negativos, número de intervenções desnecessárias, desfechos negativos, entender que o exame não beneficiará a grande maioria e a impossibilidade de saber se o indivíduo será pessoalmente beneficiado pelo método).

Os programas de rastreamento organizados têm a responsabilidade de garantir que toda a população incluída tenha acesso desde o teste de rastreamento, passando pelo diagnóstico confirmatório, até o tratamento do problema detectado.

No Brasil, a maior parte dos rastreamentos é realizada de maneira oportunística, isto é, de modo não sistemático, fora de um programa organizado com garantia de qualidade e boas taxas de participação. Nesses casos, geralmente os pacientes procuram um serviço de saúde com essa demanda, como no caso do Arnaldo, ou o médico aproveita o encontro suscitado por outro motivo e oferece o rastreamento. O grande problema dos rastreamentos oportunísticos é que não há nenhum tipo de controle quanto à indicação do teste, intervalo dos rastreamentos, treinamento dos radiologistas (no caso de mamografias e outros exames de imagem), população e idade-alvo, sistema de convocação-reconvocação, garantia de qualidade, acesso rápido aos exames confirmatórios, estadiamento e tratamento adequado. Isso faz com que mesmo rastreamentos para os quais há boas evidências de benefício transformem-se em meros produtores de sobrediagnósticos (nas populações menos vulneráveis e de menor risco) e subdiagnósticos/falta de acesso (nas populações mais vulneráveis e de maior risco), em uma clara comprovação empírica da Lei dos Cuidados Inversos.[5]

Na avaliação crítica da literatura sobre rastreamentos, devemos lembrar da existência de alguns tipos de vieses que podem produzir falsos resultados, equivocadamente utilizados como "evidência" para a recomendação de rastreamentos de baixo valor. Esses mesmos vieses alimentam a ideia de que os rastreamentos são eficazes (pois aparentemente quem faz rastreamentos tem doenças de melhor prognóstico) e reforçam a cultura da medicalização e do desespero com os riscos. Os principais vieses presentes no campo dos rastreamentos são o viés de antecipação ou de tempo ganho (*lead-time bias*), o viés de duração da doença (*length-time bias*) e o viés de sobrediagnóstico (*overdiagnosis bias*). Esses vieses aparecem quando utilizamos estudos observacionais, sem um controle adequado, e produzem resultados supostamente excepcionais para as pessoas que se submetem a rastreamento.[5]

No processo de rastreamento, por definição, há uma antecipação do diagnóstico (uma vez que ele é feito antes do diagnóstico realizado por sintomas), de modo que a sobrevida (tempo de vida após o diagnóstico) dos pacientes diagnosticados por rastreamento será sempre, em média, maior que a sobrevida dos pacientes diagnosticados tradicionalmente por meio de manifestações clínicas, mesmo que o rastreamento seja absolutamente inútil em prolongar a vida ou evitar mortes. O tempo entre o momento do diagnóstico feito pelo rastreamento e o suposto momento do diagnóstico clínico é chamado de *lead-time* (tempo de antecipação, em tradução livre), e o viés causado por sua inclusão no tempo de sobrevida, fazendo com que aparentemente o rastreamento aumente a sobrevida das pessoas, é chamado de viés de antecipação (*lead-time bias*). Esse viés cria a ilusão, nos pacientes e médicos pouco esclarecidos, de que a pessoa que teve seu diagnóstico feito precocemente por rastreamento vive mais; porém, na verdade, o indivíduo vive mais tempo sabendo que tem uma doença sem, no entanto, prolongar seu tempo de vida. A Figura 10.1 mostra graficamente o viés de antecipação.

Para que o rastreamento seja efetivo, a condição a ser rastreada deve ter um período assintomático razoavelmente longo; caso contrário, o rastreamento teria de ser realizado com uma frequência maior, o que o tornaria ainda mais complexo. Em virtude desse imperativo, os rastreamentos são ótimos em "pegar" condições patológicas não progressivas ou de progressão muito lenta. Eles têm uma probabilidade muito maior de encontrar esse tipo de condição do que encontrar doenças mais rapidamente progressivas (portanto, com um período assintomático muito curto e menos passíveis de detecção por rastreamento). Esse fato faz com que os tumores encontrados por rastreamento sejam de muito melhor prognóstico que os

Figura 10.1. Viés de antecipação (*lead-time bias*).

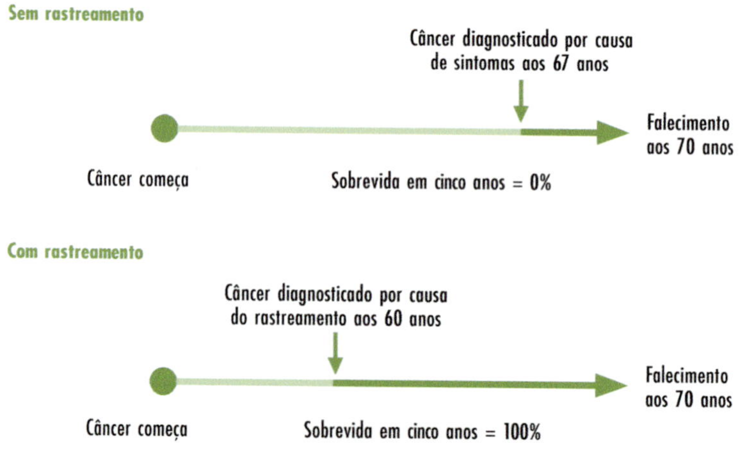

detectados clinicamente, dando a falsa impressão de que o prognóstico é melhor por causa do rastreamento. Esse é o chamado viés de duração da doença (*length-time bias*), o qual tipo particular é o viés de sobrediagnóstico (*overdiagnosis bias*). Nesse caso, a condição é não progressiva, ou seja, nunca teria manifestado-se clinicamente, de modo que a sobrevida relacionada com a doença não progressiva "tenderia ao infinito", se pensarmos que a pessoa nunca morrerá dessa condição em particular.[6]

Assim, um teste de rastreio só deve ser considerado efetivo se houver comprovação de redução da taxa de mortalidade específica evidenciada em ensaios clínicos randomizados. Ao contrário do que muitos médicos e pacientes pensam, aumentos nas taxas de detecção precoce e de sobrevida não provam que o rastreamento salve ou prolongue vidas.[7,8]

Os profissionais da atenção primária à saúde (APS) têm de se mostrar sempre atualizados com relação às evidências disponíveis tanto para a escolha da conduta clínica quanto para programação de políticas públicas de saúde. Nesse contexto, ferramentas como a medicina baseada em evidências são fundamentais. Idealmente, dúvidas clínicas devem ser sempre respondidas por revisões clínicas sistemáticas ou metanálises, e por meio de ensaios clínicos randomizados controlados.

Grandes instituições de pesquisa produzem revisões sistemáticas de qualidade, levando em consideração a qualidade dos estudos individuais, a presença de vieses e os conflitos de interesse. O Instituto Nacional de Câncer (INCA), as diretrizes do Ministério da Saúde, bem como, instituições internacionais de referência como o *United States Preventive Services Task Force* (USPSTF)[9] e a *Canadian Task Force on Preventive Health Care* (CTFPHC)[10] são as principais fontes usadas como referência para o estabelecimento das indicações de rastreamento neste capítulo. O Quadro 10.2 aponta as principais recomendações de rastreamento.[11-13]

Quadro 10.2. Recomendações de rastreamento[11-13]

Condição	Recomendação
Câncer de próstata	Não se recomenda o rastreamento.
Câncer de mama	Mulheres entre 50 e 69 anos: mamografia a cada 2 anos (expor riscos e benefícios à mulher).
Câncer de colo uterino	Deve ser oferecido às mulheres ou qualquer pessoa com colo do útero, na faixa etária de 25 a 64 anos e que já tiveram atividade sexual: coleta de citologia oncótica a cada 3 anos.
Câncer colorretal	Adultos entre 50 e 75 anos: pesquisa de sangue oculto nas fezes (duas amostras) a cada 2 anos.
Hipertensão	Adultos entre 18 e 39 anos sem fatores de risco: aferição de pressão arterial a cada 3 a 5 anos. Adultos com mais de 40 anos ou com risco aumentado para hipertensão (acima do peso ou com PA entre 130 e 139 × 85 e 89 mmHg): aferição de pressão arterial anual.
Diabetes	Adultos entre 35 e 70 anos com sobrepeso ou obesidade: glicemia de jejum a cada 3 anos.

(continua)

Quadro 10.2. Recomendações de rastreamento[11-13] (*Continuação*)

Condição	Recomendação
Dislipidemia	Dosagem de colesterol total e frações* a cada 3 a 5 anos: homens acima de 35 anos ou indivíduos acima de 20 anos com risco aumentado para doenças cardiovasculares**.
Sorologia hepatite B	Não se recomenda o rastreamento na população geral, mas pode ser considerado em indivíduos de maior vulnerabilidade para infecções sexualmente transmissíveis (IST).
Sorologia hepatite C	Não se recomenda o rastreamento na população geral, mas pode ser considerado em usuários de drogas intravenosas.
Sorologia para HIV	Indivíduos sexualmente ativos entre 15 e 65 anos: realizar um teste sorológico de rastreamento e, na presença de maior vulnerabilidade para IST***, repetir anualmente.
Sorologia para sífilis	Indivíduos com presença de maior vulnerabilidade para IST: sorologia anual.

**Não há evidência para indicação de dosagem de triglicerídeos.*
***Risco aumentado (pelo menos um dos seguintes: diabetes, doença cardiovascular prévia, tabagismo, hipertensão, obesidade).*
****Alta vulnerabilidade para Infecções Sexualmente Transmissíveis (ISTs): profissionais do sexo, homens que mantêm relação sexual com homens, portadores de IST, pessoas que tiveram contato sexual com portador de IST, relação sexual ocasional desprotegida, usuários de drogas.*

Arnaldo foi orientado sobre os riscos e os benefícios dos exames de rastreamento, ficando mais tranquilo com relação ao medo de doença de próstata e descartando a necessidade de realizar antígeno prostático específico (PSA) ou toque retal.

Dor torácica e preocupação com doença cardíaca

Como apresentado previamente, Arnaldo queixa-se de precordialgia intermitente, ocasionalmente associada a palpitação e parestesias, melhora espontânea em curto período e relação com estresse e excesso de preocupação. Esse sintoma acaba desencadeando ainda mais ansiedade, pois se preocupa com a possibilidade de estar com uma doença cardíaca e morrer precocemente.

Se a queixa de precordialgia não estivesse presente, a realização de exames complementares como rastreamento para doença miocárdica isquêmica teria, segundo a United States Preventive Services Task Force (USPSTF), nível de recomendação D, ou seja, recomendação contra a realização de exame (eletrocardiograma ou teste de esforço), pois há de média a alta probabilidade de que esse aconselhamento não traga benefícios ou de que seus danos superem os benefícios. Embora alguns programas de exercícios físicos (p. ex., academias de ginástica) solicitem a realização de eletrocardiograma ou teste de esforço para pessoas assintomáticas, não existe evidência científica suficiente de que haja benefícios dessa prática.

Como Arnaldo se queixa de dor torácica, a avaliação sobre a necessidade da realização de exames complementares deve ser analisada de forma minuciosa pelo MFC, partindo-se da caracterização propedêutica da dor (caráter, localização, irradiação, fatores de melhora e piora, sintomas associados) e avaliação de seus riscos individuais.

Muitos fatores estão associados a um maior risco de eventos coronarianos (infarto agudo do miocárdio não fatal, angina instável, morte coronariana), incluindo idade, sexo masculino, pressão alta, tabagismo, dislipidemia, diabetes, obesidade e sedentarismo. O risco cardiovascular de uma pessoa pode ser estimado baseando-se na presença desses fatores. Calculadoras estão disponíveis para verificar o risco de uma pessoa ter um evento cardiovascular: QRISK2, CVDRISK. Inserindo os dados e hábitos de vida de Arnaldo em uma dessas calculadoras, encontraremos um baixo risco cardiovascular (estimado em 6% de risco para ocorrência de evento cardiovascular em 10 anos), o que nos permite estimar como baixa a probabilidade de que ele tenha doença coronariana (probabilidade pré-teste), o que faz com que sua dor torácica também tenha uma chance menor de ser decorrente de alguma condição cardíaca, tal qual sua preocupação. Entretanto, vale ressaltar que as características clínicas da dor torácica podem fazer com que a baixa probabilidade inicial de doença coronariana eleve-se a níveis nos quais um exame complementar seja necessário para confirmar ou descartar sua etiologia cardíaca.

De maneira geral, embora todos os fatores de risco independentes que constituem cada uma dessas categorias (baixo ou alto risco) ainda não estejam totalmente estabelecidos, adultos jovens (homens < 50 anos e mulheres < 60 anos) que não têm outros fatores de risco clássicos para doença coronariana (risco < 10% em 10 anos) são considerados de baixo risco. Adultos com um ou mais fatores de risco cardiovascular devem ser mais bem avaliados, pois podem apresentar alto risco (> 20% risco em 10 anos).

Além da análise do risco cardiovascular, a avaliação da prevalência de causas da dor torácica na APS é importante para entendimento da probabilidade pré-teste de Arnaldo ter uma condição cardíaca mais grave.

Um estudo prospectivo de 399 episódios de dor torácica em pacientes atendidos, em múltiplos centros ambulatoriais, no período de um ano, observou as seguintes prevalências de várias causas de dor torácica na APS (Tabela 10.1).[14]

Tabela 10.1. Causas de dor torácica na atenção primária à saúde

Causas	Prevalência (%)
Musculoesquelética	36
Gastrointestinal	19
Cardíaca	16
Angina estável	10,5
Angina instável ou infarto do miocárdio	1,5
Outra causa cardíaca	3,8
Psiquiátrica	8
Pulmonar	5
Outras/desconhecidas	16

Fonte: Adaptada de Klinkman MS, et al., 1994.[14]

Aproximadamente 60% dos diagnósticos de dor torácica não eram decorrentes de doenças cardíacas, gastrointestinais ou pulmonares. A origem musculoesquelética foi a maior responsável pela dor torácica (36% de todos os diagnósticos), seguida por refluxo esofágico (13%). Angina estável foi responsável por 11% dos episódios de dor torácica; angina instável ou infarto do miocárdio ocorreram em somente 1,5%. Essas observações são consistentes com outros estudos sobre a frequência da etiologia de dor torácica na APS.[15-19]

Como apontado, a probabilidade de uma dor torácica ser resultante de alguma doença mais grave é baixa na APS. No entanto, o risco existe e, por isso, como já ressaltado, é importante realizar uma avaliação clínica detalhada, avaliando idade, sexo, características da dor (localização, irradiação, intensidade, duração e frequência, fatores que desencadeiam e aliviam a dor), quaisquer sintomas associados, história cardiovascular (fatores de risco ou doença cardiovascular prévia), história familiar e exame cardiopulmonar.[20]

Após essa avaliação, recomenda-se realizar um diagnóstico com base na análise clínica, considerando-se a classificação clínica da dor torácica descrita a seguir.[21]

- » Angina típica (definitiva):
  - Desconforto ou dor retroesternal.
  - Desencadeada pelo exercício ou estresse emocional.
  - Aliviada com repouso ou uso de nitroglicerina.
- » Angina atípica (provável):
  - Presença de somente dois dos fatores anteriores.
- » Dor torácica não cardíaca (ou não anginosa):
  - Presença de somente um ou nenhum dos fatores anteriores.

Percebemos que a dor torácica de Arnaldo de fato apresenta baixa probabilidade de ser de origem cardíaca. Além disso, no momento, ele está assintomático, e sua história de sintomas ansiosos e preocupação excessiva sugerem que sua dor possa ser classificada como dor torácica não cardíaca e esteja mais relacionada com o quadro de ansiedade.

Uma boa comunicação entre o profissional de saúde e o paciente é essencial no manejo desses casos. Deve-se levar em consideração que a pessoa com dor torácica possa estar preocupada e ansiosa, particularmente quando a causa da dor ainda é desconhecida. Além disso, como parte dos exames de rastreamento, indica-se, com nível de recomendação B pelo USPSTF, em adultos com menos de 64 anos, a investigação de transtornos de ansiedade.

A aplicação do método clínico centrado na pessoa é fundamental para se avaliar a experiência do paciente com relação à dor que vem apresentando. Com uma escuta qualificada, foi possível observar medos, expectativas e outros aspectos subjetivos de Arnaldo com relação aos seus sintomas. O plano terapêutico envolveu considerações sobre a provável origem da dor (associada aos momentos de estado ansioso) e a remota probabilidade de causa cardíaca, o que lhe permitiu ficar mais tranquilo. Além disso, juntos, médico e paciente optaram, pela realização de eletrocardiograma (ECG) em virtude da história de recorrência das dores, com a finalidade de tentar apaziguar o quadro de ansiedade de Arnaldo, após o entendimento de riscos e benefícios de sua realização. Por fim, vale lembrar que um ECG de repouso contribui pouco no sentido de aumentar ou diminuir a probabilidade pós-teste de doença coronariana em casos ambulatoriais, ao contrário das situações de dor torácica aguda, nas quais o ECG no pronto-socorro é imprescindível. Caso a probabilidade de doença coronariana da dor torácica do Arnaldo fosse intermediária, um teste de esforço (ECG de esforço) estaria indicado. O ECG de esforço tem baixo valor preditivo se utilizado em pacientes de baixo risco, uma vez que o maior preditor de doença é a probabilidade pré-teste. No outro extremo da probabilidade de doença coronariana (alta probabilidade), o ECG de esforço também não terá muito valor no sentido de confirmar o diagnóstico; entretanto, ele poderá ser útil para estimar o prognóstico e a gravidade da doença.

Diagnóstico e manejo da tuberculose

A tuberculose (TB) é uma doença infectocontagiosa, universal, crônica, endêmica, cujo agente etiológico é uma micobactéria, o *Mycobacterium tuberculosis* – bacilo de Koch. É a principal causa de morte por doença infecciosa em adultos nos países em desenvolvimento. Atinge todos os grupos etários, com predomínio em pessoas economicamente ativas, entre 15 e 54 anos, do sexo masculino. No Brasil, foram notificados 81.604 novos casos de TB e 5.845 óbitos em 2022. O coeficiente de incidência de TB vem caindo nas últimas décadas, passando de 51,8 casos/100 mil habitantes em 1990 para 38,0 casos/100 mil habitantes em 2022. A mortalidade também vem caindo (de 3,6 óbitos por TB/100 mil habitantes em 1990 para 2,72/100 mil em 2022). Essa queda na incidência e na mortalidade da TB é multifatorial, mas parte significativa dela pode ser atribuída à expansão da Estratégia de Saúde da Família como modo de provimento de APS à população. Entretanto, a TB ainda é um importante problema de saúde pública no Brasil, que faz parte de um grupo de 22 países de alta carga de doença, responsáveis por 80% dos casos de TB no mundo, estando na 20ª posição em números absolutos de casos.[22,23]

É uma enfermidade que se transmite de pessoa a pessoa, pelo ar, por meio de gotículas microscópicas carregadas de bacilos, expelidas pela fala, espirro e principalmente pela tosse de um paciente bacilífero. A via respiratória é a porta de entrada mais frequente, porém outras vias são possíveis, como digestiva, cutânea e ocular. Para haver o contágio, a intensidade do contato é fundamental, seja pela proximidade, seja por continuidade ou presença de um ambiente desfavorável, além do estado bacteriológico do paciente. Estima-se que uma pessoa com doença pode infectar, em média, de 10 a 15 pessoas que com ela tenham tido contato durante um ano. Essas condições colaboram para a associação da TB aos agrupamentos humanos com piores condições socioeconômicas, em que são encontradas famílias numerosas, multigeracionais, vivendo em casas pequenas, mal ventiladas e úmidas.

A identificação de um paciente bacilífero no início de sua sintomatologia é fundamental para intervir na cadeia de transmissão da TB. A doença pode atingir qualquer órgão ou sistema, e suas manifestações dependerão do órgão acometido, o que guiará a investigação diagnóstica. Entretanto, 90% dos pacientes com TB desenvolvem a forma pulmonar.[24]

Os sintomas clássicos da TB pulmonar são: tosse persistente, produtiva ou não (com muco e, eventualmente, sangue), febre vespertina, sudorese noturna e emagrecimento.

Em locais com elevadas taxas de incidência de TB, todo paciente que procure a unidade de saúde com queixa de tosse deve ter a doença incluída em sua investigação diagnóstica.

No caso clínico do senhor Arnaldo, considerou-se a suspeita de doença de vias aéreas superiores, mas como apresentava sintomas de tosse há mais de duas semanas e história clínica compatível com TB (sudorese, emagrecimento, cansaço, convívio próximo com seu irmão que estava preso, em ambiente desfavorável – úmido, mal ventilado e pequeno), essa resultou na principal hipótese diagnóstica a ser investigada. Assim iniciou-se a investigação, com baciloscopia de escarro e exame radiológico do tórax.

Diagnóstico

Nos pacientes com quadro clínico sugestivo de TB, deve-se confirmar o diagnóstico por meio de exames micobacteriológicos. Os exames radiológicos, embora não sejam suficientes para confirmação, devem ser sempre realizados, pois fornecem informações importantes para o diagnóstico e a avaliação de extensão e gravidade da doença. Outros exames complementares que auxiliam no diagnóstico podem ser utilizados em situações específicas, em que o diagnóstico bacteriológico é negativo ou de difícil acesso, podendo ser realizada prova tuberculínica, exame histopatológico e biomolecular.

Baciloscopia direta

A baciloscopia direta (BAAR) é um método simples e seguro, técnica mais utilizada em nosso meio.

A baciloscopia do escarro, desde que executada corretamente em todas as suas fases, permite detectar de 60% a 80% dos casos de TB pulmonar, o que é importante do ponto de vista epidemiológico, já que os casos bacilíferos são os responsáveis pela manutenção da cadeia de transmissão. São necessárias pelo menos duas amostras de escarro, sendo a primeira no dia da consulta e a segunda no dia subsequente.

A baciloscopia direta deve ser solicitada aos pacientes que apresentem:[25]

- Tosse > 3 semanas.
- Suspeita clínica e/ou radiológica de TB pulmonar (independentemente do tempo de tosse).
- Suspeita clínica de TB extrapulmonar (exame em materiais biológicos diversos).

Teste rápido molecular para tuberculose

O teste rápido molecular para tuberculose (TRM-TB) constitui o principal avanço no diagnóstico da TB nos últimos anos. Já disponível em laboratórios na rede pública de diversos municípios brasileiros, necessita de apenas uma amostra de escarro e fornece o resultado em cerca de duas horas. Em amostras de escarro de adultos sua sensibilidade é superior à da baciloscopia, atingindo em torno de 90%. Além disso, identifica resistência à rifampicina com sensibilidade de 95%. Por isso, atualmente, o teste é considerado o método de escolha para a triagem dos casos novos de TB (Figuras 10.2, 10.3 e 10.4).

O TRM-TB está indicado para:

- Diagnóstico de casos novos de TB pulmonar e extrapulmonar em adultos e adolescentes.
- Triagem de resistência à rifampicina nos casos de retratamento, falência ao tratamento da TB ou suspeita de resistência.

Todavia, é importante considerar que em crianças (< 10 anos) sua sensibilidade é de apenas 66%, sendo ainda preferível a adoção de outros testes. O TRM-TB também não detecta micobactérias não tuberculosas (MNT). Além disso, para o acompanhamento do tratamento da TB, deve-se realizar baciloscopia.

A leitura do seu resultado pode apresentar o termo "traços", que indica pouquíssimos bacilos na amostra. Diante disso, deve ser solicitado novo TRM-TB ou realizar outro teste diagnóstico. Porém, em pessoas vivendo com HIV (PVHIV), em crianças menores de 10 anos e na suspeita de TB extrapulmonar, o resultado "traços" é considerado suficiente para iniciar o tratamento da TB, uma vez que esses grupos são tipicamente paucibacilares e apresentam risco aumentado de desenvolverem casos graves de TB.

Figura 10.2. Algoritmo diagnóstico de casos de tuberculose pulmonar e laríngea em adultos e adolescentes com base no TRM-TB.

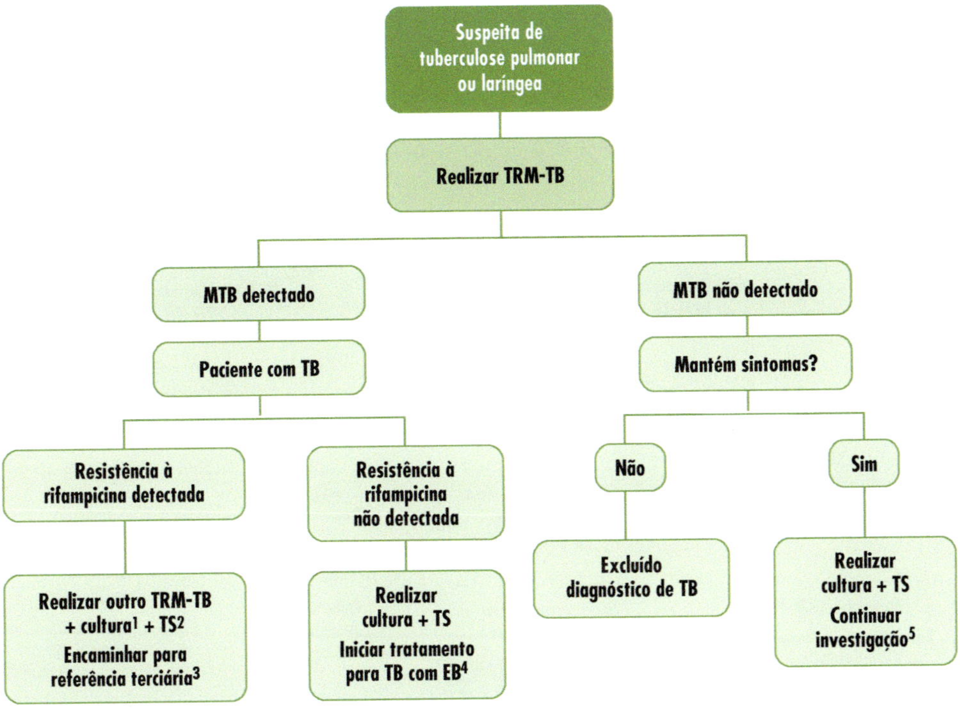

[1]Realizar cultura de escarro, preferencialmente, pelo método automatizado.

[2]TS: teste de sensibilidade.

[3]Referência terciária: ambulatório de referência para tratamento de tuberculose resistente. O paciente deve chegar à referência terciária imediatamente sem que se aguardem os resultados dos novos exames solicitados. Nesse serviço, a avaliação médica e a conduta adequada deverão ser tomadas em até sete dias. O resultado da cultura com TS deverá ser encaminhado à referência terciária.

[4]EB: esquema básico – reavaliar o tratamento após resultado da cultura com TS.

[5]Investigar micobacteriose não tuberculosa (MNT) e outros diagnósticos diferenciais.

MTB: *Mycobacterium tuberculosis*; TRM-TB: teste rápido molecular para tuberculose. Fonte: Coordenação Geral do Programa Nacional de Controle da Tuberculose (CGPNCT), do Departamento de Vigilância das Doenças Transmissíveis (DEVIT), da Secretaria de Vigilância em Saúde (SVS), do Ministério da Saúde (MS).

Cultura de bacilo de Koch

A principal vantagem da cultura de bacilo de Koch (BK) é a identificação e tipificação do bacilo e a realização de testes de sensibilidade aos tuberculostáticos; é um procedimento de baixo custo, porém sua principal desvantagem é o tempo de detecção do crescimento bacteriano, que pode levar de 5 a 30 dias (a depender do meio utilizado).

Radiografia de tórax

A radiografia de tórax é método diagnóstico de grande importância na investigação da TB. Diferentes achados radiológicos apontam para a suspeita de doença em atividade ou doença no passado, além do tipo e da extensão do comprometimento pulmonar. Deve ser solicitada para todo paciente com suspeita clínica de TB pulmonar. No entanto, até 15% dos casos de TB pulmonar não apresentam alterações radiológicas, principalmente pacientes imunodeprimidos.

Figura 10.3. Algoritmo diagnóstico de casos de tuberculose pulmonar e laríngea em adutos e adolescentes de populações com maior vulnerabilidade[1] com base no TRM-TB.

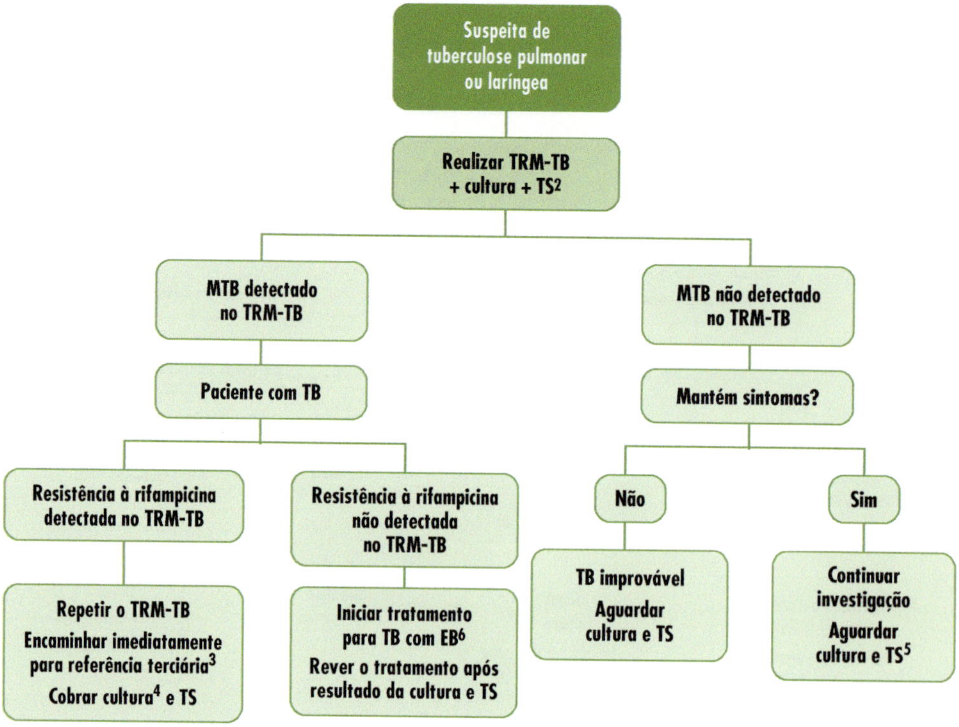

[1]Populações consideradas de maior vulnerabilidade: profissionais de saúde, pessoas vivendo com HIV/AIDS, população privada de liberdade, população em situação de rua, povos indígenas, contatos de tuberculose resistente.

[2]TS: teste de sensibilidade.

[3]Referência terciária: ambulatório de referência para tratamento de tuberculose resistente. O paciente deve chegar à referência terciária imediatamente sem que se aguardem os resultados dos novos exames solicitados. Nesse serviço, a avaliação médica e a conduta adequada deverão ser tomadas em até sete dias. O resultado da cultura com TS deverá ser encaminhado à referência terciária.

[4]Resgatar resultado de cultura previamente realizada e, nos casos com resistência à rifampicina detectada, realizar cultura preferencialmente pelo método automatizado.

[5]Investigar micobacteriose não tuberculosa (MNT) e outros diagnósticos diferenciais.

[6]EB: esquema básico: reavaliar o tratamento após resultado da cultura com TS.

MTB: *Mycobacterium tuberculosis*; TRM-TB: teste rápido molecular para tuberculose. Fonte: Coordenação Geral do Programa Nacional de Controle da Tuberculose (CGPNCT), do Departamento de Vigilância das Doenças Transmissíveis (DEVIT), da Secretaria de Vigilância em Saúde (SVS), do Ministério da Saúde (MS).

Comentário

A TB na criança (menores de 10 anos) apresenta especificidades que devem ser consideradas durante sua investigação diagnóstica. A forma pulmonar difere do adulto, pois costuma ser abacilífera, isto é, negativa ao exame bacteriológico, pelo reduzido número de bacilos nas lesões. Além disso, crianças, em geral, não são capazes de expectorar. Dessa maneira, o exame radiológico e o teste tuberculínico podem ser mais úteis.

Figura 10.4. Algoritmo diagnóstico para casos de retratamento de tuberculose pulmonar e laríngea em adultos e adolescentes. Triagem para resistência à rifampicina com TRM-TB.

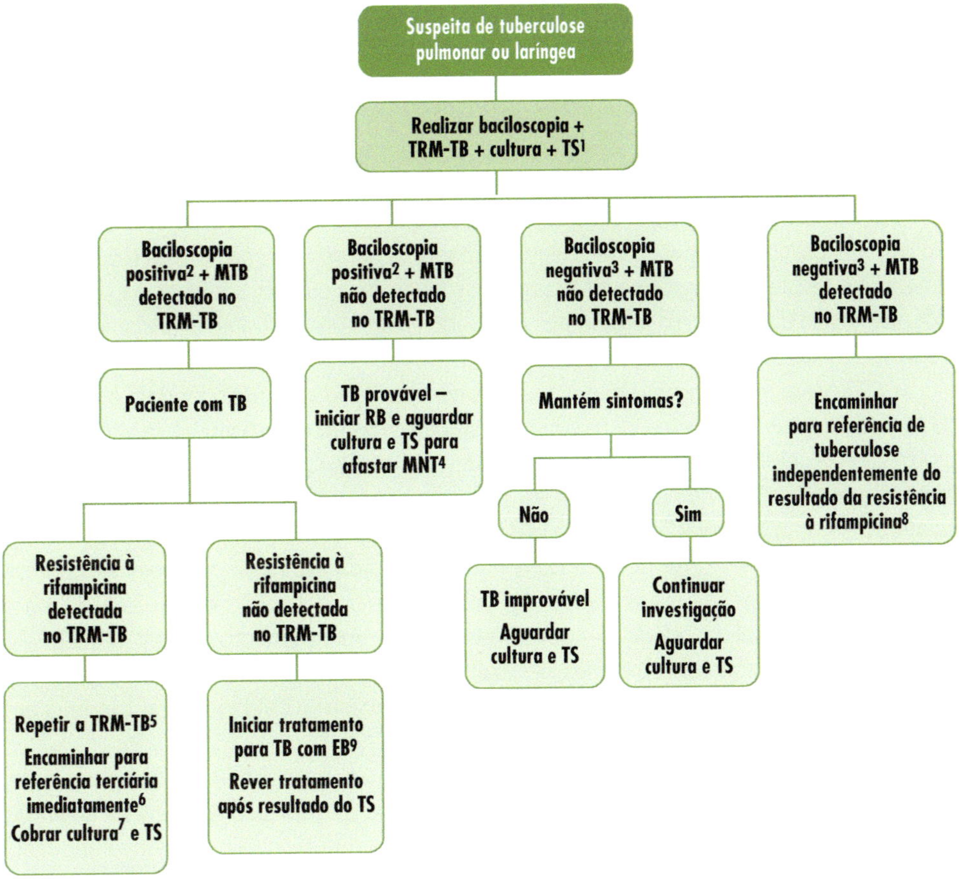

[1]TS: teste de sensibilidade.

[2]Baciloscopia positiva: pelo menos uma positiva das duas baciloscopias.

[3]Baciloscopia negativa: duas baciloscopias negativas.

[4]MNT: micobacteriose não tuberculosa.

[5]Repetir o TRM-TB em nova amostra de escarro para confirmação da resistência com o objetivo de aumentar a sensibilidade do diagnóstico da resistência.

[6]Referência terciária: ambulatório de referência para tratamento de tuberculose resistente. O paciente deve chegar à referência terciária imediatamente sem que se aguardem os resultados dos novos exames solicitados. Nesse serviço, a avaliação médica e a conduta adequada deverão ser tomadas em até sete dias. O resultado da cultura com TS deverá ser encaminhado à referência terciária.

[7]Resgatar resultado de cultura previamente realizada e, nos casos com resistência à rifampicina detectada, realizar cultura preferencialmente pelo método automatizado.

[8]Referência de tuberculose secundária ou terciária dependendo da rede local. O paciente deve chegar à referência o mais rapidamente possível.

[5]Investigar micobacteriose não tuberculosa (MNT) e outros diagnósticos diferenciais.

[9]EB: esquema básico.

MTB: Mycobacterium tuberculosis; TRM-TB: teste rápido molecular para tuberculose. Fonte: Coordenação Geral do Programa Nacional de Controle da Tuberculose (CGPNCT), do Departamento de Vigilância das Doenças Transmissíveis (DEVIT), da Secretaria de Vigilância em Saúde (SVS), do Ministério da Saúde (MS).

Princípios do tratamento e seguimento

A Organização Mundial da Saúde (OMS) estima que 71% das pessoas que iniciam o tratamento no Brasil o concluem, quando o esperado seria uma taxa de no mínimo 85%. Por isso, a doença é considerada como prioritária na agenda política de saúde nacional. Com base no modelo proposto pela OMS de erradicar a doença até 2030, criou-se o Plano Nacional pelo Fim da Tuberculose como Problema de Saúde Pública, que tem como finalidade reduzir 90% do coeficiente de incidência de tuberculose e 95% das mortes causadas pela doença no país até 2035.

A associação medicamentosa adequada, as doses corretas e o uso por tempo suficiente são os princípios básicos para o tratamento, evitando a persistência bacteriana e o desenvolvimento de resistência aos fármacos e, assim, assegurando a cura do paciente. A esses princípios, soma-se o tratamento diretamente observado (TDO) como estratégia fundamental para o sucesso terapêutico.

O TDO tem o intuito de diminuir as taxas de abandono, proporcionando a observação da tomada de medicamentos, bem como o estabelecimento de um vínculo entre paciente e profissional/unidade de saúde, facilitando a detecção e a solução de barreiras que possam impedir a adesão ao tratamento. Pode ser realizado em domicílio ou na unidade de saúde, podendo ser uma observação diária ou três vezes na semana.

É importante ter uma postura de escuta qualificada para compreender as necessidades dos que buscam as unidades de saúde para uma produção do cuidado com responsabilidade, solidariedade e compromisso. Esse entendimento requer perceber o usuário a partir de suas necessidades pessoais e/ou familiares, de suas condições de vida, do vínculo entre o serviço e os trabalhadores que produzem o cuidado, da autonomia em seu modo de viver.

A informação ao paciente sobre sua doença, a duração do tratamento prescrito, a importância da regularidade no uso dos medicamentos, as graves consequências advindas da interrupção ou do abandono do tratamento são fundamentais para o sucesso terapêutico. Essa é uma atividade de educação para o tratamento que deve ser desenvolvida durante as consultas e entrevistas, tanto iniciais quanto subsequentes.

A recomendação do Ministério da Saúde é de que todos os casos novos e retratamentos (recidiva após cura e reingresso após abandono) sejam tratados com esquema básico para adultos ou crianças em unidades de APS.

O seguimento do paciente deve ser realizado com consultas mensais, realização mensal da baciloscopia de controle, nos casos de TB pulmonar, sendo indispensáveis as do 2º, 4º e 6º meses, no esquema básico (Tabelas 10.2 e 10.3). Em casos de baciloscopia positiva no final do segundo mês de tratamento, solicitar cultura para micobactérias com identificação e teste de sensibilidade.

No caso de Arnaldo, os exames de escarro e radiografia de tórax estavam alterados, sendo confirmado o diagnóstico de TB. O caso foi notificado, já que é uma doença de notificação compulsória, iniciando-se o tratamento com esquema básico: dois meses de RHZE e, subsequentemente, quatro meses com RH, realizando o TDO diariamente na unidade de saúde e seguimento com consultas mensais.

Tabela 10.2. Esquema básico para o tratamento da TB em adultos e adolescentes (≥ 10 anos)[23]

Regime	Fármacos	Faixa de peso	Unidade/dose	Meses
2 RHZE **Fase invasiva**	RHZE 150 mg/75 mg/400 mg (comprimidos em doses fixas combinadas)	20 kg a 35 kg	2 comprimidos	2
		36 kg a 50 kg	3 comprimidos	
		51 kg a 70 kg	4 comprimidos	
		> 70 kg	5 comprimidos	
4 RH **Fase de manutenção**	RH comprimido ou cápsula 300 mg/150 mg ou 150 mg/75 mg (comprimidos em doses fixas combinadas)	20 kg a 35 kg	1 comprimido 300 mg/150 mg ou 2 comprimidos 150 mg/75 mg	4
		36 kg a 50 kg	1 comprimido 300 mg/150 mg + 1 comprimido 150 mg/75 mg ou 3 comprimidos 150 mg/75 mg	
		51 kg a 70 kg	2 comprimidos 300 mg/200 mg ou 4 comprimidos 150 mg/75 mg	
		> 70 kg	2 comprimidos 300 mg/150 mg + 1 comprimido 150 mg/75 mg ou 5 comprimidos 150 mg/75 mg	

R: Rifampicina; H: Isoniazida; Z: Pirazinamina; E: Etambutol.
Obs.: O esquema com RHZE pode ser administrado nas doses habituais para gestantes e está recomendado o uso de piridoxina (50 mg/dia) durante a gestação pela toxicidade neurológica (em virtude da isoniazida) no recém-nascido.

Tabela 10.3. Esquema básico para o tratamento da TB em crianças (< 10 anos)[23]

Fases do tratamento	Fármacos	Faixa de peso						
		Até 20 kg	≥ 21 kg a 25 kg	≥ 26 kg a 30 kg	≥ 31 kg a 35 kg	≥ 36 kg a 39 kg	≥ 40 kg a 44 kg	> 45 kg
		mg/kg/dia	mg/dia	mg/dia	mg/dia	mg/dia	mg/dia	mg/dia
2 RHZ Fase de ataque	R	15 (10 a 20)	300	450	500	600	600	600
	H	10 (7 a 15)	200	300	300	300	300	300
	Z	35 (30 a 40)	750	1.000	1.000	1.500	1.500	2.000
4 RH Fase de manutenção	R	15 (10 a 20)	300	450	500	600	600	600
	H	10 (7 a 15)	200	300	300	300	300	300

R: rifampicina; H: isoniazida; Z: pirazinamina.

Reações adversas

A maioria dos pacientes submetidos ao tratamento da TB consegue finalizá-lo sem efeitos colaterais relevantes, podendo apresentar intolerância gástrica, urticária, *rash*, prurido, icterícia colestática, choque anafilático, vasculites, entre outras. É preciso avaliar dose e horários da administração das medicações, idade, uso de álcool, estado nutricional, gravidez, coinfecção pelo HIV, funções hepática e renal.

Prevenção e controle

Entre as medidas de prevenção e controle da TB temos disponíveis vacinação com BCG (bacilo de Calmette-Guérin), busca ativa de casos (exames de contatos) com diagnóstico identificado por meio de prova tuberculínica (PT) ou por ensaio de liberação de interferon-gama (IGRA) e tratamento da infecção latente (ILTB) com isoniazida.

A vacina BCG contém a bactéria atenuada de origem bovina (*Mycobacterium bovis*), que não impede a infecção e o adoecimento de pessoas altamente expostas ou já infectadas, porém pode conferir algum grau de proteção para crianças contra formas graves de TB, particularmente a meningite tuberculosa.

Recomenda-se a prevenção da infecção latente tuberculosa em recém-nascidos (RN) que coabitam com caso-índice bacilífero. Nesse caso, o RN não deverá ser vacinado ao nascer e deverá receber izoniazida durante três meses (alternativamente, pode-se utilizar a rifampicina pela facilidade posológica), realizando-se a prova tuberculínica a partir do terceiro mês para avaliar a continuidade do tratamento.

Considera-se contato de TB toda pessoa que convive no mesmo ambiente com o caso-índice no momento do diagnóstico da doença. O convívio pode ser domiciliar, ambiente de trabalho, instituições de longa permanência e escola. Assim, no caso da família do senhor Arnaldo, todos serão avaliados; será necessário oferecer quimioprofilaxia para a recém-nascida, e investigação de acordo com a idade das outras duas filhas, como demonstrado no Quadro 10.3.

Abordagem da anemia

A queixa de cansaço trazida por Arnaldo é muito comum no dia a dia do MFC. Quando associada a outras queixas (dispneia, tontura/desmaio, perda sanguínea) e sinais do exame físico (palidez de pele e mucosas, taquicardia, hipotensão postural), deve-se investigar anemia, sendo recomendada a realização de hemograma com reticulócitos como método investigativo inicial.

A anemia é definida pela OMS de acordo com os níveis de hemoglobina (Hb), conforme gênero, faixa etária e presença de gestação (Tabela 10.4).[26]

O índice mais importante para estreitar os diagnósticos diferenciais em pacientes com anemia é o VCM.[27] Em geral, podemos classificar as anemias de acordo com o VCM:

» **VCM < 80 ft:** anemia microcítica.
» **VCM entre 80 ft e 100 ft:** anemia normocítica.
» **VCM > 100 ft:** anemia macrocítica.

Quadro 10.3. Indicações de tratamento da infecção latente pelo *Mycobacterium tuberculosis*

<table>
<tr><th colspan="2">Tratamento</th></tr>
<tr><th>Tratar sem PT e sem IGRA</th><th>Tratar sem PT ≥ 10 mm ou IGRA positivo</th></tr>
<tr><td>1. Recém-nascidos coabitantes de caso fonte de TB pulmonar ou laríngea por critério laboratorial.
2. Pessoas vivendo com HIV contatos de TB pulmonar ou laríngea, com confirmação laboratorial.
3. Pessoas vivendo com HIV com contagem de células CD4+ menor ou igual a 350 células/µL.
4. Pessoas vivendo com HIV com registro documental de ter tido PT ≥ 5 mm ou IGRA positivo e não submetidos ao tratamento da ILTB na ocasião.
5. Pessoas vivendo com HIV com radiografia de tórax com cicatriz radiológica de TB, sem tratamento anterior para TB.</td><td>11. Silicone.
12. Neoplasias de cabeça e pescoço, linfomas e outras neoplasias hematológicas.
13. Neoplasias em terapia imunossupressora.
14. Insuficiência renal em diálise.
15. Diabetes mellitus.
16. Indivíduos baixo peso (< 85% do peso ideal).
17. Indivíduos tabagistas (> 1 maço/dia).
18. Indivíduos com calcificação isolada (sem fibrose) na radiografia de tórax.</td></tr>
<tr><th>Tratar se PT ≥ 5 mm ou IGRA positivo</th><th>Tratar se houver conversão tuberculínica (segunda PT com incremento de 10 mm em relação à 1a PT)</th></tr>
<tr><td>6. Contatos de TB pulmonar ou laríngea, independentemente da vacinação prévia com BCG.
7. Pessoas vivendo com HIV com CD4+ maior que 350 células/µL.
8. Alterações radiológicas fibróticas sugestivas de sequela de TB.
9. Indivíduos em uso de inibidores do TNF-α ou corticosteroides (> 15 mg de prednisona por mais de um mês.
10. Indivíduos em pré-transplante em terapia imunossupressora.</td><td>19. Indivíduos contatos de TB pulmonar ou laríngea confirmada por critério laboratorial.
20. Profissionais de saúde.
21. Trabalhadores de instituições de longa permanência.</td></tr>
</table>

Fonte: Coordenação Geral do Programa Nacional de Controle da Tuberculose (CGPNCT), do Departamento de Doenças de Condições Crônicas e Infecções Sexualmente Transmissíveis (DCCI), da Secretaria de Vigilância em Saúde (SVS), do Ministério da Saúde (MS).

Tabela 10.4. Anemia por níveis de hemoglobina de acordo com a Organização Mundial da Saúde

Indivíduo	Hemoglobina (g/dL)
Lactente e criança (6 meses a 6 anos)	11,0
Crianças e adolescentes (6 a 14 anos)	12,0
Homem	13,0
Mulher (não gestante)	12,0
Mulher (gestante)	11,0

O Quadro 10.4 mostra os principais diagnósticos diferenciais de anemias de acordo com o valor do VCM.

Quadro 10.4. Diagnóstico diferencial das anemias conforme o volume corpuscular médio

Microcitose (VCM < 80)	Normocitose (VCM 80-100)	Macrocitose (VCM > 100)
Anemia ferropriva. Talassemia. Anemia de doença crônica.	Anemia de doença crônica. Sangramento agudo e deficiência de ferro incipiente. Doença renal crônica. Anemias mistas. Hemólise.	Deficiência de folato e B12 (anemia megaloblástica). Abuso de álcool. Fármacos (anticonvulsivantes, metotrexato etc.). Doença hepática e hipotireoidismo. Doença medular (mielodisplasia).

Na avaliação de pacientes com anemia, deve-se também considerar as outras séries do hemograma (leucócitos e plaquetas) e a presença de sintomas e sinais de doenças sistêmicas. Os reticulócitos são mais úteis na avaliação das anemias com VCM normal (normocíticas), estando elevados nas anemias hemolíticas.[28]

A causa mais comum de anemia é a ferropriva, que, conforme dados da OMS, pode atingir até 30% da população mundial.[24] A deficiência de ferro acontece quando a quantidade absorvida não é capaz de suprir as necessidades (gestação, parto e puerpério; dieta pobre em ferro; parasitas intestinais; diminuição da absorção intestinal; perda excessiva de sangue; efeito de medicações). No diagnóstico de anemia ferropriva, além da avaliação do hemograma (que, em geral, revela anemia hipocrômica microcítica), a realização de dosagem de perfil de ferro (ferro, ferritina, transferrina, saturação de transferrina) é outro importante recurso para o manejo adequado. O tratamento da anemia ferropriva envolve aporte nutricional adequado, suplementação de ferro e monitorização laboratorial (Quadro 10.5).[29]

Quadro 10.5. Tratamento da anemia ferropriva

Orientação nutricional: orientar aumento da ingesta de alimentos ricos em ferro (carnes, peixe, ovo, feijão, ervilha, lentilha, soja), sempre que possível com uma fonte de vitamina C (melhora a absorção de ferro). Além disso, é importante evitar alimentos que diminuem sua absorção (leite e derivados, doces).

Suplementação de ferro: deve ser realizada por via oral com dose recomendada de 300 mg de sulfato ferroso (60 mg de Fe elementar) de 8 em 8 horas em adultos e 2 mg/kg/dia em crianças. O tratamento parenteral é reservado aos casos de intolerância ao tratamento oral, sangramento crônico ou má absorção.

Resposta ao tratamento pode ser verificada após 2 a 3 semanas do início da terapia, dosando-se Hb. Quando estiver normal, monitorar Hb, HCM e VCM a cada três meses no primeiro ano e depois manter avaliação anual.

Uma possibilidade, caso haja demora ou dificuldade na investigação da causa específica da anemia ou na aderência do paciente à realização de exames adicionais, é o tratamento empírico para anemia ferropriva, pois corresponde à causa mais comum de anemia. Entretanto, deve-se lembrar que anemia ferropriva em adultos, particularmente homens, e idosos, deve ser investigada quanto à sua origem (geralmente sangramento gastrointestinal crônico). Em crianças e mulheres jovens, o tratamento empírico isolado pode ser uma possibilidade, desde que exista alta probabilidade de se tratar de deficiência nutricional ou associação com a menstruação. Nos casos de anemia ferropriva em mulheres com fluxo menstrual intenso, vale a pena tentar identificar a causa (hemorragia uterina disfuncional, miomas) e reduzir a quantidade de sangramento.

Outro índice de interesse diagnóstico que está presente no hemograma é o *red blood cell distribution width* (RDW), que estima a variação no tamanho das hemácias. Esse índice varia de 11% a 15%; um RDW elevado (> 15%) indica a presença de anisocitose; é útil na avaliação de anemias mistas, como a de deficiências nutricionais (ferro e B12 e/ou folato).

A segunda causa de anemia é resultante da resposta inflamatória sistêmica de doenças crônicas: a anemia de doença crônica. Seu padrão hematológico geralmente caracteriza-se por uma anemia normocítica normocrômica (por vezes, hipocrômica microcítica), em que pode existir ou não deficiência de ferro associada. O manejo ideal desse tipo de anemia consiste no tratamento ou compensação da doença crônica de base.

No contexto da APS, a anemia ferropriva é, de fato, a responsável pela maioria dos casos; todavia, casos associados a etilismo, doença hepática, deficiências de B12 e ácido fólico também podem ser encontrados com alguma frequência, o que faz com que o MFC deva dominar a abordagem diagnóstica inicial de qualquer paciente com anemia que porventura tenha contato.

No caso clínico relatado neste capítulo, Arnaldo apresenta anemia normocítica normocrômica presumidamente secundária à doença crônica diagnosticada (tuberculose). O tratamento da tuberculose é, assim, o manejo essencial para a correção dessa anemia. Espera-se que nos primeiros dois meses (fase de ataque do tratamento da tuberculose) já ocorra resolução da anemia e ganho de peso pelo paciente. Adicionalmente, solicitou-se perfil de ferro para avaliar a necessidade de sua suplementação na presença de deficiência associada.

Referências bibliográficas

1. Gøtzsche P. Deadly medicines and organised crime: how big pharma has corrupted healthcare. Londres: Radcliffe Publishing; 2013.
2. Gates TJ. Screening for cancer: evaluating the evidence. Am Fam Physician. 2001;63(3):513-23.
3. Brasil. Ministério da Saúde. Departamento de Atenção Básica. Rastreamento. Série A. Normas e Manuais Técnicos. Cadernos de Atenção Primária, n. 29. Brasília: Ministério da Saúde; 2010.
4. Wilson JMG, Jungner G. Principles and practice of screening for disease. WHO Chronicle Geneva: World Health Organization (1968);22(11):473.
5. Hart JT. The inverse care law. Lancet. 1971;297(7696):405-12.
6. Morrison AS. Screening in chronic diseases. 2. ed. Nova York: Oxford University Press; 1992.
7. Gigerenzer G, Gaissmaier W, Kurz-Milcke E, Schwartz LM, Woloshin S. Helping doctors and patients make sense of health statistics. Psychol Sci Public Interest. 2007;8(2):53-96.

8. Wegwarth O, Schwartz LM, Woloshin S, Gaissmaier W, Gigerenzer G. Do physicians understand cancer screening statistics? A national survey of primary care physicians in the United States. Ann Intern Med. 2012;156:340-9.
9. United States Preventive Services Task Force (USPSTF). Disponível na Internet: http://www.uspreventiveservicestaskforce.org/. Acesso em: 30 nov. 2024.
10. Canadian Task Force on Preventive Health Care (CTFPHC). Disponível na Internet: https://canadiantaskforce.ca/guidelines/published-guidelines/. Acesso em: 30 nov. 2024.
11. Brasil. Ministério da Saúde. Instituto Nacional de Câncer José Alencar Gomes da Silva (INCA). Detecção precoce do câncer. Rio de Janeiro: INCA, 2021.
12. Organização Panamericana de Saúde. IARC. Código Latino-Americano e do Caribe contra o câncer. 2023.
13. Brasil. Ministério da Saúde. Instituto Nacional de Câncer. Nota Técnica: Posicionamento sobre a detecção precoce do câncer de mama no Brasil. Rio de Janeiro: INCA, 14/12/2023.
14. Klinkman MS, Stevens D, Gorenflo DW. Episodes of care for chest pain: a preliminary report from MIRNET. Michigan Research Network. J Fam Pract. 1994;38:345.
15. Martina B, Bucheli B, Stotz M, Battegay E, Gyr N, et al. First clinical judgment by primary care physicians distinguishes well between nonorganic and organic causes of abdominal or chest pain. J Gen Intern Med. 1997;12:459.
16. Bösner S, Becker A, Haasenritter J, Abu Hani M, Keller H, Sönnichsen AC, et al. Chest pain in primary care: epidemiology and pre-work-up probabilities. Eur J Gen Pract. 2009;15:141.
17. Buntinx F, Knockaert D, Bruyninckx R, de Blaey N, Aerts M, Knottnerus JA, et al. Chest pain in general practice or in the hospital emergency department: is it the same? Fam Pract. 2001;18:586.
18. McConaghy JR, Sharma M, Patel H. Acute chest pain in adults: outpatient evaluation. Am Fam Physician. 2020 Dec 15;102(12):721-727.
19. Buelt A, Kennady J, Arnold M. Chest pain evaluation: updated guidelines from the AHA/ACC. Am Fam Physician. 2023;107(2):204-206.
20. The National Institute for Health and Care Excellence (NICE). Recent-onset chest pain of suspected cardiac origin: assessment and diagnosis. 30 November 2016. Disponível na Internet: https://www.nice.org.uk/Guidance/CG95.
21. Drews CAT, Drews FB. Dor torácica, angina e infarto agudo do miocárdio. In: Gusso G, Lopes JM. Tratado de medicina de família e comunidade: princípios, formação e prática. 2. ed. Artmed; 2018.
22. Brasil. Ministério da Saúde. Secretaria de Vigilância em Saúde. Boletim Epidemiológico – Tuberculose 2024. Número Especial, Março: 2024.
23. Duncan BB, Schmidt M, Giugliani C, eds. Medicina ambulatorial: condutas em atenção primária baseada em evidências. 4. ed. Porto Alegre: Artmed; 2013.
24. Organização Pan-Americana da Saúde (OPAS). Manual operacional de tuberculose da OMS. Organização Mundial da Saúde, 2024.
25. Brasil. Ministério da Saúde. Secretaria de Vigilância em Saúde. Departamento de Vigilância das Doenças Transmissíveis. Manual de Recomendações para o Controle da Tuberculose no Brasil. Brasília: Ministério da Saúde, 2019.
26. World Health Organization. Iron Deficiency Anaemia: Assessment, Prevention, and Control: A Guide for Programme Managers. Geneva, Switzerland: World Health Organization; 2001.
27. Smith A. Guide to evaluation and treatment of anaemia in general practice. Prescriber. 2012;23(21):25-42.
28. Kujovich JL. Evaluation of anemia. Obstet Gynecol Clin N Am. 2016;43:247-64.
29. Macedo LA, Moraes MM. Anemias. In: Gusso G, Lopes JMC, eds. Tratado de medicina de família e comunidade: princípios, formação e prática. 2. ed. Artmed; 2018.

Capítulo 11

Marisa, Cleiton, David e Victor

Dulce Maria Senna
János Valery Gyuricza
Marcela Mitie Missawa
Stephan Sperling
Viviane da Silva Freitas
José Nilson Correia Neto

A história humana não se desenrola apenas nos campos de batalhas e nos gabinetes presidenciais. Ela se desenrola também nos quintais, entre plantas e galinhas, nas ruas de subúrbios (...). Disso eu quis fazer a minha poesia. Dessa matéria humilde e humilhada, dessa vida obscura e injustiçada, porque o canto não pode ser uma traição à vida, e só é justo cantar se o nosso canto arrasta consigo as pessoas e as coisas que não têm voz.

(Ferreira Gullar)

Narrativa

Hoje, Marisa Silva, mulher de 27 anos, trouxe à Unidade Básica de Saúde (UBS) seus três filhos, Cleiton, David e Victor, de 10, 9 e 4 anos, respectivamente. Ela conta que Victor está com febre desde ontem, tossiu a noite toda e queixou-se de dor de garganta hoje pela manhã. Não sabia que remédio dar, mas também não tinha nenhum em casa; quer um antibiótico e um xarope. Ao exame clínico, Victor está com bastante coriza, tem tosse, mas não tem febre e a oroscopia está normal, assim como a palpação das cadeias linfáticas cervicais.

Marisa não fica muito satisfeita com a explicação de que Victor está com um problema respiratório benigno inespecífico e que a melhor conduta no momento é observar o quadro mantendo medidas de suporte e medicamentos sintomáticos em vez do uso de antibióticos. Além disso, fica apreensiva quando o médico toca no assunto do excesso de peso de Victor. De fato, o menino está bastante acima do peso. Ela questiona se seria o caso de fazer algum exame, já que ele também adora doce. Victor às vezes quer mamar no peito e Marisa tem muita dificuldade para negar.

Além da consulta do Victor, Marisa também trouxe os outros filhos, pois quer aproveitar e pedir ao médico exames de tudo o que for possível para ver se está tudo bem com eles. O Conselho Tutelar a tem visitado eventualmente e ela diz que é importante mostrar que está cuidando dos meninos. Por outro lado, quando perguntada sobre suas condições de moradia, ela demonstra querer evitar o assunto.

Cleiton e David aparentam estar bastante saudáveis, mas, quando perguntados, Cleiton reclama carrancudamente de coceira. David confirma que também está com coceira. Ambos apresentam algumas feridas pelo corpo, mas principalmente nos braços e próximo ao umbigo, que foram explicadas como bolinhas que surgiram há mais de 15 dias, que coçam muito, inclusive durante a noite. Outros familiares não apresentam essas queixas. A mãe questiona se eles estão com vermes, porque vivem reclamando de uma dor de barriga inespecífica sem sintomas associados. Porém, os meninos não apresentam essa queixa no momento da consulta e o exame clínico não mostra alteração alguma.

As anotações no familiograma dos Silva informam que Marisa e seu marido José (atualmente com 28 anos) vieram de Cabeceira Grande (MG), onde nasceram, para São Paulo, onde José tem primos, há três anos. Lá ficaram o pai e os sete irmãos de Marisa, e a mãe e os cinco irmãos de José.

Há dois anos o casal se separou e José foi morar com os primos e raramente quer prestar assistência às crianças. Marisa atualmente vive sozinha com seus três filhos, desdobrando-se entre trabalhar e cuidar das crianças. Seis dias por semana à tarde ela deixa os filhos sozinhos em casa para trabalhar como empregada doméstica diarista. Os filhos mais velhos, aos domingos, vão a uma feira livre buscar algum trabalho para colaborar na renda. Cleiton e David também frequentam a escola, mas Victor ainda não conseguiu uma vaga na creche e Marisa divide com os meninos maiores a tarefa de olhar pelo menor.

Dados da visita domiciliar

A casa onde moram é bem pequena, úmida e pouco ventilada. Marisa divide uma cama com Victor, tendo outra para Cleiton e David. No mesmo cômodo estão o fogão e a geladeira, uma televisão e uma mesa pequena, coberta de objetos diversos.

Atividades cotidianas

Quando Marisa não está em casa, as crianças ficam fechadas, brincam, e sempre há algum alimento para que se satisfaçam, sendo de predileção suco em pó e bolachas. Os maiores comem o almoço na escola, o que a ajuda bastante, mas Victor não. Ele adora comer salgadinhos. Victor assiste à televisão boa parte do tempo, enquanto a mãe realiza as tarefas do lar; os irmãos não têm tempo para ele.

Marisa ainda não está inscrita no Programa Bolsa Família; perdeu o RG há uns oito meses, quando foi assaltada, e ainda não conseguiu fazer outro. Além disso, faltou à consulta que havia marcado com a assistente social.

Registro por SOAP

Atendimento de Victor

S

- Febre não aferida, tosse e dor de garganta há um dia. Também tem apresentado coriza abundante. Não manifestou piora do apetite ou adinamia. Mãe refere que não o medicou até o momento e que procurou o atendimento para obter antibiótico e xarope.
- Abordado excesso de peso pela evidente aparência física de obesidade.

O

- Bom estado geral, temperatura = 36,8°C.
- Cervical: sem linfadenomegalia dolorosa. Alguns linfonodos palpáveis, indolores, simétricos, móveis e fibroelásticos.
- Orofaringe: coriza hialina abundante, mucosa oral íntegra, orofaringe levemente hiperemiada, amígdalas de tamanho e aspecto inespecíficos.
- Ausculta respiratória: murmúrios vesiculares presentes globalmente, roncos e ruídos de transmissão abundantes. Frequência respiratória = 24 ipm.
- Peso = 24,5 kg.
- Altura = 1,10 m.
- IMC = 20 kg/m^2 (z-escore > 3, conforme curva de índice de massa muscular (IMC) da Organização Mundial da Saúde (OMS).

A

- Infecção aguda de vias aéreas superiores.
- Obesidade.

P

- Tranquilizar a mãe sobre o problema.
- Orientar lavagem nasal a cada 4 a 6 horas.
- Orientar uso de antitérmico, se temperatura acima de 37,8°C.
- Orientar sobre alimentação e atividade física.
- Acompanhamento com consultas de enfermagem para manutenção de orientações alimentares e reavaliação de peso.
- Abordagem familiar.

Atendimento de Cleiton e David

(Embora o registro seja individualizado, por se tratarem de queixas semelhantes trazidas pelos garotos e a mesma preocupação materna com relação a eles, a seguir exemplifica-se apenas um dos registros em SOAP.)

S

- Coceira e feridas nos braços e próximo ao umbigo, que se iniciam como bolinhas pruriginosas, inclusive no período noturno.
- A mãe preocupa-se com relatos frequentes de dor abdominal. Ambos relatam estar assintomáticos e que não se lembram de quando foi o último episódio. Negam alterações nos hábitos urinários e fecais. Mãe quer vermífugo e deseja que as crianças sejam submetidas a exame de fezes.

O

- Intensas lesões escoriativas difusas pelo corpo, com maior intensidade em membros superiores (punhos, interdígitos), em abdome, próximo à região periumbilical, e glúteos. Pápulas íntegras em interdígitos e sulco interglúteo, com presença de alguns túneis acarianos e poucas lesões vesiculares.
- Exame abdominal: sem massas ou visceromegalias, indolor à palpação superficial e profunda.

A

» Escabiose.
» Preocupação materna com verminose intestinal.

P

» Permetrina 5% loção, aplicando a partir do pescoço ao restante do corpo (exceto cabeça) antes de dormir, e retirando a loção ao acordar. Repetir o processo em 14 dias. Outras opções: tintura de *Momordica charantia* (melão de São Caetano), diluir 10 mL em 1 L de água e aplicar no corpo todo 1 x/dia por sete dias; dimeticona diluída a 4% (diluir 10 mL de dimeticona 7,5% em 5 mL de água), utilizar da mesma maneira que a permetrina.
» Orientar trocar roupas de cama e vestuários, lavar em água quente e passá-las a ferro quente.
» Orientações sobre dor abdominal, como observar e sinais de alarme. Esclareço sobre a inexistência de qualquer dado da história ou exame clínico que sugira parasitose intestinal ou indique a realização de tratamento empírico ao momento. Reforço que a condição socioeconômica não determina por si só a ocorrência de verminose nas crianças. Após as orientações, Marisa opta por reforçar as medidas sanitárias para prevenção da transmissão de verminoses.
» Consulta de enfermagem para medidas antropométricas e orientações alimentares.

Pontos abordados

» Abordagem da obesidade na infância.
» Causas comuns de prurido na infância.
» Sintomas respiratórios altos mais comuns em crianças.
» Rinite alérgica.
» Dor abdominal na infância, parasitose e demanda oculta.

Discussão

A narrativa do caso apresentado descreve uma família de alta vulnerabilidade. Os quatro integrantes estão em situação de risco, mas Victor é a prioridade nesse momento, em virtude do seu excesso de peso e das idas frequentes ao pronto-socorro por sintomas respiratórios. A obesidade na infância é tema fundamental para a prática do médico de família e comunidade (MFC), por resultar de diversos aspectos da vida de um indivíduo e de seu contexto, e as doenças respiratórias altas na criança são problemas agudos altamente prevalentes em pronto-atendimentos e nas clínicas de atenção primária e sujeitos à medicalização excessiva.

Os problemas dermatológicos aqui encontrados também têm relação com a vulnerabilidade; nesse caso, dos irmãos David e Cleiton. Picadas de mosquitos, estrófulos e escabiose são diagnósticos diferenciais importantes nesse caso, e bastante prevalentes na prática da atenção primária à saúde (APS).

A demanda por exames de fezes ou mesmo o medo de verminose intestinal são situações corriqueiras em consultas de crianças e, algumas vezes, são a tradução de uma demanda oculta. Nesse caso, a situação de vulnerabilidade social, apresentada pela mãe na forma de associação das condições precárias de vida com a existência de parasitose intestinal em integrantes da família. Assim, especialmente, no contexto de prática da APS, não é infrequente a exposição de problemas sociais por meio de queixas vagas, inespecíficas ou preocupações sem a existência de correlação clínica real. Isso ocorre pelo fato de as pessoas encontrarem nos serviços de saúde uma maneira de acolhimento e apaziguamento de suas mazelas. Por isso, o correto entendimento dos reais motivos de consulta, a partir de um olhar contextual que procure entender a pessoa e seu entorno, é vital para o cuidado oferecido nas clínicas de atenção primária a fim de se construírem planos terapêuticos individuais e comunitários que consigam disparar enfrentamentos aos reais problemas apresentados e se evite a medicalização e intervenções desnecessárias.

É importante destacar que, em alguns casos, é possível que a parasitose intestinal realmente exista, e como a clínica de verminoses em crianças é diversa, existirão situações em que o MFC precisará optar entre tratar empiricamente ou solicitar exame parasitológico de fezes com o intuito de fazer um diagnóstico laboratorial.

Adicionalmente, a rede social escassa da provedora dessa família também repercute diretamente sobre todos os problemas aqui abordados, perpetuando sua situação de vulnerabilidade. Em especial, interfere nas relações interpessoais dos indivíduos dessa família, levando a situações de não cumprimento ou troca de papéis. Assim, o vínculo de Marisa com o profissional de saúde facilitará a abordagem desse problema e a abordagem familiar conjunta do caso permitirá o reconhecimento de suas causas e o planejamento de um cuidado integral.

Abordagem da obesidade na criança

A obesidade é um agravo de caráter multifatorial envolvendo desde questões biológicas às históricas, ecológicas, econômicas, sociais, culturais e políticas.[1] Ao abordarmos os distúrbios alimentares e a consequente intervenção dietética, é preciso levar em conta o comer como expressão cultural e afetiva dos indivíduos e, nesse sentido, perceber que as configurações familiares são o primeiro espaço de estabelecimento de identidades e hábitos (Figura 11.1). Assim, alimentos não são meramente suportes de vida, pois respondem à satisfação erótica da oralidade e são elementos de atribuição de distinção social. Já a comensalidade (refeições em conjunto/partilha dos alimentos) é um processo fundador de sociabilidade e de identidade, e preparar e oferecer alimentos são considerados expressões de afeto.

A obesidade tem se tornado cada vez mais prevalente no Brasil, onde, a exemplo dos países mais desenvolvidos, ocorre o acesso facilitado a alimentos hipercalóricos e pouco nutritivos e a diminuição do gasto energético, fruto da automatização. O avanço mais importante da obesidade se dá entre os mais pobres,[2] mas o aumento ocorre em todos os níveis socioeconômicos. É possível observar em alguns contextos a obesidade infantil substituindo a desnutrição. Por esse ângulo, o excesso de peso e a obesidade infantil podem ser considerados um tipo de desnutrição.

Inseridos nesse contexto, outros fatores adicionam-se como contribuintes para o desenvolvimento da obesidade. A predisposição genética não está claramente estabelecida para o tipo de obesidade mais comumente observado na infância, embora existam doenças raras, transmitidas geneticamente, que levem à obesidade endógena. Há maior chance de uma criança ser obesa quanto maior o número de obesos tiver em seu círculo familiar mais íntimo, mas filhos de obesos não serão necessariamente obesos. Nesse caso, sugere-se que o fator que influencia o desenvolvimento da obesidade seja a dinâmica familiar e/ou sua cultura alimentar,

Figura 11.1. Níveis dos determinantes de obesidade e suas ligações.[1]

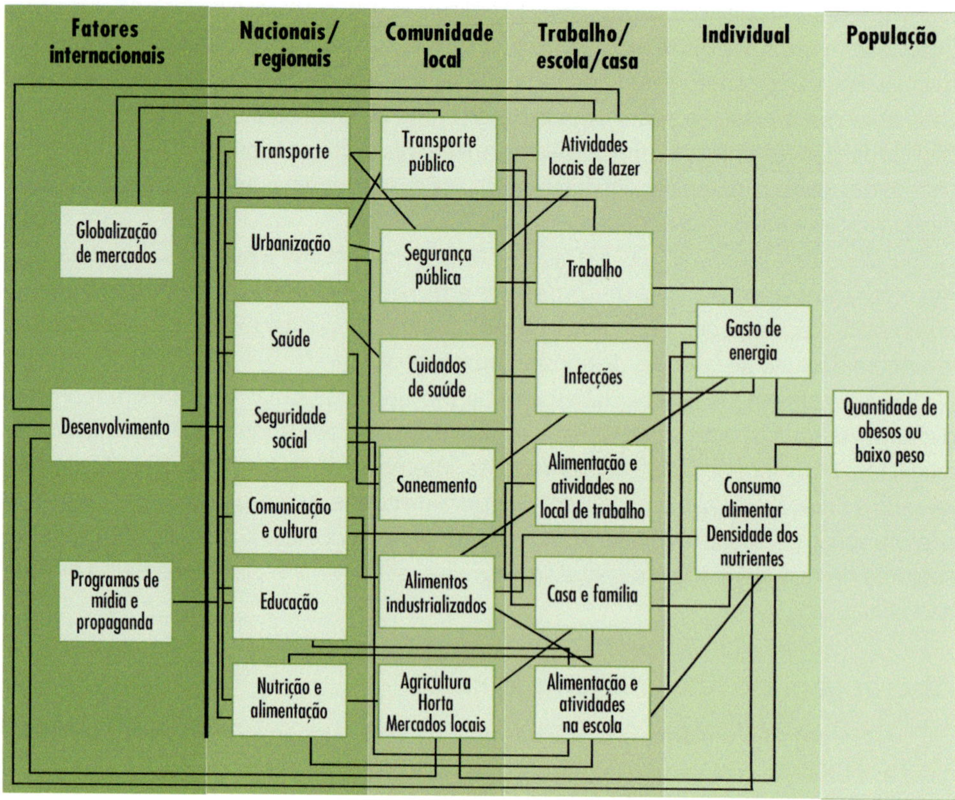

e não apenas a predisposição genética. Em geral, a obesidade é exógena. Obesidade na infância está relacionada com obesidade na idade adulta e piores condições de saúde.

Usando a narrativa de Victor como exemplo, o primeiro aspecto é sua alimentação. Ele geralmente ingere alimentos ricos em carboidratos e gorduras, e pobres em fibras e vitaminas. O segundo aspecto é que é sedentário, pouco realiza atividades fora de casa, ficando boa parte do tempo em frente à televisão. Esse desequilíbrio proporciona balanço energético positivo, levando ao ganho de peso.

A promoção da alimentação saudável e da atividade física deve sempre ser realizada em níveis individual e coletivo. É importante ressaltar que o investimento de maior impacto sobre a obesidade é aquele que atua na modificação de comportamentos populacionais, e não individuais. Dessa maneira, políticas públicas como criação de parques e ciclovias e merenda escolar têm maior potencial de controle sobre a obesidade que a atenção individual na forma de orientação dietética em consultas. Por incrível que pareça, as pessoas, mesmo com menor escolaridade ou renda, sabem quais são os alimentos saudáveis e que se deve dar preferência ao consumo de frutas e verduras. Ou seja, o problema não é fornecer orientação, mas construir projetos que possibilitem mudanças nos contextos de vida das pessoas de modo a favorecer a tomada de hábitos saudáveis.

No caso narrado, um entrave à ingestão de alimentos saudáveis é a baixa renda da família. Além disso, o sedentarismo de Victor também é fruto da dificuldade de geração de recursos econômicos de Marisa. Programas sociais de transferência de renda podem facilitar a mudança dos alimentos adquiridos por essa família, bem como permitir o acesso a equipamentos de prática esportiva às crianças e aos adultos do núcleo familiar. Esses dois aspectos têm muita relação com a situação de vida apresentada, e suas abordagens serão consequências da abordagem familiar necessária para o sucesso do plano terapêutico. Dessa maneira, a abordagem da obesidade deve iniciar-se pelo entendimento do meio em que o obeso está inserido. A situação de vida repercute na obesidade tanto por meio de aspectos socioeconômicos, quanto de aspectos psicodinâmicos e da subjetividade.

Em crianças, a compulsão alimentar é descrita psicanaliticamente como originária de características das relações da criança com as figuras materna e paterna. O distúrbio alimentar pode ser decorrente de compulsão reparadora em situações de ansiedade diante de conflitos intrapsíquicos. Relações de conflito conjugal, com ou sem violência doméstica, são produtoras de ambivalências no grupo familiar, do querer fugir da situação e, ao mesmo, tempo ter medo de não sobreviver fora do grupo. Situações de conflito que acometem casais e, mais agudamente, as mulheres (em razão da desigualdade de gênero), atingem principalmente as crianças, as quais acabam por ser negligenciadas, buscando na compulsão alimentar algum tipo de satisfação afetiva.

Nesse sentido, a interpretação psicanalítica desse caso leva -os a observar que a manutenção da ligação entre a criança e a mãe pelo seio e a ausência de uma figura paterna podem ser compreendidos como base para a compulsão de Victor. A abordagem, assim, deve investir na autonomia e na sensação de segurança da mãe, visando ampliar seus recursos para solução de problemas e, mais uma vez, um benefício social poderá ampliar as chances de sucesso do amadurecimento da relação de Marisa com Victor. O aleitamento prolongado pode ser considerado um exemplo do não amadurecimento da relação e, nesse caso, deve ser desaconselhado, a fim de marcar o crescimento e impulsionar o amadurecimento de Victor.

Os aspectos descritos da abordagem da obesidade na criança devem contar com uma equipe multidisciplinar em busca de estabelecer uma rede de cuidado e oferecer atenção integral ao indivíduo e à família. Nutricionistas, assistentes sociais, psicólogas, enfermeiras, educadores físicos, professores, médicos, agentes comunitários de saúde são atores fundamentais para a criação dessa rede.

Sugere-se o uso do mnemônico 5 A's (*aks, assess, advise, agree* e *assist*) na abordagem centrada na pessoa para discutir sobre obesidade. Isso compreende primeiro acessar o desejo do paciente, ou no caso, da mãe sobre seu desejo naquele momento de discutir sobre o peso da criança e, em seguida, avaliar a prontidão para realizar mudanças nos comportamentos em questão que possam ser perpetuantes para o problema. Na sequência, orientar a respeito dos riscos de o problema manter-se, bem como, dos benefícios da perda de peso para a saúde da criança. E, por meio do compartilhamento de experiências prévias e expectativas, alinhar um plano terapêutico compartilhado que possa ser adequadoà situação socioeconômica da família, traçando metas de cuidado realistas. Por fim, a equipe deve ser responsável por acessar dificuldades no tratamento, reduzir barreiras do sistema para o cuidado e readequar plano ao longo do seguimento.[5]

Informação relevante disponível

O uso do mnemônico 5 A's (em inglês: *Ask*, *Assess*, *Advise*, *Agree* e *Assist*) é um *framework* para abordagem da obesidade na APS. O primeiro passo é perguntar (*ask*) se o paciente e sua família querem discutir o assunto nesse dia, podendo ser que a pessoa não queria conversar sobre obesidade. Na sequência avaliar (*assess*) prioridades individuais, valores e preferências, informar sobre obesidade (*advise*), combinar metas (*agree*) e discutir opções de tratamento (*assist*).[5]

Intervenções comportamentais sobre o estilo de vida combinadas obtêm melhores resultados que o cuidado médico padrão ou autoajuda em crianças e adolescentes com excesso de peso. No entanto, na adolescência pode ser considerado, em casos excepcionais, o uso de orlistate ou sibutramina, sempre com mudanças no estilo de vida. O uso desses medicamentos requer cuidados em virtude dos seus efeitos colaterais incômodos e potencialmente graves.[3] Recentemente, após observar-se a segurança do uso da semaglutida em paciente adultos com obesidade, realizou-se estudo em adolescentes entre 12 e 18 anos para avaliar eficácia e segurança. No estudo, comparou-se semaglutida 2,4 mg semanal × placebo, durante um acompanhamento de 68 semanas, e observou-se redução de 16,7% do IMC com relação ao controle, e pelo menos 62% dos participantes perderam pelo menos 10% do peso corporal com relação ao início do *trial*. Com relação aos desfechos de segurança, não houve desfechos fatais no grupos intervenção e controle, mas com relação ao grupo que recebeu semaglutida, os efeitos colaterais eram 1,2 vez mais frequente, principalmente gastrointestinais (diarreia, náuseas e vômitos) que se resolveram na maioria em 2 a 3 dias, e 4% desenvolveram colelitíase. Embora tenha um promisso benefício clínico, o custo ainda torna o tratamento impeditivo para grande maioria da população.[6]

A criança obesa pode ser avaliada inicialmente com relação ao seu risco cardiovascular, medida da pressão arterial, glicemia e lipidograma, com a finalidade de se descartar fatores endógenos e condições familiares. A base de evidências para isso ainda é frágil: A United States Preventive Services Task Force (USPSTF) publicou, em 2024, novas recomendações a respeito do rastreio universal de dislipidemia em crianças e adolescentes, e ainda classifica como indeterminado se há mais risco ou benefício do rastreio, colocando na balança que o risco cardiovascular pode ser cumulativo ao longo dos anos; entretanto, não há *trials* que demonstrem a longo prazo o benefício do uso de medicamentos hipolipemiantes introduzidos nessa faixa etária. Além disso, as intervenções não farmacológicas devem ser discutidas independentemente dos valores de lípides, o que faz com que esse exame as vezes não mude a conduta[7]. Cumpre-se também destacar que não deve ser indicado qualquer tratamento medicamentoso profilático que vise à redução de risco cardiovascular em crianças com a finalidade de diminuir a possível chance de algum evento cardiovascular na senilidade. A redução do risco cardiovascular, seja qual for o fator que o eleva, deve basear-se na abordagem integral da criança e sempre visar à adoção de hábitos saudáveis. Excepcionalmente, podem ser usadas medicações em algumas situações de obesidade endógena, que são muito raras e geralmente se apresentam em quadros sindrômicos.

As seguintes estratégias podem ser consideradas com a finalidade de obtenção de resultados positivos na abordagem preventiva populacional da obesidade infantil:

» Currículo escolar incluindo alimentação saudável, atividade física e imagem corporal.
» Aumento das sessões de atividade física e o desenvolvimento de consciência corporal durante as aulas.
» Melhora da qualidade nutricional da merenda escolar.
» Incentivo a ambientes e à cultura da alimentação saudável e atividades físicas entre as crianças.
» Apoio aos professores para implementação de estratégias e atividades de promoção à saúde.
» Apoio aos pais e incentivo a atividades domésticas mais ativas, alimentação saudável e menor tempo em frente a aparelhos eletrônicos.

Causas comuns de prurido na infância

Prurido é uma manifestação muito comum e causa grande impacto na qualidade de vida dos pacientes. Independentemente da causa, o prurido tem suas exacerbações por inflamação da pele, condições úmidas ou quentes do ambiente, vasodilatação da pele e estressores psicológicos. Um único mecanismo não consegue explicar todas as causas de prurido.

A histamina, liberada pelos mastócitos de pessoas com urticária e outras reações alérgicas, está classicamente associada a prurido. Entretanto, com exceção de condições alérgicas, a histamina pode ser considerada um dos poucos mediadores químicos da coceira.

As causas de prurido podem ser divididas em dermatológicas e não dermatológicas.

Neste capítulo, abordamos o caso de uma família em que há duas crianças apresentando um quadro de prurido no corpo.

Durante a infância, as causas clínicas são as de menor prevalência. Entre as condições dermatológicas, as dermatozoonoses são causas comuns de prurido, além das pápulas urticariformes por picadas de insetos (estrófulos).

Dermatozoonoses são doenças da pele causadas por agentes que a parasitam; dentre elas, podemos destacar a escabiose e a pediculose.[4]

Picadas de inseto

Picadas de inseto podem gerar desde quadros leves locais até anafilaxia.

A dermatose causada pelas toxinas de insetos (mosquitos, formigas, pulgas, abelhas, vespas) e pela predisposição constitucional é intensamente pruriginosa.

O estrófulo é uma das lesões mais comuns nas picadas de insetos, e caracteriza-se por lesões papulares, podendo ser encimadas de vesículas centrais ou crostas, comumente em áreas expostas (membros e cintura abdominal), acompanhadas de muitas lesões escoriativas.[8]

O mecanismo imune exato é desconhecido; há evidências de envolvimentos das reações de hipersensibilidade tipos I, III e IV. A reação do tipo I leva a um quadro imediato de erupção cutânea. Reações severas anafiláticas, mediadas por IgE, são raras.

O tratamento pode resumir-se em 3 "Ps": proteção (vestuário), paciência e parar de coçar (ou evitar); ou seja, medidas comportamentais, além de medicações para alívio sintomático. Unhas curtas e limpas são importantes para que não haja infecção secundária, visto que essa é uma das causas comuns de impetigo na criança.

Anti-histamínicos tipo H1, como a dexclorfeniramina e a hidroxizina, podem ser utilizados para amenizar o prurido, além do efeito sedativo leve que pode ser interessante para alguns pacientes com reações alérgicas leves e moderadas..

Para casos moderados, corticosteroide tópico de baixa a moderada potência (hidrocortisona, dexametasona), por até sete dias, pode ser associado.

Para casos graves, pode ser realizado corticosteroide sistêmico (prednisona) por até sete dias; e, se necessário, o manejo de anafilaxia com epinefrina deve ser realizado. Para pacientes que já tiveram reação anafilática, pode até ser indicado o autoinjetor de epinefrina, sempre que houver maior suscetibilidade de se encontrar insetos.

Além de pensar em diminuir sintomas, também é importante orientar sobre como evitar as picadas de insetos. Vestuário que proteja mais as áreas expostas pode ser uma alternativa, embora o clima possa ser um fator limitante. Nesse caso, telas nas janelas ou mosquiteiros podem ser úteis.

Uso de inseticidas e repelentes são práticas mais comuns na população e, muitas vezes, o paciente pode solicitar opinião sobre qual substância é melhor. O profissional prescritor deve ter em mente: risco-benefício, idade de quem vai usar a substância, concentração da substância ativa, tolerância à substância tópica, natureza e superfície da pele, número de aplicações diárias e tempo de uso.

Piretroides sintéticos são comumente utilizados, visto que, das diversas substâncias utilizadas como inseticidas e repelentes, esse é um dos que causam menos problemas ecológicos. São encontrados como *sprays*, aparelhos vaporizadores, ou até combinados com meios físicos, como mosquiteiros.

Embora muito vendidos e utilizados, repelentes ultrassônicos e dispositivos elétricos luminosos com luz azul não se mostraram eficazes para proteção à picada de insetos. A luz atrai insetos, mas não previne que ocorram picadas, uma vez que o odor exalado pelos indivíduos é mais atraente aos mosquitos que a luz.[9]

Pediculose

Pediculose é uma dermatose causada por uma das três variedades de piolhos e seus ovos (lêndeas): *Pediculus humanus capitis*, *Pediculus humanus corporis* e *Phthirus pubis*, cuja infestação afeta couro cabeludo, tronco e pescoço, e região púbica e axilar, respectivamente.[10]

Pediculose capilar é mais comum em crianças, principalmente em idades pré-escolar e escolar. Por outro lado, pediculose púbica tem transmissão mais usual pela via sexual.

O componente principal é a coceira, embora alguns casos não demonstrem tanto incômodo causado pela infestação.

Em geral, são encontradas escoriações em tronco e pescoço, com lesões hiperpigmentares pós-inflamatórias; também podem ser encontrados durante a inspeção pontos hemorrágicos das lesões recentes. Comumente, as alterações de pele tendem a concentrar-se em dobras axilares e cotovelos, regiões de dobras e contato mais intenso com a pele. Nos casos em que a pediculose não afeta o couro cabeludo, o diagnóstico é mais comumente realizado pela visualização do piolho ou das lêndeas nas roupas.

Permetrina 1% tem sido um dos principais tratamentos para a pediculose, aplicada por dez minutos e retirada em seguida com água e sabão, repetindo o procedimento em sete dias.

Entretanto, estudos recentes têm demonstrado que a dimeticona 4% tópica, aplicada por 15 minutos e novamente em sete dias, tem obtido maior eficácia que a permetrina, tanto como pediculocida quanto ovicida.[11] A dimeticona é um polímero tipo silicone, que funciona mecanicamente lubrificando o cabelo e auxiliando na remoção de lêndeas e piolhos, mas também ocluindo fisicamente o sistema respiratório do piolho.

Outro tratamento disponível tanto para a escabiose quanto para a pediculose é o uso de fitoterapia:[12] *Momordica charantia L.* (melão de São Caetano, erva das lavadeiras, erva de lavadeira). Utiliza-se 10 mL da tintura diluída em 1 L de água, aplicando 1 ×/dia durante sete dias. Tem ação escabicida e pediculocida.

Escabiose

Escabiose é uma infestação parasitária da pele que ocorre no mundo todo, mas tem maior incidência em áreas de condições socioeconômicas desfavoráveis.[13]

A transmissão em geral é pelo contato pessoa-pessoa, sendo comum a transmissão dos pais para os filhos. Não é comum a transmissão na escola, diferentemente do que ocorre com a pediculose. Transmissão por roupas é incomum, embora possa ocorrer pelas toalhas e roupas de cama.

Cães e gatos também podem contrair escabiose, embora não sejam infestados pelas mesmas subespécies que os seres humanos e não são, em geral, os vetores dessa transmissão.

Realiza-se o diagnóstico pela história clínica e pela localização das lesões, uma vez que não é possível ver o parasita da pele a olho nu.

O quadro clínico é de prurido generalizado que piora à noite. Em adultos, poupa a área da cabeça. As regiões de descrição de prurido mais comuns são: laterais de mãos e entre os dedos, punhos, cotovelos, axilas, virilha, peito e pés.

É comum ter outros membros da família com sintomas semelhantes. "Cavernas" ou "túneis" acarianos nem sempre são visíveis, mas sempre há lesões escoriativas. Pode ser feita a dermatoscopia ou a fita adesiva com visualização em microscopia direta, como forma de tentar visualizar ovos ou o parasito.

O tratamento de escolha é a permetrina 5% loção, aplicada do pescoço aos pés e mantida por oito horas (ou antes de deitar até acordar) e aplicada novamente após 14 dias. Em casos de recorrência, a ivermectina oral (200 mcg/kg/dose) em dose única deve ser utilizada e repetida após 14 dias.[14]

Anti-histamínicos são usados para diminuir o prurido e, em casos de infestação grave, pode até ser usado corticosteroide sistêmico (prednisona 0,5 a 1 mg/kg/dia por 7 a 14 dias, respeitando-se uma dose máxima de 60 mg/dia). A dimeticona e a tintura de *Momordica charantia L.* também podem ser utilizadas em posologia similar à realizada para tratamento da pediculose, apenas com a diferença de que devem ser aplicadas no corpo todo, do pescoço para baixo.

Recomenda-se que todos os membros da família e contatos próximos sejam tratados ao mesmo tempo, para evitar uma cadeia interminável de contaminação cruzada e reinfestação.

Há pequena possibilidade de que roupas ou lençóis contaminados possam resultar em propagação ou reinfestação. Em geral, os ácaros não podem sobreviver por mais de 2 a 3 dias longe da pele humana. Então é conveniente que vestuários, roupa de cama e bichos de pelúcia sejam colocados em um saco plástico fechado por pelo menos três dias ou lavados com água quente e, em seguida, passados a ferro.

Sintomas respiratórios altos comuns em crianças

Queixas respiratórias são altamente prevalentes na clínica da APS, estando na maioria das vezes associadas a quadros clínicos benignos. Entretanto, estão sujeitas ao uso inadequado de antibióticos, problema de importante impacto global.[15] Nos Estados Unidos verificou-se que 11,4 milhões de prescrições de antibióticos poderiam ter sido evitadas, especificamente para casos de infeções agudas de trato respiratório, no ano de 1992.[16]

Victor é trazido em consulta por sintomas de via respiratória alta associados a febre, queixas frequentes nas demandas espontâneas de serviços de APS. Inicialmente, seus sintomas são mais provavelmente relacionados com um quadro de infecção aguda de vias aéreas de etiologia viral. Entretanto, há uma expectativa materna pela prescrição de antibióticos e pela melhora rápida, bem como por apoio para o cuidador, que, nesse caso, carece de rede social adequada.

O MFC necessita mover-se concretamente ao encontro da preocupação verificada, questionando objetivamente quais os medos e as apreensões com relação ao caso; isso permitirá sinalizar aos acompanhantes da criança que a investigação é feita com base nas angústias anunciadas e, diante da benignidade do quadro, comunicar a inexistência de sinais de gravidade e as maneiras de fornecer suporte à criança para sua recuperação. Nesse sentido, a orientação de lavagem nasal com soro fisiológico é a intervenção mais útil, por seu efeito sintomático na desobstrução das vias aéreas, mas também pela possibilidade de se evitar complicações (rinossinusites, otites, broncopneumonia). Além disso, o uso de antitérmico pode ser aconselhado no manejo sintomático da febre.

Rinite alérgica

Além das infecções virais agudas, a rinite alérgica é outra causa comum de sintomas respiratórios altos. Frequentemente, os sintomas associados à rinite alérgica são recorrentes e persistem por mais de uma hora quando instalados. Podem ser autolimitados ou persistentes. Os que apresentaram maior valor preditivo positivo foram rinorreia abundante, crises de espirros paradoxais, obstrução nasal e prurido nasal ou ocular, podendo configurar conjuntivite não infecciosa. Outras informações na história clínica auxiliam no raciocínio diagnóstico como: "Seus sintomas surgem em contato com animais ou pólen? ", com um *likehood ratio* positivo de 6,4 e negativo de 0,15, ou seja, razoável poder de aumentar ou reduzir a probabilidade pós-teste; e ausência de sintomas nasais no último ano (espirros, coriza, obstrução nasal), quando não resfriado ou gripado, tem um *likehood ratio* negativo de 0,14.[17]

A utilização de recursos como o diário de sintomas pode auxiliar no diagnóstico e no reconhecimento dos sintomas pela pessoa.

Deve-se suspeitar de que as queixas trazidas pela criança e por seus responsáveis não correspondem à rinite quando unilaterais. Rinorreia purulenta, gotejamento orofaríngeo posterior, epistaxes de repetição e anosmia podem apresentar-se concomitantemente ao diagnóstico.

Sintomatologia noturna é comumente relatada e tem justificativa simples para ser compartilhada com os cuidadores. Durante o período de sono, o decúbito da criança permite acúmulo de secreção nas vias aéreas superiores já parcialmente obstruídas pelo tecido linfoide. Assim, contanto que não haja repercussões para as atividades diárias da criança, prejuízo do sono, apneia do sono ou respiração oral persistente, não há necessidade de investigação suplementar por meio de exames de imagem ou sangue, e a benignidade do quadro pode ser considerada durante a consulta.

Diante do diagnóstico de rinite alérgica, surgem questionamentos a respeito de medidas para higiene ambiental que podem ser adotadas para controle do quadro alérgico, pois as evidências associadas aos benefícios clínicos da realização de medidas ambientais não pareceram indicar mudança no curso da doença. Algumas evidências sugerem que diminui a disponibilidade de alérgenos em crianças, o que, somado à terapia farmacológica, pode oferecer benefícios para o paciente. Entretanto, a exposição ao tabagismo sempre deve ser desaconselhada. Crianças submetidas a ambientes em que a fumaça de cigarros esteja presente apresentam menor intervalo entre as crises e mais frequentes exacerbações de seus sintomas. Assim, embora as evidências para a orientação sobre medidas ambientais sejam questionáveis para uso generalizado, algumas situações são claramente associadas a desencadeantes de rinite alérgica, como excesso de poeiras (obras, proximidade a vias de trânsito intenso, poluição ambiental), presença de umidade e mofo nos cômodos, oriundos frequentemente de má impermeabilização e aglomeração em espaços diminutos e de locais de moradia inadequados. A poluição ambiental está fortemente relacionada com doenças respiratórias, como se nota observando o aumento das doenças respiratórias em dias de maior poluição ambiental, principalmente nos meses de inverno na cidade de São Paulo.[18]

Em casos de rinite alérgica, o MFC deverá optar por um arsenal terapêutico que inclua orientações farmacológicas e orientações comportamentais, cabendo abordar longitudinalmente as adequações necessárias, tanto em estilo de vida quanto em uso de medicações, sobretudo por mobilizarem o dia a dia de pacientes que demandam a assistência de outros atores, como responsáveis, familiares, vizinhos e educadores para serem tratados.

Corticosteroides de uso tópico intranasal são as medicações de eleição para o tratamento da rinite persistente. Contudo, a beclometasona, um dos medicamentos mais utilizados, está associada à desaceleração do crescimento quando usado em doses altas e por tempo prolongado. Como é a medicação de mais fácil acesso na rede pública, recomenda-se evitar uso de doses altas e, quando o fizer, realizar acompanhamento do crescimento infantil e tentativa de descontinuação de seu uso assim que possível. Estudo mais recente avaliou o uso de corticoide intranasal (fluticasona 27,5 mcg/dose) contínuo × sob demanda, em um período de seis semanas, e não houve diferença entre os grupos quanto à carga de sintomas, com redução de dose cumulativa de corticoide intranasal no grupo sob demanda, totalizando por volta de 69 jatos a menos com relação ao uso contínuo, sendo, dessa forma, uma estratégia interessante para se discutir em consulta sobre uso racional da medicação.[19] Podemos extrapolar o resultado desse estudo para outros tipos de corticoides, a fim de redução do uso de jatos da medicação.

Anti-histamínicos orais podem ser usados para alívio de sintomas como prurido naso-ocular, rinorreia e espirros (derivados da degranulação de mastócitos e liberação de histamina). O uso das medicações combinadas não potencializa o tratamento. Contudo, não se pode desvalorizar que, para muitos, a experiência de doença com rinorreia e espirros é extremamente negativa, gerando ansiedade e preocupações.

Anti-histamínicos de primeira geração apresentam efeito sedativo maior que os de segunda geração, o que pode repercutir em prejuízo escolar e de aprendizado. Da mesma maneira, poucas das medicações disponíveis foram efetivamente estudas em coortes com crianças ou apresentaram forte associação com redução do período intercrítico, e seu uso deve ser racional.

Uso de antibióticos

Há pouco registro científico da realidade epidemiológica das infecções de vias aéreas agudas em crianças. Uma metanálise realizada em 2010 pela American Academy of Pediatrics e pelo programa de residência em Medicina de Família de Seattle revelou que, na população estudada, a prevalência de estreptococos entre crianças de 5 e 15 anos foi de 37%, enquanto, em menores de cinco anos, foi de 24%. Observou-se ainda que, na concomitância de sinais e sintomas de resfriado comum, a prevalência da bactéria era de apenas 12%.[20]

Igualmente, são escassos os estudos que consigam oferecer ao MFC quais sinais e sintomas têm valor preditivo satisfatório para justificar a existência da infecção estreptocócica e, portanto, orientar a introdução de antibioticoterapia ou apenas a adoção de medidas sintomáticas. Novamente, é necessário que o médico de família invista na espera permitida (*watchful waiting*) da criança, com retornos diários, no caso de bom estado geral e ausência de toxemia, e saiba tranquilizar os responsáveis a respeito da benignidade das infecções respiratórias agudas.

Em estudo que acompanhou 442 crianças com achado de hiperemia orofaríngea ao exame físico e, posteriormente, cultura para isolamento de *estreptococo*, observou-se significância estatística para intensa dor em orofaringe, edema tonsilar, linfonodomegalia de cadeia cervical anterior e *rash* escarlatiniforme como sintomas e sinais de elevado valor preditivo positivo para associação do quadro com infecção bacteriana.[21] Como os serviços comumente não contêm testes de análise rápida para a presença do estreptococo, pode ser útil o esforço clínico em identificar achados de história e exame que possam orientar a conduta ao longo da observação diária de sintomas pelos pais.

A presença de febre elevada, exsudato tonsilar e petéquias em palato não apresentou significância estatística, devendo esses sinais serem identificados, mas valorizados com parcimônia. Na vigência de rinorreia e obstrução nasal concomitantes, pode-se inferir que a infecção é de etiologia viral, correspondendo a 90% a 98% dos casos de rinossinusite aguda não complicada, sendo ainda mais fortemente indicada a espera permitida, sobretudo para evitar a introdução de antibiótico. Uma vez que a demanda por antibiótico para o tratamento de quadros virais é frequente, estratégias visando intensificar tratamento para redução de sintomas e os motivos do antibiótico serem inadequados, aumenta a satisfação após a consulta, bem como reduz a prescrição.[22]

O risco de complicações associado a quadros de amigdalites é baixo, e o ganho observado com o uso de antibióticos é de menos de um dia livre de doença.[23]

Dor abdominal, parasitose e demanda oculta

Os parasitas gastrointestinais são mais prevalentes em países da África Subsaariana, Ásia, América Latina e Caribe, em virtude das condições climáticas (calor e umidade) e precárias coberturas de saneamento básico. Dados relativos a essas doenças na Europa são escassos porque sua notificação não é compulsória. As parasitoses afetam mais crianças que adultos, tanto pela exposição quanto pela suscetibilidade.

A doença parasitária é um problema de saúde pública no Brasil e sua prevalência tem distribuição desigual no país, o que revela as diferenças das condições de vida da população e da situação de desenvolvimento socioeconômico. Cerca de 55% das cidades brasileiras tratam menos de 40% de seus esgotos, e 28% municípios tratam menos de 20% dos esgotos.

Os maiores desafios estão na região Norte do país. Segundo o Plano Integrado de Ações Estratégicas de Eliminação/Controle das Geo-helmintíases do Ministério da Saúde (2011-2015), o controle das geo-helmintíases, grupo de doenças parasitárias que acometem o homem, está em fase de estruturação no Brasil. Conforme esse documento, a prevalência do problema varia de 2% a 36% em municípios de baixo IDH, acometendo até 70% dos escolares.[24]

Entre os helmintos, os mais frequentes são os nematoides *Ascaris lumbricoides* e *Trichuris trichiura* e os ancilostomídeos. Dentre os protozoários, destacam-se *Giardia lamblia* e *Entamoeba histolytica*.

A maioria das parasitoses intestinais é bem tolerada pelo hospedeiro imunocompetente, cursando de forma assintomática ou com sintomas gastrointestinais inespecíficos (dor abdominal, vômitos e diarreia), frequentemente associados à perda de peso. Em alguns casos, há relatos de eliminação dos helmintos por via oral ou anal ou, ainda, alterações cutâneas.

O diagnóstico laboratorial é realizado por exame de fezes. Não há consenso sobre a quantidade de amostras, porém a quantidade de amostras e de evacuações diferentes aumenta a sensibilidade da análise. É um exame muito utilizado, pois tem baixo custo e fácil execução. A coleta bem realizada e a análise criteriosa fornecem uma identificação segura e correta de um parasita.

Em caso de suspeita de estrongiloidíase, é necessária a especificação, uma vez que o parasita deve ser isolado e observado em movimento. Para a detecção de *Enterobius* sp. e *Taenia* sp. que, em caso de prurido anal, ficam aderidos na região perineal, a coleta pode ser feita por contato de fita adesiva transparente e posterior análise no microscópio. Em caso de amebíase ou giardíase, a coleta deve ser de fezes a fresco.

O hemograma tem valor relativo quando associado à sintomatologia clínica e pode indicar o tipo de parasita. A eosinofilia, quando moderada, pode sugerir ascaridíase e ancilostomíase. Entretanto, nas intensas (maiores que 20%), podem indicar estrongiloidíase.

Em geral, na suspeita de infecção intestinal por helmintos, pela presença de sinais e sintomas sugestivos de diagnóstico, como prurido anal, relato de eliminação de parasitas, manifestações cutâneas ou característica da dor abdominal, junto com a qualidade das fezes (p. ex., como dor epigástrica no caso da estrongiloidíase), o tratamento empírico pode ser instituído. Há exceção em caso de suspeita de esquistossomose, doença de notificação compulsória em área não endêmica e em alguns estados e municípios.

Quanto à terapêutica, o mebendazol e o albendazol são os fármacos mais amplamente utilizados, por suas elevadas eficácia e comodidade de administração. O albendazol, em dose única, age no tratamento de ancilostomíase, ascaridíase, tricocefalíase e enterobíase. No tratamento da estrongiloidíase e da teníase, recomenda-se a prescrição para três dias.

A Tabela 11.1 apresenta os principais esquemas terapêuticos para as parasitoses intestinais.[25]

Os principais efeitos colaterais dos antiparasitários são, em sua maioria, dor abdominal, náusea, vômitos e diarreia. Deve ser evitada a associação de mebendazol com metronidazol em razão do risco de síndrome de Stevens-Johnson.

É importante que o MFC tenha uma noção das características do território em que trabalha e algum conhecimento sobre a rede de fornecimento de água local, o destino do esgoto e qual o cuidado dispensado ao lixo produzido nos domicílios. O problema das parasitoses afeta principalmente os locais onde o acesso a água é mais difícil e o saneamento de esgoto não ocorre. Com a desorganização do processo urbano, muitas moradias foram

Tabela 11.1. Principais esquemas terapêuticas para as parasitoses intestinais

<table>
<tr><th>Parasitose</th><th colspan="2">Fármaco/Dose (VO)</th></tr>
<tr><td rowspan="6">Giardíase</td><td colspan="2">Metronidazol
Crianças: 15 a 20 mg/kg/dia, 2 x/dia
Adultos: 500 mg/dia
Duração: 5 dias</td></tr>
<tr><td colspan="2">Albendazol
Crianças: > 2 anos
Adultos: 400 mg/dia
Duração: 5 dias</td></tr>
<tr><td colspan="2">Mebendazol
Crianças e adultos: 200 mg/dose, 3 x/dia</td></tr>
<tr><td colspan="2">Tinidazol[1]
Crianças: 50 mg/kg
Adultos: 2 g
Dose única</td></tr>
<tr><td colspan="2">Secnidazol
Crianças: 30 mg/kg
Adultos: 2 g
Dose única</td></tr>
<tr><td colspan="2">Nitaxozamida
Crianças de 1 a 3 anos: 100 mg, 2 x/dia;
Crianças de 4 a 11 anos: 7,5 mg/kg/dose, 12/12 h
Adultos: 500 mg, 12/12 h
Duração: 3 dias</td></tr>
<tr><td>Amebíase</td><td>Formas intestinais</td><td>Secnidazol
Crianças: 30 mg/kg/dia (máximo de 2 g/dia)
Adultos: 2 g/dose única
Metronidazol
Crianças: 35 mg/kg/dia, 3 x/dia
Adultos: 500 mg, 3 x/dia
Duração: 5 dias</td></tr>
<tr><td rowspan="2">Amebíase</td><td>Formas graves
Amebíase intestinal sintomática ou amebíase extraintestinal</td><td>Metronidazol
Crianças: 50 mg/kg/dia
Adultos: 750 mg, 3 x/dia
Duração: 10 dias
Tinidazol (alternativa)
Adultos: 2 g, após uma das refeições, durante 2 dias, para formas intestinais</td></tr>
<tr><td>Formas leves ou assintomáticas</td><td>Teclozam
Crianças: 15 mg/kg/dia
Adultos: 500 mg, 3 x/dia
Duração: 5 dias</td></tr>
</table>

(continua)

Tabela 11.1. Principais esquemas terapêuticas para as parasitoses intestinais (*Continuação*)

Parasitose	Fármaco/Dose (VO)
Ascaridíase[2]	**Albendazol** Crianças > 2 anos e adultos: 400 mg/dia Dose única **Mebendazol** Crianças e adultos: 100 mg, 2 x/dia Duração: 3 dias **Pamoato de pirantel** (fármaco de escolha para tratamento de gestantes): 11 mg/kg Dose única
Ancilostomíase	**Mebendazol** Crianças e adultos: 100 mg, 2 x/dia Duração: 3 dias **Albendazol** Crianças > 2 anos e adultos: 400 mg/dia Dose única **Pamoato de pirantel** (fármaco de escolha para tratamento de gestantes): 20 mg/kg Duração: 3 dias
Enterobíase[3]	**Albendazol** **Mebendazol** **Pamoato de pirantel** (esquema terapêutico semelhante ao da ancilostomíase com a ressalva de repetir tratamento em duas semanas)
Tricuríase	**Albendazol** **Mebendazol** (esquema terapêutico semelhante ao da ascaridíase)
Estrongiloidíase	**Ivermectina** Crianças ≥ 15 kg: 0,2 mg/kg ou dose segundo escala de peso corporal conforme comprimido de 6 mg: 15 kg a 24 kg: meio comprimido 25 kg a 35 kg: 1 comprimido 36 kg a 50 kg: 1 e ½ comprimido 51 kg a 65 kg: 2 comprimidos 66 kg a 79 kg: 2 e ½ comprimidos ≥ 80 kg: 3 comprimidos Dose única **Tiabendazol** Criança: 25 mg/kg/dose, 2 x/dia (máximo: 3 g) Adulto: 500 mg, 2 x/dia Duração: 5 dias **Albendazol** Criança > 2 anos: 400 mg Duração: 3 dias

(continua)

Tabela 11.1. Principais esquemas terapêuticas para as parasitoses intestinais (*Continuação*)

Parasitose	Fármaco/Dose (VO)
Teníase	**Praziquantel** 10 mg/kg/dia (máximo: 600 mg) Dose única **Mebendazol** 200 mg, 2 x/dia Duração: 4 dias **Albendazol** Crianças > 2 anos: 400 mg/dia Duração: 3 dias
Himenolepíase[4]	**Praziquantel** (20 a 25 mg/kg/dia) Dose única
Esquistossomose	**Praziquantel** Crianças de 2 a 15 anos: 60 mg/dia Adultos: 50 mg/dia **Oxamniquina** Crianças > 2 anos, até 30 kg: 20 mg/kg/dia, 2 x/dia Adulto: 15 mg/kg/dia

[1]*Em vários estudos supera a eficácia do albendazol.*[26]
[2]*Evitar tratamento em caso de suspeita de infestação maciça.*
[3]*Associar às medidas comportamentais, como trocar roupas de cama e toalhas.*
[4]*Alguns autores questionam sua patogenicidade.*

construídas sem o planejamento sanitário adequado e tampouco contam com manutenção periódica. As parasitoses são problema de âmbito coletivo e, por isso, exigem políticas públicas responsáveis e uma organização da sociedade civil para reivindicar melhores condições de vida e, assim, interromper o ciclo epidemiológico.

Estratégias de desparasitação são preconizadas por órgãos internacionais e fazem parte da agenda de muitos países. As desparasitações sistemáticas não evitam as reinfestações, apenas colaboram para uma diminuição temporária da população de parasitas. Para diminuição desses agentes a médio e longo prazo, é fundamental o controle da qualidade da água a ser fornecida para consumo, saneamento básico e educação em saúde da população.

Há evidência de que o benefício da desparasitação intestinal sistemática em crianças residentes em países com prevalência de parasitose intestinal por helmintos transmitidos pelo solo seja superior a 50%. Não foram encontrados estudos que avaliassem o benefício da desparasitação sistemática em crianças saudáveis, assintomáticas e residentes em países de baixa prevalência.

Os anti-helmínticos utilizados devem ser contra os principais parasitas encontrados no ambiente e devem apresentar baixo índice de efeitos colaterais. Na ausência de informações detalhadas, recomenda-se o uso de albendazol e ivermectina, no intervalo de seis meses a um ano, e com o devido monitoramento das taxas de prevalência de infecções.

Evidências demonstram que crianças com parasitoses sofrem impacto negativo em suas taxas de crescimento, e a desparasitação sistemática poderia atenuar o problema. Alguns estudos indicam que crianças submetidas a uma triagem antes do tratamento têm maiores benefícios, uma vez que, com o diagnóstico de exame de fezes para ovos e parasitas, haverá a administração da medicação específica para o agente patogênico identificado.

A queixa de Marisa ("meu filho tem vermes") para justificar a dor abdominal dos filhos não é incomum na prática assistencial do MFC e da demanda na APS. É importante que os profissionais das clínicas de APS evitem fazer o raciocínio direto da lógica pobreza-doença-parasitismo para justificar a "dor de barriga" das crianças, uma vez que esse sintoma é bastante inespecífico, como já discutido. Em caso de investigação laboratorial, a coleta do material fecal deve ser bem explicada, porque amostras com quantidade adequada de fezes têm maior chance de identificar ovos ou larvas do parasita. Em caso de decisão por prescrever o fármaco antiparasitário diante da informação de um estudo de prevalência de parasitas locais ou pela evidência de falhas na rede de saneamento da comunidade, recomenda-se utilizar um fármaco de amplo espectro e poucos efeitos colaterais, como o albendazol.

As parasitoses intestinais despertam uma discussão que envolve a saúde coletiva e o cuidado individual. Compartilhar com a mãe das crianças a causa das principais parasitoses e orientar sobre as medidas para prevenir as infecções, como lavagem das mãos, cuidados com o lixo, higiene adequada dos alimentos e uso de água filtrada, são tão importantes quanto as orientações medicamentosas.

Referências bibliográficas

1. Kumanyika S, Jeffery RW, Morabia A, et al. Public Health Approaches to the Prevention of Obesity Working Group of the International Obesity Task Force. Obesity prevention: the case for action. Int J Obes Relat Metab Disord. 2002;26(3):425-36.
2. Monteiro CA, Conde WL. Secular trends in malnutrition and obesity among children in the city of São Paulo, Brazil (1974-1996). Rev Saude Publica. 2000;34(6 Suppl):52-61.
3. Oude LH, Baur L, Jansen H, et al. Interventions for treating obesity in children. Cochrane Database Syst Rev. 2009;(1):CD001872.
4. Chosidow O. Scabies and pediculosis. Lancet. 2000;355(9206):819-26.
5. Keating MK, Woodruff RK, Saner EM. Management of obesity: office-based strategies. Am Fam Physician. 2024;110(2):145-56.
6. Weghuber D, Barrett T, Barrientos-Pérez M, et al. Once-weekly semaglutide in adolescents with obesity. N Engl J Med. 2022;387(24):2245-57.
7. Barry MJ, Nicholson WK, Silverstein M, et al. US Preventive Services Task Force. Screening for lipid disorders in children and adolescents: US preventive services task force recommendation statement. JAMA. 2023;330(3):253-60.
8. Singh S, Mann BK. Insect bite reactions. Indian J Dermatol Venereol Leprol. 2013;79(2):151-64.
9. Stefani GP, Pastorino AC, Castro AP, et al. Repelentes de insetos: recomendações para uso em crianças. Rev Paul Pediatr. 2009;27(1).
10. Ko CJ, Elston DM. Pediculosis. J Am Acad Dermatol. 2004;50(1):1-12.
11. Burgess IF, Brunton ER, Burgess NA. Single application of 4% dimeticone liquid gel versus two applications of 1% permethrin creme rinse for treatment of head louse infestation: a randomised controlled trial. BMC Dermatol. 2013;13:5
12. Brasil. Agência Nacional de Vigilância Sanitária (Anvisa). Formulário de Fitoterápicos da Farmacopeia Brasileira/Agência Nacional de Vigilância Sanitária. Brasília: Anvisa; 2011.
13. Chosidow O. Scabies and pediculosis: neglected diseases to highlight. Clin Microbiol Infect. 2012;18(4):311-2.
14. Strong M, Johnstone P. Interventions for treating scabies. Cochrane Database Syst Rev. 2007; 2007(3):CD000320.

15. Soyka LF, Robinson DS, Lachant N, Monaco J. The misuse of antibiotics for treatment of upper respiratory tract infections in children. Pediatrics. 1975;55(4):552-6.
16. Nyquist AC, Gonzales R, Steiner JF, Sande MA. Antibiotic prescribing for children with colds, upper respiratory tract infections, and bronchitis. JAMA. 1998;279(11):875-7.
17. Weaver-Agostoni J, Kosak Z, Bartlett S. Allergic rhinitis: Rapid evidence review. Am Fam Physician. 2023;107(5):466-73.
18. Braga AL, Saldiva PH, Pereira LA, et al. Health effects of air pollution exposure on children and adolescents in Sao Paulo, Brazil. Pediatr Pulmonol. 2001;31(2):106-13.
19. Thongngarm T, Wongsa C, Phinyo P, et al. As-needed versus regular use of fluticasone furoate nasal spray in patients with moderate to severe, persistent, perennial allergic rhinitis: a randomized controlled trial. J Allergy Clin Immunol Pract. 2021;9(3):1365-73.
20. Shaikh N, Leonard E, Martin JM. Prevalence of streptococcal pharyngitis and streptococcal carriage in children: a meta-analysis. Pediatrics. 2010;126(3):e557-64.
21. Shaikh N, Swaminathan N, Hooper EG. Accuracy and precision of the signs and symptoms of streptococcal pharyngitis in children: a systematic review. J Pediatr. 2012;160(3):487-93.
22. Sur DK, Plesa ML. Antibiotic use in acute upper respiratory tract infections. Am Fam Physician. 2022;106(6):628-36.
23. Spinks A, Glasziou PP, Del Mar CB. Antibiotics for sore throat. Cochrane Database Syst Rev. 2013;2013(11):CD000023.
24. Brasil. Ministério da Saúde. Plano integrado de ações estratégicas de eliminação da hanseníase, filariose, esquistossomose e oncocercose como problema de saúde pública, tracoma como causa de cegueira e controle das geo-helmintíases: plano de ação 2011-2015. Secretaria de Vigilância em Saúde, Departamento de Vigilância em Doenças Transmissíveis. Brasília: Ministério da Saúde; 2012.
25. Taylor-Robinson DC, Maayan N, Soares-Weiser K, et al. Deworming drugs for soil-transmitted intestinal worms in children: effects on nutritional indicators, haemoglobin, and school performance. Cochrane Database Syst Rev. 2015;2015(7):CD000371.
26. Escobedo AA, Ballesteros J, Gonzalez-Fraile E, et al. A meta-analysis of the efficacy of albendazole compared with tinidazole as treatments for Giardia infections in children. Acta Trop. 2016;153:120-7.

Capítulo 12

José

Ana Laura Batista da Silva
Bianca Luiza de Sá e Silva
Deoclecio Avigo
José Benedito Ramos Valladão Júnior
Naiana Gouveia de Melo
Raquel Lara Melo Coutinho

Há uma grande diferença entre um bom e um mau médico, mas a diferença é muito pequena entre um bom médico e nenhum médico.
(Arthur Young, 1789)[1]

Narrativa

José Pereira da Silva tem 63 anos, é auxiliar de pedreiro, casado e tem cinco filhos (um falecido, três moram longe, uma separada há pouco tempo, com filho pequeno e, com isso, voltando a morar com os pais). A família mora em uma pequena casa de quatro cômodos (sala, quarto, cozinha e banheiro).

É tabagista de 50 maços/ano, com duas tentativas anteriores de cessar o hábito de fumar sem sucesso. Desde a formação da família, é o responsável por seu sustento financeiro, e sua esposa, a responsável pelos afazeres de casa. As oportunidades de trabalho diminuíram bastante no último ano e as despesas da casa também aumentaram desde que sua filha separou-se do marido e voltou para a casa dos pais com o neto.

José tem tido dificuldade em realizar seu serviço no mesmo ritmo de antes por causa de preocupações com a família e com dívidas que lhe tiram o sono frequentemente, ficando cansado e irritado durante o dia. Nesse período, ele aumentou o número de cigarros fumados por dia, muitas vezes consumindo até dois maços.

Há alguns anos, vinha apresentando sintomas esporádicos de falta de ar, com chiado e tosse, sendo realizado o diagnóstico de doença pulmonar obstrutiva crônica (DPOC) leve por meio de espirometria. No entanto, há uma semana notou piora da tosse, mudança no catarro e dor no peito quando respira profundamente. Por esse motivo, procurou atendimento na Unidade Básica de Saúde (UBS) próximo de sua casa.

Ao ser perguntado sobre o que o preocupa mais, José fala da dor no peito, a qual tem sentido pelo menos uma vez por semana nos últimos meses, acompanhada de tremores e palpitações. Durante a conversa com sua médica de família, ele percebe que essa dor está relacionada com algumas situações de estresse que tem vivido no trabalho e em casa; diz também que tem medo de ter algum problema no coração ou que aconteça alguma coisa com alguém da família.

Registro por SOAP

S

- » Refere sintomas de falta de ar, com chiado e tosse diariamente no último mês com piora há uma semana, passando a apresentar aumento da tosse, com expectoração de secreção amarelo-esverdeada, dor no peito quando respira profundamente e sensação de febre há dois dias. Esses sintomas atrapalham seu desempenho no trabalho. Preocupa-se com a dor no peito, pois há mais de seis meses vem apresentando dores recorrentes com palpitação e tremores, que associa ao estresse no trabalho e ao excesso de responsabilidades com a família.
- » É tabagista (50 maços/ano) e portador de DPOC leve.
- » Nega antecedente cardiovascular, história de asma ou emagrecimento.

O

- » Exame físico:
  - Bom estado geral, corado, hidratado, levemente taquidispneico.
  - Pulso = 88 bpm, pressão arterial = 120 × 76 mmHg, índice de massa muscular (IMC) = 22,4 kg/m^2.
  - Temperatura = 36,8°C, frequência respiratória (FR) = 26 ipm, saturação de oxigênio ($SatO_2$) = 94% em ar ambiente.
  - Oroscopia: sem alterações.
- » Exame pulmonar: murmúrio vesicular (MV) + com roncos e sibilos bilateralmente.
- » Exame cardíaco: sem alterações.
- » Eletrocardiograma: sem alterações.
- » Membros inferiores: boa perfusão, ausência de edema ou sinais de trombose venosa profunda.

A

- » DPOC exacerbada.
- » Tabagista.
- » Sintomas ansiosos.

P

- » Prescrevo medidas iniciais para controle de DPOC exacerbada com inalação com fenoterol e ipratrópio, prednisona 40 mg, via oral (VO), primeira dose de azitromicina 500 mg, VO.

Reavaliação após uma hora

S

- » Refere melhora do desconforto respiratório.

O

- » Exame físico: FR = 20 ipm, $SatO_2$ = 97% em ar ambiente.
- » Exame pulmonar: MV+ com roncos e sibilos esparsos bilateralmente.

A

- » DPOC exacerbada.
- » Tabagista.
- » Sintomas ansiosos.

P

- » Prescrevo manutenção de inalação com fenoterol e ipratrópio, corticosteroide oral e antibioticoterapia domiciliar. Oriento retorno para reavaliação em 48 horas ou antes, se houver piora do desconforto respiratório.
- » Realizo aconselhamento breve voltado à cessação do tabagismo orientando que há grande benefício para o controle da DPOC e deixo à disposição para procurar-nos quando quiser ajuda.
- » Tranquilizo sobre doença cardíaca, reafirmando a ausência de alterações ao exame clínico cardíaco e ao eletrocardiograma. Introduzo a possibilidade de parte dos sintomas serem consequência de ansiedade e solicito exames laboratoriais para descartar doença orgânica associada aos sintomas ansiosos.
- » Concordamos em dar prioridade ao tratamento da exacerbação da doença pulmonar nesse momento e no próximo encontro; com os resultados dos exames, abordaremos a ansiedade e suas possibilidades de tratamento.

Após três semanas

S

- » Traz resultados de exames laboratoriais e refere piora de sintomas ansiosos, que estão prejudicando cada vez mais a realização das atividades diárias em razão de preocupações excessivas que lhe tiram a paz e o sono.
- » Também revela que tem sentido medo de que sofra complicações da doença respiratória e morra. Nega sintomas depressivos.
- » Teve melhora completa da exacerbação da DPOC e quer aproveitar para tentar parar de fumar. Reduziu pela metade o consumo de tabaco desde a última exacerbação, há três semanas.

O

- » Exame físico:
  - Bom estado geral, corado, hidratado.
  - Pulso = 80 bpm, pressão arterial = 118 × 74 mmHg, IMC = 22,1 kg/m^2.
  - FR = 18 ipm, $SatO_2$ = 98% em ar ambiente.
- » Exame cardiopulmonar: sem alterações.
- » Exame psíquico: boa aparência, orientado, humor eutímico, discretamente agitado e inquieto sobre resultados de exames, sem alteração de juízo ou sensopercepção, atenção e memória preservados.
- » Exame neurológico: sem alterações.
- » Exames laboratoriais: sem alterações.

A

- » Tabagista em fase de ação.
- » Transtorno de ansiedade generalizado.
- » DPOC exacerbada resolvida.

P

» Informo sobre ausência de alterações aos exames laboratoriais e provável diagnóstico de transtorno de ansiedade generalizado diante dos sintomas.
» Ofereço possibilidades de tratamento medicamentoso em auxílio à cessação do tabagismo, optando-se pelo início de nortriptilina pela ação no tratamento do transtorno ansioso e por disponibilização gratuita no serviço de saúde da cidade. Ao mesmo tempo, concorda que o acompanhamento psicológico conjunto será benéfico ao lidar com a ansiedade e com o hábito de fumar.

Pontos abordados

» Manejo do tabagismo.
» Manejo da DPOC.
» Broncopneumonia: um diagnóstico diferencial em pacientes com queixa de dispneia.
» Abordagem dos sintomas ansiosos.

Discussão

Muitas pessoas procuram diariamente os serviços de saúde de atenção primária em saúde (APS) em todo o Brasil para fazer exames gerais (o famoso *check-up*) e saber como anda a saúde. A abordagem sobre tabagismo, sem dúvida, é uma das medidas mais importantes e efetivas para a saúde geral desses indivíduos.

Se pensarmos na saúde geral dos tabagistas, parar de fumar é muito mais importante que a realização dos diversos exames de rastreamento (mamografia, papanicolaou, dosagens de glicemia e colesterol) pedidos diariamente em todo o nosso país. O uso do tabaco continua sendo líder global entre as causas de mortes evitáveis, segundo inúmeras publicações recentes da Organização Mundial da Saúde (OMS).[1]

O tratamento do fumante está entre as intervenções médicas que apresentam as melhores relações custo-benefício. As estimativas de custo-benefício de uma breve abordagem do fumante pelo médico mostram que, se apenas 2,7% a 3,7% dos fumantes deixassem de fumar por meio dessa abordagem, o custo estimado por ano de vida salva seria da ordem de US$ 748 a US$ 2.020, bastante inferior ao custo do tratamento da hipertensão arterial leve a moderada (US$ 11.300 a US$ 24.408), da hipercolesterolemia (US$ 65.511 a US$ 108.189) e do infarto (US$ 55.000).[2,3]

No Brasil, a redução de fumantes na população geral vem ocorrendo a partir da década de 1990 (eram 33,2% da população). Segundo dados do Vigitel, em 2023, o percentual total de fumantes com 18 anos ou mais no Brasil foi de 9,3%, sendo 10,2% entre homens e 7,2% entre mulheres.[4]

Pesquisas mostram que cerca de 80% dos fumantes desejam parar de fumar, porém apenas 3% conseguem a cada ano, e, destes, a maior parte (95%) consegue sem assistência de profissional de saúde. O restante necessita de apoio de um profissional para obter êxito.[5]

Sabe-se que as medidas mais efetivas em diminuir o uso de tabaco são as descritas pelo famoso epidemiologista Geoffrey Rose[6] como estratégia populacional, ou seja, que agem sobre toda ou a imensa maioria da população, como ocorre nas políticas públicas que inibem a compra ao proibir a venda aos menores de idade, elevando o preço do maço de cigarro via impostos, controlando os locais de venda e as propagandas de cigarro, e limitando locais para uso.

Ajudar tabagistas na UBS é uma estratégia do tipo individual, também muito importante, especificamente para aqueles que não conseguem parar sem ajuda profissional (motivacional e medicamentosa). Deve ser priorizada, como veremos adiante, para pessoas motivadas em parar de fumar e para aquelas com elevado e iminente risco de complicações severas associadas ao hábito tabágico.[7]

Manejo do tabagismo

Segundo a OMS,[8] por ano, cerca de 8 milhões de pessoas morrem em decorrência da exposição ao tabaco, contabilizando aproximadamente 7 milhões de mortes pelo uso direto do tabaco e 1,2 milhão pela exposição de pessoas não fumantes ao fumo passivo. Há estimativas que sugerem que o consumo de tabaco é responsável por 15% das mortes globalmente e 14% das mortes na região das Américas.

Na Europa e nas Américas, a razão entre o tabagismo por homens e por mulheres é de 1,9, com uma prevalência entre os homens de 21,3% e entre as mulheres de 11,3%. O uso do tabaco é considerado um fator de risco para as quatro doenças não transmissíveis mais prevalentes e evitáveis no mundo, a dizer, doenças cardiovasculares, câncer, diabetes e doenças respiratórias crônicas.[9]

A OMS identificou, assim, seis medidas de controle do tabagismo que são eficazes na sua redução:

1. Monitorar a prevalência do tabagismo e as políticas de controle do tabaco.
2. Proteger contra a exposição à fumaça de tabaco.
3. Oferecer ajuda para abandonar o consumo de tabaco.
4. Alertar sobre os perigos do tabaco.
5. Fazer cumprir proibições à publicidade, à promoção e ao patrocínio do tabaco.
6. Aumentar os impostos sobre produtos de tabaco.

No Brasil, estima-se que a mortalidade atribuível ao tabaco entre 1996 e 2019 foi de 2.389.831 mortes, o que representa 8,5% da mortalidade total.[10] Visando à redução dos riscos relacionados com o fumo, há inúmeros documentos oficiais para atender às medidas propostas pela OMS, entre leis, portarias, decretos e resoluções.[11] Desde 1996, a Lei Federal nº 9.294 restringe o uso e a propaganda de produtos derivados de tabaco em locais coletivos, públicos ou privados, com exceção das áreas destinadas para seu consumo, desde que isoladas e ventiladas.[12] Em 2014, a regulamentação da Lei Antifumo restringiu o consumo a locais isolados e ventilados.[13] Mais recentemente, em 2024, a Resolução nº 855 abordou o problema dos dispositivos eletrônicos para fumar, proibindo a sua fabricação, importação, comercialização, distribuição, armazenamento, transporte e propaganda.[11]

Rastreamento do tabagismo

Em 2021, o *United States Preventive Services Task Force* reforçou sua recomendação de rastreio para tabagismo. Com grau de recomendação A, o painel de especialistas em medicina baseada em evidências orienta perguntar sobre o consumo de tabaco para todos os adultos, inclusive gestantes. Em caso positivo, deve-se oferecer aconselhamento para a cessação do hábito, com medidas comportamentais isoladas, em caso de gestantes, ou associadas a tratamento farmacoterápico, em caso de outros adultos sem contraindicações.[14]

Intervenção breve para a cessação do tabagismo

Todos os profissionais do serviço de saúde podem e devem estar comprometidos com o cuidado dos usuários tabagistas e divulgar que a UBS em que trabalham pode prestar auxílio para aqueles que queiram parar de fumar. A estratégia da intervenção breve é rápida e deve ser realizada por todos os profissionais de saúde da UBS e não apenas na consulta médica (Quadro 12.1).[15] Pode ser feita também na consulta de enfermagem, na sala de curativo, na consulta para entrega de resultados de exame sem alteração significativa, e até em visita domiciliar de agente comunitário de saúde (ACS), auxiliares de enfermagem e outras categorias profissionais. Diversos estudos científicos sugerem que médicos e não médicos apresentam efetividade semelhante no aconselhamento rápido para cessação do tabagismo.[16]

A abordagem breve consiste em perguntar, avaliar, aconselhar e preparar a pessoa que fuma a parar de fumar e não envolve o acompanhamento dessa pessoa (Quadro 12.1). Sempre que a abordagem for realizada por profissionais da saúde que podem promover um cuidado longitudinal do paciente, sobretudo aqueles que atuam na Atenção Primária à Saúde (APS), deve ser realizada preferencialmente a abordagem básica. A diferença é que a abordagem básica, além dos passos em comum com a abordagem breve (perguntar, avaliar, aconselhar e preparar), inclui um passo adicional de acompanhar, o que a torna mais efetiva. Ela dura em torno de 3 a 5 minutos em cada contato e é uma importante estratégia de saúde pública com a vantagem do baixo custo.[17]

Quadro 12.1. Pontos-chave do aconselhamento breve

Dizer que o tabagismo é prejudicial à saúde e que apenas com o abandono do hábito de fumar os riscos podem ser reduzidos.
Perguntar se a pessoa já pensou que deveria parar de fumar.
Colocar-se à disposição para ajudá-lo quando o usuário achar oportuno.
Aqueles que não se sentem prontos para tentar parar com o cigarro devem ser novamente convidados em até um ano.

Fonte: Organizado pelos autores.

Definindo a fase de motivação para a mudança

O conceito de motivação tem recebido uma atenção grande na área das dependências. Essa maior atenção deve-se ao fato de que abandonar o uso de uma substância está muito ligado a uma série de comportamentos aos quais a motivação está vinculada. Motivação não deve ser encarada como um traço de personalidade inerente ao caráter da pessoa, mas sim um estado de prontidão ou vontade de mudar, que pode flutuar de um momento para outro e de uma situação para outra.[18]

O modelo mais utilizado nas diversas linhas de tratamento de dependência química é o de Prochaska e DiClemente.[19,20] No acompanhamento do tabagista, é fundamental que o profissional de saúde tente diagnosticar o estágio de motivação para a mudança. Os estágios não representam necessariamente uma escala evolutiva, ocorrendo, na realidade, uma flutuação entre eles.

1. **Pré-contemplação:** o indivíduo realmente não acredita que o cigarro seja prejudicial para ele. Não existe a menor motivação para a mudança. Muitas vezes existe uma idealização dos efeitos ("eu fico mais criativo se fumo", "eu consigo trabalhar

melhor"), ou um discurso desconectado de atitudes ("eu não queria, mas fumei para fazer companhia para um amigo").

2. **Contemplação:** aqui prevalece a ambivalência do indivíduo com relação ao problema. Ainda que perceba prejuízos, defende-se minimizando-os, ou contrapondo benefícios advindos do uso.
3. **Planejamento ou determinação:** nesse momento, o tabagista compreende o problema e pede ajuda de fato. O papel do profissional é auxiliar a elaboração de estratégias de enfrentamento da realidade, identificar e trabalhar crenças negativas e favorecer o surgimento e/ou fortalecimento da autossuficiência – modificar as crenças disfuncionais como "se eu não fumar não vou conseguir trabalhar" ou "eu não consigo segurar a abstinência".
4. **Ação:** nesse momento, a pessoa começa a aplicar as estratégias e o planejamento elaborados na fase anterior. Por exemplo, dar uma caminhada em situações com grande desejo de fumar, como após uma refeição ou um café, ou permanecer umas semanas sem uso de bebidas alcoólicas ou sair apenas com colegas não fumantes em ambientes sem cigarro. É importante que ele avise a todos os colegas fumantes que está tentando parar e que peça ajuda aos fumantes que moram na mesma casa, evitando fumar no interior da residência, por exemplo.
5. **Manutenção:** nessa fase, trabalhamos a prevenção de recaídas. A autossuficiência trabalhada nas fases anteriores não deve ser exagerada – um risco real, quando o adicto sente que controlou a situação, permitindo-se um "único" trago, por exemplo. É muito comum a descrição da sensação de ter vencido o vício em frases como "já que parei uma vez, conseguirei parar novamente".
6. **Recaída:** ainda que não consideremos uma fase ou estágio, costuma ser regra e não exceção – estima-se que menos de 5% conseguirão manter a abstinência sem nenhuma recaída. E, como com qualquer comportamento compulsivo, um único uso pode ser suficiente para levantar novamente toda uma rede de crenças negativas, fazendo o indivíduo voltar às fases iniciais de motivação.

Como aumentar a motivação para a mudança

Para aprimoramento da abordagem motivacional é importante o reconhecimento de que a motivação deve ser vista segundo alguns aspectos:

- A motivação é a chave para a mudança.
- A motivação é multidimensional.
- A motivação é um estado dinâmico e flutuante.
- A motivação depende da interação entre pessoas.
- A motivação pode ser modificada.
- O estilo de consulta influencia a motivação do usuário.

De acordo com Miller e Rollnick,[21] a entrevista motivacional (EM) é um estilo de aconselhamento diretivo, centrado no paciente, que visa estimular a mudança do comportamento, ajudando-o a explorar e resolver sua ambivalência. A EM engloba técnicas de várias abordagens, como psicoterapias breves, terapia centrada no paciente, terapia cognitiva, terapia sistêmica e até a psicologia social de persuasão.

Uma sessão de EM é bem parecida com uma sessão de terapia centrada no paciente (que influenciou muito a medicina centrada na pessoa), desenvolvida por Carl Rogers.

Nessa abordagem, o papel do terapeuta é não diretivo, isto é, em vez de propor soluções ou sugestões para o paciente, oferece condições de crítica que propiciem a ele o espaço para uma mudança natural: tenta-se buscar as razões para a mudança no paciente em vez de impor ou tentar persuadi-lo sobre a mudança. Em essência, a EM orienta os pacientes a convencerem a si próprios sobre a mudança necessária. Dentro da teoria motivacional, evita-se o confronto, deve-se "surfar na onda da resistência", já que a maior parte dos indivíduos, quando confrontada, tende a levantar defesas e fortalecer a resistência à mudança.

Nível de risco para complicações decorrentes do tabagismo

Não há dúvidas de que todos os fumantes teriam benefícios na cessação do hábito de fumar. Entretanto, alguns grupos de indivíduos são mais propensos a complicações relacionadas com o tabagismo:

- » Portadores de doenças pulmonares (DPOC, asma, tuberculose).
- » Portadores de doenças cardiovasculares (acidente vascular cerebral, infarto agudo do miocárdio, angina, insuficiência arterial periférica).
- » Pais e outros contactantes de crianças com problemas pulmonares crônicos ou recorrentes.
- » Gestantes.

É importante um olhar diferenciado e um acompanhamento mais próximo para esses grupos de indivíduos.

Tratamento medicamentoso

A medicação deve ser oferecida a todos os fumantes, exceto quando contraindicada ou para populações específicas, para as quais não há provas definitivas de benefício superior a possíveis riscos (grávidas, fumantes de < 10 cigarros/dia). A adesão à medicação é essencial para o sucesso do tratamento.

Os medicamentos que têm mostrado benefício em associação ao suporte comportamental na cessação do tabagismo são: terapia de reposição de nicotina (TRN), bupropiona, vareniclina e nortriptilina.[22,23]

A escolha do medicamento deve refletir as necessidades do paciente, a tolerabilidade, considerar o custo e avaliar a relação de risco-benefício (Tabela 12.1).

Sobre a terapia de reposição de nicotina, é importante destacar:[24]

- » Os adesivos de nicotina são mais fáceis de usar que a goma de nicotina, mas não são a melhor escolha para o alívio de sintomas agudos, havendo benefícios em combinar o adesivo de nicotina com a goma, que pode ser oferecida em uma dose fixa ou conforme a necessidade.
- » Oito semanas de terapia com adesivos são tão eficazes quanto tratamentos mais longos e não há evidências de que descontinuar a terapia gradualmente é melhor que a retirada abrupta.
- » O uso do adesivo durante a vigília, apenas 16 horas por dia, é tão eficaz quanto o uso durante 24 horas por dia.
- » A TRN foi a única terapia farmacológica que mostrou alguma eficácia sem a realização de suporte comportamental em conjunto. Entretanto, as taxas de sucesso aumentam quando se associa o suporte comportamental à TRN.

Tabela 12.1. Terapia farmacológica voltada à cessação do tabagismo

Farmacoterapia	Efeitos adversos	Dosagem	Observações
Goma de nicotina	Irritação local da boca e da garganta, gosto desagradável.	Iniciar com gomas de 2 mg, de 2/2 horas ou 3/3 horas. Recomenda-se uso de gomas de 4 mg nos pacientes que têm dependência elevada à nicotina e nos que não responderam ao uso de gomas de 2 mg.	Mascar por alguns minutos para liberar a nicotina, manter a goma entre a gengiva e a mucosa da boca por alguns minutos e mascar novamente, repetindo o procedimento por 30 minutos.
Adesivo de nicotina	Alergia cutânea.	**Até 10 cigarros ao dia:** • *Patch* 14 mg, por 6 semanas; • *Patch* 7 mg, por 2 semanas. **> 10 cigarros ao dia:** • *Patch* 21 mg por 4 semanas; • *Patch* 14 mg por 2 semanas; • *Patch* 7 mg por 2 semanas.	Doses maiores que 21 mg/dia podem beneficiar apenas tabagistas pesados com consumo de mais de 30 cigarros ao dia.
Cloridrato de bupropiona	Insônia (30% a 40%), boca seca (10%), dispepsia, náusea.	150 mg, 1 ×/dia durante os primeiros 3 a 7 dias. 150 mg, 2 ×/dia a partir de então por 6 a 11 semanas.	Contraindicada em portadores de epilepsia. Orientar uso da 2ª dose antes das 18 h para diminuir ocorrência de insônia.
Nortriptilina	Sonolência, boca seca, constipação.	25 mg, 1 ×/dia durante os primeiros 3 dias. 50 mg, 1×/dia nos 4 dias seguintes. 75 mg, 1 ×/dia a partir de então por 6 semanas.	Cessar terapia com diminuição progressiva por 1 semana.
Vareniclina	Náuseas (30%), insônia, sonhos anormais, cefaleia, flatulência.	0,5 mg, 1 ×/dia durante os primeiros 3 dias. 0,5 mg, 2 ×/dia nos 4 dias seguintes. 1 mg, 2 ×/dia a partir de então por 11 semanas.	Em pacientes que não toleram os efeitos colaterais, o aumento inicial das doses pode ser mais lento e pode ser tentada a redução temporária da dose.

Fonte: Elaborada pelos autores.

» Iniciar o uso de adesivo por um curto período antes de fazer uma tentativa de parar é moderadamente mais eficaz que o uso de adesivo iniciado na própria data de parar.
» Para fumantes altamente dependentes, doses mais elevadas de goma de nicotina, adesivo e pastilha são mais eficazes. Além disso, há evidências de que a combinação TRN pode ser particularmente eficaz na supressão de sintomas de abstinência de tabaco.
» O adesivo de nicotina mostrou-se seguro para pacientes com doenças cardiovasculares.

O benefício do uso de antidepressivos na cessação do tabagismo é claro.[23] Acredita-se que a nicotina tenha efeitos antidepressivos que reforçam o fumo e que alguns antidepressivos tenham efeito específico sobre vias neurais (p. ex., inibidores da monoaminoxidase) ou receptores (bloqueio dos receptores colinérgicos nicotínicos) participantes na dependência da nicotina. Há evidência de alta certeza de que a bupropiona pode auxiliar com a cessação do fumo a longo prazo, apesar de aumentar efeitos colaterais, quando comparada ao placebo. A nortriptilina também tem efeitos benéficos nas taxas de abandono do hábito, apesar de menos eficaz que a bupropiona. A combinação entre TRN e vareniclina permanece sendo a estratégia com mais alta eficácia, segundo as evidências atuais.

Os medicamentos orais devem ser iniciados uma semana antes da data de abandono do tabagismo. Em caso de sucesso do ciclo de tratamento medicamentoso, recomenda-se manutenção da dose atingida por 7 a 12 semanas. Além disso, o tratamento medicamentoso por seis meses pode ser útil para os fumantes que relatam sintomas de abstinência persistentes, que recaíram depois de parar a medicação ou que desejam uma terapia de longo prazo. O uso desses medicamentos por até seis meses não apresenta risco para a saúde, e a dependência a esses medicamentos é incomum.

Uma experiência prévia bem-sucedida, ou seja, a cessação sustentada com o medicamento, sugere que a medicação pode ser novamente útil para o paciente se ocorrer uma recaída. Em caso de insucesso de um ciclo de tratamento medicamentoso, pode ser oferecida nova tentativa com o mesmo fármaco; porém, em caso de nova falha, sugere-se a troca por outro.

Para gestantes, não se recomenda o uso de medicamentos orais, porém o uso de adesivos de nicotina pode ser tentado pesando-se os riscos e os benefícios. Há evidência de baixa certeza de que a TRN reduz a taxa de cessação do tabagismo em gestantes. Por outro lado, com relação às outras estratégias farmacológicas, não há comprovação de eficácia ou segurança.[25]

Grupos terapêuticos

O grupo de tabagismo é a principal estratégia para ajudar a população de referência de uma determinada UBS a parar de fumar. É mais custo-efetivo, considerando que as consultas para essa abordagem não podem ser muito distantes umas das outras e, muitas vezes, consultas individuais frequentes para muitos pacientes são pouco factíveis. O ideal é que se realizem encontros semanais por, pelo menos, 4 a 6 semanas seguidas. O trabalho em grupo permite troca de experiências e motivações entre os constituintes do grupo, assim como o fornecimento otimizado de informações e esclarecimento de diversas dúvidas.

Considerando que muitos médicos de família e comunidade de equipes de saúde da família (ESF) têm de lidar com uma grande demanda assistencial, com agendas de consultas geralmente lotadas, a construção e a manutenção de grupos de tabagismo nas UBS em que atuam são uma grande oportunidade para os residentes de medicina de família e comunidade. Os grupos de tabagismo permitem a otimização do cuidado ofertado a 12 a 20 usuários simultaneamente. O número de participantes do grupo pode variar de acordo com a experiência e o número dos funcionários da UBS envolvidos e capacitados. Devem ser idealmente grupos fechados, ou seja, com os mesmos constituintes, nos quatro a seis encontros programados.

O grupo permite a associação de diferentes abordagens, como o fornecimento de informações gerais sobre os benefícios de parar de fumar, abordagem de dúvidas comuns, prescrição de medicações, troca de experiências entre os usuários tabagistas e orientação de simples e relevantes "dicas" advindas da terapia cognitivo-comportamental (TCC).

Seguem algumas orientações gerais sobre as diferentes abordagens a serem realizadas em cada encontro:

» **Primeiro encontro (60 a 90 minutos):**
- Apresentação dos funcionários e usuários.
- Pactuações gerais: número de seções, importância da pontualidade, objetivos gerais do grupo.
- Exposição (preferencialmente com uso de imagens) sobre os problemas relativos ao tabagismo e os benefícios da cessação (15 a 20 minutos).
- Preenchimento de formulário específico para cada participante com a escala de Fagërstrom.
- Tarefa para a próxima semana: diminuir número de cigarros pela metade.

» **Segundo encontro (60 a 90 minutos):**
- Exposição (preferencialmente com uso de imagens) sobre dificuldades comuns encontradas pelos usuários que tentam parar de fumar (10 a 15 minutos).
- Troca de experiências sobre a última semana.
- Abordagem de dúvidas e dificuldades comuns.
- Avaliar a história prévia do usuário com o cigarro: tentativas de parar, tempo de abstinência, comorbidades físicas e psiquiátricas.

» **Terceiro encontro (60 a 90 minutos):**
- Exposição motivacional (preferencialmente com uso de imagens) sobre os benefícios em parar de fumar e fornecimento de "dicas" para enfrentamentos e prevenção da fissura (enorme vontade de fumar).
- Troca de experiências sobre as dificuldades apresentadas na última semana.
- Aconselhamento e troca de experiências sobre a solução dessas dificuldades.
- Consulta individual (5 a 10 minutos). Objetivos: definir a necessidade e possibilidade de prescrição farmacológica, individualizar a história particular, comorbidades clínicas e psiquiátricas envolvidas, adequar a melhor orientação terapêutica, especialmente para aqueles que apresentam maiores dificuldades.

É fundamental individualizar as orientações terapêuticas. Isso pode ocorrer em rápidas consultas individuais feitas após o grupo ou ainda durante o grupo, em momento de abordagem de dificuldades relatadas pelos participantes, pois, como sabemos, esses momentos difíceis são comuns a diversos participantes.

» **Quarto encontro (60 a 90 minutos):**
- Continuidade da abordagem e dos cuidados ofertados.
- Alguns poucos usuários podem ter retorno marcado para consultas individuais.
- Outros, principalmente os pouco motivados, precisam receber alta do grupo para possível retorno futuro.

Ao abandonar o hábito de fumar, a recaída precoce leva ao insucesso, e 50% das recaídas ocorrem em até 48 horas após a data de abandono do hábito. Portanto, é importante o fornecimento de um suporte de acompanhamento logo no início. Aqueles que conseguirem a abstinência total por pelo menos 2 a 3 semanas podem ter seus retornos espaçados e até suas prescrições medicamentosas interrompidas. Além disso, o retorno ao grupo de tabagismo sempre deverá ser possível para os casos de recaídas.

Fluxograma para atenção primária

1. Rastreio de todos os adultos e adolescentes sobre tabagismo.
2. Orientação breve a todos os tabagistas sobre parar de fumar.
3. Oferecimento do grupo de tabagismo a todos os fumantes.[a]
4. Atendimento individual em consultório para casos específicos como:
   - Indivíduos com alto risco de complicações decorrentes do tabagismo.
   - Usuários bem motivados, mas com importantes restrições em comparecer ao grupo.

Doença pulmonar obstrutiva crônica

É comum depararmos com portadores de DPOC que se mantêm fumantes, como é o caso do senhor José. Por isso, toda atenção e suporte devem ser dados no intuito de proporcionar a cessação do tabagismo (responsável por quase 90% dos casos de DPOC), muitas vezes, obtida após três ou mais tentativas. Como a persistência do tabagismo significa piora de DPOC, risco cardiovascular e surgimento de doenças graves, como câncer, há indicação de uma abordagem intensiva e, por vezes, reincidente por parte da equipe de APS que acompanha os tabagistas de maior risco de internações, eventos graves e morte.

Diagnóstico

Os principais sintomas da DPOC são tosse crônica, dispneia (principalmente ao esforço) e sibilância. Podem aparecer diariamente ou em repetidas crises ao longo de anos. Sendo o diagnóstico essencialmente clínico, não devemos aguardar a realização da espirometria para alertar o paciente e iniciar as medidas terapêuticas. A prova de função pulmonar (espirometria) será útil como guia terapêutico no caso de resposta clínica inadequada e possíveis diagnósticos diferenciais (asma, insuficiência cardíaca congestiva – ICC, tromboembolismo pulmonar – TEP, câncer, refluxo gastroesofágico), além de melhor classificação da gravidade e prognóstico. Na Tabela 12.2, ilustramos, por meio de razões de verossimilhança (RV), como informações de anamnese e exame físico aumentam ou diminuem a chance de diagnóstico do DPOC.[26]

A presença conjunta de história de tabagismo, tosse produtiva com eliminação de mais de 60 mL de escarro, história de sibilo e de dispneia aos esforços tornam a probabilidade pós-teste de DPOC maior que 93%. Essa probabilidade de doença favorece seu diagnóstico clínico e o uso da espirometria como recurso de avaliação prognóstica para orientação terapêutica.

No Tabela 12.3, ilustramos as RV da combinação de diferentes variáveis. A primeira situação favorece o diagnóstico (probabilidade pós-teste > 95%) e a segunda permite descartar (probabilidade pós-teste ~ 0%) a hipótese de DPOC.

---

[a]**Caso a demanda seja muito elevada, oferecer o grupo de tabagismo apenas àqueles que manifestem desejo de parar, para evitar uma longa fila de espera pelo grupo. Inscrições devem ser feitas na recepção da UBS para que os grupos não sejam vistos apenas como uma conduta médica, mas de outras categorias profissionais do serviço.**

Tabela 12.2. Razões de verossimilhança (RV) para testes voltados ao diagnóstico de doença pulmonar obstrutiva crônica

Dados da anamnese	RV+	RV−
Tabagismo > 70 maços-ano	8,0	0,63
Tabagismo atual ou prévio	1,8	0,16
Produção diária de escarro > 60 mL	4,0	0,84
História de sibilo	3,8	0,66
Dispneia aos esforços	2,2	0,83
Dados do exame clínico	**RV+**	**RV−**
Sibilos	36,0	0,85
Tórax em barril	10,0	0,9
Hipofonese de bulhas cardíacas	10,0	0,88
Tempo expiratório forçado > 9 segundos	6,7	–
Roncos pulmonares	5,9	0,95
Hipertimpanismo pulmonar à percussão	4,8	0,73
Diminuição de murmúrios vesiculares	2,6	0,66

Tabela 12.3. Razões de verossimilhança (RV) da combinação variáveis para diagnóstico de doença pulmonar obstrutiva crônica

A favor do diagnóstico de DPOC	RV+
Tabagismo > 55 anos + história de sibilo + ausculta de sibilo ao exame	156
Contra o diagnóstico de DPOC	**RV+**
Tabagismo < 30 anos + ausência de história de sibilo + ausência de sibilo ao exame	0,02

Após a confirmação do diagnóstico com espirometria (Volume expiratório forçado no primeiro segundo (VEF_1)/capacidade vital forçada (CVF) < 0,7, pós-broncodilatador), podemos utilizar a principal classificação de **gravidade da DPOC** usando a *Global Initiative for Chronic Obstructive Lung Disease* (GOLD):[27]

- **DPOC leve:** VEF_1 > 80% do previsto.
- **DPOC moderada:** VEF_1 entre 50% e 80% do previsto.
- **DPOC grave:** VEF_1 entre 30% e 50% do previsto.
- **DPOC muito grave:** VEF_1 < 30% do previsto ou VEF_1 < 50% do previsto com insuficiência respiratória crônica.

Atualmente, considera-se que o VEF_1, isoladamente, não seja um bom preditor de sintomas e exacerbações. Preconiza-se que a gravidade da doença seja também avaliada com base no perfil de sintomas e na frequência das exacerbações, que devem ser considerados na indicação do tratamento e na monitorização (Figura 12.1). Para esse fim podem ser usadas as escalas (*modified British Medical Research Council* (mMRC) ou COPD *Assessment Test*® (CAT). Deve-se questionar o paciente sobre história de exacerbações e internações nos últimos 12 meses, além de sintomas relacionados com DPOC. Em pacientes com dispneia para caminhar no plano ou mais dispneico que isso (mMRC maior ou igual 2), classificamos como "sintomáticos". Em pacientes que não apresentam dispneia ou que apresentam dispneia somente aos grandes esforços, classificamos como "pouco sintomáticos". Os pacientes que apresentaram duas ou mais exacerbações nos últimos 12 meses, ou que foram internados, são considerados exacerbadores, e os que não preenchem esses critérios, são considerados não exacerbadores (classes A e B).

Figura 12.1. Classificação ABE por sintomas diários e exacerbações da doença pulmonar obstrutiva crônica. Fonte: Gold, 2024.

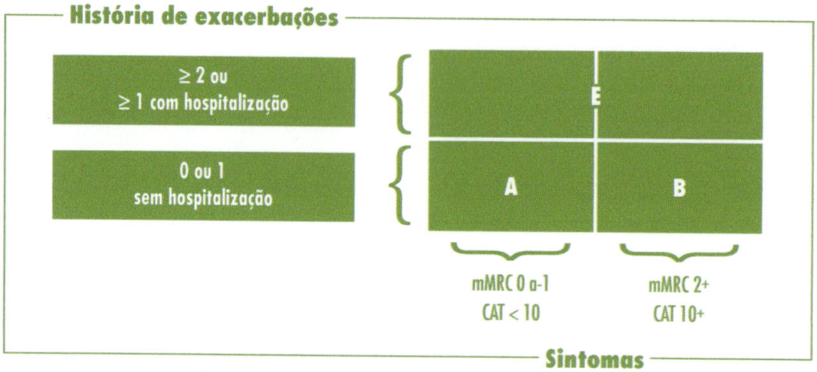

Avaliação diagnóstica complementar

- » Radiografia de tórax (posteroanterior e perfil).
- » Hemograma completo.
- » Oximetria em repouso.
- » Eletrocardiograma em repouso e ecocardiograma.
- » Dosagem de alfa-1-antitripsina.
- » Outras avaliações: sintomas psiquiátricos; estado nutricional; risco cardiovascular.

Tratamento

A terapia inalatória é a pedra angular do tratamento farmacológico em pacientes com DPOC. Três classes de medicamentos inalatórios são utilizados no tratamento da DPOC: beta-agonistas de longa duração (LABA), antagonistas muscarínicos de longa duração (LAMA) e corticoides inalatórios (ICS). Uma das principais referências para escolha da medicação é a classificação por sintomas diários e exacerbações do DPOC (Quadro 12.2). Os corticoides inalatórios são considerados em situações específicas (Quadro 12.3).

Quadro 12.2. Manejo da doença pulmonar obstrutiva crônica

Gold A	Broncodilatador de longa duração (LABA como o formoterol ou LAMA como o tiotrópio).
Gold B	Dois broncodilatadores de longa duração (LABA e LAMA).
Gold E	Se eosinofilia menor que 300: LABA + LAMA. Se eosinofilia maior que 300: LABA + LAMA + corticoide inalado.
Usados conforme crises: broncodilatador de curta duração = beta-2-agonista de curta duração (SABA) com ou sem antagonista muscarínico de curta duração (SAMA)	

Fonte: Gold, 2024.

Quadro 12.3 Condições a favor e contra uso adicional de corticoides inalatórios na doença pulmonar obstrutiva crônica

A favor	Hospitalização por exacerbação de DPOC. Duas ou mais exacerbações de DPOC por ano. Eosinofilia maior que 300. Asma prévia ou concomitante ao DPOC.
Contra	História de múltiplas pneumonias. Eosinofilia menor que 100. História de infecção por micobactérias (p. ex.: tuberculose).

Fonte: Gold, 2024.

Como medidas adjuvantes ao tratamento medicamentoso (Quadro 12.4), orienta-se atividade física regular (o fortalecimento dos membros inferiores é uma medida que beneficia muito a funcionalidade dos pacientes com DPOC), manutenção de peso adequado (obesos têm maior intensidade de sintomas dispneicos), exercícios de reabilitação pulmonar (inicialmente orientados e supervisionados por fisioterapeuta e, posteriormente, mantidos pelo próprio paciente). Além disso, recomenda-se vacinação contra Covid-19, *Influenza*, pneumococo, *pertússis* e herpes-zóster.

Quadro 12.4. Terapia farmacológica na doença pulmonar obstrutiva crônica

Beta 2-agonistas (efeitos colaterais principais: taquicardia sinusal, tremor)
Fenoterol (curta ação – SABA): 100 mcg a 200 mcg (inalador = "bombinha"), 10 a 20 gotas (nebulizador).
Salbutamol (curta ação – SABA): 100 mcg a 200 mcg (inalador), 10 a 20 gotas (nebulizador).
Formoterol (longa ação – LABA): 12 mcg a 24 mcg (inalador).
Salmeterol (longa ação – LABA): 25 mcg a 50 mcg (inalador).

(continua)

Quadro 12.4. Terapia farmacológica na Quadro 12.4. Terapia farmacológica na doença pulmonar obstrutiva crônica (*Continuação*)

Anticolinérgicos (Efeitos colaterais principais: gosto metálico, boca seca)
Ipratrópio (curta ação – SAMA): 30 a 40 gotas (nebulizador).
Tiotrópio (longa ação – LAMA): 30 a 40 gotas (nebulizador).
Corticosteroides [Efeitos colaterais principais: candidíase oral, rouquidão, em caso de uso sistêmico (oral, IV, IM) repetido e em altas doses, ganho de peso, imunossupressão, diminuição de densidade óssea, Cushing]
Beclometasona: 50 mcg a 400 mcg (inalador).
Budesonida: 100 mcg, 200 mcg, 400 mcg (inalador).
Fluticasona: 50 mcg a 500 mcg (inalador).
Prednisona: 20 mg a 60 mg (via oral).
Hidrocortisona: 200 mg a 500 mg (via intravenosa).
Metilprednisolona: 40 mg a 125 mg (via intravenosa).
Associações beta 2-agonista de longa duração + corticosteroide inalatório
Formoterol + budesonida: 6 + 100/6 + 100/12 + 400 mcg (inalador).
Salmeterol + fluticasona: 25 + 50/25 + 125/25 + 250/50 + 100/50 + 250/50 + 500 mcg (inalador).

Fonte: Gold, 2024.

Manejo das exacerbações

A exacerbação da DPOC ocorre quando há um quadro agudo de piora dos sintomas respiratórios. É importante avaliar o fator causal para verificar a necessidade de conduta específica. Na maioria das vezes, a exacerbação é causada por infecções agudas de vias aéreas superiores e/ou má aderência medicamentosa. Além disso, é importante lembrar da possibilidade de broncopneumonia e de outras causas de maior gravidade, como embolia pulmonar, insuficiência ou arritmia cardíaca.

O manejo da exacerbação da DPOC deve ser realizado com fornecimento de oxigênio caso haja hipoxemia, com o objetivo de manter a saturação de O_2 entre 88% e 92% (recomenda-se ventilação não invasiva em casos de desconforto respiratório importante), inalação com beta 2-agonista de curta duração (na maior dose tolerável) associado a anticolinérgico, dose de ataque de corticosteroide e manutenção domiciliar por via oral (sugere-se prednisona na dose de 40 mg ao dia durante cinco dias).

A adição de antibioticoterapia nas exacerbações do DPOC pode ocorrer mesmo sem a necessidade de exame de imagem. É recomendada na presença de duas das três seguintes características: aumento da dispneia, aumento do volume do catarro, aumento da purulência do catarro.[29] Entre os antibióticos recomendados estão amoxicilina, amoxicilina + clavulanato, azitromicina, claritromicina, levofloxacina, moxifloxacina. Pacientes com repetidas exacerbações do DPOC têm benefício com uso de azitromicina (250 a 500 mg/dia/dia 3 x/semana por um ano), apesar da possibilidade de resistência bacteriana.

Encaminhamento para pneumologia: pacientes com DPOC grave ou muito grave (sempre em seguimento conjunto com a equipe de APS) ou dúvida diagnóstica (ausência de melhora clínica e espirometria indisponível).

Broncopneumonia: um diagnóstico diferencial em pacientes com queixa de dispneia

Além de ser uma das principais causas de exacerbação da DPOC, a broncopneumonia (ou pneumonia) é também uma condição importante, do ponto de vista clínico-epidemiológico, em indivíduos sem pneumopatias, uma vez que também é causadora de sintomas e complicações nessa população. Dessa maneira, a pneumonia, uma infecção de vias aéreas inferiores, merece especial atenção por parte dos médicos da APS.

A pneumonia é definida pela presença de sintomas respiratórios do trato inferior (tosse associada a algum dos seguintes sintomas: dispneia, escarro purulento, dor torácica pleurítica), sintomas sistêmicos (febre, calafrios, astenia, dores musculares, confusão), sinais clínicos ao exame do tórax (estertores/crepitações pulmonares, outros sinais de consolidação pulmonar, sinais de derrame pleural) e alterações radiológicas (infiltrado pulmonar não presente previamente), na ausência de outros diagnósticos mais prováveis.

O principal mecanismo envolvido em sua ocorrência resulta da microaspiração de bactérias que colonizam as vias aéreas superiores e, potencialmente, ocasionam a infecção pulmonar. O microrganismo que mais comumente causa a pneumonia adquirida na comunidade é o *Streptococcus pneumoniae* (pneumococo). Também se destacam *Haemophilus influenzae*, *Moraxella catarrhalis*, *Klebsiella pneumoniae* e *Staphylococcus aureus*.

Diagnóstico e manejo

Sinais e sintomas individuais têm baixa utilidade para identificar pacientes com pneumonia. Combinações de sinais e sintomas são necessárias; entretanto, não há uma definição clara sobre quais são as combinações de sintomas e sinais clínicos com os quais se permite estabelecer o diagnóstico de pneumonia.[30] Muitas vezes, além das combinações, dados clínicos, experiência clínica e, eventualmente, radiografia de tórax são necessários. A oximetria pode ajudar na avaliação da gravidade, mas tem pouca sensibilidade para ser utilizada como ferramenta diagnóstica. Em pacientes com baixo risco, exames adicionais são geralmente desnecessários. No entanto, se existirem critérios de gravidade, uma avaliação laboratorial pode ser útil para avaliar a presença de sepse grave/choque séptico.

Um dos critérios de gravidade facilmente aplicável na prática em APS é o CRP-65:[31]

- » Confusão.
- » Respiração ≥ 30 irpm.
- » Pressão arterial sistólica < 90 mmHg ou diastólica < 60 mmHg.
- » 65 anos ou mais.

A partir dessa classificação de gravidade, orienta-se o seguinte manejo:

» **Nenhum dos critérios:** tratamento domiciliar.

» **Um ou dois dos critérios:** considerar tratamento hospitalar ou necessidade de exames adicionais para melhor avaliar a gravidade.

» **Três ou quatro dos critérios:** encaminhar para serviço de urgência hospitalar.

Antibioticoterapia

O tratamento da broncopneumonia deve ser realizado com antibiótico empírico precocemente.

As principais recomendações, de acordo com os microrganismos mais comumente envolvidos na pneumonia adquirida na comunidade, são monoterapia com amoxicilina (500 mg, 8/8 h) ou macrolídeo (azitromicina 500 mg/dia, claritromicina 500 mg, 12/12 h, eritromicina 500 mg, 6/6 h) ou fluoroquinolona respiratória (levofloxacino 500 mg/dia, moxifloxacino 400 mg/dia), durante sete dias.

As fluoroquinolonas respiratórias devem ser especialmente recomendadas para pneumonias em pacientes com comorbidades, como DPOC, diabetes *mellitus* (DM) e insuficiência cardíaca (IC).

Nos casos de tratamento ambulatorial, uma reavaliação rápida em 48 horas pode ser conveniente. Deve-se evitar o expediente muito comum de justificar a prescrição de antibióticos para pacientes com infecção de vias aéreas superiores (IVAS), com o argumento de que se trata de uma pneumonia incipiente ("um começo de pneumonia"). Casos de traqueobronquite aguda (IVAS) são, em sua grande maioria, autolimitados e não necessitam de antibiótico, exceto em casos excepcionais, como nos casos de DPOC exacerbada.

Os pacientes com sinais de gravidade, como discutido anteriormente, devem ser encaminhados para realização de antibioticoterapia intravenosa intra-hospitalar.

Abordagem dos sintomas ansiosos

A apresentação de sintomas ansiosos subjacente às demais queixas clínicas é uma situação muito comum nos atendimentos por profissionais de saúde no mundo todo. O MFC deve ter competência para distinguir situações em que os sintomas são decorrentes de ansiedade ou quando existe alguma doença orgânica com o quadro ansioso.

A ansiedade é caracteristicamente definida como a presença de medo ou preocupação excessivos, com sensação desagradável de perturbação ou apreensão, que podem associar-se em maior ou menor grau a vários sintomas somáticos, como tremores, formigamento, sudorese excessiva, palpitação, dor no peito, dor de cabeça, dores no corpo, tontura, perda urinária, intestino irritável, pseudocrises de asma.

É importante observar que a ocorrência de sintomas ansiosos é justificável para qualquer indivíduo submetido a situações de estresse e ansiedade importantes durante a vida cotidiana. Os transtornos ansiosos devem ser diagnosticados apenas nas situações em que esses sintomas ocorram de modo frequente, desproporcional ou gerem prejuízo funcional para o indivíduo.

Os critérios diagnósticos para o transtorno de ansiedade generalizada, conforme o *Manual Diagnóstico e Estatístico de Transtornos Mentais*, 5ª edição (DSM-V), são descritos no Quadro 12.5.[32]

Quadro 12.5. Critérios diagnósticos para o transtorno de ansiedade generalizada (DSM-V)

A. Ansiedade e preocupação excessivas (expectativa apreensiva), ocorrendo na maioria dos dias por pelo menos 6 meses, com diversos eventos ou atividades (como desempenho escolar ou profissional).

B. O indivíduo considera difícil controlar a preocupação.

C. A ansiedade e a preocupação estão associadas com três (ou mais) dos seguintes sintomas, com pelo menos alguns deles presentes na maioria dos dias nos últimos 6 meses (nota: apenas um item é exigido para crianças):
   1. Inquietação ou sensação de estar com os nervos à flor da pele.
   2. Fatigabilidade.
   3. Dificuldade em se concentrar ou sensações de "branco" na mente.
   4. Irritabilidade.
   5. Tensão muscular.
   6. Perturbação do sono (dificuldade em conciliar ou manter o sono, ou sono insatisfatório e inquieto).

D. A ansiedade, a preocupação ou os sintomas físicos causam sofrimento clinicamente significativo ou prejuízo no funcionamento social, profissional ou em outras áreas.

E. A perturbação não se deve aos efeitos fisiológicos de uma substância (p. ex., droga de abuso, medicamento) ou a outra condição médica (p. ex., hipertireoidismo).

F. A perturbação não é mais bem explicada por outro transtorno mental.

Fonte: Manual diagnóstico e estatístico de transtornos mentais, 5ª edição (DSM-V).

Exames complementares

A avaliação diagnóstica de transtornos ansiosos deve ser composta por história clínica e exame psíquico, além de exame físico voltado a descartar possíveis causas orgânicas.

Os exames complementares poderão ser úteis para descartar doenças orgânicas, sendo válida a realização de alguns exames séricos (glicose, função renal, hepática, tireoidiana) e eletrocardiograma, de acordo com a suspeita clínica. Deve-se evitar, entretanto, a solicitação de exames como forma de compensar uma história clínica pobre, pois, nesses casos, o risco de sobrediagnóstico é grande, tirando o foco do que realmente importa para o paciente. Muitas vezes, a solicitação de exames nesse contexto pode ter a função de reduzir a ansiedade do paciente; todavia, o MFC deve fazê-lo de maneira criteriosa e compartilhada, sabendo dos riscos de encontrar alterações não significativas em alguns exames.

Exames de neuroimagem devem ser solicitados apenas se existir suspeita de alteração cerebral (quadro atípico, rápida evolução, presença de sintomas ou sinais neurológicos).

É importantíssimo evitar a realização de exames repetidamente ou sem indicação clara, por reforçarem o aspecto disfuncional da ansiedade do paciente.[33]

Tratamento

Pacientes com transtornos de ansiedade muitas vezes vivenciam a negação desse diagnóstico quando confrontados aos sintomas somáticos que apresentam. Dessa maneira, a conduta primordial do tratamento da ansiedade é utilizar habilidades comunicacionais para expressar claramente e compartilhar com o indivíduo a importância de reconhecer que os aspectos somáticos e psíquicos não atuam separadamente e que, nesse caso, os sintomas físicos estão de fato relacionados com perturbações psíquicas. Favorecer esse entendimento e o autoconhecimento serão as medidas que mais possibilitarão o sucesso no tratamento do paciente, facilitando a compreensão da necessidade de mudanças comportamentais e vencendo preconceitos com relação à realização de psicoterapia ou uso de medicações psicotrópicas.

Medidas não farmacológicas deverão ser orientadas e fornecidas a todos os pacientes e muitos deles conseguirão o controle da ansiedade por meio delas:

- Psicoterapia (terapia cognitivo-comportamental é a primeira escolha).
- Prática regular de exercícios físicos.
- Higiene do sono.
- Técnicas de relaxamento e meditação.
- Evitar uso de estimulantes (cafeína, nicotina).

O tratamento farmacológico fundamenta-se na utilização de antidepressivos. Os antidepressivos de primeira linha no tratamento do transtorno de ansiedade generalizada são os inibidores seletivos da recaptação de serotonina (sertralina 50 mg a 200 mg, paroxetina 20 mg a 40 mg, citalopram 10 mg a 40 mg, escitalopram 10 mg a 20 mg, fluoxetina 20 mg a 60 mg, fluvoxamina 50 mg a 300 mg) e os inibidores da recaptação de serotonina e noradrenalina (venlafaxina 75 mg a 150 mg, duloxetina 60 mg a 120 mg). Alternativamente, podem ser utilizados os antidepressivos tricíclicos, a mirtazapina com pouca interação medicamentosa, os quais apresentam maior tendência a gerar efeitos adversos (ganho de peso e sonolência), porém também mostram efetividade na ansiedade.[34]

O efeito da medicação para ajuste de dose pode ser observado entre 2 e 4 semanas após o início do uso. Sugere-se o início com monoterapia em dose baixa, com aumento gradual até obter-se a menor dose que garanta o controle completo da ansiedade. Recomenda-se que o tratamento de manutenção seja realizado por um ano.

A escolha entre a abordagem farmacológica e/ou psicoterápica deve ser discutida com o paciente, dando a ele a oportunidade de decisão que melhor se ajuste às suas características pessoais e disponibilidade de tratamento, pois ambos apresentam eficácia comprovada.[35] Em situações de maior gravidade, com sintomas intensos e grande repercussão funcional, ambas as terapias devem ser realizadas.

O uso de benzodiazepínicos pode ser útil em situações de crises de ansiedade. Caso se faça necessário, devem ser prescritos com extrema cautela, reforçando-se que é uma medicação de controle sintomático e não de tratamento contínuo da ansiedade, pois grande parte das pessoas passa a utilizá-los de maneira contínua em detrimento das reais medidas terapêuticas, aumentando o grande risco de dependência existente. Deve-se dar preferência para benzodiazepínicos de ação rápida, como lorazepam 0,5 mg, clonazepam 1 mg, diazepam 5 mg, que iniciam ação terapêutica em menos de uma hora.

Referências bibliográficas

1. World Health Organization. WHO Report on the Global Tobacco Epidemic, 2015. Disponível na Internet: http://www.who.int/tobacco/global_report/2015/en/. Acesso em: 16 nov. 2016.

2. Hays JT, Dale LC, Hurt RD, Croghan IT. Trends in smoking-related diseases. Why smoking cessation is still the best medicine. Postgrad Med. 1998;104(6):56-62.
3. Croghan IT, Offord KP, Patten CA, Hurt RD. Cost-effectiveness of the AHCPR guidelines for smoking. JAMA. 1998;279(11):836-7.
4. Brasil. Ministério da Saúde. Secretaria de Vigilância em Saúde e Ambiente. Departamento de Análise Epidemiológica e Vigilância de Doenças Não Transmissíveis. Vigitel Brasil 2023: Vigilância de fatores de risco e proteção para doenças crônicas por inquérito telefônico: estimativas sobre frequência e distribuição sociodemográfica de fatores de risco e proteção para doenças crônicas nas capitais dos 26 estados brasileiros e no Distrito Federal em 2023. Brasília: Ministério da Saúde, 2023.
5. Brasil. Ministério Da Saúde. Secretaria de Atenção Especializada à Saúde. Secretaria de Ciência, Tecnologia, Inovação e Insumos Estratégicos em Saúde. Protocolo Clínico e Diretrizes Terapêuticas do Tabagismo. Portaria Conjunta nº 10, de 16 de Abril de 2020.
6. Rose G. Estratégias da medicina preventiva. Porto Alegre: Artmed; 2010.
7. Lindson N, Pritchard G, Hong B, Fanshawe TR, Pipe A, Papadakis S. Strategies to improve smoking cessation rates in primary care. Cochrane Database Syst Rev. 2021;9(9):CD011556.
8. Organização Pan-Americana da Saúde. Relatório sobre o Controle do Tabaco na Região das Américas 2022: Resumo executivo. Washington, D.C.: Organização Pan-Americana da Saúde, 2022.
9. Organização Pan-Americana da Saúde. Report on Tobacco Control for the Region of the Americas 2022. Washington, D.C.: PAHO, 2022.
10. Wanderley-Flores B, Pérez-Ríos M, Montes A, Santiago-Pérez MI, Varela-Lema L, Candal-Pedreira C, et al. Attributable mortality to tobacco consumption in Brazil, 1996-2019. Gac Sanit. 2023;37:102297.
11. Brasil. Ministério da Saúde. Instituto Nacional de Câncer José Alencar Gomes da Silva. Legislação sobre o controle do tabaco / Legislação por tema [Internet]. Rio de Janeiro: INCA; 2024. Disponível na Internet: https://www.gov.br/inca/pt-br/assuntos/gestor-e-profissional-de-saude/observatorio-da-politica-nacional-de-controle-do-tabaco/legislacao/por-tema
12. Brasil. Lei n. 9.294: Dispõe sobre as restrições ao uso e à propaganda de produtos derivados do tabaco, proibindo a venda a menores de 18 anos e a participação de crianças e adolescentes na publicidade de produtos derivados do tabaco. Lei nº 9.294, de 15 de julho de 1996.
13. Brasil. Lei Antifumo nº 12.546. Altera a Lei nº 9.294/1996, vedando a propaganda comercial de produtos derivados do tabaco em todo território nacional, permitindo apenas a exposição dos produtos nos locais de venda, acompanhada de advertências sanitárias e da tabela de preços. Lei nº 12.546, de 14 de dezembro de 2011. Disponível na Internet: https://www.planalto.gov.br/ccivil_03/_Ato2011-2014/2011/Lei/L12546.htm Acesso em: 30 nov. 2024.
14. United States. Preventive Services Task Force. Tobacco Use in Adults and Pregnant Women: Counseling and Interventions [Internet]. Rockville: USPSTF; 2021. Disponível na Internet: https://www.uspreventiveservicestaskforce.org/uspstf/recommendation/tobacco-use-in-adults-and-pregnant-women-counseling-and-interventions
15. National Institute for Health and Care Excellence (NICE). Tobacco: preventing uptake, promoting quitting and treating dependence [Internet]. London: NICE; 2021. Disponível na Internet: https://www.nice.org.uk/guidance/ng209
16. Hartmann-Boyce J, Livingstone-Banks J, Ordóñez-Mena JM, et al. Behavioural interventions for smoking cessation: an overview and network meta-analysis. Cochrane Database Syst Rev. 2021;1(1):CD013229.
17. Brasil. Ministério da Saúde. Instituto Nacional de Câncer José Alencar Gomes da Silva. Abordagem breve, mínima, básica na cessação do tabagismo: uma ação ao alcance de todos os profissionais de saúde. Rio de Janeiro: INCA; 2021. 24 p.
18. Jungerman FS, Laranjeira R. Entrevista motivacional: bases teóricas e práticas. J Bras Psiquiatr. 1999;48(5):197-207.

19. Prochaska JO, DiClemente C. Transtheoretical therapy: toward a more integrative model of change. Psycother Theory Res Pract. 1982;20:161-73.
20. Prochaska JO, DiClemente C. Stages of change in the modification of problem behaviors. In: Hersen M, Eiser M, Miller W, orgs. Progress in behavior modification. Sycamore: Sycamore Press; 1992. p. 184-214.
21. Miller WR, Rollnick S. Motivational interviewing: helping people change (applications of motivational interviewing. 3. ed. Nova York: The Guilford Press; 2012.
22. Fiore MC, Hatsukami DK, Baker TB. Effective tobacco dependence treatment. JAMA. 2002;288:1768-71.
23. Hajizadeh A, Howes S, Theodoulou A, Klemperer E, Hartmann-Boyce J, Livingstone-Banks J, Lindson N. Antidepressants for smoking cessation. Cochrane Database Syst Rev. 2023; 5(5):CD000031.
24. Stead LF, Perera R, Bullen C, Mant D, Lancaster T, Stead LF, et al. Nicotine replacement therapy for smoking cessation. Cochrane Database Syst Rev. 2012;11:CD000146.
25. Claire R, Chamberlain C, Davey MA, Cooper SE, Berlin I, Leonardi-Bee J, Coleman T. Pharmacological interventions for promoting smoking cessation during pregnancy. Cochrane Database Syst Rev. 2020;3(3):CD010078.
26. Broekhuizen BDL, Sachs APE, Oostvogels R, Hoes AW, Verheij TJM, Moons KGM. The diagnostic value of history and physical examination for COPD in suspected or known cases: a systematic review. Fam Pract. 2009;26(4):260-8.
27. Global Initiative for Chronic Obstructive Lung Disease (GOLD). Guide to chronic obstructive pulmonary disease (COPD): diagnosis, management and prevention. Global Initiative for Chronic Obstructive Lung Disease; 2024. Disponível na Internet: https://goldcopd.org/2024-gold-report/.
28. National Institute for Health and Care Excellence (NICE). Chronic obstructive pulmonary disease in over 16s: diagnosis and management. NICE guideline [NG115], 26 July 2019.
29. Vollenweider DJ, Frei A, Steurer-Stey CA, Garcia-Aymerich J, Puhan MA. Antibiotics for exacerbations of chronic obstructive pulmonary disease. Cochrane Database Syst rev. 2018; 10:CD0257.
30. Simel DL, Metlay JP. Make the diagnosis: Community-acquired pneumonia, adult. In: Simel DL, Rennie D, Keitz SA, eds. The rational clinical examination: evidence-based clinical diagnosis. Nova York: McGraw-Hill; 2008. p. 537.
31. Simon C, Everitt H, van Dorp F. Manual de clínica geral de Oxford. 3. ed. Porto Alegre: Artmed; 2013.
32. American Psychiatric Association (APA). Diagnostic and Statistical Manual of Mental Disorders. 15. ed. American Psychiatric Association Publishing; 2013.
33. Bernik M, Corregiari F, Stella F, Asbahr FR. Transtornos de ansiedade ao longo da vida. In: Forlenza VO, Miguel EC. Compêndio de clínica psiquiátrica. Barueri: Manole; 2012.
34. Silva FD. Transtornos de Ansiedade. In: Gusso G, Lopes JMC. Tratado de medicina de família e comunidade. Porto Alegre: Artmed; 2018.
35. Avigo D, Oliveira AS, Valladão Júnior JBR. Manual de Condutas em Atenção Primária à Saúde. 1. ed. Atheneu: Rio de Janeiro; 2022.

Capítulo 13

Janaína e Davi

Ana Flávia Pires Lucas d'Oliveira
Clarisse Malatesta Motomura
Kelly Winck
Renata Assis Macedo de Oliveira
Soraya Akemi Rodrigues da Silva
Luciana Vitorino Araújo

O lema e princípio básico é máxima qualidade, mínima quantidade (...) em lugar e momento apropriado.
(Gérvas, 2013)[1]

Narrativa

Janaína Moreira, 24 anos, é usuária frequente da Unidade Básica de Saúde (UBS) desde que engravidou do seu primeiro filho, Davi. Foi uma gravidez planejada e desejada; ela fez pré-natal regular, sem intercorrências, e traz seu filho mensalmente em consultas de puericultura desde seu nascimento, dizendo: "*Nunca falto em consultas, é importante ver se está tudo bem*". Janaína é casada há quatro anos e trabalhava como atendente de supermercado, mas decidiu demitir-se para cuidar da criança.

Davi atualmente está com 13 meses. Já anda sem apoio, fala algumas palavras com significado, como "dá", "papá" e "mamá". Janaína conta que seu filho ainda mama no peito, sempre quando quer e nunca teve problemas para comer. Entretanto, há um mês percebeu que o apetite da criança diminuiu e quando foi pesá-lo na farmácia ficou preocupada, pois quase não ganhou peso com relação à última consulta. Está aflita, pois acha que o peito está atrapalhando o apetite de Davi, mas não queria desmamá-lo agora.

Também conta que Davi tem apresentado diarreia há três dias, com fezes amolecidas 3 a 4 vezes ao dia. Além disso, percebeu que a região perianal está com assaduras. Da outra vez que ele apresentou o quadro, ela passou uma "pomada ginecológica" e gostaria de uma nova receita dessa pomada.

Sobre intercorrências no período interconsultas, conta que levou Davi ao pronto-socorro por uma "otite". Pensou que era só um resfriado, mas ele começou a ter febre, chorar muito e puxar a orelha. Logo desconfiou que "*era o ouvido, e com essas coisas não se brinca*". Foi prescrito amoxicilina, "*que funcionou como mágica*", com Davi ficando afebril desde o segundo dia de antibiótico. Hoje está no quinto dia de uso.

Ao final da consulta, Janaína pergunta se também pode ser atendida. Há um dia ela está com o olho esquerdo vermelho e tem medo de passar para seu filho. Além disso, questiona sobre o fluxo de laqueadura. Tem tomado anticoncepcional oral apenas de progestágeno desde o final do puerpério, mas quer parar a pílula, pois acredita que *"perdeu o fogo"*. Questionada se as relações são algo que deseja, mostra-se retraída e diz que tem de cumprir o seu dever de esposa. *"Você sabe como é homem, né? Não adianta dizer que está cansada"*, completa. Ao indagar a reação do marido diante de sua negativa, diz que ele costuma dizer que vai encontrar uma amante e, algumas vezes, chega a forçá-la a ter relações, quando volta alcoolizado para casa. Entretanto, diz que ele nunca agrediu a criança.

Registro por SOAP – Davi

S

» Janaína (mãe) traz Davi com quadro de febre, irritabilidade e manipulação da orelha esquerda que começou após quadro de gripe. Levou ao pronto-socorro, onde foi prescrita amoxicilina, que está em uso há cinco dias, com melhora dos sintomas e remissão da febre há quatro dias. No entanto, apresenta aumento do número de evacuações, com fezes amolecidas há três dias, associadas a assaduras na região anal. Gostaria da "pomada vaginal" que usou da última vez. Preocupada com a queda de apetite e com o peso da criança no último mês.

Recordatório alimentar: amamentação em livre demanda.
8 h: meia banana e dois pedaços pequenos de pão.
12 h: arroz, feijão, carne moída e cenoura ralada (tigela pequena).
15 h: suco de manga industrializado (200 mL), três biscoitos de maisena.
18 h: jantar semelhante ao almoço ("umas dez colheradas"), antes de dormir – leite com achocolatado (150 mL).

O

» Exame físico:
- Bom estado, corado, hidratado, afebril, eupneico.
- Anda sem apoio, faz pinça, interage bem com a mãe, que demonstra afeto. Fala mais de uma palavra além de mamãe e papai, mostra o que quer estendendo a mão.
- Peso: 9.540 g, escore z entre –2 e 0 (adequado), conforme gráfico de peso por idade da Organização Mundial da Saúde (OMS).
- Estatura: 74 cm, escore z entre –2 e 0 (adequado), conforme gráfico de comprimento por idade da OMS.
- Perímetro cefálico: 45,5 cm, escore z entre –1 e 0 (adequado), conforme gráfico de perímetro cefálico por idade da OMS.

» Exame cardiopulmonar sem alterações.
» Otoscopia: discreta hiperemia timpânica bilateral (criança chorando ao exame).
» Oroscopia: presença de incisivos centrais superiores e inferiores.
» Abdome: sem alterações.
» Genitália: testículos tópicos, expõe glande.

» Lesões eritematosas brilhantes em região de escroto, períneo e glande.
» Estado vacinal: atualizado para a idade.
» Ambiente: observa-se um contexto familiar em que a mãe está exposta a situação de violência doméstica.

A

» Adequado ganho ponderoestatural.
» Estado vacinal adequado.
» Excesso de açúcares na dieta.
» Otite média aguda em tratamento.
» Diarreia secundária ao uso de antibiótico.
» Dermatite de fraldas.
» Preocupação materna com relação à diminuição de apetite.
» Mãe em situação de violência doméstica.

P

» Tranquilizo e oriento que é natural e esperada a diminuição de apetite e da velocidade de crescimento nessa faixa etária; acordamos que medidas em curto intervalo de tempo não serão úteis. Proponho respeitar o apetite da criança e diminuir a oferta de açúcares. Manter leite materno em livre demanda.
» Abordo sobre a diarreia ser possível efeito colateral do antibiótico e possibilidade de suspensão por melhora clínica, mantendo observação com analgesia diante do quadro de otite. Ofereço avaliação na UBS sempre que tiver uma próxima intercorrência.
» Reforço a importância de realizar trocas frequentes da fralda e evitar o uso de lenços umedecidos. Prescrevo pomada de óxido de zinco para alívio e controle de dermatite de fraldas.

Registro de SOAP – Janaína

S

» Deseja troca de anticoncepcional. Uso atual de noretisterona, sem aleitamento exclusivo. Acha que o anticoncepcional diminuiu seu desejo. Tem relações com o marido mesmo quando não quer, pois o mesmo a ameaça com traição e às vezes a obriga a manter relações quando chega em casa alcoolizado.
» Queixa-se de ardência e vermelhidão em olho esquerdo há um dia.

O

» Hiperemia conjuntival com presença de discreta secreção purulenta em olho esquerdo. Sem fotofobia ou alteração de reflexos pupilares.
» Ausência de adenopatia pré-auricular.

A

» Troca de anticoncepcional.
» Violência doméstica por parceria íntima.
» Conjuntivite bacteriana aguda.

P

- » Oriento sobre métodos anticoncepcionais disponíveis. Janaína opta por injetável combinado mensal.
- » Prescrevo limpeza ocular com soro fisiológico 0,9% para alívio dos sintomas e controle de conjuntivite. Se não houver melhora em três dias, retornar para reavaliação, visando à prescrição de antimicrobiano tópico ocular.
- » Abordo situação de violência; planejamos novo encontro para aprofundar a questão.

Pontos abordados

- » Puericultura: frequência das visitas programadas e enfoque.
- » Abordagem de dificuldades alimentares na criança.
- » Abordagem do atraso de crescimento.
- » Manejo da otite média aguda e otite externa.
- » Manejo da dermatite de fraldas.
- » Manejo de conjuntivites.
- » Contracepção.
- » Violência doméstica.

Discussão

O excesso de consultas programadas para determinados grupos populacionais é uma prática comum nas UBS. Crianças saudáveis, gestantes, hipertensos com baixo risco cardiovascular e diabéticos controlados são frequentemente priorizados na agenda do profissional médico. Esses indivíduos sadios ou zelosos, que seguem orientações do serviço e cumprem a agenda extensa de seguimento, são os que consomem recursos em excesso e limitam a prestação de serviços àqueles em situação de maior vulnerabilidade ou complexidade clínica. Essas mesmas pessoas que frequentam a UBS rotineiramente têm dificuldade de acessar a equipe quando sentem alguma necessidade aguda, como aconteceu com Davi durante o quadro de otite, sendo levado a um serviço de pronto atendimento. Para uma atenção primária à saúde (APS) de boa qualidade, a gestão da clínica faz-se necessária e a periodicidade de consultas programadas deve ser pautada na avaliação de risco e baseada em evidências.[2]

No caso de Davi, as consultas agendadas em excesso tampouco puderam avaliar anteriormente a situação de violência vivenciada pela família. O molde tradicional da consulta de puericultura, que prioriza antropometria, extenso recordatório alimentar e esquema vacinal como um *check-list*, oferece pouco espaço para questões complexas da rotina da família, relações interpessoais e mudança do ciclo familiar. Na medicina de família e comunidade a abordagem centrada na pessoa é fundamental, mesmo em consultas padronizadas: com olhar e escuta ampliados, articula projetos mais próximos às expectativas e necessidades da família, evitando, assim, a postura "aconselhadora" quanto aos cuidados da criança.

Puericultura

Realiza-se a puericultura com a intenção de prevenir doenças e promover saúde de modo individual a cada criança, favorecendo seu desenvolvimento físico e psíquico.[3,4]

Em 2023, estima-se que ocorreram cerca de 83 milhões de consultas pediátricas nos Estados Unidos, e as consultas de crianças saudáveis até 18 anos responderam a um terço do total de consultas pediátricas.[5]

Não existem estudos sobre o número ideal de consultas de rotina de uma criança saudável. Dificilmente teremos, pois são muitas as dificuldades técnicas em realizar estudos controlados com grandes grupos de crianças ao longo de muito tempo e não seria ético privar grupos controles de ações consideradas úteis.[6]

O número recomendado pelo Ministério da Saúde (MS) está intimamente relacionado com os momentos da oferta da imunização. Dessa maneira, sugere que a criança deva passar em consulta: na 1ª semana, no 1º mês, 2º mês, 4º mês, 6º mês, 9º mês, 12º mês, 18º mês e no 24º mês e então em consultas anuais.[7] Entretanto, essas consultas não necessariamente precisam ser com o MFC, podem ser divididas com a equipe de enfermagem.

Uma proposta interessante de cronograma de consultas dos dois primeiros anos é a baseada na classificação de risco e vulnerabilidade de cada criança:[8]

» **Criança de baixo risco:** as consultas do 1º e 2º meses devem ser feitas pelo MFC e as seguintes podem ser realizadas pela enfermagem, com atenção aos seguintes riscos:
  - Risco de agravos existentes desde o nascimento: atenção às consultas dos dois primeiros meses para vitalidade, malformações, doenças congênitas.
  - Riscos de agravos nutricionais: atenção ao risco de desmame, introdução de alimentação saudável e nutrição adequada.
  - Risco de comprometimento do desenvolvimento: atenção aos marcos apresentados no Quadro 13.1.

Quadro 13.1. Marcos do desenvolvimento infantil

Idade	Marcos do desenvolvimento
2 a 3 meses	Sorriso social
4 meses	Sustentação da cabeça
9 meses	Sentar sem apoio
18 meses	Andar sem apoio

» **Crianças de alto risco (Quadro 13.2):** realizar consultas mensalmente até o sexto mês, e depois reavaliar cada caso individualmente.

Quadro 13.2. Critérios para classificação da criança de alto risco ao nascimento

Critérios obrigatórios
• Peso ao nascer < 2.500 g. • Morte de irmão menor de 5 anos. • Internação após alta materna.

(continua)

Quadro 13.2. Critérios para classificação da criança de alto risco ao nascimento (*Continuação*)

Critérios associados, presença de dois ou mais
• Mãe adolescente < 16 anos. • Mãe analfabeta. • Mãe sem suporte familiar. • Mãe proveniente de área social de risco. • Chefe de família sem fonte de renda. • História de migração da família há menos de dois anos. • Mãe com história de problemas psiquiátricos. • Mãe com deficiência que impossibilite o cuidado da criança. • Mãe dependente de álcool e/ou drogas ilícitas. • Criança manifestadamente indesejada.

Durante o acompanhamento, as crianças podem ser reclassificadas como crianças de alto risco adquirido, necessitando readequar o cronograma de consultas. Alguns exemplos de risco adquirido: obesidade, duas internações, três atendimentos no pronto-socorro em um período de três meses, maus-tratos ou abuso, situações familiares problemáticas com repercussões na criança.

No caso de Davi, se os cronogramas de consultas fossem feitos como o citado, o acesso ao MFC nos períodos de queixas agudas poderia ter evitado idas ao pronto-socorro, e o acompanhamento longitudinal, com a espera permitida (*watchful waiting*), poderia ter evitado o uso inadequado de antibiótico.

Nas consultas, recomenda-se abordar, além das queixas, rotina diária (atividade física, tempo de tela, horas de sono), vacinação, alimentação e desenvolvimento.[9] Situação de moradia e hábitos de segurança também devem ser discutidos. História clínica, medicamentos, alergias e história familiar devem ser rapidamente revisados. Lembrar sempre de individualizar as consultas e priorizar os assuntos conforme a necessidade de cada paciente. Sobre a entrevista clínica, mostra-se mais producente o início com perguntas abertas, abordando questões levantadas pela família ou pela pessoa atendida.

Recomenda-se um exame físico completo na primeira consulta, porém não existem evidências científicas que justifiquem sua realização em todas as consultas subsequentes.

Monitoramento do crescimento

Apesar de não existirem evidências de seu benefício, a realização do monitoramento do crescimento infantil de maneira rotineira é amplamente aceita por profissionais da saúde em todo o mundo. Pode ser usada como um componente de promoção da saúde, ponto de discussão sobre alimentação, higiene e outros aspectos da saúde e do comportamento da criança. É recomendada pelo Ministério da Saúde:

» Até dois anos: em toda consulta devem ser feitos os registros de peso, estatura e perímetro cefálico, e colocados nos gráficos de crescimento.

» Entre 2 e 10 anos, deve-se medir o peso e a altura, calcular o índice de massa corporal (IMC) e acompanhar com gráfico.

Informação relevante disponível

Revisão da Cochrane, de 2023, mostrou que não há informação suficiente para avaliar se o monitoramento rotineiro do crescimento é benéfico ou não.[3]

No caso de Davi, o monitoramento do crescimento poderia ser usado como ponto de discussão sobre a preocupação da mãe com a alimentação e o ganho de peso.

Suplementação de ferro

O Ministério da Saúde recomenda:

» Lactentes em aleitamento materno exclusivo até 6 meses: 1 mg a 2 mg de ferro elementar/kg para crianças de 6 a 18 meses.

» Leite de vaca: 1 mg a 2 mg de ferro elementar/kg para crianças de 4 a 18 meses.

» Prematuros ou pequenos para a idade gestacional (PIG): 2 mg/kg/dia após um mês de idade por dois meses.

» Prematuros com história de hemorragia perinatal, gestação múltipla, ferropenia materna grave durante a gestação (Hb < 8), hemorragias uteroplacentárias e hemorragias neonatais ou múltiplas extrações sanguíneas: 2 a 4 mg/kg/dia de ferro dos 2 aos 6 meses, quando deve ser solicitado hemograma. Se o resultado do exame for normal, reduzir a dose para 1 a 2 mg/kg/dia até os 18 meses. Se houver anemia, manter a dose de tratamento. Nova pesquisa de anemia deve ser feita aos 15 meses.

A carência de ferro é a deficiência de micronutriente mais comum no mundo. No Brasil, o Estudo Nacional de Alimentação e Nutrição Infantil (ENANI-2019) mostrou que a prevalência de anemia em crianças com idade inferior a cinco anos é de 10,1%, sendo maior até os dois anos (19%) em comparação com crianças entre 2 e 5 anos (5,6%).[10]

A maior preocupação quanto à deficiência de ferro é se ela causa ou não alteração no neurodesenvolvimento ou prejuízo cognitivo na criança; entretanto, há poucos estudos bem desenhados que avaliem esses desfechos.

Estudos observacionais indicam que há uma associação entre a deficiência de ferro, com ou sem anemia, em crianças com atraso no neurodesenvolvimento. Atrasos cognitivos e de comportamento também foram associados à anemia ferropriva. Porém, esses estudos têm limitações, dados o tipo de medidas reportadas e o viés de confusão relacionado com associações a fatores nutricionais e socioeconômicos, tornando difícil a determinação de causalidade.[11,12]

Suplementação de vitamina D

O Ministério da Saúde recomenda 200 a 400 UI/dia para crianças prematuras, de pele escura, com exposição inadequada à luz solar e filhos de mães vegetarianas estritas que estejam em aleitamento materno exclusivo.

Atualmente, não existem ensaios clínicos randomizados que abordem a suplementação universal de vitamina D. Entretanto, essa vitamina pode estar associada à redução de algumas doenças infecciosas e crônicas.[13,14] No Brasil, identificou-se 4,3% de prevalência de deficiência de vitamina D em crianças com idade inferior a cinco anos no ENANI-2019. As maiores prevalências da deficiência da vitamina D foram encontradas no Sul (7,8%) e no Sudeste (6,9%) do país.

As revisões mais recentes da Cochrane sobre o tema apontam que os resultados não apoiam a suplementação em crianças saudáveis com níveis normais de vitamina D para melhorar a densidade óssea, mas sugerem que a suplementação pode ter algum efeito de ligeira melhora no escore z de comprimento/altura para idade.[15,16]

Suplementação de vitamina A

O Ministério da Saúde recomenda a suplementação para crianças de risco, e o programa abrange todos os municípios da região Norte, 585 municípios integrantes do Plano Brasil sem Miséria das Regiões Centro-Oeste, Sul e Sudeste e todos os Distritos Sanitários Especiais Indígenas:

- » Crianças de 6 a 11 meses: uma megadose de vitamina A na concentração de 100.000 UI.
- » Crianças de 12 a 59 meses: uma megadose de vitamina A na concentração de 200.000 UI a cada seis meses.

Crianças que recebem outras formas de suplementação de vitamina A não precisam tomar a megadose.

A carência de vitamina A prejudica a saúde e pode causar morte. A deficiência pode ocorrer quando as fontes de comidas animais ou fortificadas são limitadas.

No Brasil, identificou-se 6% de prevalência de deficiência de vitamina A em crianças com idade inferior a cinco anos no ENANI-2019. As maiores prevalências da deficiência da vitamina A foram encontradas no Centro-Oeste (9,5%) e no Sul (8,9%) do país.

Existem evidências de que a renda e a escolaridade não são os únicos fatores determinantes dessa carência nutricional, reforçando que a ingestão inadequada de alimentos ricos em vitamina A possa estar mais relacionada com os hábitos alimentares inadequados do que com os econômicos.

Segundo revisão da Cochrane, a suplementação de vitamina A em áreas de deficiência pode reduzir o risco de mortalidade em 12%. O estudo recomenda fortemente a suplementação de vitamina A em crianças abaixo de cinco anos em áreas de risco de carência.[17,18]

Abordagem de dificuldades alimentares na criança

O Brasil passa por um processo de transição nutricional, que se caracteriza por um antagonismo de tendências entre desnutrição e obesidade. Em 2022, 14,2% das crianças brasileiras até cinco anos estavam com excesso de peso, ao passo que a prevalência de desnutrição chega a 7%.[19]

Comentário

No Brasil, somente 45% das crianças de 0 a 3 meses e 11% das de 4 a 6 meses estavam em aleitamento materno exclusivo. Aos nove meses, 30% não provaram frutas ou verduras, enquanto 70% já comeram bolachas e/ou salgadinhos e 11% beberam refrigerante.[20]

Apesar disso, a queixa mais comum referente à alimentação ainda é *"meu filho não come"*. Geralmente, isso pode ser traduzido como *"meu filho não come o quanto acredito que deveria comer"*, pois há um desbalanço entre a expectativa dos pais e a ingestão alimentar da criança. A capacidade gástrica das crianças é pequena e elas aprendem muito cedo o autocontrole sobre a ingestão de alimentos, conforme sua necessidade. Ou seja, a criança "come porque cresce", em vez do popular "come para crescer". Davi reduziu a ingestão justamente porque sua velocidade de crescimento também é menor com relação ao ano anterior. Como Janaína, muitas mães se preocupam, pois acreditam que a criança de um ano deveria comer o dobro do que o bebê de seis meses; entretanto, a ingesta é a mesma ou menor.

A preocupação de que a criança fique alimentada comumente leva a práticas alimentares inadequadas, com substituição das refeições por alimentos preferidos da criança, como doces, alimentos industrializados ou bebidas lácteas. Essa mesma expectativa traz uma tensão que pode transformar os momentos de refeição em um "palco de circo" (colher fazendo piruetas), drama (mamãe fica triste) ou mesmo guerra. Essas práticas aumentam a chance de repulsa a alimentos.

Para facilitar que a refeição seja um momento prazeroso e favorecer hábitos alimentares saudáveis no futuro, sugere-se:

- Evitar horários rígidos, respeitando o apetite da criança.
- Evitar práticas nocivas de gratificação (prêmios) ou coercitivas (castigos).
- Oferecer alimentos variados, de preferência separados, para que a criança distinga sua cor, forma e textura.
- Evitar consistência homogênea (alimentos batidos no liquidificador), para estimular a mastigação.
- Preferir alimentos não industrializados; convidar crianças maiores para participar do preparo da comida.
- Quando possível, a família deve fazer a refeição conjuntamente.

Amamentar, comer e oferecer comida são práticas sociais. A alimentação do ser humano não é instintiva; é aprendida cognitivamente e ideologicamente nas relações. Para o manejo de dificuldades alimentares, devemos conhecer não só os alimentos habitualmente consumidos pela criança, mas também compreender as condições que favorecem seu consumo habitual (disponibilidade e acessibilidade ao alimento, influências culturais, modo de vida e rotina, expectativa e preocupação dos pais).[21]

Devemos abordar a expectativa de Janaína, ressaltando a normalidade de redução de ingesta alimentar nessa faixa etária. Além disso, devemos recomendar reduzir a oferta de açúcares (industrializados), em razão dos possíveis danos que podem gerar e pelo fato de, assim, poder aumentar o consumo de outros alimentos. É fundamental lembrá-la de que o leite materno também é alimento e pode ser oferecido em livre demanda até Davi completar dois anos ou mais.

Abordagem do atraso de crescimento

Ganho ponderal e crescimento indicam à equipe dados importantes sobre a saúde da criança, mas são, sobretudo, relevantes na opinião dos pais. *"Magro demais"* ou *"menor que os colegas"* são queixas comuns na consulta da criança e, na maioria das vezes, são reflexo do desconhecimento da ampla variação de normalidade de peso e altura por faixa etária.

Em alguns casos, a altura da criança está realmente abaixo do percentil 3, ao que se denomina baixa estatura. Vale lembrar que 3% das pessoas normais estão abaixo desse valor e 80% das crianças com baixa estatura não apresentam qualquer causa patológica.[22] Exemplo comum é a baixa estatura familiar, que pode ser facilmente diagnosticada por meio do cálculo da estatura-alvo. No Brasil, uma causa frequente de baixa estatura é a desnutrição crônica e pregressa, que se apresenta com baixa relação peso/altura (menores de dois anos) ou baixo IMC (acima de dois anos). Exames complementares não têm papel essencial no diagnóstico e é improvável que revelem a causa do problema se a clínica não a identificou. Solicitar exames em crianças assintomáticas e sem achados ao exame físico resulta em mais resultados falso-positivos que novo diagnóstico.[23]

Entretanto, podemos deparar-nos com um real atraso de crescimento, quando a velocidade de crescimento não está adequada. Esta é inferida a partir da inclinação da curva que a criança apresenta ou pode ser calculada a partir de duas aferições de altura em um intervalo preferencialmente maior que seis meses (Figura 13.1).[24,25]

Figura 13.1. Curva de velocidade média de crescimento dos 0 aos 18 meses (National Center for Health Statistics).[25]

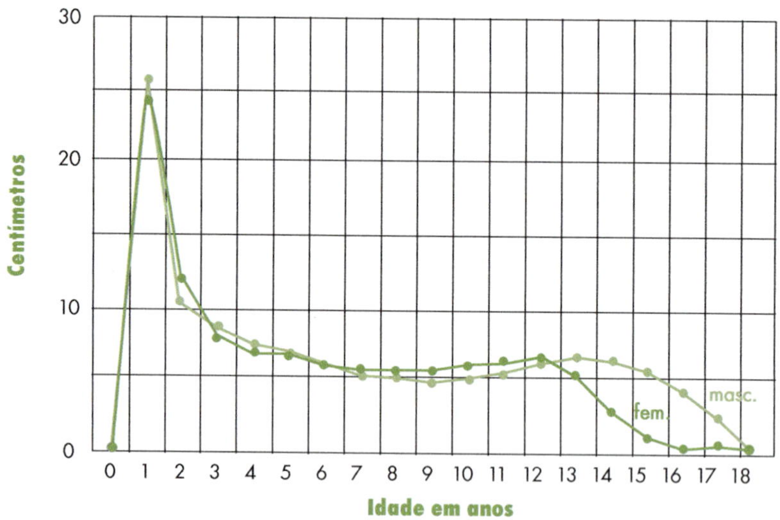

Comentário

A avaliação inicial diante da baixa e da alta estatura deve incluir história e exame físico com medições seriadas, determinação da velocidade de crescimento e altura média esperada a partir da estatura dos pais.[24]

Quando a velocidade de crescimento está abaixo do percentil 10, estima-se que possa ter alguma causa patológica para 80% das crianças. Há uma infinidade de possibilidades diagnósticas para a criança com atraso de crescimento (Quadro 13.3).[26] Cuidadosa anamnese e exame físico, seguidos de acurácia nas medidas de parâmetros de crescimento e avaliação da maturação sexual, em geral indicam os possíveis diagnósticos.

Quadro 13.3. Causas de atraso do crescimento[26]

Genéticas	Baixa estatura familiar, atraso constitucional do crescimento, síndrome de Turner, nanismo acondroplásico.
Físicas	Condições de baixo peso ao nascer, causas endócrinas (hipotireoidismo, hipopituitarismo, diabetes *mellitus*, deficiência de hormônio do crescimento), infecções, asma, cardiopatia.
Não orgânicas	Nutrição ruim, negligência emocional, transtornos alimentares.

Para crianças assintomáticas com atraso de crescimento, sugere-se o rastreamento com exames laboratoriais. Sugere-se também, como possibilidade, a realização de alguns exames iniciais: hemograma, função hepática e renal, eletrólitos e radiografia de idade óssea. Entretanto, não há evidência consistente para essa prática (recomendação de nível C).

Davi, como demonstrado em suas curvas, não apresenta atraso de crescimento até o momento (curva ascendente). É importante orientar Janaína quanto à diminuição esperada de sua velocidade de crescimento a partir de um ano, e que medidas realizadas em um intervalo curto de tempo poderão aumentar a ansiedade e mascarar erros de medição. Mesmo para crianças próximo ao percentual 3 de peso e altura, esse resultado não significa que serão adultos de baixa estatura. Somente por volta dos 18 meses a criança segue seu potencial genético, e dois terços delas podem mudar de percentil – para cima ou para baixo, conforme altura dos pais (fenômeno *catch-up* e *catch-down*).

Como não há suspeita de processo patológico, é fundamental acompanhar longitudinalmente a criança, em intervalo de tempo preconizado (6 meses), para amenizar a ansiedade de Janaína e confirmar se é mantido o curso de crescimento predito inicialmente.

Manejo da otite média aguda e otite externa

Otite média aguda

A otite média aguda (OMA) é uma doença de alta incidência: mais de dois terços das crianças aos três anos já experimentaram um ou mais episódios de OMA e cerca de metade delas já teve mais de três episódios.[27] Estima-se que 25% a 50% dos antibióticos prescritos anualmente são para esse diagnóstico.[28]

O exame confirmatório é a timpanocentese, porém é um exame de pequena disponibilidade e aplicabilidade. Assim, sempre haverá incerteza quando suspeitar de OMA, e é importante conhecer quais dados da história clínica e do exame físico aumentam sua probabilidade diagnóstica.[29]

A história clínica mais compatível com OMA é o início súbito de febre e otalgia após quadro gripal. Enquanto em crianças maiores a dor é referida, nas pequenas é traduzida como choro incessante, irritabilidade, dificuldade de ficar na posição horizontal ("só quer colo") e mudança de padrões de sono e alimentar. A suspeita dos cuidadores de que seja dor de ouvido deve ser considerada e tem alta razão de verossimilhança positiva.

As causas mais frequentes de dor de ouvido são infecção aguda de vias respiratórias (IVAS), corpo estranho, OMA, otite externa ou rolha de cerúmen,[30] e a otoscopia é mandatória para o diagnóstico diferencial. São achados otoscópicos prováveis de OMA: opacificação, abaulamento, rigidez e hiperemia evidente de membrana timpânica (Tabela 13.1).[31,32]

Tabela 13.1. Achados de anamnese e exame físico para otite média aguda[31,32]

Anamnese	RV+	RV–	S	E
Otalgia	3	0,6	-	-
Prurido local	3,3	0,7	-	-
Suspeita de otite por parte dos pais	3,4	0,4	-	-
Otoscopia	**RV+**	**RV–**	**S**	**E**
Opacificação	34	—	74%	93%
Abaulamento	51	—	51%	97%
Rigidez	31	—	95%	85%
Hiperemia evidente	8,4	0,2	—	—

RV+: razão de verossimilhança positiva; RV–: razão de verossimilhança negativa; S: sensibilidade; E: especificidade.

Comentário

A hiperemia discreta de membrana timpânica pode ser causada por choro ou febre e tem baixa acurácia diagnóstica. Por outro lado, coloração normal tem razão de verossimilhança negativa de 0,2 e torna o diagnóstico improvável.

No caso de Davi, ainda que não tenhamos dados da otoscopia inicial, o diagnóstico de OMA é muito provável pela história de início de febre após quadro gripal, irritabilidade, manipulação das orelhas e suspeita da mãe. Somente com esses dados de anamnese, a probabilidade de ser OMA chega a 90%.

Diante de um diagnóstico provável de OMA, a conduta mais recomendada é expectante, com prescrição de sintomáticos e reavaliação em três dias (*watchful waiting*). Estima-se que até 80% dos casos resolvem-se espontaneamente, sem o uso de antibióticos.[33]

Sintomáticos habitualmente prescritos para otalgia são dipirona, paracetamol ou ibuprofeno. Não há evidência para uso de descongestionantes, anti-histamínicos ou corticosteroides no seguimento de OMA.

Informação relevante disponível

"Não foi encontrada nenhuma diferença estatística quanto a intensidade e duração da otalgia, perda auditiva, perfuração timpânica, recorrência tardia do quadro ou complicações, quando comparado o início imediato de antibióticos à conduta expectante com prescrição de sintomáticos no manejo da otite média aguda."[34]

Com relação à antibioticoterapia, além de não ser evidente o benefício de seu uso, para cada nove crianças tratadas com antibiótico, uma experimentará efeitos adversos como vômitos, diarreia e *rash* (NNH = 9). Entretanto, podem trazer mais benefícios às crianças menores de dois anos com quadro severo, seja OMA bilateral (NNT = 4), seja associação com otorreia (NNT = 3).[34] Quando se opta por antibiótico, o fármaco de escolha é a amoxicilina.

Uma das causas para a hiperprescrição de antibióticos é a demanda dos cuidadores da criança. É importante realizar abordagem centrada na pessoa e reconhecer expectativas e crenças com relação à doença e ao tratamento para facilitar a comunicação durante a consulta. Uma das preocupações mais comuns é com relação à possível perda auditiva da criança se a otite não for tratada de imediato. É importante orientar a família baseando-se nas informações relevantes atuais e estar acessível para reavaliação breve.

Além disso, a prescrição anterior de antibióticos diante de um quadro semelhante perpetua a expectativa de que estes são necessários nos episódios subsequentes. Para a mãe de Davi, o antibiótico "funcionou como mágica", pois o alívio de sintomas que provavelmente se daria espontaneamente foi coincidente com o uso da medicação. Abordar com Janaína que os benefícios do antibiótico no tratamento inicial da OMA não superam os danos (como a diarreia apresentada pela criança), ajudará a romper o ciclo de demanda pela medicação.

Otite externa

A otite externa é um importante diagnóstico diferencial de OMA, já que cursa com otalgia e pode apresentar-se com hiperemia de membrana timpânica. Entretanto, sinais clássicos são dor à pressão de trágus e tração auricular, inexistentes quando o acometimento é em ouvido médio. À otoscopia, o canal auditivo está edemaciado e hiperemiado.

Estima-se que 10% da população terá um episódio de otite externa durante a vida.[35] São fatores de risco comuns: nadar, trauma e uso de dispositivos auriculares.

O tratamento com antimicrobiano tópico otológico é o preferencial para otite externa não complicada (NNT = 2) e a adição de corticosteroide tópico pode resultar em resolução mais rápida dos sintomas (Quadro 13.4).

Quadro 13.4. Antibióticos tópicos no tratamento da otite externa

Ciprofloxacina 0,3% + dexametasona 0,1%
- Forma de uso: duas vezes ao dia.
- Principais efeitos colaterais: risco baixo de sensibilização.

Neomicina + polimixina B + hidrocortisona
- Forma de uso: 3 a 4 vezes ao dia.
- Principais efeitos colaterais: ototoxicidade, risco elevado de dermatite de contato.

Ofloxacina 0,3%
- Forma de uso: 1 a 2 vezes ao dia.
- Principais efeitos colaterais: risco baixo de sensibilização.

Informação relevante disponível

"Dado que a maioria dos antimicrobianos tópicos é igualmente eficaz para o tratamento da otite externa, a escolha deve ser determinada por fatores como: hipersensibilidade ao fármaco, preferência pessoal, custo, aderência (esquema de doses) e ototoxicidade (integridade da membrana timpânica)".[36]

Deve-se orientar o modo adequado de aplicação das gotas otológicas e evitar manipulação do ouvido e exposição à água (principalmente submersão) por, no mínimo, uma semana. A expectativa é de que os sintomas melhorem somente a partir do sexto dia de tratamento. Se não houver melhora em duas semanas, deve-se considerar falha de tratamento.

Manejo da dermatite de fraldas

A dermatite das fraldas é a afecção de pele mais comum dos lactentes, ocorrendo principalmente de 0 a 2 anos. Tem uma prevalência que pode chegar a 35%,[37] sem diferença entre sexo ou raça.[38]

É uma dermatite de contato irritativa primária e atinge a área coberta pela fralda, também conhecida como dermatite em W, pois atinge as áreas convexas: nádegas, abdome inferior, genitália e região proximal das coxas, poupando as regiões de dobras.

Ocorre por uma combinação de fatores, como aumento da umidade e calor local, fricção, mudança do pH. O efeito oclusivo da fralda e o contato prolongado com urina e fezes contribui para essas alterações, levando a maceração da pele e quebra de barreira, permitindo a entrada de agentes irritativos e microrganismos.

É autolimitada, com duração média de 2 a 3 dias. Entretanto, a infecção secundária por *Candida albicans* está frequentemente associada e deve ser investigada nas dermatites que persistem por mais de três dias, apesar do tratamento adequado. Infecções secundárias por bactérias como *Bacillus faecalis*, *Proteus*, *Pseudomonas*, *Staphylococcus* e *Streptococcus*, também podem estar presentes, mas são menos frequentes.

As lesões variam de pápulas eritematosas a extensivo eritema com maceração ou erosões superficiais; são normalmente brilhantes, podendo ou não ser descamativas. A apresentação mais rara e severa com cronificação é a dermatite de Jacquet, que se desenvolve pela persistência e intensidade do agente agressor, associação de fatores agravantes (irritantes tópicos, fungos) e/ou por manejo inadequado.

Os diagnósticos diferenciais a serem considerados incluem: outras dermatites (de contato alérgica, atópica, seborreica), psoríase, escabiose, sífilis congênita, histiocitose de células de Langerhans (doença de Letterer-Siwe), abuso sexual, impetigo bolhoso, herpes simples.

Tratamento

Faltam ensaios clínicos randomizados controlados que reforcem o tratamento da dermatite das fraldas. Atualmente, o princípio do tratamento consiste no manejo adequado de medidas de cuidados com a pele. A educação e o suporte aos pais quanto aos seguintes aspectos são essenciais:

- » Trocar frequentemente a fralda, diminuindo o tempo de contato com urina e fezes.
- » Deixar a criança alguns períodos sem fralda.
- » Limpar delicadamente com água morna; se estiver com creme de barreira, utilizar primeiro algodão com óleo mineral para remover.

Algumas opções terapêuticas:

- » Cremes/pastas de barreira que contêm óxido de zinco. O uso dessas barreiras é baseado em experiências clínicas. Existem poucos estudos randomizados de qualidade que suportam seu uso.[39] O uso rotineiro em crianças de pele normal não é necessário.[40]

» Se a inflamação persistir, o uso de corticosteroide tópico de baixa potência, como hidrocortisona a 1%, duas vezes ao dia, por 2 a 7 dias, pode ser útil.[41]
» No caso de infecção secundária por *Candida*, agentes antifúngicos como nistatina, miconazol, clotrimazol e cetoconazol são efetivos.
» Alguns estudos mostram que o uso tópico de leite materno pode ajudar no tratamento.[42,43]

A escolha do melhor tipo de fralda é controversa: uma revisão da Cochrane de 2006, de estudos randomizados controlados, não encontrou evidências que suportem ou refutem o uso de fraldas descartáveis na prevenção de dermatite das fraldas.[44]

A dermatite das fraldas de Davi provavelmente ocorreu pelo quadro de diarreia, secundária ao uso de antibiótico. A diarreia é importante fator de risco, pois aumenta o contato das fezes com a pele, facilitando a quebra de barreira. A solicitação pela "pomada ginecológica" provavelmente ocorre por um tratamento prévio de dermatite de fraldas com infecção secundária por *Candida*, que não se justifica no quadro atual.

Manejo de conjuntivites

Conjuntivite é o processo inflamatório da conjuntiva, caracterizado por dilatação dos vasos conjuntivais, resultando em edema e hiperemia da conjuntiva. Sua origem pode ser infecciosa (causada por bactérias ou vírus) ou secundária a uma reação alérgica (por exposição a alérgenos) e seu diagnóstico é basicamente clínico, tendo uma acurácia com relação ao diagnóstico laboratorial de 75%. Em geral, tem uma história natural autolimitada e de baixa morbidade.

Os elementos clínicos costumam fornecer dados suficientes para fundamentar o diagnóstico diferencial entre as infecções bacteriana, viral ou reação alérgica. A conjuntivite viral tende a produzir secreção mais aquosa, folículos translúcidos circundados por vasos sanguíneos e adenopatia pré-auricular (50% dos casos); a conjuntivite bacteriana tem, em geral, secreção mucopurulenta, conjuntivas lisas e inflamadas, com pontos vermelhos e sem adenopatia pré-auricular; e a conjuntivite alérgica apresenta ardência, prurido e secreção mucoide, ocorrendo geralmente após exposição recente a uma substância alergênica.[45]

As conjuntivites bacterianas e, em especial, as virais, têm um risco de transmissão estimado de 10% a 50%. O manejo do indivíduo com conjuntivite infecciosa deve se iniciar com a orientação da pessoa sobre o cuidado com a higiene das mãos, soluções oftalmológicas e toalhas. A secreção palpebral deve ser retirada com pano delicado umedecido em água limpa.

Deve-se levar em consideração que a maioria dos quadros de conjuntivite infecciosa resolve-se em 1 a 2 semanas (65% ao final de cinco dias), mesmo na ausência de tratamento antibiótico tópico. O risco de complicações graves associadas aos quadros de conjuntivite não tratados é baixo. Assim, faz-se necessário o uso de antibiótico tópico apenas para casos com curso severo, ou quando a pessoa, mesmo orientada sobre as limitações, prefere fazer uso de tratamento.[46]

Para o tratamento da conjuntivite, existe uma variedade de antibióticos tópicos de eficácia semelhante e resposta clínica nítida em 2 a 3 dias. Entre eles, os colírios de cloranfenicol 0,5% (uma gota a cada duas horas por dois dias e, posteriormente, a cada quatro horas por cinco dias), gentamicina, neomicina + polimixina B, tobramicina, ofloxacina e cloridrato de ciprofloxacina.

Não existe tratamento curativo para conjuntivite viral, sendo adotadas apenas medidas de suporte aos sintomas.

O paciente com conjuntivite alérgica deve ser orientado a remover lentes de contato, evitar exposição a alérgenos e a não esfregar os olhos. Recomenda-se a aplicação de compressa de água fria local. Pode-se considerar o uso de vasoconstritores tópicos, como cloridrato de nafazolina por 1 a 2 dias e anti-histamínicos sistêmicos por 24 horas.[47]

É importante estar alerta para não ignorar as condições de risco à visão. Em casos de conjuntivite que não melhoram em uma semana, a pessoa deve ser encaminhada para avaliação na oftalmologia.

No caso de Janaína, após orientação sobre o curso da doença, a proposta seria limpeza ocular com soro fisiológico 0,9% e, caso não haja melhora em três dias, retorno ao serviço para reavaliação visando ao início de antibiótico tópico.

Anticoncepção

A anticoncepção foi e é uma das maiores contribuições que a ciência ofereceu para o controle da natalidade, visto que permitiu a separação entre sexualidade e reprodução. Ofereceu, ainda, a oportunidade de a mulher conquistar maior liberdade sexual, mais espaço no mercado de trabalho e mais proximidade com relação aos homens, embora a igualdade de gênero ainda não seja uma realidade.

No caso da Janaína, que está amamentando, a anticoncepção é importante porque o espaçamento adequado entre as gestações diminui a morbidade e mortalidade neonatal, infantil e materna, e porque a gravidez indesejada aumenta o risco de depressão puerperal, reduz o tempo de amamentação e acarreta pior cuidado pré-natal e do recém-nascido.[48] A OMS orienta um intervalo mínimo de 24 meses entre as gestações.[49]

Ao abordar uma mulher que deseja anticoncepção, é necessário avaliar seus fatores de risco e oferecer os diversos tipos de anticoncepção disponíveis, não deixando de apontar as vantagens, os efeitos adversos e a eficácia de cada método (Tabela 13.2), para então haver plano conjunto da conduta escolhida. É necessário, ainda, explicar a maneira correta do uso e abordar os medos e mitos que existem com relação aos métodos porque, segundo Speidel, uma das maiores causas de gravidez indesejada é a descontinuidade ou o uso incorreto da medicação por medo de efeitos colaterais ou desconhecimento do uso correto do método.[50,51]

Entre as diversas formas de anticoncepção, temos:

1. Não hormonais:
   - Métodos naturais: amamentação, abstinência periódica, coito interrompido, métodos de barreira (preservativo, diafragma).
   - Dispositivo intrauterino (DIU) de cobre e prata.
   - Vasectomia/laqueadura tubária.
2. Hormonais:
   - Anticoncepcionais combinados orais e injetáveis.
   - Minipílula/medroxiprogesterona/implantes subdérmicos.
   - DIU com liberação de levonorgestrel.

Tabela 13.2. Taxa de falha de métodos anticoncepcionais em um ano[51]

Tipo	Ideal	Típico
Implante	0,05%	0,05%
Vasectomia	0,1%	0,15%
Medroxiprogesterona	0,3%	3%
Laqueadura	0,5%	0,5%
Dispositivo intrauterino	0,6%	0,8%
Pílula	0,1%	8%
Preservativo	2%	15%
Coito interrompido	6%	12%
Diafragma	6%	16%
Abstinência periódica	9%	25%
Nada	85%	85%

Métodos não hormonais

Métodos naturais

Os métodos naturais incluem a amenorreia lactacional (infertilidade transitória da pessoa praticando aleitamento exclusivo e que permanece em amenorreia), o coito interrompido (retirada do pênis de dentro da vagina antes da ejaculação) e a abstinência periódica (com base na abstinência de acordo com a percepção de fertilidade, como consistência do muco cervical, temperatura corporal basal ou tabelinha).

» Vantagens: não têm efeitos adversos e oferecem oportunidade de a pessoa aprender sobre reprodução e sobre o próprio corpo.

» Desvantagem: baixa eficácia (à exceção da amenorreia lactacional).

Métodos de barreira

Os métodos de barreira constituem-se em recursos que podem ser utilizados com a finalidade de impedir a progressão e encontro dos espermatozoides com o óvulo.

» Preservativo (interno ou externo):
- Vantagens: além de evitar gestação, protege contra infecções sexualmente transmissíveis, é barato e de fácil acesso.
- Desvantagem: adesão.
- Contraindicação: alergia ao látex.

» Diafragma com espermicida: a associação incrementa a eficácia dos métodos e facilita a colocação. O espermicida mais usado é o nonoxinol-9 a 2%.
- Vantagem: relativa proteção contra infecções sexualmente transmissíveis.
- Desvantagens: precisa de prescrição médica e de informações quanto ao uso correto.
- Contraindicações: alergia ao látex, história de síndrome do choque tóxico, de doença valvar cardíaca complicada, doença inflamatória pélvica (DIP).

> **Comentário**
>
> **DIU de cobre é usado como contracepção de emergência com inserção até sete dias após a relação sexual desprotegida.[51]**

Dispositivo intrauterino

O DIU de cobre também atua como espermicida e tem a vantagem de não ter hormônios e não causar seus efeitos colaterais, além da necessidade de ser trocado apenas a cada 10 anos. Como efeitos adversos, pode ocasionar aumento do fluxo menstrual e dismenorreia em algumas mulheres. O DIU de prata, é um DIU de cobre que tem também prata em sua composição. A prata tem a função de estabilizar o cobre e, com isso, diminuir o efeito de cólicas e sangramentos menstruais durante o uso. O DIU com liberação de progesterona tem a vantagem de diminuir a dismenorreia e o fluxo menstrual, mas pode causar efeito *spotting* e sangramento discreto nos primeiros meses, além da possibilidade de causar efeitos colaterais associados ao hormônio, como acne, depressão e ganho de peso. Entre as opções de DIU com levonorgestrel, atualmente, recomenda-se o uso de Kyleena® para fins de anticoncepção (por menos efeitos colaterais), sendo o Mirena® indicado em situações de tratamento de sangramento uterino anormal (por sua ação no controle menstrual podendo gerar diminuição e até suspensão do fluxo).

O DIU é contraindicado a pessoas com história de sangramento genital inexplicado, doença inflamatória pélvica (DIP) aguda, gravidez e com risco alto de infecções sexualmente transmissíveis. A inserção pode ser realizada em qualquer momento do ciclo menstrual, mas idealmente durante a menstruação, porque diminui os riscos de expulsão. É importante realizar o toque bimanual para avaliar a posição e a profundidade do útero antes da inserção, que pode ser realizada em um consultório.

Embora alguns sugiram que não deve ser usado em nulíparas, pela maior chance de expulsão e menor eficácia, estudos mostram riscos de expulsão e eficácia parecidos nas nulíparas e multíparas.[53,54]

Esterilização: vasectomia ou laqueadura tubária

A laqueadura tubária é considerado um método irreversível; portanto, é necessária uma conversa clara e minuciosa com a pessoa para que ela tenha certeza da decisão. Existem várias técnicas cirúrgicas, e complicações são observadas em menos de 2% dos casos.[55]

A vasectomia é facilmente praticada, sob anestesia local e realizando cuidados de pequena cirurgia, em que é realizada a oclusão do canal deferente. É segura e satisfatória para a anticoncepção. Tem a desvantagem de poder ocorrer recanalização do ducto.

A esterilização cirúrgica é permitida para pessoas com capacidade civil plena, desde que respeitados os seguintes critérios:

- » Idade maior ou igual a 21 anos OU presença de dois ou mais filhos vivos.
- » Registro de manifestação de vontade após informação sobre riscos da cirurgia e esclarecimento de todos os métodos reversíveis disponíveis.
- » Observação de intervalo mínimo de 60 dias entre a manifestação da vontade e a realização do procedimento.

Importante

A Lei nº 14.443, de 2 de setembro de 2022, alterou a Lei do Planejamento Familiar reduzindo a idade mínima para esterilização cirúrgica de 25 para 21 anos, além de extinguir a necessidade de consentimento do cônjuge em caso de sociedade conjugal e incluir a possibilidade de a laqueadura ser realizada durante ou imediatamente após o parto (desde que respeitado o intervalo de 60 dias entre a manifestação da vontade e a data prevista do parto).

Métodos hormonais

Os métodos hormonais constituem-se no uso de anticoncepcionais com hormônio (progestágenos e/ou estrógenos) em sua composição.

Anticoncepcional oral combinado

- Baixa dose: < 50 mcg etinilestradiol.
- Primeira geração: ≥ 50 mcg etinilestradiol.
- Segunda geração: 30 mcg ou 35 mcg etinilestradiol + levonorgestrel ou norgestimato ou outros derivados da noretindrona.
- Terceira geração: 30 mcg ou 20 mcg etinilestradiol + gestodeno ou desogestrel.

- **Vantagens:** diminuição de doença benigna da mama, cistos ovarianos, anemia por sangramento, DIP, dismenorreia e gestação ectópica.
- **Desvantagens:** dificuldade posológica.
  - Riscos: uma revisão da Cochrane concluiu que o uso de anticoncepcional oral combinado aumenta o risco de infarto do miocárdio e acidente vascular cerebral quando contém doses ≥ 50 mg de estrógeno, independentemente do tipo de progestágeno.[56] Além disso, outra revisão mostrou que os contraceptivos orais combinados foram associados a um risco aumentado de trombose venosa. O risco de trombose para contraceptivos orais combinados que contêm etinilestradiol 30 mcg a 35 mcg e gestodeno, desogestrel, acetato de ciproterona ou drospirenona foram semelhantes, e cerca de 50% a 80% mais elevado que com o levonorgestrel. O contraceptivo oral combinado de menor risco é o que contém 30 mcg de etinilestradiol com levonorgestrel.[57]
  - Efeitos adversos: náuseas, cefaleia, irritabilidade, aumento ponderal, irritabilidade, hipertensão arterial, hepatopatias, eventos tromboembólicos.
  - Contraindicações absolutas: trombose arterial ou venosa, diabetes *mellitus* com complicações renais ou oftalmológicas, fumantes acima de 35 anos e com mais de 15 cigarros ao dia, doença valvar ou cardíaca com hipertensão pulmonar, prolapso de valva mitral sintomática, cirrose, hepatite crônica ativa, tumor hepático, epilepsia, glaucoma, gestação, sangramento genital sem diagnóstico, hipertensão arterial grave, icterícia colestática na gestação.

Contraceptivo injetável combinado

Parecidos com os anticoncepcionais orais combinados com relação a indicação, efeitos adversos e eficácia.

- **Vantagem:** administração mensal.

Minipílula

Composta exclusivamente por progestogênio.

- **Vantagens:** pode ser usada na amamentação (a partir de 6 semanas após o parto) e em situações de contraindicação ao anticoncepcional oral combinado.
- **Desvantagens:** dificuldade posológica.
- **Efeitos adversos:** amenorreia persistente, alterações do fluxo menstrual, cefaleia, sensibilidade mamária.

Progestogênio injetável

O mais usado é o acetato de medroxiprogesterona 150 mg a cada três meses.

- **Vantagens:** administração trimestral; pode ser usado durante amamentação e em situações que contraindicam anticoncepcional oral combinado, além de ser indicado para mulheres com epilepsia que desejam anticoncepção, pois aumenta o limiar de convulsão.
- **Efeitos adversos:** amenorreia prolongada, sangramentos irregulares, ganho de peso, acne, depressão, alteração de libido.

Comentário

No geral, há pouca evidência de que os contraceptivos só de progestógeno causam ganho de peso. O ganho médio de peso foi de menos de 2 kg para a maioria dos estudos até os 12 meses. Estudos de vários anos mostrou maior ganho de peso, mas o ganho foi semelhante quando se comparam mulheres que usaram contraceptivos só de progestógeno e aquelas que não o fizeram. Isso sugere que o ganho de peso ao longo do tempo pode ocorrer independentemente do uso de contraceptivos.[58]

Implante subdérmico de progesterona

São sistemas de anticoncepção de longa ação. Os mais testados são o Norplant® (duração de cinco anos) e o Implanon® (duração de três anos). A colocação e a retirada são realizadas por pequenas cirurgias. Alguns municípios oferecem pelo Sistema Único de Saúde (SUS) implante subdérmico para grupos de elevado risco. Tem efeitos adversos, indicações e vantagens semelhantes a qualquer contraceptivo apenas com progestogênio.

Violência doméstica – violência sexual pelo parceiro

Ao retratar o caso de Janaína, encontramos a existência de violência contra a mulher. A agressão sexual caracteriza-se por "qualquer conduta que constranja a presenciar, a manter ou a participar de relação sexual não desejada mediante intimidação, ameaça, coação ou uso da força" (Instituto Maria da Penha). Em sua maioria, a violência sexual é praticada por parceiro ou ex-parceiro sexual e outras pessoas conhecidas da mulher (Anuário Brasileiro de Segurança Pública).

As mulheres podem sofrer vários tipos de violência por parte de uma parceria íntima:

- **Violência física:** inclui ferimentos e danos ao organismo, como bater, chutar, empurrar, ferir com arma.

» **Abuso emocional/psicológico:** cursa com comportamentos, como críticas repetitivas, ameaça à mulher e aos filhos, xingamentos, diminuição de autoestima, menosprezo e humilhação pública; e controle de comportamentos, como deixá-la sem dinheiro, não permissão de sair de casa para ver família ou amigos, perseguição, suspeita de infidelidade, não permissão para procurar cuidados de saúde.
» **Violência sexual:** refere-se à obrigação em manter relações sexuais ou praticar atos sexuais contra sua vontade, obrigação de relações sexuais sem proteção contra gravidez ou infecção.

É importante que quem presta cuidados à saúde atente-se para o fato de que os problemas de saúde de uma mulher podem ser causados ou agravados pela violência. As mulheres vítimas de violência muitas vezes procuram o serviço de saúde para condições emocionais ou físicas relacionadas, incluindo lesões. No entanto, muitas vezes não informam sobre a violência por vergonha, medo de julgamento ou medo de seu parceiro.

Deve-se suspeitar que uma mulher foi submetida à violência se ela tem alguma das ocorrências a seguir:

» Problemas de saúde emocionais em curso, como estresse, ansiedade ou depressão.
» Comportamentos prejudiciais, como abuso de álcool ou de drogas.
» Pensamentos, planos ou atos de autoagressão ou (tentativa de) suicídio.
» Lesões repetidas ou não bem explicadas.
» Repetidas infecções sexualmente transmissíveis.
» Gravidez indesejada.
» Dor ou condições crônicas recorrentes ou inexplicáveis (dor pélvica ou problemas sexuais, problemas gastrointestinais, infecções nos rins ou na bexiga, dores de cabeça).
» Consultas de saúde repetidas sem diagnóstico claro.

Outra maneira de suspeitar de um problema de violência é se o parceiro ou o marido de uma mulher é invasivo durante as consultas, se ela muitas vezes falta aos compromissos de assistência à saúde dela própria ou de seus filhos, ou se seus filhos têm problemas emocionais e comportamentais.[59]

Informação relevante disponível

Pesquisa realizada pelo DataSenado em 2024 revelou que 30% das brasileiras já sofreram algum tipo de violência doméstica ou familiar provocada por homem. Entre as vítimas entrevistadas, 76% referem ter sofrido violência física e 25%, violência sexual. A agressão é predominantemente praticada por homens que mantinham relações íntimas com a vítima: 73% eram maridos, companheiros ou namorados.[60]

Apesar de não se recomendar uma triagem universal para violência em todos atendimentos de mulheres que frequentam o serviço de saúde, recomenda-se a vigilância atenta e não deixar de investigar a possibilidade de violência nas situações em que se suspeite que ela esteja presente.[61]

Abordagem da violência doméstica

"O que fazer se eu suspeitar de violência?"

Nunca levantar a questão da violência pelo parceiro, a menos que a mulher esteja sozinha. Mesmo se ela estiver acompanhada de outra mulher, aquela mulher pode ser a mãe ou irmã de um abusador. Pode-se abordar o tema com perguntas indiretas como: "*Eu tenho visto mulheres com problemas como o seu que têm experimentado problemas em casa*". Porém, se a opção for abordagem de forma direta, deve-se fazê-la de uma maneira não julgadora e empática, usando uma linguagem que seja apropriada e relevante para a cultura e a comunidade em que você está trabalhando.

"O que fazer se a mulher referir violência?"

Escolher um lugar privado para falar (mas não um lugar que indique aos outros por que você está lá), garantir que a conversa não será reproduzida para quem não precisa saber e, caso haja obrigatoriedade de denúncia, explicar o que será relatado e para quem. Ouvir é o principal de uma boa comunicação; mais do que apenas dar ouvido às palavras da mulher, significa ter consciência dos sentimentos por trás das palavras, prestando atenção à linguagem corporal (incluindo expressões faciais, contato visual, gestos), mostrando atenção, empatia e compreensão com o que a mulher sente. Durante a conversa, é importante traçar um plano de segurança mesmo que a mulher não esteja enfrentando risco imediato, o que inclui: lugar seguro para ir caso deixe a casa, planejamento com relação aos filhos, itens importantes a serem levados consigo, algum montante financeiro, apoio de alguém que esteja perto. Se ela tiver um plano, será mais capaz de lidar com a situação se a violência ocorrer de repente.

Em casos suspeitos de violência em que a mulher não se faz clara, devemos nos posicionar para não a pressionar, dar-lhe tempo para decidir quando falar, orientar sobre os serviços disponíveis e oferecer informações sobre efeitos da violência na saúde das mulheres e de seus filhos.

Documentar a violência por parceiro é fundamental para a prestação de um cuidado longitudinal e para alertar outro profissional de saúde em visitas posteriores. A documentação de lesões pode ser importante se a mulher decidir ir à polícia. Clareza e honestidade na escrita são essenciais para a construção de vínculo com a mulher. Perguntar se está confortável com o que está escrito, se está conforme seus desejos e se existe alguma coisa que não quer que seja relatado constrói uma relação de confiança mútua. Deve-se ter cautela com a escrita, não escrever nada que possa ser visto por quem não precisa saber e, se for preciso, utilizar códigos ou marcas especiais para indicar casos de violência ou suspeita de violência.

Com relação ao caso de Janaína, caberia realizar abordagem do tema violência ainda nessa consulta médica, uma vez que é possível discuti-lo na companhia de menores de dois anos. Mas, uma vez que a paciente tem bom vínculo com o serviço de saúde, ficou pactuado que ela retornará para uma consulta individual, que foi logo agendada naquele momento.

Referências bibliográficas

1. Gervas J. Problemas y soluciones para una Atención Primaria de calidad en un escenario de contracción presupuestaria. Madrid, España: Notas Medicusmundi 50, Anniversario; 1 octubre 2013.
2. Gusso G, Poli Neto P. Gestão da clínica. In: Gusso G, Lopes JMC, org. Tratado de medicina de família e comunidade. Porto Alegre: Artmed; 2018.

3. Taylor M, Tapkigen J, Ali I, Liu Q, Long Q, Nabwera H. The impact of growth monitoring and promotion on health indicators in children under five years of age in low- and middle-income countries. Cochrane Database Syst Rev. 2023;10(10):CD014785.
4. Riley M, Locke AB, Skye EP. Health maintenance in school-aged children: Part I. Counseling recommendations. Am Fam Physician. 2011;83(6):683-8.
5. National Center for Health Statistics. Percentage of having a well child check-up in the past 12 months for children under age 18 years, United States, 2019-2023. National Health Interview Survey.
6. Moyer VA, Butler M. Gaps in the evidence for well-child care: a challenge to our profession. Pediatrics. 2004114(6):1511-21.
7. Blank D. A puericultura hoje: um enfoque apoiado em evidências. J Pediatr (Rio J). 2003;79 Suppl 1:S13-22.
8. Brasil. Ministério da Saúde – Secretaria de Atenção à Saúde, Departamento de Atenção Básica. Saúde da criança: crescimento e desenvolvimento. Cadernos de atenção básica, n. 33. Brasília: Ministério da Saúde; 2012.
9. Kenneth WL. What to do at well-child visits: the AAFP's perspective. Am Fam Physician. 2015;91(6):362-4
10. Universidade Federal do Rio de Janeiro. Biomarcadores do estado de micronutrientes: prevalências de deficiências e curvas de distribuição de micronutrientes em crianças brasileiras menores de 5 anos 3: Estudo Nacional de Alimentação e Nutrição Infantil, ENANI – 2019. Rio de Janeiro: UFRJ, 2021.
11. De-Regil LM, Jefferds ME, Sylvetsky AC, Dowswell T. Intermittent iron supplementation for improving nutrition and development in children under 12 years of age. Cochrane Database Syst Rev. 2011;2011(12):CD009085.
12. Siu AL, Force UPST. Screening for iron deficiency anemia in young children: USPSTF recommendation statement. Pediatrics. 2015;136(4):746-52.
13. Zipitis CS, Akobeng AK. Vitamin D supplementation in early childhood and risk of type 1 diabetes: a systematic review and meta-analysis. Arch Dis Child. 2008;93(6):512-7.
14. Casey CF, Slawson DC, Neal LR. Vitamin D Supplementation in infants, children, and adolescents. Am Fam Physician. 2010;81(6):745-8.
15. Huey SL, Acharya N, Silver A, et al. Effects of oral vitamin D supplementation on linear growth and other health outcomes among children under five years of age. Cochrane Database Syst Rev. 2020;12(12):CD012875.
16. Tan ML, Abrams SA, Osborn DA. Vitamin D supplementation for term breastfed infants to prevent vitamin D deficiency and improve bone health. Cochrane Database Syst Rev. 2020; 12(12):CD013046.
17. Imdad A, Mayo-Wilson E, Haykal MR, et al. Vitamin A supplementation for preventing morbidity and mortality in children from six months to five years of age. Cochrane Database Syst Rev. 2022;3(3):CD008524.
18. Haider BA, Sharma R, Bhutta ZA. Neonatal vitamin A supplementation for the prevention of mortality and morbidity in term neonates in low and middle income countries. Cochrane Database Syst Rev. 2017;2(2):CD006980.
19. Brasil. Ministério da Saúde. Fundação Oswaldo Cruz (Fiocruz). Observatório de Saúde na Infância. Disponível na Internet: https://observainfancia.icict.fiocruz.br/. Acessado em dezembro de 2024.
20. Brasil. Ministério da Saúde. Dez passos para uma alimentação saudável: guia alimentar para crianças menores de dois anos: um guia para o profissional de saúde na atenção básica. Brasília: Ministério da Saúde; 2015.
21. Rotenberg S, De Vargas S. Práticas alimentares e o cuidado da saúde: da alimentação da criança à alimentação da família. Rev Bras Saude Matern Infant. 2004;4(1).
22. Zeferino AMB, Barros Filho AA, Bettiol H, Barbieri MA. Acompanhamento do crescimento. J Pediatr (Rio J). 2003;79 Suppl 1:S23-32.

23. Sisley S, Trujillo MV, Khoury J, Backeljauw P. Low incidence of pathology detection and high cost of screening in the evaluation of asymptomatic short children. J Pediatr, 2013.
24. Nwosu BU, Lee MM. Evaluation of short and tall stature in children. Am Fam Physician. 2008; 78(5):597-604.
25. National Center for Health Statistics (NCHS). Growth curves for children, birth-18 years. Dept. of Health, Education and Welfare Publication. National Center for Health Statistics; 1977.
26. Simon C, Everitt H, Dorp F, Burkes M. Oxford handbook of general practice. 4. ed. Oxford: Oxford University Press; 2014.
27. Taylor S, Marchisio P, Vergison A, et al. Impact of pneumococcal conjugate vaccination on otitis media: a systematic review. Clin Infect Dis. 2012;54(12):1765-73.
28. Marchetti F, Porfani L, Nibali SC, Tamburlini G. Delayed prescription may reduce the use of antibiotics for acute otitis media: a prospective observational study in Primary Care. Arch Pediatr Adolesc Med. 2005;159(7):679-84.
29. Blomgren K, Pitkãranta A. Current challenges in diagnosis of acute otitis media. Int J Pediatr Otorhinolaryngol. 2005;69(3):295-9.
30. Ely JW, Hansen MR, Clark EC. Diagnosis of ear pain. Am Fam Physician. 2008;77(5):621-8.
31. Lieberthal AS, Carroll AE, Tasnee C, Ganiats TG, Hoberman A, Jackson MA, et al. The diagnosis and management of acute otitis media. Pediatrics. 2013;131(3):e964-99.
32. Rothman R, Owens T, Simel DL. Does this child have acute otitis media? JAMA. 2003; 290(12):1633-40.
33. Hansen MP, Howlett J, Del Mar CB, Hoffmann TC. Parent's beliefs and knowledge about the management of acute otitis media: a qualitative study. BMC Fam Pract. 2015;16:82.
34. Venekamp RP, Sanders SL, Glasziou PP, Del Mar CB, Rovers MM. Antibiotics for acute otitis media in children. Cochrane Database Syst Rev. 2015;2015(6):CD000219.
35. Schaefer P, Baugh RF. Acute otitis externa: an update. Am Fam Physician. 2012;86(11):1055-61.
36. Kaushik V, Malik T, Saeed SP. Interventions for acute otitis externa. Cochrane Database Syst Rev. 2010;(1):CD004740.
37. Ward DB, Fleischer AB Jr, Feldman SR, Krowchuk DP. Characterization of diaper dermatitis in the United States. Arch Pediatr Adolesc Med. 2000;154(9):943-6.
38. European Academy of Dermatology and Venereology. An update on diaper dermatitis. Clin Dermatol. 2014.
39. Horii KA, Prossick TA. Diaper dermatitis uptodate. UpToDate, 2024.
40. Fernandes JD, Machado MCR, Oliveira ZNP. Quadro clínico e tratamento da dermatite da área das fraldas: parte II. An Bras Dermatol. 2009;84(1):47-54.
41. Shin HT. Diagnosis and management of diaper dermatitis. Pediatr Clin North Am. 2014; 61(2):367-82.
42. Farahani LA, Ghobadzadeh M, Yousefi P. Comparison of the effect of human milk and topical hydrocortisone 1% on diaper dermatitis. Pediatr Dermatol. 2013;30(6):725-9.
43. Gozen D, Caglar S, Bayraktar S, Atici F. Diaper dermatitis care of newborns human breast milk or barrier cream. J Clin Nurs. 2014;23(3-4):515-23.
44. Baer EL, Davies M, Easterbrook K. Disposable nappies for preventing nappy rash in babies and infants. Cochrane Database Syst Rev. 2006;2006(3):CD004262.
45. Azari AA, Barney NP. Conjunctivitis: a systematic review of diagnosis and treatment. JAMA, 2013.
46. Sheikh A, Hurwitz B. Antibiotics versus placebo for acute bacterial conjunctivitis. JAMA. 2013;310(16):1721-9.
47. Simon C, Everitt H, van Dorp F. Oxford handbook of general practice. Oxford: Oxford University Press; 2010.
48. Holder KLP. Contraception and breastfeeding. Clin Obstet Gynecol. 2015;58(4):928-35.
49. World Health Organization (WHO). Report of a WHO Technical Consultation on Birth Spacing. World Health Organization, 2007.
50. Speidel JJ, Harper CC, Shields WC. The potential of long-acting reversible contraception to decrease unintended pregnancy. Contraception. 2008;78(3):197-200.

51. Horvath S, Schreiber CA, Sonalkar S, et al. Contraception. 2018.
52. Centers for Disease Control and Prevention (CDC). Recommendations to improve preconception health and health care – United States: a report of the CDC/ATSDR Preconception Care Work Group and the Select Panel on Preconception Care. MMWR Recomm Rep, 2006.
53. Hardeman J, Weiss BD. Intrauterine devices: an update. Am Fam Physician. 2014;89(6):445-50.
54. Klein DA, Arnold JJ, Reese ES. Provision of contraception: key recommendations from the CDC. Am Fam Physician. 2015;91(9):625-33.
55. Duncan BB, Schmidt M, Guigliani C, eds. Medicina ambulatorial: condutas de atenção primária baseadas em evidências. 5. ed. Porto Alegre; Artmed; 2022.
56. Roach RE, Helmerhorst FM, Lijfering WM, Stijnen T, Algra A, Dekkers OM. Combined oral contraceptives: the risk of myocardial infarction and ischemic stroke. Cochrane Database Syst Rev. 2015;2015(8):CD011054.
57. de Bastos M, Stegeman BH, Rosendaal FR, Van Hylckama Vlieg A, Helmerhorst FM, et al. Combined oral contraceptives: venous thrombosis. Cochrane Database Syst Rev. 2014; 2014(3):CD010813.
58. Lopez LM, Edelman A, Chen M, Otterness C, Trussell J, Helmerhorst FM. Effects of progestin-only birth control on weight. Cochrane Database Syst Rev. 2016;2016(8):CD008815.
59. Brasil. Ministério da Saúde. Secretaria de Políticas de Saúde. Violência intrafamiliar: orientações para prática em serviço. Brasília: Ministério da Saúde. Secretaria de Políticas de Saúde; 2001.
60. Brasil. Senado Federal. Secretaria Especial de Comunicação Social. Violência doméstica e familiar contra a mulher. Brasília: Senado Federal; 2024. Disponível na Internet: https://www.senado.leg.br/institucional/datasenado/paineis_dados/#/ Acessado em dezembro de 2024.
61. World Health Organization (WHO). Health care for women subjected to intimate partner violence or sexual violence. 2014. Genebra: WHO/RHR/14.26. Disponível na Internet: http://apps.who.int/iris/bitstream/10665/136101/1/WHO_RHR_14.26_eng.pdf. Acessado em dezembro de 2024.

Capítulo 14

Doralice

Ana Paiva Garcia
Demian de Oliveira e Alves
Gustavo Kang Hong Liu
Mariana Villiger Silveira
Rodrigo Garcia D'Aurea
Pedro Rocha Correia Silva

Somos a memória que temos e a responsabilidade que assumimos.
Sem memória não existimos, sem responsabilidade talvez não mereçamos existir.
(José de Sousa Saramago)

Narrativa

Aos 50 anos, Doralice era mãe de sete. Trabalhava no campo porque a renda do marido não sustentava a casa. Queria que seus filhos fossem "doutores", como chamava qualquer um que não vivesse de sujar as botinas de barro. Morava em uma pequena cidade no interior de São Paulo, vivia do corte de cana e do que produzia em um pequeno pedaço de terra que seus patrões lhe cediam, onde tinha sua pequena horta e uma casa de barro.

Nunca tinha visto médico, exceto pela breve ocasião em que sua cidade recebeu um. Doralice conheceu assim o doutor Netto, um jovem médico. Queixava-se de "cansaços", mas não fazia nada a respeito, achava que "Deus iria cuidar". Gostava de trabalhar sob o sol forte, mas ocasionalmente ficava "mais difícil do que deveria". Percebia que em épocas de queimada, antes do corte da cana, sentia mais dificuldade em fazer as coisas comuns do dia a dia, como manusear o facão ou levar os fardos de cana cortada no lombo.

Sentia-se doente, com calores que surgiam de repente, quente como o sol, seu companheiro de trabalho, e iam embora com a mesma velocidade com que chegavam, para logo depois sentir-se tão fria quanto a comida que almoçava todos os dias. Suas amigas chamavam isso de "calores", coisa de "mulher que já não vale mais como mulher". Percebia seu cabelo cair mais do que deveria e não sentia mais vontade de fazer "as coisas", pois sentia dores, com suas "intimidades secas". Já não fazia mais a mínima ideia de quando viriam suas "regras", que de regras só guardavam o nome, pois vinham quando bem entendiam. E, agora, tinha de parar o trabalho diversas vezes ao dia, para tentar manter a bexiga vazia, já que, ocasionalmente, ao levantar um fardo de cana cortada, percebia perder um pouco de urina. Acreditava que tudo o que estava acontecendo com sua saúde – suas canseiras, suas não regras, seus calores, sua urina solta – era porque estava ficando velha, então não se preocupava em procurar tratamento.

Infelizmente, doutor Netto foi embora antes de poder dar algum cuidado a Doralice. Ele, como tantos outros, ficou alguns meses antes de ir fazer algum curso na capital. E assim Doralice foi ficando, e assim o tempo foi passando, e assim seus filhos cresceram. A colheita manual deu lugar à colheita mecânica e Doralice foi passar sua velhice na periferia de São Paulo, na casa de sua filha mais velha, que tinha virado "doutora", e trabalhava "ajudando uns moços de escritório numa firma no centro".

Doralice não gostava muito daquele lugar. Agora, aos 70 anos, muitas vezes via-se em lugares que não sabia onde eram, tentava cozinhar, mas esquecia onde estavam os mantimentos e, mais de uma vez, esqueceu panelas no fogão, o que sempre gerava respostas violentas de sua filha, que já não tinha mais paciência. Usava fraldas e agora dependia de todos para fazer as coisas mais básicas. Não se alimentava sozinha, não se banhava sozinha, não se trocava sozinha. Suas netas viviam "enfiadas no quarto com uns rapazotes", e embora a mais velha usasse uma aliança em sua mão esquerda, não se conformava por não ter sido convidada para o casamento. Ocasionalmente era cuidada por pessoas que não sabia quem eram, mas que a tratavam com bastante carinho. Achava que eram pessoas contratadas pelos filhos, o que a deixava feliz ao imaginar que eles agora estavam bem de vida, mas entristecia-se por não serem seus próprios parentes que a cuidavam. Vivia cansada, e qualquer esforço era um suplício sem tamanho. Seus dedos viviam roxos, tanto dos pés quanto das mãos, e sentia um frio "que não era de Deus".

Certo dia, Doralice percebeu, em sua casa, aquele médico jovem que conhecera no interior de São Paulo. No entanto, não parecia ser exatamente a mesma pessoa, e entendeu que não era o mesmo médico quando este apresentou-se como doutor Moacir:

» Olá, dona Doralice, meu nome é Moacir, sou médico na unidade de saúde aqui perto da sua casa, vim conhecê-la!

» Ela não fala muito não, doutor – interveio a filha, às vezes só fica aí, olhando distante; às vezes parece balbuciar, mas não chega a falar muita coisa. Tem vezes que conversa, fala, mas fica toda confusa. Não me reconhece, mesmo quando cuido dela. Não lembra de ter ido no casamento da minha filha. Não sei o que acontece, doutor!

» E a senhora, como se chama?

» Ô doutor, perdão! Sou Genoveva, filha de Doralice. Sou eu quem cuida dela, doutor. Me dá um trabalho sem tamanho; além disso tudo aí, ainda fica se mijando toda. Antigamente falava que tinha a bexiga baixa, falava que sentia uma bola na "perseguida" e a urina solta. Agora, não segura nada! Usa fralda o dia todo! Num dou conta, doutor!

» Entendi, dona Genoveva. Parece-me bem difícil mesmo. E tem mais alguma coisa que a senhora tenha percebido e queira me falar?

» Tem sim, doutor! Ela quase não dorme! Grita, grita, grita! Pede que lhe acudam! Não sei se dói mesmo ou ela que não está falando coisa com coisa. E quando ela dorme, doutor! Quando ela dorme, escuto um barulhão. Minha filha fala que é gato, para mim é um leão! E parece que ela não respira direito, quando está assim... outro dia, juro que vi ela ficando roxa! Mas não sei o que fazer quando isso acontece. Ela dizia que fazia inalação com uma panela com água e arruda quando era mais nova, dizia que melhorava, mas não sei. Essas crendices do povo, né?

Moacir insiste, Doralice sorri. Mostra um leve sinal de vida nos olhos e finalmente dirige-se a ele e os dois travam um breve diálogo, com Doralice ocasionalmente referindo-se ao "doutor Netto", que finalmente veio à fazenda ver se Doralice tinha mesmo o tal bichinho no coração que poderia lhe deixar cansada embora, agora, se sentisse bem.

Registro por SOAP

S

- Recém-chegada à área de abrangência. Proveniente do interior. Morava em casa de barro com epidemiologia positiva para doença de Chagas. Sem seguimento prévio.
- Filha acha que mãe já teve "bronquite asmática". Família relata flutuação de consciência, incontinência urinária e longos períodos de falta de contato.
- Queixa-se de "cansaço desde que tem lembrança" e sabe-se confusa, ocasionalmente. Não tem atividades quaisquer em casa. Dependente para atividades de vida diária.
- Atualmente sem medicações.

O

- Regular estado geral, eupneica, acianótica, emagrecida, hidratada e corada. Pressão arterial (PA) : 144 × 92 mmHg; frequência cardíaca (FC): 96 bpm.
- Pulmonar: roncos difusos, piores em bases. Postura fletida, o que dificulta a ausculta.
- Cardíaco: íctus palpável no 6º espaço intercostal (EIC) esquerdo, lateralmente à linha hemiclavicular.
- Sem visceromegalias.
- Estase jugular presente a 45°.
- Edema discreto de membros inferiores (MMII).
- Sem sinais de úlceras.
- Minimental: 10 (3 – orientação; 3 – memória imediata; 0 – atenção e cálculo; 0 – evocação; 4 – linguagem).
- *Palliative Performance Scale* (PPS) 40%.

A

- Demência.
- Fragilidade.
- Domiciliada.
- Dispneia a esclarecer (provável insuficiência cardíaca).

P

- Solicito radiografia de tórax e eletrocardiograma para auxiliar no diferencial entre asma/doença pulmonar obstrutiva crônica (DPOC) e insuficiência cardíaca.
- Considerar espirometria e/ou ecocardiograma na próxima consulta.
- Solicito sorologia para Chagas, pela epidemiologia positiva: vivia em casa de barro.
- Solicito exames laboratoriais de avaliação inicial de etiologias reversíveis de demência e comorbidades: hemograma completo, sódio, potássio, ureia, creatinina, glicose, perfil lipídico, testes de função hepática, perfil de ferro (ferro sérico, ferritina, saturação de transferrina), hormônio tireoestimulante (TSH) e análise de urina tipo 1.
- Prescrevo diurético de alça (furosemida 40 mg/dia) como resposta à congestão.

» Converso com a família sobre os cuidados com Doralice e sobre compartilhamento da carga de cuidados entre familiares.
» Conversar com família sobre cuidados de terminalidade nas próximas consultas.
» Discutir possibilidade de auxílio nos cuidados da família com a terapia ocupacional.
» Levar em reunião de equipe para programação de visitas domiciliares.

Pontos abordados

» Abordagem da demência.
» Diagnóstico e manejo da insuficiência cardíaca.
» Manejo da asma.
» Abordagem do climatério e da menopausa.

Abordagem da demência

A doença de Alzheimer (DA) é a causa mais comum de demência, encontrada em pelo menos metade das autópsias de pessoas com essa condição e respondendo a cerca de 60% a 70% dos casos. A segunda causa mais comum de demência é a vascular, acometendo até 20% dos casos.[1]

O diagnóstico de demência é feito de acordo com os critérios mostrados no Quadro 14.1.

Quadro 14.1. Critérios clínicos principais para diagnóstico de demência (de qualquer etiologia)[2]

Demência é diagnosticada quando há sintomas cognitivos ou comportamentais (neuropsiquiátricos) que:
• Interferem na habilidade no trabalho ou em atividades usuais. • Representam declínio com relação a níveis prévios de funcionamento e desempenho. • Não são explicáveis por *delirium* (estado confusional agudo) ou doença psiquiátrica maior.
O comprometimento cognitivo é detectado e diagnosticado mediante combinação de:
• Anamnese com paciente e informante que tenha conhecimento da história. • Avaliação cognitiva objetiva, mediante exame breve do estado mental, avaliação neuropsicológica, Mini-Cog, *Informant Questionnaire on Cognitive Decline in the Elderly* (IQCODE), AD-8 ou *Montreal Cognitive Assessment* (MoCA).
Os comprometimentos cognitivos ou comportamentais afetam, no mínimo, dois dos seguintes domínios:
• Memória. • Funções executivas. • Habilidades visuoespaciais. • Linguagem. • Personalidade ou comportamento, com sintomas que incluem: alterações do humor, agitação, apatia, desinteresse, isolamento social, perda de empatia, desinibição, comportamentos obsessivos, compulsivos ou socialmente inaceitáveis.

Classificação de gravidade da demência

Para classificar a demência em leve, moderada ou grave, deve-se levar em consideração as funções de memória e cognitiva da pessoa, conforme descrição a seguir.

Demência leve

Declínio em habilidades cognitivas e de memória suficiente para interferir em atividades diárias, mas não tão grave a ponto de ser incompatível com a vida independente. A função principalmente acometida é o aprendizado de fatos novos, geralmente recentes.

» Exemplo: uma pessoa com demência leve pode se esquecer que a filha a visitou no dia anterior. Essas pessoas tendem a sentir-se confusas, ansiosas e tristes. Elas podem tornar-se irritadas ou adotar uma postura defensiva quando outros apontam seus erros.

Demência moderada

Declínio em habilidades cognitivas e de memória em níveis incompatíveis com a vida independente, de modo a requerer assistência de terceiros para a vida cotidiana. Memória recente é prejudicada de modo que a retenção de informações novas é difícil. Apenas o desempenho de atividades simples é preservado. Podem confundir ou não reconhecer pessoas de convívio próximo.

» Exemplo: a pessoa pode estar desorientada no tempo e no espaço. Pode ter problemas para se comunicar, para encontrar as palavras adequadas. Pode ter alucinações visuais ou auditivas, ou desenvolver crenças falsas, como a de que pessoas estão entrando em sua casa e roubando objetos. Tendem a estar ansiosas, entristecidas e confusas, e podem tornar-se agitadas ou agressivas.

Demência grave

Completo comprometimento da capacidade de reter informações novas e ausência de ideação inteligível.

» Exemplo: perda de memória completa; os pacientes podem não reconhecer familiares próximos. Têm grandes dificuldades de fala, podem não ser capazes de se comunicar. Podem portar-se de maneira apática, mas ter eventualmente períodos de agitação, com agressividade física e verbal. Podem ter dificuldade de coordenar seus movimentos, marcha e deglutição. Geralmente têm incontinência urinária e/ou fecal.

Diagnóstico de doença de Alzheimer

O diagnóstico definitivo de DA requer a realização de exame neuropatológico. Porém, por meio de critérios clínicos, que inclusive podem ser aferidos por meio de teleatendimento[3], pode-se realizar diagnóstico de:

» Demência da DA provável (Quadro 14.2).

» Demência da DA possível (Quadro 14.3).

Quadro 14.2. Demência da doença de Alzheimer provável[2]

Preenche critérios para demência e tem adicionalmente as seguintes características:
1. Início insidioso (meses ou anos). 2. História clara ou observação de piora cognitiva. 3. Déficits cognitivos iniciais e mais proeminentes em uma das seguintes categorias, sendo necessário outro domínio afetado além deste: • Apresentação amnéstica. • Apresentação não amnéstica: - Linguagem (lembranças de palavras). - Visuoespacial (cognição espacial, agnosia para objetos ou faces, simultaneoagnosia e alexia). - Funções executivas (alteração do raciocínio, julgamento e solução de problemas). 4. Tomografia computadorizada (TC) ou, preferencialmente, ressonância nuclear magnética (RNM) do crânio deve ser realizada para excluir outras possibilidades diagnósticas, principalmente a doença vascular cerebral. 5. Diagnóstico de DA provável não deve ser aplicado quando houver características que sugiram outras etiologias para o quadro: • Vascular: sinais de doença cerebrovascular importante, como história de acidente vascular cerebral (AVC), infartos múltiplos e extensos, ou lesões acentuadas na substância branca em exame de neuroimagem. • Demência com corpos de Levy: alucinações visuais, parkinsonismo e flutuação cognitiva. • Variante comportamental da demência frontotemporal: hiperoralidade, hipersexualidade, perseveração. • Efeito adverso de medicação. • Outra doença que possa acarretar o quadro.

Quadro 14.3. Demência da doença de Alzheimer possível[2]

O diagnóstico de demência da DA possível pode ser feito quando, apesar de preencher critérios clínicos, apresenta alguma das seguintes circunstâncias:
1. Curso atípico: início abrupto e/ou padrão evolutivo diferente de lentamente progressivo.
2. Apresentação mista: evidência de outras etiologias conforme detalhado no item 5 dos critérios de demência da DA provável (Quadro 14.2).
3. Detalhes de história insuficientes sobre instalação e evolução da doença.

Exames para investigação

Existem diferentes recomendações quanto a exames a serem solicitados na investigação de uma síndrome demencial. Vale lembrar que o julgamento clínico tem alta sensibilidade, porém baixa especificidade, sendo um bom norteador para desencadear uma cadeia investigativa.[4] Sua finalidade é investigar outras causas, potencialmente reversíveis, para o quadro clínico.

Ferramentas clínicas como o miniexame do estado mental, o Mini-Cog, o AD-8, o *Informant Questionnaire on Cognitive Decline in the Elderly* (IQCODE) e *Montreal Cognitive Assessment* (MoCA) são boas em indicar casos suspeitos, não podendo ser utilizados como suporte para diagnóstico.[5-8]

Com base nas recomendações do National Institute for Health and Care Excellence (NICE),[9] devem-se considerar os seguintes exames (Quadro 14.4).

Quadro 14.4. Exames para investigação de síndrome demencial[9]

- Hemograma.
- Eletrólitos, incluindo cálcio sérico.
- Glicose.
- Função renal.
- Enzimas e função hepática.
- TSH.
- Vitamina B_{12} e ácido fólico.
- Sorologias para sífilis e vírus da imunodeficiência humana (HIV) – não necessários rotineiramente.
- Urina tipo I – para descartar *delirium* secundário à infecção urinária.
- TC de crânio ou RNM (preferencialmente, se possível).

Intervenções não farmacológicas

Um dos pontos-chave para o manejo do quadro de demência é o estabelecimento de expectativas realistas com relação a seguimento, intervenções e evolução do quadro, dado o prognóstico de declínio progressivo de funcionalidade esperado.

Recomendam-se as intervenções não farmacológicas como a estratégia inicial para a abordagem de comportamentos inapropriados no quadro de demência, pois visam atuar sobre o elemento ambiental ou psicossocial que deflagra o comportamento. Idealmente, o ambiente em que o paciente vive deve ser calmo, seguro e previsível. Há benefício também em instituir uma rotina estável – por exemplo, para alimentação, atividade física, micção, evacuação e sono. Em locais de regime de tratamento de longo prazo, como casas de repouso, a busca de atividades específicas para cada indivíduo aparenta ter baixa eficácia contra atividades padronizadas.[10]

Com relação ao sono, especificamente, a literatura traz que intervenções não farmacológicas têm pouco a moderado impacto na melhora, com especial atenção para atividades físicas, de interação social e de labor. Há pouca ou nenhuma melhora com atividades como massagens, terapia breve e eletroestimulação transcraniana.[11]

É importante oferecer suporte aos cuidadores para evitar que sofram sobrecarga e estresse, e isso aparece claramente como demanda no cuidado da Doralice. Existem estratégias de treinamento de cuidadores para reduzir a agitação e ansiedade nos pacientes com demência; por exemplo, a abordagem dos 3 "Rs": repetir, reassegurar e redirecionar atenção (distrair). Nessa abordagem, o cuidador repete uma instrução ou uma resposta a uma solicitação conforme necessário e, então, redireciona a atenção do paciente para um foco diferente da situação problemática.

O acompanhamento psicoterápico em casos associados a depressão e ansiedade em pacientes demenciados demonstrou ter pouco ou nenhum efeito nesses sintomas.[12] Por outro lado, a musicoterapia mostrou-se eficaz para controle de sintomas depressivos.[13]

O Quadro 14.5 evidencia fatores a serem avaliados que propiciam agitação e sintomas neuropsiquiátricos. Devem ser sempre investigados no momento da ocorrência desses sintomas.

Quadro 14.5. Fatores desencadeantes de agitação e sintomas neuropsiquiátricos[9]

• Dor • Constipação intestinal • Descompensação de comorbidades (inclui *delirium*) • Isolamento • Tédio	• Depressão • Estressores sociais ou ambientais • Ambiente agitado e instável • Rotina irregular • Estresse do cuidador

Intervenções farmacológicas

Para a demência da DA, a intervenção farmacológica com anticolinesterásicos (inibidores da colinesterase) e memantina tem como benefício esperado atenuar o declínio dos sintomas cognitivos e comportamentais, mais do que reverter o quadro já instalado.

Para a demência vascular, não existe intervenção farmacológica específica com benefício evidenciado em literatura para além do controle dos fatores de risco cardiovascular que possam piorar ou perpetuar as lesões vasculares, em especial a hipertensão. Embora, até o momento, não haja evidência sólida de benefício do uso de anticolinesterásicos e memantina, a prescrição destes é comum, em razão da falta de opções terapêuticas específicas, e da existência de quadros mistos vasculares e de DA. A posologia e as apresentações dos medicamentos estão descritas na Tabela 14.1.

Anticolinesterásicos

O uso de anticolinesterásicos associa-se a alguma melhora em avaliações de função cognitiva, atividades de vida diária e comportamento em pessoas com DA.[14]

O que há de relevante e atual

Os anticolinesterásicos estudados são donepezila, galantamina e rivastigmina. Não há evidência de diferença de eficácia entre os três medicamentos para função cognitiva, atividades de vida diária e distúrbios de comportamento.

Entre os efeitos adversos observados com o uso de anticolinesterásicos, náusea, vômito, diarreia e perda de peso foram significativamente mais frequentes.

Existem evidências comparando donepezila com rivastigmina que mostram menor incidência de efeitos adversos com o uso da donepezila.

Na comparação entre o uso de uma dose de 5 mg ou 10 mg por dia de donepezila, o uso de 5 mg por dia apresenta menor incidência de eventos adversos, e o uso de 10 mg por dia apresenta benefício marginal comparado a dose menor.[15]

Tabela 14.1. Doses de medicamentos e formulações[9]

	Donepezila	Galantamina	Rivastigmina	Memantina
Posologia	Dose inicial: 5 mg/dia. Se necessário, aumentar após 1 mês para 10 mg/dia.	Dose inicial: 8 mg/dia. Aumentos de dose devem ser feitos com intervalos de 4 semanas. Dose de manutenção: 16 a 24 mg/dia.	Iniciar com 1,5 mg, 2 ×/dia. Aumento de doses das tomadas pode ser de 1,5 mg em intervalos de pelo menos 2 semanas. Dose máxima: 6 mg, 2 ×/dia.	Iniciar com 5 mg/dia (meio comprimido). Aumentar de 5 mg em 5 mg em intervalos de 1 semana, até máximo de 20 mg/dia (1 comprimido, 2 ×/dia).
Formulações disponíveis	Comprimidos de 5 mg ou 10 mg.	Cápsulas de liberação prolongada: 8 mg, 16 mg e 24 mg.	Cápsulas: 1,5 mg, 3,0 mg, 4,5 mg e 6,0 mg. Solução 2 mg/mL.	Comprimido de 10 mg (pode ser partido).
Efeitos colaterais	Náusea, diarreia, dor de cabeça, dor, insônia, tontura, câimbras musculares, vômitos, fadiga, anorexia, equimose, perda de peso, depressão, sonhos anormais, síncope, artrite, sonolência, alteração da frequência urinária.	Náusea, vômitos, tontura, diarreia, anorexia, dor de cabeça, perda de peso, dor abdominal, depressão, fadiga, astenia.	Náusea, vômitos, diarreia, anorexia, dor abdominal, dispepsia, tontura, fadiga, perda de peso, diaforese, dor de cabeça, tremor, sonolência, astenia, insônia, confusão, depressão, ansiedade, rinite, sialorreia.	Tontura, dor de cabeça, confusão, constipação, diarreia, tosse, ansiedade, sonolência, dor, dor nas costas, depressão, ganho de peso, vômitos, alucinações, dispneia, fadiga, incontinência urinária, dor abdominal, agressão.

Memantina

A memantina é um antagonista de receptores de glutamato N-metil D-aspartato (NMDA) de baixa afinidade que parece atuar reduzindo neurotoxicidade, podendo desempenhar um papel na fisiopatologia na DA. Seu uso é indicado em casos de demência na DA de moderada a grave, nos quais detectou-se um pequeno efeito benéfico no uso desse fármaco, medido em escalas de cognição, atividades de vida diária, comportamento, associado à impressão clínica de melhora.

Em casos leves a moderados de demência na DA, os benefícios foram clinicamente pouco perceptíveis, sem alteração evidenciada em escalas de cognição, atividades de vida diária ou comportamento. Sob o ponto de vista de efeitos adversos, a memantina costuma ser bem tolerada.[16]

Informação relevante disponível

A memantina tem um efeito benéfico pequeno, clinicamente detectável, sobre a função cognitiva e o declínio funcional medidos durante seis meses em pacientes com DA moderada a severa. Em pacientes com demência leve, não mostrou benefício.[16]

Manejo farmacológico de sintomas neuropsiquiátricos

Com relação ao controle de sintomas neuropsiquiátricos, agitação e psicose na demência, a literatura é controversa quanto à eficácia dos antidepressivos, sendo ainda necessários mais estudos sobre o assunto. Antidepressivos podem ser usados como adjuvantes.

Quanto ao uso de antipsicóticos atípicos para o manejo de sintomas neuropsiquiátricos, a evidência atualmente disponível sugere que a risperidona e a olanzapina são eficazes para o manejo de agressividade em comparação com placebo, e que a risperidona é eficaz para o manejo de sintomas psicóticos. Contudo, existem diversos efeitos adversos associados ao uso dessas substâncias, incluindo sintomas extrapiramidais e eventos cerebrovasculares.[17] As evidências também apontam que a mortalidade entre pacientes com demência que iniciaram uso de antipsicóticos é maior que a de pacientes que não receberam esse tipo de medicação. A Tabela 14.2 mostra esse aumento e o número necessário para dano (*number needed to harm* – NNH) correspondente.[18]

Dessa maneira, a prescrição de antipsicóticos, nesses casos, só deve ser feita após a falha das medidas não farmacológicas e de acordo com a intensidade dos sintomas. Embora as evidências não sejam definitivas, os benzodiazepínicos de uso prolongado devem ser evitados em pacientes com Alzheimer, por aumentarem o risco de progressão da doença.[19] Tanto benzodiazepínicos quanto antipsicóticos podem causar agitação paradoxal. Para a insônia, a trazodona (25 mg a 50 mg antes de dormir) pode ser uma alternativa quando as medidas não farmacológicas de higiene do sono, como evitar sonecas durante o dia e estabelecer uma rotina, não forem efetivas. Melatonina não mostrou diferença no controle da insônia desses pacientes.[20]

Tabela 14.2. Aumento no risco de morte e número necessário para dano com a introdução de antipsicóticos em pacientes com demência[18]

Antipsicótico	Diferença de risco de mortalidade, % (IC 95%)	NNH (IC 95%)
Haloperidol	3,8 (1 a 6,6); p < 0,01	26 (15 a 99)
Risperidona	3,7 (2,2 a 5,3); p < 0,01	27 (19 a 46)
Olanzapina	2,5 (0,3 a 4,7); p < 0,05	40 (21 a 312)
Quetiapina	2,0 (0,7 a 3,3); p < 0,01	50 (30 a 150)

Diagnóstico e manejo da insuficiência cardíaca

Existe uma possibilidade real de os sintomas de dispneia apresentados por Doralice estarem relacionados com insuficiência cardíaca (IC). Na história de Doralice seria importante descartar essa hipótese e seus respectivos fatores causais.

A doença arterial coronariana (DAC) e a hipertensão arterial sistêmica (HAS) têm sido apontadas como as principais causas de IC no Brasil e no mundo (Quadro 14.6). Em determinadas regiões geográficas do Brasil, também devemos considerar a valvopatia reumática e a doença de Chagas como importantes fatores etiológicos.

No caso de Doralice, a idade, o sexo feminino e a possível HAS não controlada fazem com que IC com fração de ejeção do ventrículo esquerdo (FEVE) preservada seja o fenótipo mais provável. É importante destacar que a descompensação do quadro de asma é um diagnóstico diferencial importante da dispneia de Doralice, bem como o desenvolvimento de *cor pulmonale*, em virtude de doença pulmonar crônica hipoxêmica, levando a hipertensão pulmonar e disfunção de ventrículo direito.

Quadro 14.6. Causas de Insuficiência Cardíaca[21]

Causas mais comuns de IC crônica no Brasil, de acordo com o Registro Brasileiro de Insuficiência Cardíaca (registro BREATHE)
• Doença isquêmica do coração: 29,6%. • Doença hipertensiva: 19,3%. • Etiologia valvar: 14,1%. • Cardiomiopatia dilatada idiopática: 13,7%. • Outras causas: 12,6% • Cardiomiopatia chagásica: 8,7%. • Miocardite: 1,4% • Secundária à quimioterapia: 0,5%

(continua)

Quadro 14.6. Causas de Insuficiência Cardíaca[21] (*Continuação*)

Causas mais comuns de IC crônica no Brasil, de acordo com o Registro Brasileiro de Insuficiência Cardíaca (registro BREATHE)
Outras causas
• Doenças infiltrativas: amiloidose, hemocromatose, sarcoidose. • Cardiopatias congênitas. • Doença pericárdica. • Induzida por toxina: heroína, álcool, cocaína, anfetamina, chumbo, arsênico, cobalto, fósforo. • Infecção: bacteriana, fúngica, viral (HIV), *Borrelia burgdorferi* (doença de Lyme), parasitária (p. ex., *Trypanosoma cruzi* [doença de Chagas]). • Endocrinopatias: diabetes *mellitus*, doença tireoidiana, hipoparatireoidismo com hipocalcemia, feocromocitoma, acromegalia, deficiência de hormônio do crescimento. • Doenças vasculares sistêmicas do colágeno: lúpus, artrite reumatoide, esclerose sistêmica, poliarterite nodosa, vasculite por hipersensibilidade, arterite de Takayasu, polimiosite, artrite reativa. • Induzidas por quimioterapia: p. ex., adriamicina e trastuzumabe. • Deficiências nutricionais: tiamina, proteína, selênio, L-carnitina. • Gestação: cardiomiopatia periparto. • Cardiomiopatia familiar. • Cardiomiopatia induzida por taquicardia.

Pacientes com IC são classificados de acordo com três tipos de disfunção cardíaca: insuficiência cardíaca com fração de ejeção reduzida (FEVE < 40%), fração de ejeção intermediária (FEVE entre 40% e 49%) e fração de ejeção preservada (FEVE ≥ 50%).[22]

Avaliação diagnóstica

O diagnóstico sindrômico de IC é eminentemente clínico. Os exames complementares são uma ferramenta adicional importante nos casos de dúvida diagnóstica, para definir a fração de ejeção (o que tem implicações terapêuticas) e para auxiliar na avaliação etiológica (lesões valvares, disfunções segmentares na isquemia, doenças do pericárdio etc.).

A Tabela 14.3 mostra um conjunto de achados diagnósticos e suas respectivas razões de verossimilhança (RV) para o diagnóstico de IC.[23]

Os achados com maior valor diagnóstico são história de IC prévia, presença de B3, refluxo hepatojugular, turgência jugular, edema intersticial e congestão venosa à radiografia de tórax. O julgamento clínico inicial e um peptídio natriurético atrial (ANP) > 100 pg/mL têm valores diagnósticos semelhantes.

Como no caso de Doralice, quando a causa da dispneia não é clara ou o exame clínico é ambíguo, a medição do peptídeo natriurético tipo B (BNP) ou do fragmento N-terminal do peptídeo natriurético tipo B (NT-proBNP) é útil para dar suporte ao diagnóstico ou exclusão de IC. Além disso, níveis mais altos de BNP e NT-proBNP estão associados a um risco maior de resultados adversos de curto e longo prazo em pacientes com IC, incluindo morte por todas as causas e eventos cardiovasculares importantes. Nem todos os pacientes podem precisar de medição de biomarcadores para diagnóstico ou prognóstico, especialmente se já tiverem

Tabela 14.3. Principais achados e razões de verossimilhança para o diagnóstico de insuficiência cardíaca[23]

Achados	RV+ (IC 95%)	RV– (IC 95%)
História pregressa		
IC prévia	5,8 (4,1 a 8,0)	0,45 (0,38 a 0,53)
Infarto agudo do miocárdio (IAM)	3,1 (2 a 4,9)	0,69 (0,58 a 0,82)
Doença arterial coronariana (DAC)	1,8 (1,1 a 2,8)	0,68 (0,48 a 0,96)
Sintomas		
Dispneia aos esforços	1,3 (1,2 a 1,4)	0,48 (0,35 a 0,67)
Ortopneia	2,2 (1,2 a 3,9)	0,65 (0,45 a 0,92)
Dispneia paroxística noturna	2,6 (1,5 a 4,5)	0,7 (0,54 a 0,91)
Tosse	0,93 (0,7 a 1,2)	1,0 (0,87 a 1,3)
Exame físico		
B3	11 (4,9 a 25)	0,88 (0,83 a 0,94)
Refluxo hepatojugular	6,4 (0,81 a 51)	0,79 (0,62 a 1,0)
Turgência jugular	5,1 (3,2 a 7,9)	0,66 (0,57 a 0,77)
Crepitações pulmonares	2,8 (1,9 a 4,1)	0,51 (0,37 a 0,7)
Edema de membros inferiores	2,3 (1,5 a 3,7)	0,64 (0,47 a 0,87)
Qualquer sopro	2,6 (1,7 a 4,1)	0,81 (0,73 a 0,9)
Sibilos	0,52 (0,38 a 0,71)	1,3 (1,1 a 1,7)
Ascite	0,33 (0,04 a 2,9)	1,0 (0,99 a 1,1)
Raio X		
Congestão venosa pulmonar	12 (6,8 a 21)	0,48 (0,28 a 0,83)
Edema intersticial	12 (5,2 a 27)	0,68 (0,54 a 0,85)
Edema alveolar	6,0 (2,2 a 16)	0,95 (0,93 a 0,97)
Cardiomegalia	3,3 (2,4 a 4,7)	0,33 (0,23 a 0,48)
Derrame pleural	3,2 (2,4 a 4,3)	0,81 (0,77 a 0,85)
Hiperinsuflação	0,38	1,1
Eletrocardiograma		
Fibrilação atrial	3,8 (1,7 a 8,8)	0,79 (0,65 a 0,96)
Nova alteração da onda T	3,0 (1,7 a 5,3)	0,83 (0,74 a 0,92)
Qualquer achado anormal	2,2 (1,6 a 3,1)	0,64 (0,47 a 0,88)
Supra de ST	1,8 (0,8 a 4)	0,98 (0,84 a 1)
Infra de ST	1,7 (0,97 a 2,9)	0,95 (0,9 a 1)
Julgamento clínico ou BNP > 100 pg/mL	3,1(2,8 a 3,5)	–

IC avançada com prognóstico ruim estabelecido ou níveis persistentemente elevados de biomarcadores em avaliações anteriores.

A avaliação laboratorial com hemograma completo, sódio, potássio, ureia, creatinina, glicose, perfil lipídico, testes de função hepática, TSH e análise de urina tipo 1 fornece informações importantes sobre as comorbidades dos pacientes, adequação e efeitos adversos dos tratamentos, causas potenciais ou fatores de confusão da IC, gravidade e prognóstico da IC, e geralmente é realizada na avaliação inicial. Testes laboratoriais pertinentes são repetidos conforme alterações na condição clínica ou tratamentos (p. ex., para monitorar a função renal ou dosar eletrólitos em paciente com uso de diuréticos).

O eletrocardiograma faz parte da avaliação inicial de rotina de um paciente com IC e fornece informações importantes sobre ritmo, frequência cardíaca, morfologia e duração do complexo QRS, causa e prognóstico da IC. É repetido quando há uma indicação clínica, como suspeita de arritmia, isquemia ou lesão miocárdica, condução ou outras anormalidades cardíacas.

A radiografia de tórax é um teste diagnóstico inicial útil para a avaliação de pacientes que apresentam sinais e sintomas de IC. Avalia cardiomegalia, congestão venosa pulmonar e edema intersticial ou alveolar, e pode revelar causas alternativas, cardiopulmonares ou não, dos sintomas do paciente. Todavia, considerando a sensibilidade e especificidade limitadas, a radiografia de tórax não deve ser usada como o único determinante da causa específica ou presença de IC.

Dada a ampla disponibilidade, a ausência de radiação ionizante e a riqueza de informações fornecidas, o ecocardiograma é a modalidade de imagem inicial preferida para avaliação de pacientes com suspeita de IC. A determinação da fração de ejeção do ventrículo esquerdo (FEVE) é importante para classificação, terapia e prognóstico do paciente. Ecocardiogramas são indicados para avaliar alterações na fração de ejeção, remodelação estrutural e função valvar, mas não são recomendados rotineiramente em pacientes estáveis.

Manejo

O manejo terapêutico de pacientes com IC pode ser iniciado com base nos achados clínicos, não sendo necessário, nem recomendável, que a instituição de intervenções terapêuticas seja postergada até a realização de toda a investigação diagnóstica, principalmente nos casos mais sintomáticos, de modo que a classificação da gravidade também deve ser realizada nessa fase. Nesse sentido, o início de furosemida visando ao controle sintomático de Doralice, além de IECA/BRA, encontra-se bem justificável. Medidas terapêuticas mais específicas, bem como o ajuste fino de intervenções farmacológicas com impacto na mortalidade em pacientes com IC, deverão ser realizadas após a realização do ecocardiograma e de outras investigações.

A classificação funcional (Quadro 14.7), proposta pela New York Heart Association (NYHA),[24] é dinâmica e utilizada para determinar o prognóstico com relação aos sintomas atuais e para verificar a resposta terapêutica, de modo que um paciente pode mudar de classe funcional, a depender do grau de compensação de sua insuficiência cardíaca.

Por outro lado, a classificação (Quadro 14.8) proposta pela American Heart Association (AHA) e pelo American College of Cardiology (ACC),[22] determina a gravidade da insuficiência cardíaca conforme a presença de doença cardiovascular estrutural e refratariedade clínica, sendo, portanto, progressiva e não dinâmica (não há reclassificação para uma categoria inferior ao longo do tempo, se houver compensação/melhora).

Quadro 14.7. Classificação funcional de insuficiência cardíaca segundo a New York Heart Association[24]

Classe I	Dispneia aos esforços não habituais (p. ex., subir ladeira).
Classe II	Dispneia aos médios esforços (p. ex., caminhar no plano).
Classe III	Dispneia aos pequenos esforços (p. ex., tomar banho, pentear-se).
Classe IV	Dispneia em repouso.

Quadro 14.8. Estágios da insuficiência cardíaca segundo American Heart Association/American College of Cardiology[22]

Estágio A (sob risco)	Sem doença estrutural, mas com fatores de risco para IC*.
Estágio B (assintomático)	"Pré-insuficiência cardíaca". Sem sintomas/sinais de IC, mas com presença de um dos seguintes itens: • Doença cardíaca estrutural: função sistólica ventricular esquerda ou direita reduzida, hipertrofia ventricular, alargamento da câmara, anormalidades de parede, doença valvular. • Evidência de pressões de enchimento aumentadas. • Fatores de risco + níveis aumentados de BNPs ou troponina cardíaca persistentemente elevada na ausência de outros diagnósticos.
Estágio C (sintomático)	Doença estrutural com sintomas/sinais atuais ou passados de IC.
Estágio D (refratário)	IC terminal: marcantemente sintomática, com prejuízo funcional e à qualidade de vida, recorrentes hospitalizações a despeito de terapia otimizada.

**Hipertensão, aterosclerose, diabetes, síndrome metabólica, obesidade, exposição a agentes cardiotóxicos, variante genética para cardiomiopatia ou história familiar positiva de cardiomiopatia.*

Fatores de descompensação

Pacientes com IC costumam evoluir com episódios de descompensação clínica, muitos dos quais com necessidade de internação hospitalar. Para o manejo adequado de pacientes com IC na atenção primária à saúde (APS), é importante atentar para os fatores de descompensação. As descompensações da IC ocorrem com frequência, sendo, muitas vezes, a primeira forma de manifestação da doença, e têm valor prognóstico.

Os principais fatores de descompensação são má aderência ao tratamento, subtratamento (doses inadequadas de IECA/BRA e furosemida), esforço físico excessivo, infecções, anemia, gestação, isquemia miocárdica (particularmente infarto agudo do miocárdio), arritmias (bradi e taquiarritmais), lesão renal, embolia pulmonar, tireotoxicose, efeitos colaterais de medicações (com destaque para o uso de anti-inflamatórios não esteroides – AINEs).

Exames complementares no seguimento

Nenhum exame complementar, ao longo do acompanhamento de pacientes com IC, deve ser solicitado rotineiramente, de maneira periódica. Em geral, avaliação ocasional da função renal e eletrólitos pode ser necessária, particularmente quando há modificação na prescrição (associação de fármacos, mudanças nas doses) e uso associado de inibidores da enzima conversora de angiotensina (IECA), diurético e espironolactona. A hiponatremia tem valor prognóstico, associando-se ao aumento da morbidade e mortalidade.[21] Hemograma pode ser necessário para avaliar anemia. TSH pode ser necessário, principalmente na presença de fibrilação atrial de alta resposta ou outras evidências de tireotoxicose. O ecocardiograma permite avaliar fração de ejeção, áreas de disfunção segmentar, lesões valvares, comprometimento pericárdico, hipertensão pulmonar, hipertrofia miocárdica etc. Radiografia de tórax pode ser útil para auxiliar no diagnóstico diferencial de doenças pulmonares, avaliar a presença de congestão pulmonar, cardiomegalia, derrames pleurais etc. O eletrocardiograma é fundamental na avaliação de arritmias, sobrecargas, bloqueios e alterações isquêmicas.

A utilização desses exames complementares é particularmente importante na vigência de um quadro de descompensação, pois muitas vezes há um precipitante clínico. Para além dessa indicação, não há uma determinação para que exames sejam feitos rotineiramente sem uma indicação clínica formal.

Tratamento

Os objetivos da terapia medicamentosa são a diminuição dos sintomas e a melhora do *status* funcional, evitando complicações e internações, e, ainda, redução da mortalidade.

É importante ter em mente que a investigação da etiologia da IC pode ter importância na escolha do tratamento específico a ser instituído; entretanto, muitas vezes essa investigação é complexa e traz pouco benefício em termos prognósticos. Em geral, a etiologia é suspeitada com base em dados clínicos e epidemiológicos, sem a necessidade de propedêutica armada de alta complexidade.

No que tange à prevenção da IC, o controle adequado da hipertensão arterial sistêmica (HAS) reduz o risco de IC, e a aderência ao tratamento é fundamental para que o benefício substancial da terapêutica possa ser efetivamente alcançado. A identificação e o tratamento de fatores de risco cardiovasculares, para além da HAS, também reduz o risco de IC. Nesse sentido, em um contexto da Estratégia Saúde da Família, ganha destaque a potencialidade de uma equipe multiprofissional que esteja atenta a esse desafio e ajude a buscar soluções criativas que incentivem o autocuidado.

Mudança de hábitos de vida

Uma dieta com até 3 g de sal por dia é um alvo realista razoável para aqueles com doença leve e moderada. Esse nível de ingestão é facilmente atingido, evitando a adição de sal aos alimentos após seu preparo e não utilizando alimentos habitualmente salgados.

Na maioria dos casos, a ingestão de líquidos pode ser liberada de acordo com a vontade do paciente. No entanto, nos casos de IC grave, o excesso de hormônio antidiurético circulante pode gerar hiponatremia, devendo-se basear a restrição hídrica nos níveis de sódio plasmático.

O álcool deprime a contratilidade miocárdica e pode precipitar arritmias, devendo ter sua ingestão cessada ou minimizada.

A realização de um programa de exercícios planejado e adaptado a cada caso é de grande ajuda no controle dos sintomas e na melhora psicológica do paciente com IC.

É importante que pacientes com IC e seus familiares sejam instruídos a respeito de sua doença, da importância da adesão à terapia não farmacológica e farmacológica e sobre sinais e sintomas de descompensação.

A medida do peso diária pode ajudar na detecção de retenção hídrica antes da apresentação dos sintomas, podendo ser orientada em casos mais graves e com descompensações frequentes.

Os pacientes devem ser orientados a evitar automedicação, especialmente o uso de fármacos que promovam retenção de sódio, como corticosteroides e AINEs.

Vacinação contra influenza, Covid-19 e pneumococo são preconizadas.

Medicamentos redutores de mortalidade

Os fármacos utilizados no tratamento da IC que foram avaliados em grandes ensaios clínicos e demonstraram-se efetivos em reduzir a morbidade e a mortalidade são: os IECAs, os bloqueadores dos receptores de angiotensina (BRA), os betabloqueadores, os antagonistas dos receptores mineralocorticoides (ARM) e, mais recentemente, inibidores do receptor de neprilisina-angiotensina (INRA) (sacubitril + valsartana) e inibidores do cotransportador de sódio-glicose tipo 2 (iSGLT2) (dapaglifozina e empaglifozina) (Tabela 14.4).

Esses fármacos têm como característica comum o bloqueio dos sistemas neuro-hormonais com o intuito de reduzir o processo de remodelamento cardíaco e melhorar o prognóstico em longo prazo. É importante ressaltar que eles foram estudados em pacientes com IC por disfunção sistólica (fração de ejeção reduzida) e, embora também possam ser utilizados na IC com fração de ejeção normal, devem ser preferencialmente indicados quando a fração de ejeção está reduzida (Figura 14.1).

Figura 14.1. Terapia medicamentosa na insuficiência cardíaca.[22,25]

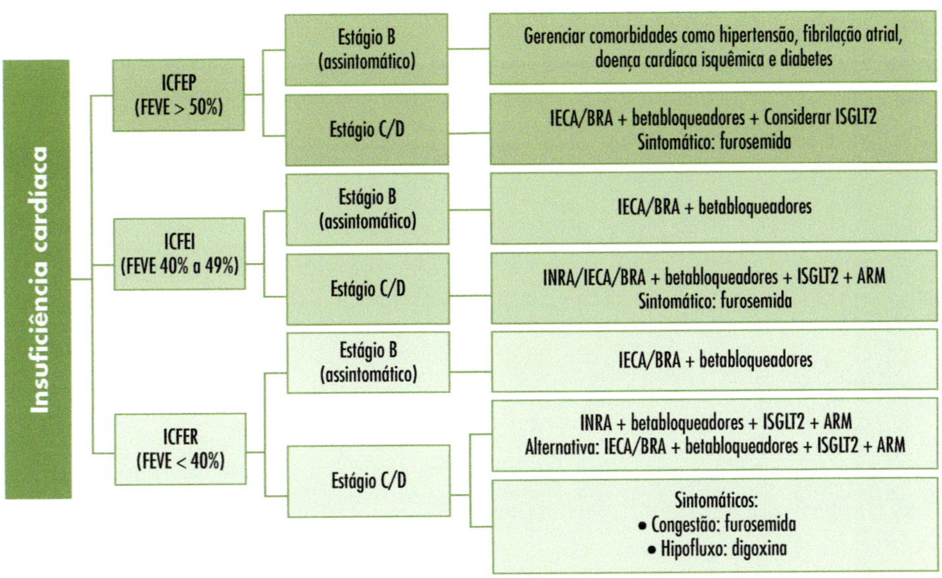

ARM: antagonistas dos receptores mineralocorticoides; BRA: bloqueadores dos receptores de angiotensina; ICFEI: insuficiência cardíaca com fração de ejeção intermediária; ICFEP: insuficiência cardíaca com fração de ejeção preservada; ICFER: insuficiência cardíaca com fração de ejeção reduzida; iECA: inibidores da enzima conversora de angiotensina; INRA: inibidores do receptor de neprilisina-angiotensina; ISGLT2: inibidores do cotransportador de sódio-glicose tipo 2.

Tabela 14.4 – Principais medicamentos voltados ao tratamento da IC[26]

Classe farmacêutica	Fármacos	Dose inicial	Dose-alvo
Antagonistas dos receptores mineralocorticoides (ARM)	Espironolactona (25 mg e 100 mg)	12,5 mg a 25 mg, 1 × ao dia	25 mg a 50 mg, 1 × ao dia
Bloqueadores dos receptores de angiotensina (BRA)	Losartana potássica (50 mg)	25 mg, 1 × ao dia	150 mg ao dia (dose única ou dividida em 2 vezes ao dia)
	Candesartana (8 mg, 16 mg e 32 mg)	4 mg a 8 mg, 1 × ao dia	32 mg, 1 × ao dia
	Valsartana (40 mg, 80 mg, 160 mg, 320 mg)	20 mg a 40 mg, 1 × ao dia	80 mg, 2 × ao dia
Betabloqueadores	Bisoprolol (1,25 mg, 2,5 mg, 5 mg, 10 mg)	1,25 mg, 1 × ao dia	10 mg, 1 × ao dia
	Succinato de metoprolol (25 mg, 50 mg e 100 mg)	12,5 mg a 25 mg, 1 × ao dia	200 mg, 1 × ao dia
	Carvedilol (3,125 mg, 6,25 mg, 12,5 mg e 25 mg)	3,125 mg, 2 × ao dia	25 mg, 2 × ao dia
Digitálico	Digoxina (0,25 mg)	0,125 mg em dias alternados a 0,25 mg, 1 × ao dia	Dosagem de nível sérico pode auxiliar no ajuste
Diurético de alça	Furosemida (40 mg)	20 mg a 40 mg 1× ao dia	40 mg a 240 mg (dose usual)
Inibidores da enzima conversora de angiotensina (IECA)	Maleato de enalapril (5 mg, 10 mg e 20 mg)	2,5 mg, 2 × ao dia	10 mg a 20 mg, 2 × ao dia
Inibidores do receptor de neprilisina-angiotensina (INRA)	Sacubitril valsartana sódica hidratada (50 mg, 100 mg e 200 mg)	50 mg, 2× ao dia	200 mg, 2× ao dia
Inibidor da SGLT2	Dapagliflozina (10 mg)	10 mg 1 × ao dia	10 mg 1 × ao dia
	Empagliflozina (10 mg)	10 mg 1 × ao dia	10 mg 1 × ao dia
Nitratos	Dinitrato de isossorbida (5 mg, 10 mg) Mononitrato de isossorbida (20 mg e 40 mg)	10-20 mg, 3 × ao dia	40 mg, 3 × ao dia
Vasodilatador	Hidralazina (25 mg e 50 mg)	12,5 mg a 25 mg, 3 × ao dia	50 mg a 100 mg, 3 × ao dia

Importante

Uma vez classificado como portador de IC com fração de ejeção reduzida, mesmo que se obtenha melhora com o tratamento (FEVE > 40%: situação denominada IC de fração de ejeção melhorada), o indivíduo deve manter o tratamento recomendado de insuficiência cardíaca fração de ejeção reduzida.

Durante uma descompensação, caso o paciente já utilize betabloqueador, o fármaco deve ser mantido, podendo-se reduzir a dose caso seja uma descompensação mais grave. A suspensão do betabloqueador só está indicada em casos de choque cardiogênico. Por outro lado, caso o paciente não utilize betabloqueador, o fármaco não deve ser introduzido enquanto o paciente está descompensado. Iniciar com doses baixas (a depender da gravidade e do grau de compensação) e aumentar progressivamente até a dose-alvo ou o máximo tolerado (FC entre 50 bpm e 60 bpm).[27]

A espironolactona (dose de 25 a 50 mg/dia) pode causar ginecomastia e dor mamária. Há necessidade de monitorar o potássio e a função renal, especialmente quando em associação com IECA.

Hidralazina com dinitrato de isossorbida podem ser usados em pacientes que não tolerem o uso de IECA ou BRA, principalmente em virtude de alterações da função renal, ou na persistência de sintomas em pacientes que tolerem o acréscimo desse binômio.[28]

A digoxina é útil para pacientes com IC com FE reduzida (disfunção sistólica) em ritmo sinusal. Pode ser utilizada em pacientes que persistem sintomáticos a despeito do uso de terapia quádrupla e diuréticos otimizados. Sua melhor indicação é em pacientes com IC com FE reduzida associada a FA (fibrilação atrial) com resposta ventricular elevada. Deve-se ficar atento ao uso concomitante de espironolactona, que diminui sua excreção renal. Tem impacto positivo na qualidade de vida, por melhorar os sintomas e reduzir internações hospitalares, mas não reduz a mortalidade.[29]

Manejo da asma

A asma é um distúrbio ventilatório obstrutivo reversível e, com a doença pulmonar obstrutiva crônica (DPOC), é a principal causa de doença respiratória crônica no Brasil e no mundo. Embora a mortalidade por DPOC seja superior à da asma, esta é mais prevalente e responsável por um número maior de internações hospitalares. É uma doença cujo tratamento adequado evita mortes e melhora muito a qualidade de vida. O Brasil apresenta uma alta taxa de mortalidade por asma (cerca de 1,5 morte por 100.000 habitantes). A identificação correta e precoce de pacientes portadores de asma, bem como a implementação de tratamento adequado na APS, pode reduzir muito a morbidade e mortalidade por asma no Brasil. Os principais desencadeantes de crises de asma são exposição à fumaça e a alérgenos ambientais (pó, poeira, pelos de animais, polens, ácaros e outros artrópodes), tabagismo ativo e passivo, exposição a climas frios, estresse, infecções virais, alguns fármacos (betabloqueadores, IECA, AAS, AINEs).[30,31]

Diagnóstico

Por ser a mais frequente das doenças respiratórias crônicas, a avaliação clínica de asma permite atingir alta probabilidade de certeza diagnóstica com a presença de apenas mais de um dos achados listados no Quadro 14.9.

Quadro 14.9. Achados clínicos que favorecem o diagnóstico de asma[32]

- Sintomas principais: tosse, dispneia, sibilância, aperto no tórax.
- Curso em crises com intensidade e duração de sintomas variáveis.
- Presença de fatores desencadeantes (tabagismo, frio, exercício, alérgenos, estresse, infecção de via aérea superior, medicações).
- Reversibilidade ao uso de fármaco broncodilatador.
- História pessoal de atopia ou história familiar de asma e/ou atopia.
- Eosinofilia sem causa aparente.

Dessa maneira, na maioria das situações, uma avaliação clínica adequada permitirá o diagnóstico da asma e o início de seu tratamento. A espirometria é recomendada complementarmente na presença de dúvida diagnóstica, na presença de sintomatologia grave, na ocorrência de achados atípicos e se não houver resposta ao tratamento inicialmente implementado.

Tratamento

Para guiar o tratamento da asma, é fundamental utilizarmos as classificações que permitam acessar sua gravidade e seu prognóstico (Quadro 14.10).

Quadro 14.10. Classificação da asma[30]

Nas últimas 4 semanas	Bem controlada	Parcialmente controlada	Não controlada
Sintomas diurnos ≥ 2 ×/semana	Nenhuma dessas situações.	1 ou 2 dessas situações.	3 ou 4 dessas situações.
Despertar noturno			
Uso de beta 2-agonista de curta duração ≥ 2 ×/semana			
Limitação de atividade			

Dessa maneira, recomenda-se o uso da classificação de controle segundo a Global Initiative for Asthma (GINA)[30] como guia para a instituição de medidas terapêuticas voltadas ao controle da asma.

Todos os pacientes, independentemente dessa classificação, deverão ser orientados quanto ao benefício individual de realização de terapêutica não medicamentosa (Quadro 14.11).

Quadro 14.11. Tratamento não medicamentoso da asma

- Orientação e suporte à cessação do tabagismo.
- Evitar exposição a fatores desencadeantes (higiene ambiental, focando em tapetes, cortinas, animais domésticos, mofo, umidade etc.).
- Prática de atividade física regular (se necessário, pode ser usado beta 2-agonista inalatório de curta duração 15 minutos antes da atividade).
- Fisioterapia respiratória.
- Psicoterapia.

O manejo da asma deve incluir medicações para garantir o controle da doença e o alívio das crises. Atualmente, não se recomenda o uso isolado de beta 2-agonista inalatório de curta duração como primeira opção para o tratamento de alívio. Há evidências de que o corticoide inalatório de baixa dose associado ao formoterol é superior ao uso isolado de beta 2-agonista inalatório de curta duração, por ser mais simples e eficaz na prevenção de exacerbações. Dessa forma, o uso de corticoide inalatório de baixa dose associado ao formoterol conforme necessário é o tratamento de alívio mais recomendado, independentemente da gravidade ou do grau de controle da asma. O uso associado de corticoide inalatório com beta 2-agonista inalatório de curta duração ou mesmo o uso isolado de beta 2-agonista inalatório de curta duração são alternativas aceitáveis para o tratamento de alívio nos casos em que o tratamento de escolha não puder ser instituído.[30]

O corticoide inalatório de baixa dose associado ao formoterol também deve ser a base do tratamento de manutenção, na maioria dos casos. Em casos de asma leve e bem controlada, o uso desses fármacos deve ser feito conforme necessário, de acordo com os sintomas do paciente. Caso o controle da asma não seja atingido com essa estratégia, a medicação deve ser utilizada diariamente e a dose pode ser ajustada conforme a resposta do paciente.[30] A Tabela 14.5 lista algumas das medicações para tratamento da asma que estão disponíveis no Sistema Único de Saúde brasileiro.[34]

Tabela 14.5. Medicações para tratamento de asma que constam na Relação Nacional de Medicamentos Essenciais do Brasil

Tipo de medicação	Nome, dose e apresentação da medicação
Beta 2-agonista inalatório de curta duração isolado	Sulfato de salbutamol 100 mcg aerossol oral
Corticoide inalatório isolado	Dipropionato de beclometasona 50 mcg/dose solução para inalação oral Dipropionato de beclometasona 200 mcg/dose solução para inalação oral Dipropionato de beclometasona 250 mcg/dose solução para inalação oral
Corticoide inalatório associado beta 2-agonista inalatório de longa duração	Fumarato de formoterol + budesonida 6 + 200 mcg cápsula para inalação Fumarato de formoterol + budesonida 12 + 400 mcg cápsula para inalação

É imprescindível que a maneira correta de utilização dos dispositivos inalatórios seja inicial e frequentemente revisada com os pacientes. O uso de espaçador facilita muito a utilização (e a eficácia) de dispositivos com *spray*. Sugere-se entregar ao paciente plano de ação por escrito orientando o uso correto e sinais de alarme para a procura de pronto-socorro.[33] Os pacientes com asma de difícil controle devem ser avaliados quanto à necessidade de seguimento conjunto por pneumologista.

Além disso, é importante, em todas situações de asma parcialmente controlada ou não controlada, avaliar possíveis causas: má aderência, uso incorreto do fármaco (verificar dose realizada e forma de administração), infecções virais, existência de comorbidades, fatores emocionais, exposição persistente a desencadeantes ambientais.

Crises de asma

As situações de crise de asma devem ser avaliadas quanto a sua gravidade (Quadro 14.12) para guiar a terapêutica e a necessidade de encaminhamento para serviço de urgência.[30,31,33]

Quadro 14.12. Classificação das crises de asma

	Leve	Moderada	Grave	Insuficiência respiratória
Falta de ar	Quando anda	Quando fala	Em repouso	Em repouso
Fala	Respira entre sentenças	Respira entre frases	Respira entre palavras	Muito cansado para falar
Frequência respiratória	Normal ou aumentada	Aumentada	Aumentada	Aumentada, normal ou diminuída
Estado geral	Normal	Prostrado, se crise prolongada	Prostrado ou agitado	Sonolento, confuso
Musculatura acessória	Não	Leve a moderada	Intensa	Variável de intensa a ausente (fadiga)
Ausculta	Sibilos expiratórios	Sibilos inspiratórios e expiratórios	Sibilos inspiratórios e expiratórios	Murmúrios sem sibilos
$SatO_2$	> 95%	90% a 95%	< 90%	< 90%

O tratamento das crises de asma (ou exacerbações agudas de asma) é composto de oferta de oxigênio inalatório para manter a saturação de O_2 acima de 90% e inalação com beta 2 de curta duração na maior dose tolerável associada a anticolinérgico (podendo ser ofertado a cada 20 minutos na primeira hora). Deve-se administrar corticosteroide sistêmico em todos os casos de asma exacerbada que sejam atendidos em serviços de APS.[34] A prednisolona oral é a medicação de escolha (foi tão efetiva quanto corticosteroides intravenosos, mas menos invasiva) e seu uso deve ser mantido por 5 a 7 dias. No entanto, o uso da medicação está associado ao risco de efeitos adversos a curto e longo prazo, como alterações de sono e humor, osteoporose e diabetes. Após a exacerbação, o tratamento de manutenção do paciente deve ser reavaliado, visando reduzir o risco de exacerbações futuras e, dessa maneira, diminuir a necessidade do uso de corticosteroides sistêmicos.[34]

O paciente deverá ser encaminhado ao pronto-socorro na presença de qualquer um dos sinais de alarme listados no Quadro 14.13.[33]

Quadro 14.13. Sinais de alarme[33]

- Hipoxemia ($SatO_2 < 90\%$ em ar ambiente) persistente.
- Rebaixamento do nível de consciência.
- Paciente não consegue formar frases ou senta-se curvado para a frente.
- Insuficiência respiratória.
- Idade ou comorbidade significativa.
- Cianose.
- Refratariedade ao tratamento inicial.

Abordagem do climatério e da menopausa

A transição menopausal (ou climatério) corresponde ao período da vida da mulher em que ocorrem grandes modificações endócrinas (cessação da ovulação e redução da síntese de hormônios ovarianos, principalmente estrógeno e progesterona) e pode cursar com sintomas físicos e psíquicos, causando, por vezes, prejuízo na qualidade de vida da mulher. A menopausa pode ocorrer entre os 40 e os 65 anos, sendo um marco (última menstruação seguida de 12 meses de amenorreia) entre o período reprodutivo e a pós-menopausa (não reprodutivo). A média de idade de ocorrência da menopausa é em torno de 48 anos e ela é considerada precoce se ocorre antes dos 40 anos e tardia se após os 60 anos.

A perimenopausa ou período climatérico tem início em média quatro anos antes da menopausa; caracteriza-se por irregularidade do ciclo menstrual, reflete a perda de função folicular ovariana e frequentemente é acompanhada de sintomatologia característica. O maior preditor de menopausa iminente é a ausência de menstruação por 60 dias ou mais (sensibilidade de 94% e especificidade de 91% para predizer menopausa em dois anos).[34]

Não é necessária dosagem de hormônio folículo-estimulante (FSH) para diagnóstico, sendo suficientes os critérios clínicos, exceto se menopausa precoce, se há suspeita de diagnósticos diferenciais ou nos casos nos quais há dificuldade em determinar irregularidade do ciclo (histerectomia, síndrome dos ovários policísticos – SOP, uso de contracepção oral ou terapia hormonal). Nas situações de uso de hormônio exógeno, pode-se interromper a terapia por pelo menos quatro semanas e dosar o FSH, sendo sugestivos de menopausa níveis maiores que 30 mUI/mL.[35]

Diagnósticos diferenciais (gestação, distúrbios tireoidianos e hiperprolactinemia) devem ser considerados. Em mulheres entre 40 e 45 anos, essas causas devem ser descartadas antes do diagnóstico de transição menopausal. A menopausa precoce pode ocorrer espontaneamente ou em decorrência de cirurgia, radiação da pelve, quimioterapia, doença autoimune, síndrome do X frágil ou causas idiopáticas. Nessas situações, pode ser necessário referenciar a um ginecologista habilitado.

Sintomas

Fogachos/sudorese

Também chamados de sintomas vasomotores, refletem deficiência estrogênica e são os sintomas mais comuns da transição menopausal. Ocorrem em 80% das mulheres, e entre 20% e 30% dos casos motivam a procura por serviços médicos. Sua duração média é de 10,2 anos, com intensidade variável, e 15% das mulheres permanecem sintomáticas após a menopausa.[36]

Fogachos tipicamente iniciam-se com uma sensação de calor em tórax anterior e face que pode se generalizar, sendo acompanhada de transpiração profusa e, em alguns casos, calafrios e ansiedade. Sua duração geralmente é de 2 a 4 minutos, e sua frequência é variável, sendo mais comum à noite.

Deve-se considerar hipertireoidismo como diagnóstico diferencial. Em mulheres que usam tamoxifeno, o sintoma pode ser efeito colateral dessa medicação.

Disfunção sexual

A deficiência estrogênica pode levar à diminuição de vascularização da vulva e da mucosa vaginal, acarretando diminuição da lubrificação vaginal e possível redução de libido. É também possível ocorrer atrofia genital, sendo essa mais prevalente em mulheres que não mantêm atividade sexual frequente.

Atrofia genital é sintomática em até 40% das mulheres, e pode ser causa de dispareunia, prurido vaginal, infecções vaginais ou infecções do trato urinário.[37]

Distúrbios do sono

Apesar de a associação entre fogachos e insônia ser frequentemente estabelecida pelas pacientes, é preciso lembrar que há grande prevalência de distúrbios primários do sono, assim como relação com sintomas ansiosos e depressivos.

A prevalência estimada de distúrbios do sono cresce durante a transição menopausal; além disso, mulheres na perimenopausa com fogachos têm maior prevalência de depressão que aquelas sem o sintoma.[38,39]

Irritabilidade/ansiedade/depressão

É significativo o aumento do risco de um episódio depressivo durante a transição menopausal. Na pós-menopausa, esse risco volta a cair precocemente. Irritabilidade e ansiedade são queixas comuns no período menopausal. Mulheres que não apresentam antecedentes importantes de ansiedade previamente à instalação da menopausa estão mais suscetíveis a desenvolvê-la durante e após a transição, independentemente de outros fatores de risco.[40]

Tratamento

Fogachos

Fogachos podem ser tratados com abordagens farmacológicas ou não farmacológicas, a depender da intensidade dos sintomas.

Medidas não farmacológicas incluem alterações no estilo de vida – como perda de peso (se indicada), prática de atividades físicas, evitar alimentos com cafeína ou apimentados. Técnicas de respiração apresentaram algum sucesso no controle do sintoma; no entanto, as demais abordagens não farmacológicas carecem de evidências.

Terapia hormonal

O estrogênio é o tratamento mais efetivo para a redução de sintomas vasomotores, e oferece melhora sintomática em até 90% dos casos. Está associado à diminuição do risco de fratura por osteoporose e ao aumento de risco de acidente vascular cerebral, eventos tromboembólicos, doença calculosa biliar e incontinência urinária (Quadros 14.14 e 14.15).[41-43]

Quadro 14.14. Esquemas de tratamento medicamentoso do fogacho

Mulheres com útero: doses iniciais
• Medroxiprogesterona 2,5 mg 1 x/dia + estrogênios conjugados 0,3 mg, VO, 1 x/dia (ou cíclico). - Ou estrogênios esterificados 0,625 mg, VO, 1 x/dia, - Ou estradiol 0,025 mg, transdérmico, 2 x/semana, - Ou estradiol tópico 1,25 g, gel 75%, 1 x/dia, • Ou estradiol 0,05 mg + noretisterona 0,17 mg: adesivo transdérmico, 2 x/semana.
Mulheres sem útero: doses iniciais
• Estrogênios conjugados 0,3 mg, VO, 1 x/dia. • Ou estrogênios esterificados 0,625 mg, VO, 1 x/dia. • Ou estradiol 0,025 mg, transdérmico, 2 x/semana. • Ou estradiol tópico 1,25 g, gel 75%, 1 x/dia.

Quadro 14.15. Complicações da reposição hormonal

- Sangramento vaginal é comum nos primeiros 6 a 9 meses de terapia estrogênica. O esquema de administração hormonal pode ser trocado, se necessário.
- Sensibilidade das mamas pode ocorrer na terapia estrogênica; deve-se diminuir a dose, se presente.
- Calculose biliar é uma possível complicação do estrogênio oral; administração pode ser alterada para transdérmica.
- Trigliceridemia é associada a estrogênio oral; transdérmico pode ser opção.
- Tromboembolismo venoso, principalmente se estrogênio oral.
- Doença coronariana: risco discretamente aumentado com terapia hormonal combinada.
- Acidente vascular cerebral: risco discretamente aumentado associado a estrogênio oral.
- Câncer de mama: aumento de risco em terapia hormonal combinada.

A terapia com estrogênio pode ser oferecida quando fogachos são moderados a graves (impactam a qualidade de vida) e quando não houver contraindicações formais (história familiar ou pessoal de câncer de mama ou história pessoal de doença tromboembólica, alto risco para câncer de endométrio, doença hepática aguda ou porfiria cutânea). É utilizada na menor dose efetiva durante o menor tempo possível, não devendo exceder cinco anos. É importante o consenso informado da paciente quanto aos riscos e benefícios.

Mulheres com útero devem receber estrogênio associado a progestágeno para proteção contra hiperplasia endometrial e câncer de endométrio. O progestágeno deve ser usado no mínimo dez dias por mês para conferir essa proteção.

São comuns três esquemas de terapia combinada oral:

1. Estrógeno + progestágeno diária e continuamente.
2. Estrógeno + progestágeno nos dias 1 a 25, com sangramento vaginal por supressão nos dias 26 a 30.
3. Estrógeno do dia 1 ao 21 + progestágeno do dia 7 ao 21, com sangramento entre os dias 22 e 30.

Mulheres com alto risco cardiovascular podem optar por administrações não orais, pelo menor risco teórico de complicações. Também é uma opção a ser considerada caso haja risco elevado para calculose biliar, ou se houver dificuldade para adesão a comprimidos. Opções transdérmicas incluem adesivos de estrogênio + progestágeno ou de estrogênio isolado. Opção tópica é o gel de estradiol.

Informação relevante disponível

Bazedoxifeno: um modulador seletivo do receptor de estrogênio de terceira geração, usado a princípio para tratar osteoporose, tem sido usado em combinação com estrogênios conjugados no tratamento de fogachos moderados a graves sem necessidade de associação a progestágenos. A alternativa parece ocasionar menos efeitos adversos que a terapia hormonal tradicional.[44]

Monitoramento

Mulheres em uso de terapia hormonal devem realizar exame de mamas, mamografia e exame pélvico anuais.

A cada seis meses também devem ser encorajadas a reduzir a dose da terapia, sendo contraindicado o uso continuado por mais de 4 ou 5 anos.

Terapia medicamentosa não hormonal

Medicamentos não hormonais para sintomas vasomotores podem ser usados quando há contraindicação ou intolerância à terapia hormonal, ou ainda por continuidade do sintoma após suspensão da terapia por tempo-limite de uso do estrogênio. Apesar de haver evidência da superioridade do tratamento hormonal, diversas outras opções estão disponíveis com alguma eficácia.[43,45]

Inibidores seletivos de recaptação de serotonina (ISRSs) mostraram diminuição significativa da frequência de fogachos e considerável diminuição de sua intensidade, sendo paroxetina (10 a 25 mg/d), citalopram (10 a 20 mg/d) e escitalopram (10 a 20 mg/d) os que têm mais estudos apontando eficácia.

Inibidores seletivos de recaptação de serotonina e norepinefrina (IRSN), como venlafaxina (37,5 a 100 mg/d) e desvenlafaxina (100 a 150 mg/d), mostraram eficácia no controle de frequência e intensidade dos fogachos; no entanto, apresentaram maior taxa de eventos adversos.

Gabapentina (900 a 2.400 mg/d), pregabalina (150 a 300 mg/d) e clonidina (0,1 mg/d) são opções terapêuticas que podem ser usadas se as demais opções não forem toleradas. Seus efeitos adversos incluem torpor, tontura e desequilíbrio ou hipotensão (no caso, da clonidina).

Fitoestrógenos são opções farmacológicas comumente procuradas por mulheres, por serem considerados medicações mais naturais. De maneira genérica, faltam estudos que comprovem sua eficácia, e não há evidência de risco para hiperplasia de endométrio associada a seu uso até o momento. A exceção é a isoflavona de soja, que apresentou redução significativa na frequência e na intensidade dos fogachos. Trevo-vermelho e erva-de-são-cristóvão não mostraram superioridade com relação ao placebo. A erva-de-são-cristóvão é contraindicada para pacientes com hipersensibilidade a salicilatos (AAS).[46]

Sintomas vaginais

Sintomas vulvovaginais isolados respondem satisfatoriamente a estrogênio local. São opções o creme de estradiol vaginal, pessários ou anel vaginal. O creme vaginal pode cursar com absorção sistêmica e proliferação endometrial; portanto, seu uso prolongado deve ser feito na menor dose possível. Comprimidos vaginais podem ser usados com cautela (Quadro 14.16).[43]

Quadro 14.16. Opções de tratamento de sintomas vaginais

- Estrogênios conjugados (creme): 0,5 g, 1 x/dia por 14 dias, 2 x/semana após.
- Estradiol (anel vaginal): 50 a 100 mcg/dia, troca a cada 3 meses.
- Estradiol (comprimido): 25 mcg/dia por 14 dias, 2 a 3 x/semana após.

Também é razoável tentar a terapia não hormonal como opção de primeira linha para aliviar os sintomas vulvovaginais causados pela síndrome geniturinária da menopausa.

Ospemifeno é um modulador seletivo do receptor estrogênico. Seu uso é eficaz na redução da dispareunia na atrofia genital. Seu efeito colateral mais frequente é fogacho, e não deve ser usado por mulheres com história de câncer de mama ou doença tromboembólica. A dose do ospemifeno é de 60 mg, uma vez ao dia.

Gel de policarbofila, hidratante vaginal, pode ser oferecido como tratamento para atrofia vaginal exclusivo ou como adjuvante às terapias apresentadas.

Queixas relacionadas com a libido

Reposição de estrogênio tem pouca correlação com alterações de desejo sexual, pois a testosterona é o hormônio mais relacionado com a excitação e a libido. Não se recomenda o uso de androgênios para mulheres menopausadas; essa prática é restrita pela falta de evidência de eficácia e de segurança.

É imprescindível diferenciar falta de desejo de falta de prazer sexual, sendo muito frequente a coexistência de ambos. Abordar o relacionamento (se houver), e o significado da vida sexual pode ajudar a ampliar a compreensão do problema.

Incontinência urinária

Na incontinência de esforço, a fisioterapia de reabilitação do assoalho pélvico pode ser útil.

Distúrbios do sono

Em razão da associação com fogachos, algumas mulheres apresentam melhora do sono após a terapia hormonal. Isoflavonas também já demonstraram diminuição da insônia associada a outros sintomas.

Apesar disso, a avaliação cuidadosa de condições subjacentes à transição menopausal é de grande importância, de modo que insônias associadas a transtornos de humor terão melhor resposta com o uso de antidepressivos.

Referências bibliográficas

1. GBD 2019 Dementia Forecasting Collaborators. Estimation of the global prevalence of dementia in 2019 and forecasted prevalence in 2050: an analysis for the Global Burden of Disease Study 2019. Lancet Public Health, 2022.
2. Frota NAF, Nitrini R, Damasceno BP, et al. Critérios para o diagnóstico de doença de Alzheimer. Dement Neuropsychol. 2011;5(1).
3. McCleery J, Laverty J, Quinn TJ. Diagnostic test accuracy of telehealth assessment for dementia and mild cognitive impairment. Cochrane Database Syst Rev. 2021;7(7):CD013786.
4. Creavin ST, Noel-Storr AH, Langdon RJ, et al. Clinical judgement by primary care physicians for the diagnosis of all-cause dementia or cognitive impairment in symptomatic people. Cochrane Database Syst Rev. 2022;6(6):CD012558.
5. Arevalo-Rodriguez I, Smailagic N, Roqué-Figuls M, et al. Mini-Mental State Examination (MMSE) for the early detection of dementia in people with mild cognitive impairment (MCI). Cochrane Database Syst Rev. 2021;7(7):CD010783.
6. Burton JK, Fearon P, Noel-Storr AH, et al. Informant Questionnaire on Cognitive Decline in the Elderly (IQCODE) for the detection of dementia within a general practice (primary care) setting. Cochrane Database Syst Rev. 2021;7(7):CD010771.
7. Davis DH, Creavin ST, Yip JL, et al. Montreal Cognitive Assessment for the detection of dementia. Cochrane Database Syst Rev. 2021;7(7):CD010775.
8. Hendry K, Green C, McShane R, et al. AD-8 for detection of dementia across a variety of healthcare settings. Cochrane Database Syst Rev. 2019;3(3):CD011121.
9. National Collaborating Centre for Mental Health (UK). Dementia: Assessment, management and support for people living with dementia and their carers. NICE, 2018.
10. Möhler R, Renom A, Renom H, Meyer G. Personally tailored activities for improving psychosocial outcomes for people with dementia in long-term care. Cochrane Database Syst Rev. 2023; 3(3):CD009812.
11. Wilfling D, Calo S, Dichter MN, et al. Non-pharmacological interventions for sleep disturbances in people with dementia. Cochrane Database Syst Rev. 2023;1(1):CD011881.
12. Orgeta V, Qazi A, Spector AE, Orrell M. Psychological treatments for depression and anxiety in dementia and mild cognitive impairment. Cochrane Database Syst Rev. 2014; 2014(1):CD009125
13. van der Steen JT, van Soest-Poortvliet MC, van der Wouden JC, et al. Music-based therapeutic interventions for people with dementia. Cochrane Database Syst Rev. 2017; 5(5):CD003477.
14. Battle CE, Abdul-Rahim AH, Shenkin SD, et al. Cholinesterase inhibitors for vascular dementia and other vascular cognitive impairments: a network meta-analysis. Cochrane Database Syst Rev. 2021; 2(2):CD013306.
15. Jackson S, Ham RJ, Wilkinson D. The safety and tolerability of donepezil in patients with Alzheimer's disease. Br J Clin Pharmacol. 2004;58 Suppl 1(Suppl 1):1-8.
16. McShane R, Westby MJ, Roberts E, et al. Memantine for dementia. Cochrane Database Syst Rev. 2019;3(3):CD003154.
17. Mühlbauer V, Möhler R, Dichter MN, et al. Antipsychotics for agitation and psychosis in people with Alzheimer's disease and vascular dementia. Cochrane Database Syst Rev. 2021; 12(12):CD013304.
18. Maust DT, Kim HM, Seyfried LS, et al. Antipsychotics, other psychotropics, and the risk of death in patients with dementia: number needed to harm. JAMA Psychiatry. 2015;72(5):438-45.
19. Billioti de Gage S, Moride Y, Ducruet T, et al. Benzodiazepine use and risk of Alzheimer's disease: case-control study. BMJ. 2014;349:g5205.
20. McCleery J, Cohen DA, Sharpley AL. Pharmacotherapies for sleep disturbances in dementia. Cochrane Database Syst Rev. 2016;11(11):CD009178.

21. Albuquerque DC, Barros E Silva PGM, Lopes RD, et al; BREATHE INVESTIGATORS. In-Hospital Management and Long-term Clinical Outcomes and Adherence in Patients With Acute Decompensated Heart Failure: Primary Results of the First Brazilian Registry of Heart Failure (BREATHE). J Card Fail. 2024;30(5):639-50.
22. Writing Committee Members; ACC/AHA Joint Committee Members. 2022 AHA/ACC/HFSA Guideline for the Management of Heart Failure. J Am Coll Cardiol. 2022;79(2):e21-129.
23. Wang CS, FitzGerald JM, Schulzer M, Mak E, Ayas NT. Does this dyspneic patient in the emergency department have congestive heart failure? In: Simel DL, Rennie D, Keitz SA, eds. The rational clinical examination: evidence-based clinical diagnosis. Nova York: McGraw-Hill; 2008.
24. Chop WM Jr. Extending the New York Heart Association classification system. JAMA. 1985; 254(4):505.
25. McDonagh TA, Metra M, Adamo M, et al; ESC Scientific Document Group. 2023 Focused Update of the 2021 ESC Guidelines for the diagnosis and treatment of acute and chronic heart failure. Eur Heart J. 2023;44(37):3627-39.
26. CONITEC. Protocolo Clínico e Diretrizes Terapêuticas – Insuficiência cardíaca com fração de ejeção reduzida (nº 808). Coordenação-Geral de Gestão de Protocolos Clínicos e Diretrizes Terapêuticas – CGPCDT/DGITS/SECTICS/MS. Ministério da Saúde, 2023.
27. Martin N, Manoharan K, Davies C, Lumbers RT. Beta-blockers and inhibitors of the renin-angiotensin aldosterone system for chronic heart failure with preserved ejection fraction. Cochrane Database Syst Rev. 2021;5(5):CD012721.
28. Lunney M, Ruospo M, Natale P, et al. Pharmacological interventions for heart failure in people with chronic kidney disease. Cochrane Database Syst Rev. 2020;2(2):CD012466.
29. Hood WB Jr, Dans AL, Guyatt GH, Jaeschke R, McMurray JJV. Digitalis for treatment of heart failure in patients in sinus rhythm. Cochrane Database Syst Rev. 2014;2014(4):CD002901.
30. Global Initiative for Asthma (GINA). Guide for Asthma Management and Prevention. Global Initiative for Asthma, 2024.
31. National Asthma Education and Prevention Program. Expert panel report III: Guidelines for the diagnosis and management of asthma. Bethesda: National Heart, Lung, and Blood Institute; 2007.
32. Simon C, Everitt H, Van Dorp F, eds. Manual de clínica geral de Oxford. 3. ed. Porto Alegre: Artmed; 2013.
33. British Thoracic Society and Scottish Intercollegiate Guidelines Network. SIGN 141 – British guideline on the management of asthma – A national clinical guideline. Londres: British Thoracic Society; 2014.
34. Taylor SM, Kinney AM, Kline JK. Menopausal transition: predicting time to menopause for women 44 years or older from simple questions on menstrual variability. Menopause. 2004; 11(1):40-8.
35. Collins S, Arulkumaran S, Hayes K, Jackson S, Impey L. Oxford handbook of obstetrics & gynaecology. 3. ed. Oxford: Oxford University Press; 2013.
36. Casper RF. Menopausal hot flashes. UpToDate. 2023.
37. American College of Obstetricians and Gynecologists. ACOG Practice Bulletin No. 141: management of menopausal symptoms. Obstet Gynecol. 2014;123(1):202-16.
38. Freedman RR. Hot flashes: behavioral treatments, mechanisms, and relation to sleep. Am J Med. 2005:118 Suppl 12B:124-30.
39. Kravitz HM, Ganz PA, Bromberger J, et al. Sleep difficulty in women at midlife: a community survey of sleep and the menopausal transition. Menopause. 2003;10(1):19-28.
40. Bromberger JT, Kravitz HM, Chang Y, et al. Does risk for anxiety increase during the menopausal transition? Study of Women's Health Across the Nation (SWAN). Menopause. 2013; 20(5):488-95.
41. The North American Menopause Society Advisory Panel. The 2022 hormone therapy position statement of The North American Menopause Society. Menopause. 2022;29(7):767-94.
42. Chang JG, Lewis MN, Wertz MC. Managing menopausal symptoms: common questions and answers. Am Fam Physician. 2023;108(1):28-39.

43. Hill DA, Crider M, Hill SR. Hormone therapy and other treatments for symptoms of menopause. Am Fam Physician. 2016;94(11):884-89.
44. Johnson K, Hauck F. Conjugated Estrogens/Bazedoxifene (Duavee) for Menopausal Symptoms. Am Fam Physician. 2016;93(4):307-14.
45. The North American Menopause Society Advisory Panel. The 2023 nonhormone therapy position statement of The North American Menopause Society. Menopause. 2023;30(6):573-90.
46. Lethaby A, Marjoribanks J, Kronenberg F, et al. Phytoestrogens for menopausal vasomotor symptoms. Cochrane Database Syst Rev. 2013;2013(12):CD001395.
47. Marjoribanks J, Farquhar C, Roberts H, et al. Long-term hormone therapy for perimenopausal and postmenopausal women. Cochrane Database Syst Rev. 2017;1(1):CD004143.

Capítulo 15

Otávio, Carla e Celso

Lucas Bastos Marcondes Machado
Mariana Passos de Souza
Tamiris Esteves Nagem
Thiago Morais da Silva

Penso que os clientes não são resistentes, que as famílias não são resistentes, mas que precisam de tempo. Eles são prudentes e têm razão de ser. Eles não vão se lançar na primeira mudança proposta por nós, porque em geral já lhes propuseram mudanças e eles sabem o quanto isso lhes custou.
(Guy Ausloos)

Narrativa

Carla, 28 anos, traz seu filho Otávio, seis anos, para atendimento na Unidade Básica de Saúde (UBS). Carla é casada com Celso, 32 anos, e Otávio é o único filho do casal. Antes do atendimento, o médico de família e comunidade (MFC) faz uma breve revisão de prontuário da família, identificando que Carla teve infecções de urina de repetição durante a gestação, sem outras alterações até o parto com 36 semanas.

No registro do Otávio havia:

- Prematuridade de 36 semanas com alta junto à mãe.
- Pequeno atraso na fala, porém apresentava comportamentos compensatórios para interação com os demais.
- Seguimento com equipe multidisciplinar em grupos conduzidos pela fonoaudióloga de unidade.
- Realização do M-CHAT, com a pontuação de 2, sendo descartada hipótese de transtorno do espectro do autismo (TEA) em avaliações subsequentes.
- Dermatite atópica com alguns atendimentos de demanda do dia nos últimos meses por esse problema.

Carla é diarista e trabalha todos os dias da semana, tendo retomado atividades laborais há um ano, pois antes optou, em acordo com seu marido, Celso, a sair do trabalho para cuidar do filho, já que tinham pouca rede de suporte em São Paulo. Celso é técnico de enfermagem, trabalha em dias alternados e tem poucas passagens pelo serviço. Otávio está no primeiro ano do Ensino Fundamental.

Há uma demanda por parte dos progenitores para nova avaliação do filho. Referem que ele tem sido muito "malcriado" em casa, frequentemente não cumprindo combinados, como fazer dever de casa ou guardar o celular à noite. Ele costuma jogar no seu celular e até já deixou de comer durante as "sessões" de jogos. Tem mania de gritar e fazer birra quando tentam tirar o celular dele. É bastante agitado em casa e já quebrou alguns objetos por descuido enquanto brincava de bola. Ademais, pontuam que não tem brincado tanto com colegas como antes, ficando mais isolado e, muitas vezes, falando que não deseja ir para a escola.

Carla demonstra bastante preocupação, disse que o filho já teve suspeita de autismo na infância e agora desconfia que, na realidade, ele realmente tenha: "não é normal uma criança da idade dele não querer brincar com as outras crianças", "e, doutor, você notou que ele às vezes anda na ponta dos pés? Eu já ouvi dizer que isso é sinal de autismo". Fala também sobre preocupação com transtorno do déficit de atenção com hiperatividade (TDAH), dizendo que o filho tem "hiperfoco" com o celular e faz muita birra.

Ela também demonstra preocupação com lesões de pele de Otávio, que ficam em "carne viva e muito feias", com muita coceira. Pergunta se seria melhor dar algum antibiótico, porque vem e volta, "deve ser algo que não curou completamente"; durante o banho tenta "lavar bem", mas nota que tem piorado.

Registro SOAP – Consulta 1

S

Otávio é trazido pela mãe, Carla.

» Carla gostaria de uma avaliação da pele da criança, que se apresenta pruriginosa e costuma piorar no inverno.

» Carla tem medo de o filho ter TDAH ("hiperfoco com o celular e faz muita birra" – sic) ou TEA, já que ele anda na ponta dos pés e tem tido pouca interação com outras crianças na escola.

» Carla também se diz preocupada com o filho pelo seu tempo no celular, por obedecer pouco, por ser muito agitado, por não gostar de ir à escola e por brincar pouco com os colegas. Otávio diz gostar mais de jogos de tiro no celular do que da escola.
  - Carla nega outras comorbidades pessoais ou familiares.

O

» Lesão eczematosa em área flexora de antebraços bilateralmente, exsudativa.

» Marcha intercala entre padrão normal e equina (não encosta o calcanhar no solo).

» Otávio passa quase toda a consulta no celular, quieto, respondendo pontualmente quando questionado.
  - Dados do prontuário: prematuridade, 36 semanas.

A

» Dermatite atópica.

» Variação da marcha.

» Alteração comportamental na infância.

P

- Orientado: banhos curtos e mornos; uso de hidratante diariamente; hidrocortisona 1% pomada duas vezes ao dia por dez dias nas lesões.
- Orientado: possibilidade de variação normal da marcha, reavaliar no retorno.
- Solicitado:
  - Relatório escolar.
  - *Autism Spectrum Quotient* (AQ-10) criança.
  - *Swanson, Nolan and Pelhan Teacher and Parent Rating Scale* (SNAP-IV) para os pais.
  - Retorno médico.

Pontos abordados

- Dermatite atópica.
- Queixas ortopédicas na criança.
- Alterações de comportamento da criança.
- Atraso escolar.
- Abordagem familiar.

Dermatite atópica

A dermatite atópica é uma doença crônica, recorrente e inflamatória da pele. Ocorre com maior frequência em crianças, mas pode persistir na adolescência e na idade adulta e também se apresentar na idade adulta. A prevalência é de 7,3% em crianças entre 6 e 7 anos no Brasil.

A apresentação das lesões de dermatite atópica pode variar em faixas etárias diferentes. O principal sintoma é o prurido associado a lesões eritematosas, descamativas com características de eczema. O eczema agudo pode ter pequenas vesículas e exsudação; o eczema subagudo apresenta muita descamação e, na forma crônica, o indivíduo pode apresentar a pele liquenificada, com aumento dos sulcos naturais da pele. A localização das lesões pode variar de acordo com a faixa etária do indivíduo (Quadro 15.1).[1]

Quadro 15.1. Localização e características de lesões em diferentes momentos da vida[1,2]

Localização de lesões em diferentes momentos da vida	
0 a 2 anos	Eritema mal definido, com edema, vesículas, escoriação e exsudato. Normalmente lesões em face (especialmente bochechas), couro cabeludo e tronco; poupa áreas de fralda.
Infância/adolescência 2 a 16 anos	Eczema mais localizado e crônico, com eritema mais pálido, pele seca e lesões em superfícies flexoras com espessamento de áreas crônicas.
Adultos	Eczema crônico nas mãos e extremidades, ou dermatite envolvendo pescoço, cabeça, tronco superior, ombros e couro cabeludo.

O diagnóstico é clínico, sem necessidade de exames complementares. A American Academy of Dermatology criou um critério diagnóstico simples para dermatite atópica. Os Protocolos Clínicos e Diretrizes Terapêuticas do Ministério da Saúde apresentam outros critérios, conhecidos como critérios de Hanifin e Rajka e uma proposta de critérios condensados do Grupo de Trabalho do Reino Unido (Quadro 15.2)[2]

Quadro 15.2. Critérios do Grupo de Trabalho do Reino Unido[2]

Prurido nos últimos 12 meses em associação com três ou mais critérios
Pacientes com mais de 4 anos e história de início de sintomas antes dos 2 anos.
História de envolvimento flexural.
História de pele geralmente seca.
História de outra doença atópica no paciente ou em parente de primeiro grau.
Dermatite flexural visível.

Além de critérios diagnósticos, existem escalas para avaliar a gravidade da apresentação da dermatite atópica. Isso é importante para monitorizar a resposta ao tratamento e pensar em encaminhamento ou qual tratamento farmacológico será usado. A ferramenta mais usada é a *Scoring Atopic Dermatitis Index* – http://scorad.corti.li – porém, é uma ferramenta que demanda algum tempo para preenchimento. Existem outras ferramentas como a POEM, que pode ser preenchida pela pessoa com dermatite atópica ou familiar. Uma versão em português pode ser acessada no *site* Universidade de Nottingham – https://www.nottingham.ac.uk/research/groups/cebd/documents/researchdocs/poem-self-translation-brazil-portuguese-v1.0.pdf.

Informação relevante disponível

Testes de sangue ou *prick-test* na pele não são indicados para avaliação de rotina de eczema.[1]

Após o diagnóstico, deve-se informar à pessoa e a sua família da característica recorrente da dermatite atópica. O tratamento irá basear-se em orientações não farmacológicas e farmacológicas.[1]

Tratamento não farmacológico

» Hidratação da pele com hidratantes diariamente. Ensaios randomizados não conseguiram mostrar superioridade de um tipo de hidrante sobre outro; o melhor hidratante é o que as pessoas possam de fato usar.[3,4]

» Recomendam-se banhos de 5 a 10 minutos com água morna; aplicar o hidratante logo após o banho.[5]

- Evitar perfumes, cremes perfumados, sabão em pó perfumado, amaciantes e roupas sintéticas.[5]
- Evitar tipos específicos de comidas não ajuda no controle da dermatite e pode predispor a alergias alimentares.[6]

Tratamento farmacológico

- Corticoides tópicos são a primeira linha para exacerbações de dermatite atópica e devem ser usados duas vezes ao dia, em geral por um tempo de duas semanas ou menos.[1]
  - A potência e a quantidade de dias de uso de corticoide devem ser tituladas de acordo com a localização e a gravidade das lesões.
  - Existem diversas potências de corticoides tópicos disponíveis; em geral, preferem-se corticoides de baixa potência em regiões mais delicadas, para se evitar o efeito colateral de atrofia de pele.
- Inibidores de calcineurina, como o tacrolimus, são uma opção para o tratamento de dermatite atópica. Podem ser usados com segurança em áreas de pele mais delicadas e finas e não causam atrofia de pele. Porém, podem causar reações locais como formigamento e prurido.[1]
- Antibióticos não ajudam no tratamento de dermatite atópica. Devem ser usados apenas com infecção secundária sobreposta à lesão da dermatite atópica.[1]
- Não existem boas evidências de que anti-histamínicos conseguem reduzir de forma significativa o prurido de dermatite atópica. Alguns profissionais usam anti-histamínicos sedantes para as pessoas que têm dificuldade de dormir por conta do prurido.[1]
- Não se recomendam anti-histamínicos tópicos por conta do risco de dermatite de contato.[1]
- Não se deve utilizar corticoide oral como tratamento de longo prazo.[1]

Encaminhamento para dermatologista está indicado em casos graves e extensos, com prejuízo importante da qualidade de vida, ou refratária a tratamento clínico otimizado por um mês.[5]

Apesar de a dermatite atópica ser uma doença muito prevalente e, em geral, não ser grave, essa condição pode causar bastante prejuízo na qualidade de vida das pessoas[7] e também um fardo financeiro considerável para as famílias, por conta do alto custo de hidratantes. O tratamento da dermatite envolve mudanças de rotina e hábitos que nem sempre são fáceis de serem mantidos pelas famílias. Além disso, ainda existem profissionais que têm receio de prescrever corticoides tópicos, mesmo em casos de alta gravidade quando eles estão muito bem indicados, piorando o controle da doença.

No caso de Otávio, parece claro o diagnóstico de dermatite atópica. A família tem que ser bem orientada do caráter recidivante do quadro e da importância de medidas, como banhos curtos e uso do hidratante, além do corticoide tópico nas agudizações.

Queixas ortopédicas na infância

Variações sobre a forma de andar em crianças causam muita ansiedade e preocupação para a família e podem estar sujeitas a sobretratamento. Muitas alterações, como andar na ponta dos pés, pé chato, joelho valgo e varo, e andar com pés para dentro ou fora, podem ser parte de variações normais da marcha que vão se resolver espontaneamente; cabe ao MFC orientar e tranquilizar os pais.

Em geral, as crianças começam a deambular com 12 a 14 meses. No início, a criança usa uma base alargada, joelhos varos e anda com os pés para fora. O arco dos pés vai aparecer apenas com 2 a 3 anos. O joelho varo é mantido até cerca de dois anos; entre 3 e 6 anos fica valgo e, em geral, normaliza a partir de seis anos. A marcha com pé para fora é mantida até cerca de dois anos. Portanto, vemos que várias alterações podem ser parte de um desenvolvimento normal da marcha.[8-10]

Alguns autores dividem problemas e alterações de membros inferiores em crianças em problemas torcionais, problemas angulares e alteração do pé. Os problemas torcionais manifestam-se com os pés para fora (*out-toeing*) e pés para dentro (*intoeing*). Os problemas angulares consistem em joelho valgo e joelho varo. Por sua vez, a alteração do pé mais comum é o pé plano flexível. O Quadro 15.3 resume as alterações mais comuns de membros inferiores em crianças.[8]

De modo geral, radiografias não são necessárias, pois a maioria dessas alterações vai melhorar espontaneamente. Também é raro ser necessário encaminhamento para ortopedia. Casos com sinais de alarme ou então alterações extremas, com diferença de mais de dois desvios padrões da média, são exceções.

Diante de preocupação ou queixa relacionadas com aspectos da marcha e dos membros inferiores em crianças, o MFC deve atentar-se para:

» Dados de peso e altura, assim como z-escore de crescimento e peso em curvas de crescimento.
» Sinais de gravidade, como alterações unilaterais, dor para andar, criança que anda mancando, prejuízo funcional importante.
» Marcos e alterações do desenvolvimento neuropsicomotor.

No exame físico, algumas etapas podem ser importantes para avaliar rotação e ângulos dos membros.[9,11]

» Angulo coxa-pé (Figura 15.1) – com a criança deitada na maca de barriga para baixo, fletir joelho em 90° e observar ângulo de desvio do pé com relação à coxa.

Figura 15.1. Avaliação ângulo coxa-pé. ACP: ângulo coxa pé; TTE: torção tibial externa (ângulo entre a direção da coxa e uma linha perpendicular aos maléolos). Fonte: Adaptada de Loh B, Coates A, Emily W, 2023.[9]

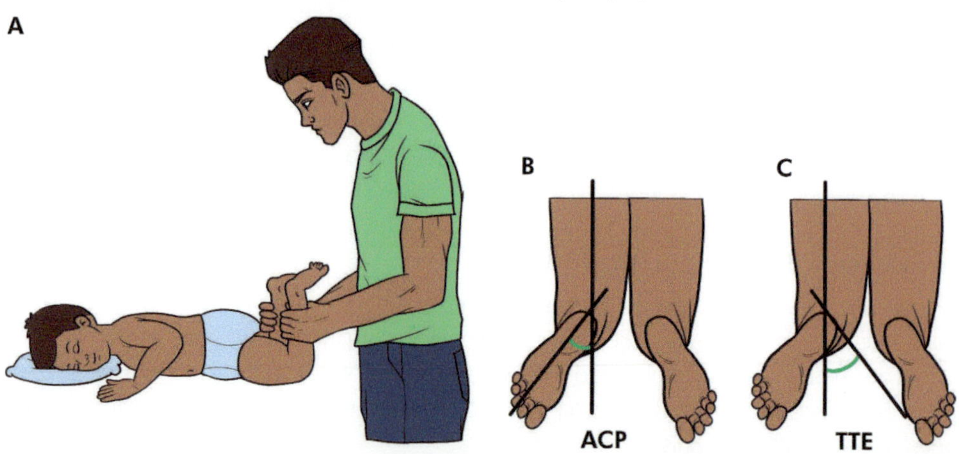

» Rotação externa e interna de quadril (Figura 15.2) – com a criança deitada na maca de barriga para baixo, fletir joelhos em 90° e observar rotação interna e externa de quadril.
» Ângulo de progressão de marcha (Figura 15.3).
» Linha bissetriz de calcanhar (Figura 15.4) – com a criança deitada de barriga para baixo e com joelho fletido em 90,° traça-se uma linha imaginária no meio do calcanhar até o antepé.

Figura 15.2. Rotação interna e externa de quadril. RI: rotação interna; RE: rotação externa. Fonte: Adaptada de Loh B, Coates A, Emily W, 2023.[9]

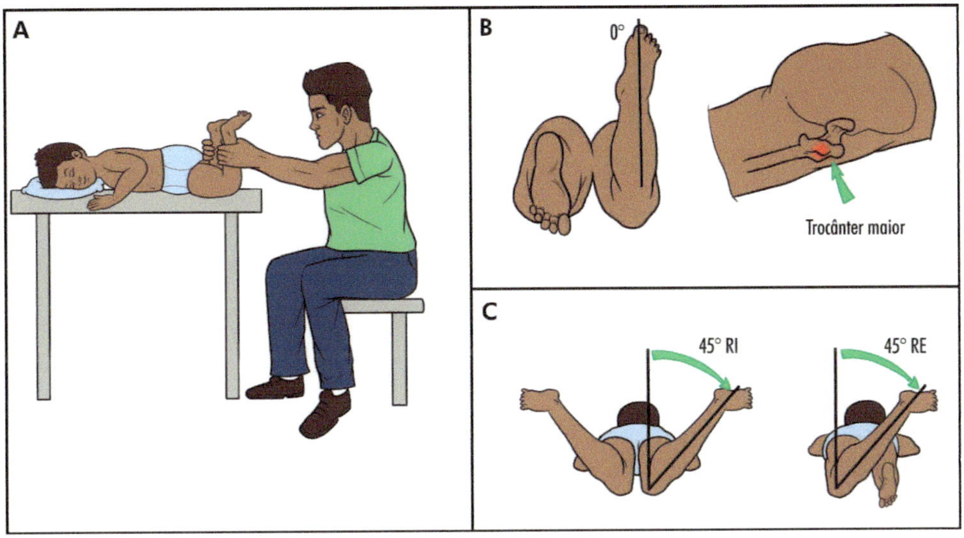

Figura 15.3. Ângulo de progressão da marcha. Fonte: Adaptada de Loh B, Coates A, Emily W, 2023.[9]

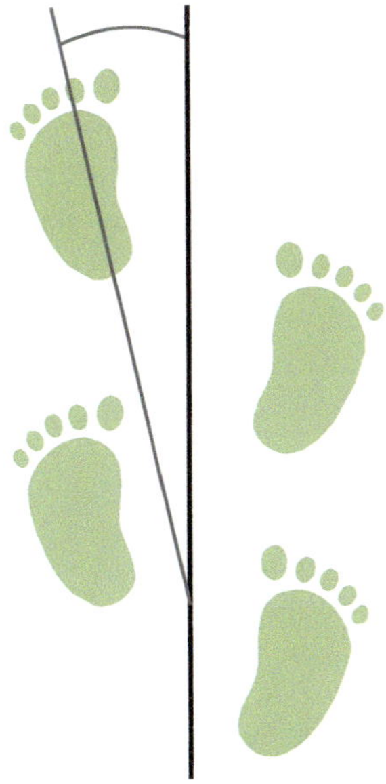

Figura 15.4. Linha bissetriz de calcanhar. Paciente deitado com barriga para baixo e joelho fletido a 90°. Linha imaginária do meio do calcanhar até antepé, normalmente atravessa no segundo dedo. Se a linha está mais lateral, pode-se diagnosticar metatarso aduto. Fonte: Adaptada de Rerucha CM, Dickinson C, Baird DC, 2017.[8]

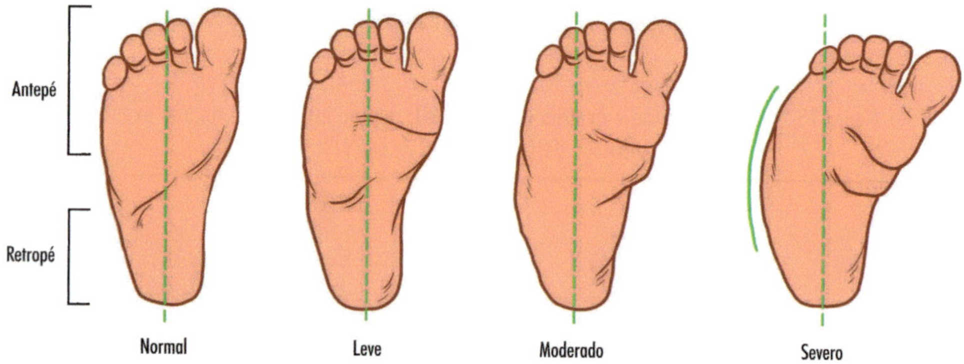

- Avaliar se o pé chato é flexível ou não – muitas vezes o arco medial do pé aparece quando a criança fica na ponta do pé.

Na suspeita de joelho valgo ou varo é importante medir:

- Distância intercondilar – com a criança em pé e maléolos mediais tocando-se, medir distância de côndilos femorais.
- Distância intermaleolar – com côndilos femorais tocando-se, medir distância dos maléolos mediais com criança em pé.

Existem tabelas com os ângulos esperados para cada idade e seus desvios-padrões, como se pode observar em: https://www1.racgp.org.au/ajgp/2021/march/paediatric-rotational-abnormalities.

De posse dessas informações, o MFC vai conseguir tranquilizar as famílias na grande maioria das queixas de alterações de membros inferiores na criança.

Muitas vezes, andar nas pontas do pé associa-se a autismo. Apesar de essa alteração ser mais prevalente em crianças com atrasos de desenvolvimento ou diagnóstico neuropsiquiátrico,[12] a alteração pode ser uma variante normal da marcha.[13]

A criança pode, às vezes, andar na ponta dos pés, mas relaxar com o pé todo tocando o solo. Em crianças acima de dois anos sem outras alterações pode-se chamar de **andar na ponta dos pés idiopático**. Se a família incomoda-se com a marcha da criança ou esta traz prejuízo social importante para o paciente, o alongamento cirúrgico de tendão de Aquiles é o tratamento com maior chance de sucesso e menos recidiva.[14] Porém, deve-se ter em mente que não há evidência de que o tratamento evita problemas a longo prazo.[15]

Informação relevante disponível

Um estudo prospectivo em crianças que andavam na ponta dos pés antes de 5,5 anos revelou que 59% tinham resolução espontânea com 5,5 anos e 79% tinham resolução com dez anos.[14] Consequências adversas de andar na ponta dos pés para a vida adulta não foram estabelecidas.[15]

Quadro 15.3. Causas comuns de alterações de membros inferiores em crianças

Condição	Características	Diagnóstico	Manejo
Distúrbios rotacionais			
Pés para dentro (*intoeing*)	Mais comum que *out-toeing*, pés apontam para dentro.	Ângulo de progressão de marcha reduzido.	Em geral tranquilizar a família. Se acima de dois desvios padrões, pode ser necessário encaminhar.
Metatarso aduto	Apresenta-se por volta de um ano. Mais comum em homens, prematuros e gestações gemelares. 2% dos casos associados à displasia de quadril. Geralmente bilateral. Pé com formato de rim, ou formato de C ao ser visto lateralmente.	Avaliar linha bissetriz de calcanhar. Avaliar flexibilidade – segurando o calcanhar em posição neutra. O antepé deve abduzir até posição neutra e tornozelo deve ter movimentação normal.	Geralmente resolve espontaneamente. Em casos graves, pode ser recomendado gesso progressivo em crianças que ainda não andam. Sapatos ajustáveis também podem ser efetivos. Cirurgia é reservada para casos muito graves de metatarso aduto rígido que atrapalha o uso de calçado e função da linha bissetriz de calcanhar do indivíduo.
Torção tibial interna	Surge entre 2 e 4 anos; causa mais comum de pés virados para dentro. Causa mais comum de *intoeing*. Possivelmente causada por posicionamento intrauterino. Patelas olham para a frente e pés para dentro.	Ângulo coxa-pé.	Tranquilizar pais, pois em geral resolve por volta dos 5 anos. Cirurgia pode ser considerada em pacientes com mais de 8 anos se ângulo coxa-pé for internamente rodado mais de três desvios padrões da média ou mais que 15° e com prejuízo funcional e cosmético.
Anteversão femoral	Apresenta-se entre 4 e 7 anos. Mais comum em mulheres; pode ser hereditário. Geralmente bilateral; criança senta em W para conforto. Pés e patela apontam para dentro.	Rotação interna e externa de quadril.	Geralmente resolve espontaneamente por volta dos 8 anos. Cirurgia pode ser considerada em crianças acima de 8 anos com prejuízo funcional ou cosmético importante.

(continua)

Quadro 15.3. Causas comuns de alterações de membros inferiores em crianças (*Continuação*)

Condição	Características	Diagnóstico	Manejo
Distúrbios rotacionais			
Pés para fora	Menos comum que *intoeing*. Pés apontam para fora.	Ângulo de progressão de marcha aumentado.	Em geral, tranquilizar pais e fazer *watchful waiting* (espera vigilante em tradução livre).
Torção tibial externa	Surge entre 4 e 7 anos. Geralmente bilateral. "Aparência de Charlie Chaplin".	Ângulo coxa-pé.	Pode não se resolver espontaneamente, pois a tíbia roda lateralmente com crescimento. Pode ter prejuízo por conta de dor patelofemoral e instabilidade de joelho. Pode-se considerar cirurgia após 10 anos.
Retroversão femoral	Provavelmente causada por posição intrauterina. Afeta todas as idades; mais comum em homens.	Ângulo coxa-pé, rotação interna de quadril diminuída e rotação externa de quadril aumentada.	Tranquilizar pais e fazer *watchful waiting*. Geralmente resolve com 1 ano de deambulação; se persistir mais de 3 anos, fazer radiografia. Bilateral e simétrico.
Distúrbios angulares			
Geno varo	Surge por volta dos 2 anos; bilateral e simétrico.	Distância intracondilar. Excluir raquitismo, doença de Blount e displasia esquelética.	Tranquilizar pais, pois geralmente resolve por volta dos 4 anos. Cirurgia recomendada para angulação extrema (acima de dois desvios padrões fora da média).
Geno valgo	Surge entre 3 e 6 anos; mais comum em mulheres; bilateral e simétrico.	Distância intramaleolar. Causas patológicas incluem trauma, fratura, osteomielite prévia.	Geralmente resolve espontaneamente.

(continua)

Quadro 15.3. Causas comuns de alterações de membros inferiores em crianças (*Continuação*)

Condição	Características	Diagnóstico	Manejo
Pé			
Pé plano	Geralmente bilateral, associado a obesidade, uso de calçados e frouxidão ligamentar. Maioria dos casos é flexível e assintomático.	Ausência de arco medial de pé em posição ortostática; presença do arco ao ficar na ponta dos pés.	Geralmente assintomático e resolve espontaneamente. Pé plano flexível que causa dor; em geral é tratado de forma não cirúrgica Pedir exame de imagem se houver preocupação com pé plano rígido ou coalizão tarsal.

Fonte: Adaptado de Rerucha CM, Dickinson C, Baird DC, 2017.[8]

Otávio às vezes anda na ponta dos pés, mas também repousa normalmente o pé no solo. Além disso, não apresenta nenhum sinal de alarme ou prejuízo funcional por conta de andar na ponta dos pés. Nesse caso, devemos tranquilizar a família e manter observação, sabendo que para algumas crianças a resolução do quadro acontecerá até os dez anos.

Consulta 2

S

» Celso vem trazer relatório escolar. Não trouxe Otávio, pois Carla disse que precisaria apenas entregar o relatório. Conta que Otávio às vezes não cumpre os combinados, mas que não é nada demais. Comenta: "é só colocar o Otávio de castigo ou ser mais duro com ele, que ele obedece, mas a mãe é mole, faz tudo o que ele quer". Diz que Carla estava brava, pois leu o relatório e não concordou. Disseram que está sofrendo *bullying* por causa das feridas na pele.

O

» Relatório escolar: [...] é um aluno dedicado e muito afetuoso, gosta de abraçar a professora e se dá muito bem com seu amigo Enrico. [...] Ainda tem dificuldade para ler e escrever palavras maiores ou compostas por "SS", "CH", "F" e "V", mas está acompanhando a turma. [...] É muito proativo nas aulas com tinta, lápis ou blocos de montar. [...] Já se envolveu com brigas entre os colegas em duas ocasiões, mas, em geral, costuma acatar as orientações da sua professora. [...] Em algumas ocasiões a inspetora e a professora precisaram acolher a criança, a qual estava recebendo apelidos referentes a sua questão de pele [...] (Quadros 15.4 e 15.5).

Quadro 15.4. Questionário *Autism Spectrum Quotient* (AQ-10) criança[16]

Questões	Concordo totalmente	Concordo em parte	Discordo em parte	Discordo totalmente
1. Ele(a) frequentemente percebe pequenos ruídos que outras pessoas não notam.				X
2. Normalmente, ele(a) foca mais o todo do que os pequenos detalhes de uma imagem ou situação.		X		
3. Em grupos sociais, ele(a) consegue acompanhar conversas de várias pessoas facilmente.	X			
4. Ele(a) consegue facilmente fazer mais do que uma coisa ao mesmo tempo.			X	
5. Ele(a) não sabe como manter uma conversa com os seus colegas.			X	
6. Socialmente, ele(a) conversa bem.		X		
7. Ao ouvir ou ler uma história, ele(a) tem dificuldades em perceber as intenções e as emoções dos personagens				X
8. Na pré-escola, ele(a) gostava de brincar de faz de conta com outras crianças	X			
9. Ele(a) consegue entender o que alguém está pensando ou sentindo só de olhar para seu rosto.	X			
10. Ele(a) tem dificuldades para fazer novos amigos	X			

Algoritmo da pontuação: Conte 1 ponto para cada resposta "Concordo totalmente" ou "Concordo em parte" nos itens 1, 5, 7 e 10. Conte 1 ponto por cada resposta "Discordo totalmente" ou "Discordo em parte" nos itens 2, 3, 4, 6, 8 e 9. Se o resultado total for superior a 6 (seis) pontos, considera-se alto risco para autismo.
Fonte: Adaptado de NICE Clinical Guideline CG142.[16]

Quadro 15.5. Questionário *Swanson, Nolan and Pelhan Teacher and Parent Rating Scale* (SNAP-IV)

Questões de 1 a 9: Desatenção	Nem um pouco	Só um pouco	Bastante	Demais
1. Não consegue prestar muita atenção a detalhes ou comete erros por descuido nos trabalhos da escola ou tarefas.	X			
2. Tem dificuldade para manter a atenção em tarefas ou atividades de lazer.	X			
3. Parece não estar ouvindo quando se fala diretamente com ele.		X		
4. Não segue instruções até o fim e não termina deveres de escola, tarefas e obrigações.			X	
5. Tem dificuldade para organizar tarefas e atividades.		X		
6. Evita, não gosta ou se envolve contra a vontade em tarefas que exigem esforço mental prolongado.	X			
7. Perde coisas necessárias para atividades (p. ex., brinquedos, deveres da escola, lápis ou livros).			X	
8. Distrai-se com estímulos externos.		X		
9. É esquecido em atividades do dia a dia.		X		

(continua)

Quadro 15.5. Questionário *Swanson, Nolan and Pelhan Teacher and Parent Rating Scale* (SNAP-IV) (*Continuação*)

Questões de 10 a 18: Hiperatividade/impulsividade	Nem um pouco	Só um pouco	Bastante	Demais
10. Mexe com as mãos ou os pés ou se remexe na cadeira.		X		
11. Sai do lugar na sala de aula ou em outras situações em que se espera que fique sentado.	X			
12. Corre de um lado para outro ou sobe nas mobílias em situações em que isso é inapropriado.				X
13. Tem dificuldade para brincar ou envolver-se em atividades de lazer de forma calma.		X		
14. Não para ou costuma estar a "mil por hora".			X	
15. Fala em excesso.	X			
16. Responde às perguntas de forma precipitada antes que elas tenham sido terminadas.		X		
17. Tem dificuldade para esperar sua vez.			X	
18. Interrompe ou outros ou se intromete (por exemplo, intromete-se em conversas/jogos).		X		

Fonte: Adaptado de Mattos, 2006.[46]

A

» Alteração comportamental inespecífica na infância.

P

» Agendamento de consulta com Carla e Celso para abordagem familiar.
» Agendamento de discussão de matriciamento com Equipe Multidisciplinar de Atenção Básica.

Transtorno específico da aprendizagem

Os transtornos específicos da aprendizagem (TEAp) englobam um grupo de condições caracterizadas por dificuldade persistente na aquisição de habilidades acadêmicas e *performance* abaixo do esperado para a idade cronológica de maneira mensurável e levando a prejuízos no desempenho escolar ou nas atividades da vida diária. Também conhecidos como "distúrbio de aprendizagem" e "dificuldade de aprendizagem", são condições relacionadas com o neurodesenvolvimento na aquisição e no uso de habilidades de audição, fala, leitura, escrita, raciocínio ou matemática. Essas dificuldades não podem ser explicadas por outras condições (deficiência intelectual, deficiências visuais ou auditivas, instrução insuficiente, adversidades psicossociais).

Deve haver a presença de, ao menos, um dos seis sintomas, manifestados por dificuldades na aquisição e no uso da leitura, escrita ou habilidades matemáticas, descritas no Quadro 15.6.[17]

Quadro 15.6. Sintomas necessários para suspeita de transtornos específicos da aprendizagem

1. Ler palavras incorretamente ou sem fluência suficiente.
2. Ter dificuldades na compreensão da leitura.
3. Ter dificuldades em escrever corretamente.
4. Ter dificuldades na produção escrita em termos de gramática, pontuação ou organização de ideias.
5. Ter dificuldades em matemática com relação a senso numérico, memorização dos fatos aritméticos ou cálculos.
6. Ter dificuldades no raciocínio matemático ou quantitativo.

A prevalência de TEAp em crianças na população em geral é de 4% a 9% na literatura internacional.[18]

Os processos de aprendizagem dependem de diversos fatores que se interconectam, principalmente: ambiente de aprendizagem, aspectos biológicos (aptidão própria) e contexto familiar.[19] Dentro do contexto familiar, os processos de aprendizagem são influenciados pelo letramento da família, sua coesão e letramento prévio dos cuidadores. Exposição a estresse múltiplo ou recorrente também podem prejudicar o desempenho escolar.[20,21] Observou-se ainda que exposição a fatores de risco comportamentais à saúde — cigarro, bebida alcoólica e excesso de peso — relacionam-se diretamente com atraso escolar, especialmente nos níveis socioeconômicos mais baixos.[22]

Assim, é importante acessar esses fatores globais antes de aventar possibilidades diagnósticas, a fim de compreender o contexto das crianças e identificar os fatores de risco para os TEAp[23] (Quadro 15.7). Não se deve, contudo, perder de vista que pode haver dificuldades de aprendizagem com expressões mais gerais, que se relacionam com aspectos ambientais, pedagógicos e sociais, sem que seja um transtorno[23,24] (Quadro 15.8).

Quadro 15.7. Fatores de risco para os transtornos específicos da aprendizagem[23]

Fatores de risco sociais	Condições médicas	História familiar
• Pobreza • Considerações culturais ou desvantagem ambiental • Violência doméstica ou ambiente doméstico inseguro (p. ex., abuso de substâncias pelos pais) • Experiências adversas na infância • Falta de instrução adequada	• Nascimento prematuro • Peso baixo ou muito baixo ao nascer • Exposição a substâncias no útero (p. ex., tabaco, álcool) • Condições médicas (p. ex., otite média recorrente, asma) • Síndromes genéticas ou distúrbios metabólicos • Atraso precoce na fala e na linguagem • Condições neurológicas ou insultos (p. ex., lesão cerebral traumática, convulsões)	• Deficiência de aprendizagem específica • Serviços de educação especial ou suporte educacional • Nível de educação parental • Transtorno de déficit de atenção/ hiperatividade • Não ler por prazer • Transtorno neurocutâneo ou outros transtornos genéticos

Fonte: Adaptado de Curtin et al., 2019.[23]

Quadro 15.8. Para entender contextos e fatores globais

Sobre a escola	• História da dificuldade – Quando foi percebida? • Há algo que ajude a criança a aprender? • Quais as notas? Como executa as tarefas? • Qual a presença da criança na escola
Sobre condições psiquiátricas comórbidas	• Capacidade de reter atenção? • Capacidade de manejar ansiedade? • Capacidade de manejar frustração?
Sobre história médica	• História de complicações perinatais • Sintomas/doenças neurológicas • Hábitos de sono • Desenvolvimento neuropsicomotor (DNPM) pregresso e atual • História familiar de dificuldades escolares
Sobre contexto familiar	• História de abuso • História de desemprego na família • Coesão do núcleo familiar • Doença de familiar próximo

Fonte: Adaptado de Curtin, 2019;[23] *e Hahn, 2023.*[48]

Diagnósticos

O papel principal do MFC nesse contexto é avaliar necessidades específicas das crianças, seus contextos, e identificar, de maneira interdisciplinar, se há elegibilidade para serviços de educação especial. Além disso, deve garantir o gerenciamento do cuidado e abordar condições concomitantes, coordenando o cuidado.[23]

O diagnóstico é feito baseado na história da dificuldade do problema de aprendizado, na observação em sala de aula e na *performance* em testes psicométricos. Porém, esses últimos são poucos disponíveis entre os serviços públicos no país.

Quando suspeitar/triar para um transtornos específicos da aprendizagem?

- **Crianças com problemas escolares.**
- **Crianças com afecções crônicas, doenças psiquiátricas, atraso de DNPM.**
- **Preocupação dos cuidadores principais é um marcador sensível para atrasos de desenvolvimento e dificuldades de aprendizagem.[25,26]**
- **Preocupações dos professores também é marcador sensível para atrasos de aprendizagem.[27]**

Médicos geralmente *não* são os primeiros a suspeitar, por isso é importante que deem atenção às queixas de professores e cuidadores.

Além de investigação da história escolar, familiar e global, no exame físico o profissional pode incorporar testes de habilidades fonéticas (rimas, conhecimento das letras e seus respectivos sons, sílabas e pequenas palavras, respectivamente), avaliar habilidades de leitura e escrita, em geral desempenhado por profissional específico.

O Quadro 15.9 apresenta os diagnósticos referentes aos TEAps e suas características principais.[28,29] O diagnóstico geralmente é feito no ensino fundamental, quando as demandas escolares aumentam (cálculo, ortografia, escrita, leitura), mas outros déficits podem surgir antes, em fases pré-silábicas, antes da escolarização formal.[24] A identificação precoce auxilia em melhor prognóstico e desempenho escolar, especialmente se realizada antes da terceira série.[23] Identificar as comorbidades, especialmente relacionadas com a saúde mental, também é de suma importância.[30]

Quadro 15.9. Síndromes de transtornos específicos da aprendizagem mais facilmente reconhecidas

Síndrome	Características
Deficiência de leitura (dislexia)	• Dificuldade em identificar qual letra/combinação de letras correlaciona-se com um som específico (fonética e decodificação). Pode ser acompanhado por déficits em ortografia ou codificação. • Dificuldade em ler texto impresso de forma suave e eficiente (fluência de leitura). • Dificuldade em entender o que foi lido (compreensão de leitura). *Por isso, pode ter o hábito de evitar a leitura ou "não gostar de ler".*

(continua)

Quadro 15.9. Síndromes de transtornos específicos da aprendizagem mais facilmente reconhecidas (*Continuação*)

Síndrome	Características
Deficiência de escrita	• Dificuldade com caligrafia (copiar quadro, material). • Dificuldade com ortografia (fonética, codificação). • Pode ter relação com dislexia. • Dificuldade em compor frases e texto (gramática, pontuação, sintaxe). *Por isso, texto escrito pode ser muito simples ou desorganizado.*
Deficiência em matemática (discalculia)	• Dificuldade com representação mental de quantidade (senso numérico). • Dificuldade em realizar cálculos matemáticos e, posteriormente, recuperação automática de fatos matemáticos (p. ex., divisão é feita antes de soma). • Dificuldade em ler e entender corretamente símbolos matemáticos. • Dificuldade em entender/transcrever problemas de palavras em equações numéricas. • Dificuldade com habilidades visuoespaciais e de organização. *Pode ter associação com transtornos em escrita e leitura, TDAH e outros déficits específicos de consciência visuoespacial, que também têm associação com dificuldades no campo da matemática.*
Transtorno específico da aprendizagem baseado em linguagem	• Dificuldade em discriminar e produzir os sons da linguagem falada. • Dificuldade com vocabulário e/ou recuperação de palavras. • Dificuldade em entender e usar corretamente gramática e sintaxe (ordem das palavras). • Dificuldade com discurso narrativo e conversação (pragmática). • Dificuldade com compreensão de leitura. *Memória de trabalho verbal inadequada, apresenta-se como uma dificuldade de seguir instruções.* *Destaque para sintomas relacionados com a fala.* *Textos se apresentam com muitos erros gramaticais, frases curtas e mal estruturadas.* *Também associado aos demais transtornos.*

(continua)

Quadro 15.9. Síndromes de transtornos específicos da aprendizagem mais facilmente reconhecidas (*Continuação*)

Síndrome	Características
Transtorno específico da aprendizagem não verbal (não baseado na linguagem, de desenvolvimento do hemisfério direito)	• Déficit na organização espacial/visual e resolução de problemas não verbais (incluindo raciocínio social). • Déficit na compreensão de leitura de ordem superior e expressão escrita. • Déficits na atenção e função executiva. • Habilidades básicas de linguagem bem desenvolvidas. • Fortes habilidades de memorização (p. ex., leitura ou ortografia de palavras isoladas). *Diagnóstico diferencial de outros transtornos do neurodesenvolvimento.* *Geralmente diagnóstico realizado com avaliação neuropsicológica.*

Fonte: Adaptado de Johnson, 1995;[28] Hahn, 2024.[29]

É importante considerar que pacientes com comorbidades como o TDAH e o transtorno do espectro autista (TEA), comumente também apresentam sintomas relacionados com questões escolares, porém apresentam outras características que demarcam seus diagnósticos específicos.

Vemos, portanto, que para queixas de dificuldades escolares o MFC deve fazer uma anamnese cuidadosa que vai englobar contexto familiar, escolar e social da criança, assim como dados de história médica da pessoa.

Consulta 3

Você encontra a família sentada em frente ao consultório, aproxima-se e comprimenta os três membros, chamando pelo nome: Carla, Celso e Otávio e também se apresentando (1. Apresentação social).[31] Ao entrarem na sala, Carla senta-se na cadeira mais afastada do médico, Otávio ao lado dela e Celso um pouco mais próximo do médico que, identificando essa disposição, decide iniciar a entrevista a partir do relato de Carla (2. Aproximação).[31]

Após explicar que o objetivo da consulta familiar seria entender melhor o que está acontecendo com a criança, mas também entender melhor como tem sido a vivência da família diante do problema apresentado na busca de um interesse em comum, você explica as regras do encontro:[32] todos devem ser ouvidos; todos tentarão falar em primeira pessoa e explicitar o próprio ponto de vista e de maneira específica; as pessoas não deverão interromper os demais; você ajudará a organizar as falas e apoiará os membros a organizarem os seus pensamentos; você não tomará partido e não fará juízo de valor; você não dará conselhos; você não fará exposição de nenhum elemento sigiloso externo ao encontro.

Com a conversa estruturada, você pede à Carla que fale, do seu ponto de vista, como ela percebe que o problema a afeta (3. Entendimento da situação).[31] Ela, por sua vez, apenas descreve os comportamentos do seu filho, então você continua: "Quando você observa esse comportamento, que sentimento passa pelo seu coração ou que ideia passa pela sua cabeça?" E após a resposta, segue: " Você demonstra no corpo ou na maneira de falar esse descontentamento? Como acha que o seu esposo se sente ao perceber como essa situação te afetou?".

Na sequência, Otávio, que estava começando a ficar mais inquieto na cadeira, é chamado para a conversa sendo, também, um protagonista: "Otávio, como você está se sentindo agora ouvindo essa história? É a primeira vez que você se sente assim ou é a primeira vez que você ouviu essas coisas?". Prontamente, Otávio diz que não, que já tinha ouvido outras vezes, que não sabe dizer como se sente, mas, ao ser perguntado, concorda que seria bom que seus pais o ajudassem a expressar melhor esses sentimentos estranhos (4. Discussão).[31]

Celso também é convidado a participar. Ele, que aparentava querer falar desde o começo e precisou ser discretamente contido para não interromper a fala da esposa, teve dificuldade em iniciar a fala. Questionado sobre como participava das interações mais conflituosas da família, Celso revela que tem se sentido culpado por não ter tempo de ficar com o filho. Conta que, além do trabalho, o trânsito acaba consumindo muito do seu tempo e da sua energia, mas que não causava tanto sofrimento antes, pois a mãe ficava com a criança a maior parte do dia. Porém, desde que ela voltou a trabalhar sente que não está conseguindo ser suficiente. Nesse momento, ele fica mais emotivo e o médico o acolhe, oferece um lenço e deixa o silêncio e a emoção despertada serem respeitados.

O encerramento da abordagem com a família é marcado pela solicitação de que cada um dos membros da família aponte como se sentiu ao participar da entrevista. De maneira espontânea a criança diz que gostou e então olhou para seus pais, que reforçaram a reação. Foi proposto que, mesmo ainda precisando de avaliação da equipe multidisciplinar, ambos os progenitores deveriam engajar-se na solução dos incômodos discutidos nesse encontro (5. Estabelecendo um plano terapêutico);[31] afinal, o médico conseguiu observar diretamente como estavam dispostos e disponíveis para mudanças, explicitando essas observações em um tom empático e acolhedor.

No registro não foi anotada nenhuma análise precoce, sendo registradas algumas falas que indicavam potencialidades da família. Também foram registradas, caso haja oportunidade, possíveis estratégias a serem utilizadas em novos encontros, como: genograma, APGAR Familiar, FIRO, PRACTICE e a Conferência Familiar (Quadro 15.10).

Quadro 15.10. *Checklist* para uma conferência familiar

Pré-conferência	1. Decidir quais familiares devem participar.
	2. Clarificar e consensualizar os objetivos.
	3. Decidir a finalidade da reunião.
Introdução	1. Apresentação de todos os membros.
	2. Rever os objetivos da reunião entre todos.
Informação clínica	1. Resumir quadro clínico/situação problema.
	2. Avaliar com cautela expectativas irreais.
	3. Perguntar ativamente sobre dúvidas ou questionamentos.

(continua)

Quadro 15.10. *Checklist* para uma conferência familiar (*Continuação*)

Plano de ação	1. Construir uma lista de problemas hierarquizada. 2. Discutir um plano conjunto para os problemas elencados. 3. Garantir que todos os membros contribuíram com a discussão. 4. Procurar estabelecer consensos (modelo ganha/ganha). 5. Assegurar que todos saibam dos recursos disponíveis.
Encerramento	1. Sumarizar consensos, decisões e planos. 2. Se necessário, elencar um responsável da família para comunicação com a equipe. 3. Se necessário, fornecer documentação escrita.

Fonte: Adaptado da Equipe de Cuidados Continuados do C. S. Odivelas.[32]

Transtorno do espectro autista

Muitas famílias procuram MFC preocupadas com alterações de comportamento de crianças. Frequentemente, as famílias estão preocupadas com o TEA. Esse tipo de queixa exige muito do MFC, pois deve fazer uma investigação minuciosa para não cair nem em um diagnóstico equivocado, nem em negligenciar as queixas e talvez atrasar intervenções que possam beneficiar a criança. Além disso, para crianças com esse diagnóstico, o MFC deve realizar a coordenação de cuidado com outros pontos da rede e com a equipe multiprofissional.

O TEA é uma condição de neurodesenvolvimento que persiste ao longo da vida e é atualmente entendida como parte da diversidade neurológica e cognitiva. Segundo o *Manual diagnóstico e estatístico de transtornos mentais*, 5ª edição (DSM-V), o TEA caracteriza-se principalmente por dificuldades em duas áreas: comunicação e interação social, além de comportamentos e interesses repetitivos e restritos. Embora esses sintomas apareçam desde o início do desenvolvimento, eles podem não ser evidentes até que as demandas sociais superem as habilidades da criança ou sejam compensados por estratégias adaptativas.[33,34]

O DSM-V unificou as classificações antes distintas do DSM-IV (como autismo, transtorno de Rett, síndrome de Asperger, transtorno desintegrativo da infância e transtorno invasivo do desenvolvimento sem outra especificação) em uma categoria única: TEA.[34] A Rede de Monitoramento de Autismo e Deficiências de Desenvolvimento do Centers for Disease Control (CDC) dos Estados Unidos estima que aproximadamente uma em cada 36 crianças seja diagnosticada com TEA.[35] Esse aumento na prevalência ocorre, em partes, em virtude de mudanças nos critérios diagnósticos, do reconhecimento social crescente e da maior oferta de tratamentos. Estudos mostram que a herdabilidade genética do TEA varia entre 40% e 90%, com estimativas recentes próximo de 50%. Os fatores genéticos são complexos e ainda pouco compreendidos, e fatores ambientais podem também aumentar o risco. Alguns possíveis fatores de risco são: sexo masculino, história familiar positiva, exposição ao valproato durante a gestação, condições metabólicas maternas, variantes genéticas, anormalidades cromossômicas, maior idade parental, prematuridade, baixo peso ao nascer etc.[33,36]

Rastreamento

Até o momento, não há evidências de ensaios randomizados que apoiem o rastreamento de TEA em crianças assintomáticas. No entanto, alguns especialistas recomendam o uso de ferramentas de triagem entre os 18 e 30 meses, considerando a importância da detecção precoce para viabilizar intervenções adequadas. Intervenções comportamentais intensivas e realizadas precocemente mostram-se eficazes para o desenvolvimento de habilidades cognitivas, linguísticas e adaptativas. A detecção precoce também ajuda a esclarecer dúvidas dos pais e permite um planejamento adequado para a escola e o suporte comunitário[34,36] (Quadro 15.11). Para assegurar essa prática, foram implementadas leis que garantem o rastreamento nessa faixa etária.

Lei nº 13.438, de 26 de abril de 2017

"É obrigatória a aplicação a todas as crianças, nos seus primeiros 18 meses de vida, de protocolo ou outro instrumento construído com a finalidade de facilitar a detecção, em consulta pediátrica de acompanhamento da criança, de risco para o seu desenvolvimento psíquico."

Essa lei pode ser acessada na íntegra no *link*: https://www2.camara.leg.br/legin/fed/lei/2017/lei-13438-26-abril-2017-784640-publicacaooriginal-152405-pl.html.

Atenção! É importante considerar os riscos de interpretar excessivamente comportamentos normais, como sinais de transtornos mentais, o que pode levar à medicalização inadequada e à estigmatização precoce das crianças, sendo essencial equilibrar a detecção precoce com a cautela, para evitar a patologização prematura e inadequada.[37]

Quadro 15.11. Possíveis sinais de alerta em comparação ao desenvolvimento típico[38]

Faixa etária	Desenvolvimento adequado	Sinais de alerta
6 meses	• Sorri enquanto brinca com outras pessoas. • Volta-se na direção de sons. • Segue objetos com o olhar.	• Não demonstra sorrisos nem expressões de alegria.
9 meses	• Sorri e ri enquanto observa as pessoas. • Interage com sorrisos, expressões carinhosas e outras demonstrações faciais. • Participa de brincadeiras de esconde-esconde. • Repete sílabas.	• Não reage quando outras pessoas tentam se comunicar por meio de sorrisos, expressões faciais ou sons. • Não busca envolver-se com os outros por meio de sons, expressões faciais ou sorrisos.

(continua)

Quadro 15.11. Possíveis sinais de alerta em comparação ao desenvolvimento típico[38] (*Continuação*)

Faixa etária	Desenvolvimento adequado	Sinais de alerta
12 meses	• Imita gestos, como acenar e bater palmas. • Reage quando é chamada pelo nome. • Produz sons, como se estivesse conversando consigo mesma.	• Não balbucia nem se expressa como um bebê. • Não reage quando seu nome é chamado. • Não aponta para objetos com a intenção de compartilhar atenção. • Não acompanha com o olhar os gestos que os outros fazem.
15 meses	• Troca muitos sorrisos, sons e gestos com as pessoas de forma sequencial. • Realiza gestos quando solicitado. • Pronuncia uma palavra.	• Não pronuncia palavras além de "mamãe", "papai" e os nomes de membros da família.
18 meses	• Fala pelo menos três palavras. • Reconhece claramente pessoas e partes do corpo quando são nomeadas. • Participa de brincadeiras simples de faz de conta.	• Não pronuncia palavras, exceto em casos de ecolalia. • Não comunica suas necessidades ou desejos. • Usa a mão de outra pessoa para indicar o que deseja.
24 meses	• Participa de brincadeiras de faz de conta. • Forma frases de duas palavras com significado, evitando a repetição. • Gosta de estar com crianças da mesma idade e demonstra interesse em brincar em conjunto. • Procura objetos familiares que estão fora de vista quando questionado.	• Não forma frases de duas palavras que não sejam repetições.

Fonte: Adaptado de https://www.saude.sp.gov.br/resources/ses/perfil/profissional-da-saude/homepage//protocolo_tea_sp_2014.pdf.

O *Checklist* Modificado para o Autismo em Crianças Pequenas (M-CHAT) é a ferramenta de rastreamento mais amplamente utilizada, mas, por si só, apresenta baixo valor preditivo positivo e alta taxa de falso-positivos. Para melhorar a precisão, os autores desenvolveram o *Checklist* Modificado para o Autismo em Crianças Pequenas – Revisado, com Acompanhamento (M-CHAT-R/F) (Quadro 15.12). Se o resultado do teste de rastreamento for positivo ou se houver preocupações por parte dos pais, é importante realizar uma entrevista estruturada e, se necessário, encaminhar a criança para uma avaliação diagnóstica. Para crianças mais velhas, há outras ferramentas disponíveis, como a escala AQ-10 (Quociente do Espectro do Autismo), de fácil aplicação durante a consulta médica, e a Escala de Avaliação do Autismo na Infância (CARS – *Childhood Autism Rating Scale*).[33,36]

Quadro 15. 12 Instruções de aplicação *Checklist* Modificado para o Autismo em Crianças Pequenas (M-CHAT[39]

- O M-CHAT-R foi validado para rastrear crianças entre 16 e 30 meses, para avaliar o risco de TEA.
- É importante que os profissionais que utilizam essa ferramenta reconheçam que, mesmo após a consulta de acompanhamento, um número significativo de crianças poderá ter uma pontuação sugestiva de TEA no M-CHAT-R, mas não necessariamente receberá esse diagnóstico. No entanto, essas crianças podem estar em risco de outros transtornos ou atrasos no desenvolvimento, o que justifica a realização da consulta de acompanhamento para qualquer criança que tenha sido rastreada positivamente.
- Após o preenchimento do M-CHAT-R pelo familiar, o profissional deve pontuar o instrumento de acordo com as instruções. Se a pontuação for positiva, selecione os itens do M-CHAT-R que a criança falhou e os reaplique no M-CHAT-R/F. Somente aqueles itens nos quais a criança inicialmente falhou precisam ser reaplicados.
- Pontuação:
  - **Baixo risco – entre 0 e 2:** se a criança tem menos de 24 meses, reavaliar após o segundo aniversário. Nenhuma outra avaliação será requerida a menos que a evolução clínica indique risco de TEA.
  - **Risco médio – entre 3 e 7:** aplicar a consulta de seguimento (segunda etapa do M-CHAT-R/F) para obter informações adicionais sobre as respostas de risco. Se o escore permanecer maior ou igual a 2, a triagem da criança foi positiva. Deve-se encaminhar a criança para avaliação diagnóstica e de intervenção precoce. Se o escore da consulta de seguimento for de 0 a 1, a triagem da criança foi negativa. Nenhuma outra avaliação será necessária, exceto se a evolução clínica indicar risco de TEA. A criança deve ser triada novamente em futuras visitas médicas.
  - **Risco elevado – entre 8 e 20:** não é necessário fazer a consulta de seguimento, a criança deve ser encaminhada imediatamente para avaliação diagnóstica e intervenção precoce.

Fonte: Adaptado de https://mchatscreen.com/wp-content/uploads/2020/09/M-CHAT-R_F_Brazilian_Portuguese_v2.pdf.

O que fazer na suspeita

Quando há suspeita de TEA, a criança deve ser sempre encaminhada para uma avaliação realizada por uma equipe multidisciplinar. É importante observar a criança em diversos ambientes, tanto estruturados quanto não estruturados, como atendimentos individuais, atendimentos familiares, atividades livres e em grupos. O objetivo da avaliação é confirmar o diagnóstico de TEA, descartar outras condições, identificar comorbidades e avaliar o nível de funcionamento da criança.[34] Na investigação diagnóstica, são essenciais informações sobre: história de vida, incluindo dados sobre gestação, nascimento, primeiros anos de vida e marcos de desenvolvimento; estrutura familiar, como quem reside na casa, laços familiares, relações com amigos e quem é responsável pelo cuidado principal; rotina diária, que abrange creche, escola ou grupos sociais, bem como a autonomia da criança; história clínica, incluindo problemas de saúde e hospitalizações; interesses da criança e da família; e queixas apresentadas pela criança e/ou pela família (Quadros 15.13 e 15.14).[40]

Quadro 15.13. Critérios diagnósticos do transtorno do espectro autista

A. Déficits persistentes na comunicação social e na interação social em múltiplos contextos, conforme manifestado por tudo que segue, atualmente ou por história prévia (os exemplos são apenas ilustrativos, e não exaustivos):

1. Déficits na reciprocidade socioemocional, variando, p. ex., de abordagem social anormal e dificuldade para estabelecer uma conversa normal a compartilhamento reduzido de interesses, emoções ou afeto, a dificuldade para iniciar ou responder a interações sociais.
2. Déficits nos comportamentos comunicativos não verbais usados para interação social, variando, p. ex., de comunicação verbal e não verbal pouco integrada a anormalidade no contato visual e linguagem corporal ou déficits na compreensão e uso gestos, a ausência total de expressões faciais e comunicação não verbal.
3. Déficits para desenvolver, manter e compreender relacionamentos, variando, p. ex., de dificuldade em ajustar o comportamento para se adequar a contextos sociais diversos a dificuldade em compartilhar brincadeiras imaginativas ou em fazer amigos, a ausência de interesse por pares.

B. Padrões restritos e repetitivos de comportamento, interesses ou atividades, conforme manifestado por pelo menos dois dos seguintes, atualmente ou por história prévia (os exemplos são apenas ilustrativos, e não exaustivos; ver o texto):

1. Movimentos motores, uso de objetos ou fala estereotipados ou repetitivos (p. ex., estereotipias motoras simples, alinhar brinquedos ou girar objetos, ecolalia, frases idiossincráticas).
2. Insistência nas mesmas coisas, adesão inflexível a rotinas ou padrões ritualizados de comportamento verbal ou não verbal (p. ex., sofrimento extremo com relação a pequenas mudanças, dificuldades com transições, padrões rígidos de pensamento, rituais de saudação, necessidade de fazer o mesmo caminho ou ingerir os mesmos alimentos diariamente).
3. Interesses fixos e altamente restritos que são anormais em intensidade ou foco (p. ex., forte apego a ou preocupação com objetos incomuns, interesses excessivamente circunscritos ou perseverativos).
4. Hiper ou hiporreatividade a estímulos sensoriais ou interesse incomum por aspectos sensoriais do ambiente (p. ex., indiferença aparente a dor/temperatura, reação contrária a sons ou texturas específicas, cheirar ou tocar objetos de forma excessiva, fascinação visual por luzes ou movimento).

C. Os sintomas devem estar presentes precocemente no período do desenvolvimento (mas podem não se tornar plenamente manifestos até que as demandas sociais excedam as capacidades limitadas ou podem ser mascarados por estratégias aprendidas mais tarde na vida).

D. Os sintomas causam prejuízo clinicamente significativo no funcionamento social, profissional ou em outras áreas importantes da vida do indivíduo no presente.

E. Esses distúrbios não são mais bem explicados por transtorno do desenvolvimento intelectual (deficiência intelectual) ou atraso de desenvolvimento global.
O transtorno de desenvolvimento intelectual e o TEA frequentemente ocorrem ao mesmo tempo; para fazer diagnósticos comórbidos de TEA e transtorno de desenvolvimento intelectual, a comunicação social deve estar abaixo do esperado para o nível de desenvolvimento geral.

Fonte: Manual Diagnóstico e Estatístico de Transtornos Mentais, 5ª edição (DSM-V).[47]

Quadro 15.14 Diagnóstico diferencial do transtorno do espectro autista[34]

- **Privação psicossocial grave:** a privação emocional grave na infância pode resultar em danos psicológicos, incluindo quadros clínicos que se assemelham ao autismo. Os sintomas, nesses casos, costumam incluir uma indiferença com relação ao ambiente, atraso na comunicação, interesses limitados e comportamentos repetitivos. Na maioria das situações, os déficits podem ser rapidamente revertidos com a melhoria do ambiente.
- **Deficiência intelectual (DI):** é um diagnóstico complicado de descartar nos primeiros anos de vida em decorrência da dificuldade de se avaliar o funcionamento cognitivo. Alguns sintomas, como dismorfismo facial e microcefalia, podem indicar a presença de problemas genéticos ou neurológicos conhecidos por causar deficiência intelectual, os quais frequentemente estão associados ao transtorno do espectro autista. Quando há comprometimento no desenvolvimento de habilidades sociais, comunicativas e imaginativas que não correspondem ao nível geral de inteligência – o que é especialmente desafiador de esclarecer quando a idade mental é inferior a 18 meses – é viável considerar a hipótese de DI.
- **Síndrome de Rett:** o transtorno de Rett é uma condição do neurodesenvolvimento associada ao cromossomo X, afetando quase exclusivamente as meninas. Geralmente, o desenvolvimento ocorre de forma normal até os 6 a 18 meses, momento em que o progresso se interrompe e uma regressão se manifesta, resultando na perda da fala e no uso intencional das mãos. Os sintomas incluem estereotipias específicas das mãos e um afastamento social que podem assemelhar-se a um quadro autista. Além disso, observa-se uma desaceleração no crescimento da cabeça, levando à microcefalia adquirida, e convulsões podem surgir.
- **Transtornos da comunicação social:** os indivíduos apresentam dificuldades na comunicação e na interação social, mas não apresentam comportamentos ou interesses repetitivos e restritos. A utilidade desse novo diagnóstico tem sido questionada, pois não há estudos que o respaldem como um transtorno distinto.
- **Mutismo seletivo:** as crianças com essa condição mostram inibição para falar em situações sociais ou na presença de estranhos, mas conseguem comunicar-se por meio de gestos, expressões faciais ou monossílabos, utilizando frequentemente a linguagem no ambiente familiar.
- **Surdez:** quando há suspeita de TEA por causa da ausência de comunicação verbal e da falta de resposta a estímulos sonoros, pode ser necessário descartar a possibilidade de surdez. Uma criança surda pode desenvolver a capacidade de comunicar-se de forma não verbal por meio de gestos e olhares, desde que esteja inserida em um ambiente que favoreça a comunicação e seja acolhedor.

Fonte: Adaptada de Fuentes, et al., 2014.[34]

Tratamento

O tratamento do TEA é influenciado por diversos fatores, o que dificulta a definição de um "tratamento" padrão. Variáveis como idade, grau de comprometimento, presença de transtornos comórbidos, contexto familiar e social, acesso a recursos, assistência à saúde, oportunidades de emprego protegido e possibilidade de inclusão na comunidade durante a vida adulta impactam significativamente os desfechos e a qualidade de vida dos indivíduos. Portanto, é fundamental personalizar e contextualizar o tratamento, além de capacitar tanto os profissionais quanto os familiares.[34]

Existem evidências que indicam que a intervenção precoce é benéfica, contribuindo para melhorias na cognição, na linguagem e no comportamento a longo prazo. No entanto, a qualidade dessas evidências é frequentemente limitada por questões metodológicas, além de existir pouca evidência sobre quais intervenções são as melhores para grupos específicos. Não se dispõem de dados robustos sobre os efeitos a longo prazo, e é importante considerar os possíveis efeitos adversos do tratamento, além dos altos custos associados às intervenções.[33]

Medicamentos podem ser utilizados como tratamento complementar para lidar com comportamentos desadaptativos e condições psiquiátricas comórbidas. O prognóstico é significativamente influenciado pela gravidade do diagnóstico e pela presença de deficiência intelectual. Crianças que apresentam melhores resultados costumam receber intervenções comportamentais mais intensivas e precoces e menos tratamento farmacológico.[36]

Nos Estados Unidos, a Food and Drug Administration (FDA) aprovou o uso de risperidona e aripiprazol como estratégias para o manejo de comportamentos desafiadores, como agressividade, autolesão intencional e acessos de raiva, que não respondem ao tratamento das comorbidades e às intervenções comportamentais. Porém, não existem evidências do uso desses medicamentos por período prolongado, e cerca de 50% das crianças com TEA podem ter efeitos adversos com a medicação como sedação, fadiga e aumento de apetite. Portanto, é importante reavaliar a continuidade da medicação periodicamente (Quadro 15.15).[33]

Atenção! A prescrição de antipsicóticos para crianças e jovens sem diagnóstico de psicose está associada a um aumento da mortalidade, ressaltando a importância de prescrição e monitoramento cuidadosos.[33]

Para crianças que apresentam dificuldades para iniciar o sono e que não respondem ao tratamento das causas subjacentes e às intervenções comportamentais, frequentemente prescreve-se melatonina. Um estudo clínico demonstrou que a melatonina pode reduzir o tempo necessário para adormecer, embora tenha pouco impacto na duração total do sono e não pareça causar efeitos colaterais significativos a curto prazo. No entanto, pode aumentar a frequência de pesadelos, possivelmente em decorrência do aumento do sono REM. Quando utilizada em combinação com intervenções comportamentais, a melatonina parece ser uma opção segura e eficaz para problemas de sono em crianças com TEA, embora a segurança a longo prazo ainda não esteja completamente estabelecida.[33]

Quadro 15.15. Recomendações sobre manejo farmacológico dos sintomas centrais do transtorno do espectro autista[40]

As evidências dos ensaios clínicos até o momento não demonstraram eficácia clara para o uso de qualquer agente no manejo dos principais sintomas centrais do TEA.

Existem algumas evidências para o uso de risperidona e aripiprazol no tratamento de comportamentos repetitivos, mas tendo em conta os potenciais efeitos adversos, não se recomenda o uso rotineiro. Se usado, os médicos devem pesar os riscos e benefícios e reavaliá-los regularmente.

Adaptado de Howes, et al., 2018.[40]

No caso do Otávio, há uma preocupação familiar relacionada com o diagnóstico de TEA, e elementos que indicam fatores de risco para esse diagnóstico, como prematuridade e sexo masculino. Além disso, apresentou atraso da fala, indicando uma alteração em marco de desenvolvimento. O caso foi conduzido de maneira assertiva, conforme revisão de prontuário, inicialmente sendo aplicado M – CHAT, com pontuação 2, denotando baixo risco para TEA. Apesar do baixo risco, em virtude do atraso na fala, foi acompanhado por equipe multiprofissional, com avaliação em diferentes contextos, como situações em grupo e individuais, sendo assim excluída essa possibilidade diagnóstica. Notamos que a dificuldade atual de relação com pares associa-se ao episódio de *bullying* ocorrido na escola, e não por déficits persistentes na comunicação/interação social, elemento central para realização do diagnóstico. Outros componentes importantes como rigidez em rotinas, estereotipias, hipersensibilidade ou interesses fixos e restritos também não se evidenciam. Cabe pontuar que andar nas pontas dos pés ou passar muito tempo no *videogame* não entram como elementos que seriam centrais para o diagnóstico, apesar de poderem ocorrer em crianças com diagnóstico de TEA.

Transtorno do déficit de atenção e hiperatividade

Assim como o TEA, o TDAH também pode ser uma fonte de preocupação para os responsáveis, especialmente diante de queixas sobre comportamento e desempenho escolar. Neste capítulo, destacamos que fatores relacionados com o ambiente, a escola e o contexto familiar podem levar a comportamentos frequentemente interpretados como "hiperatividade". Esse tipo de consulta exige do MFC uma abordagem cuidadosa e atenta.

O TDAH é uma condição neurodesenvolvimental frequente na infância, afetando aproximadamente 3% a 5% das crianças. De acordo com estudo de Sayal *et al*. a prevalência de TDAH tem se mantido estável, principalmente quando eram mantidas metodologias semelhantes nos estudos. Esse transtorno caracteriza-se por sintomas de desatenção, hiperatividade e impulsividade.[42,43]

De acordo com o DSM-V, o diagnóstico de TDAH exige a presença de um padrão persistente de sintomas de desatenção ou hiperatividade/impulsividade que se inicie antes dos 12 anos e perdure por, pelo menos, seis meses. Esses sintomas devem manifestar-se em mais de um contexto, interferindo no funcionamento ou desenvolvimento do indivíduo, e não podem ser atribuídos a outros transtornos, como transtornos de aprendizagem ou transtorno desafiador opositivo. No caso das crianças, é necessário identificar pelo menos seis sintomas relacionados com a desatenção ou seis relacionados com hiperatividade/impulsividade, que sejam desproporcionais ao nível de desenvolvimento da criança.[42]

O TDAH geralmente é uma condição crônica, com sintomas que se manifestam na infância e frequentemente continuam na vida adulta. Essa persistência pode impactar negativamente o desempenho acadêmico, os relacionamentos interpessoais e a vida profissional, além de aumentar o risco de acidentes e comportamentos perigosos. Indivíduos com TDAH têm maior propensão a apresentar transtornos psiquiátricos concomitantes, como transtorno desafiador de oposição, transtorno de conduta, abuso de substâncias, além de possíveis transtornos de humor e ansiedade. A apresentação combinada do TDAH é observada em 50% a 75% dos casos, enquanto a apresentação desatenta corresponde a 20% a 30% e a apresentação hiperativa-impulsiva a cerca de 15%. Ao longo do tempo, os sintomas de desatenção tendem a persistir, enquanto os de hiperatividade e impulsividade costumam diminuir. Meninos, em geral, apresentam comportamentos mais disruptivos, enquanto meninas são mais propensas ao tipo desatento e têm menor comorbidade com transtornos desafiadores de oposição e de conduta. Isso pode levar a um menor reconhecimento e subdiagnóstico do TDAH em meninas (Quadro 15.16).[42]

Quadro 15.16. Critérios diagnósticos do transtorno do déficit de atenção e hiperatividade (DSM-V)

A. Um padrão persistente de desatenção e/ou hiperatividade-impulsividade que interfere nas funções e no desenvolvimento, conforme caracterizado por (1) e/ou (2):

1. Desatenção: Seis (ou mais) dos seguintes sintomas persistiram durante pelo menos 6 meses, até um grau em que se tornaram inconsistentes com o nível de desenvolvimento e que impactam negativa e diretamente as atividades sociais e acadêmicas/ocupacionais.

Nota: Os sintomas não são apenas uma manifestação de um comportamento oposicionista, desobediência, hostilidade ou falha em compreender tarefas ou instruções. Para adolescentes mais velhos e adultos (17 anos ou mais), pelo menos cinco sintomas são necessários

- Frequentemente incapaz de prestar atenção com foco nos detalhes ou comete erros por descuido nas tarefas da escola, no trabalho ou durante outras atividades (p. ex., não presta atenção ou esquece detalhes, o trabalho é impreciso).
- Frequentemente apresenta dificuldade em manter a atenção em tarefas ou realizar atividades interpretativas (p. ex., dificuldade em se concentrar em palestras, conversas ou leituras extensas).
- Frequentemente parece não ouvir enquanto está conversando (p. ex., parece estar pensando em outra coisa, mesmo na ausência de qualquer distração óbvia).
- Frequentemente não segue instruções e não consegue terminar trabalhos da escola, tarefas ou obrigações no trabalho (p. ex., começa as tarefas, mas rapidamente perde foco e se distrai facilmente).
- Frequentemente apresenta dificuldade em organizar tarefas e atividades (p. ex., dificuldade em realizar tarefas sequenciais, dificuldade em manter os materiais e pertences em ordem, bagunça, trabalho desorganizado, gerenciamento de tempo ineficiente, falha em cumprir prazos).
- Frequentemente evita, não gosta ou reluta a se ocupar de tarefas que requerem esforço mental contínuo (p. ex., trabalhos da escola ou de casa).
- Frequentemente perde coisas necessárias para as tarefas ou atividades (p. ex., materiais, lápis, livros, ferramentas, carteiras, chaves, documentos, óculos, celulares).
- É frequentemente distraído com facilidade por estímulos externos.
- Demonstra-se frequentemente esquecido nas atividades diárias (p. ex., fazer tarefas domésticas, enviar recados).

2. Hiperatividade e impulsividade: Seis (ou mais) dos seguintes sintomas persistiram durante pelo menos 6 meses, até um grau em que se tornaram inconsistentes com o nível de desenvolvimento e que impactam negativa e diretamente as atividades sociais e acadêmicas/ocupacionais.

Obs.: Os sintomas não são apenas uma manifestação de um comportamento oposicionista, desobediência, hostilidade ou falha em compreender tarefas ou instruções.

- Frequentemente movimenta as mãos ou os pés ou se contorce quando sentado.
- Frequentemente sai da cadeira em situações em que se espera que permaneça sentado (p. ex., sai do seu lugar na sala de aula).
- Frequentemente corre ou escala móveis em demasia em situações inadequadas.
- Frequentemente tem dificuldade de, em silêncio, brincar ou ocupar-se com atividades de lazer.

(continua)

Quadro 15.16. Critérios diagnósticos do transtorno do déficit de atenção e hiperatividade (DSM-V) (*Continuação*)

- Frequentemente, está "na correria", agindo como se estivesse "ligado nos 220 V" (p. ex., é incapaz ou não se sente confortável em ficar parado por um período prolongado, como em restaurantes; pode dar a impressão de estar inquieto e ser difícil de acompanhar).
- Frequentemente fala em excesso.
- Frequentemente, responde antes de se concluir a pergunta (p. ex., termina a frase de outras pessoas; não consegue esperar a vez na conversa).
- Frequentemente, tem dificuldade de esperar a vez (p. ex., enquanto aguarda em uma fila).
- Frequentemente, interrompe ou invade a conversa dos outros (p. ex., intromete-se na conversa, jogos ou atividades; pode começar a usar objetos de outras pessoas sem pedir ou receber permissão).

B. Alguns sintomas hiperativos-impulsivos ou de desatenção que causavam prejuízo estavam presentes antes dos 12 anos.

C. Vários sintomas de desatenção ou de hiperatividade-impulsividade estão presentes em dois ou mais ambientes (p. ex., em casa, escola ou trabalho; com amigos ou parentes; em outras atividades).

D. Há evidências claras de que os sintomas interferem nas funções sociais, acadêmicas ou ocupacionais, ou reduzem a qualidade delas.

E. Os sintomas não ocorrem exclusivamente durante a evolução de uma esquizofrenia ou outro transtorno psicótico e não são mais bem explicados por outro transtorno mental (p. ex., transtorno de humor, transtorno de ansiedade, transtorno dissociativo, transtorno de personalidade, intoxicação ou abstinência de substância).

Observação:

Ocorre piora de desempenho à medida que estímulos distratores aumentam dentro de uma mesma tarefa. Os sintomas tendem a aumentar quando se trata de uma tarefa considerada desinteressante ou difícil.

Fonte: Manual Diagnóstico e Estatístico de Transtornos Mentais, 5ª edição (DSM-V).[47]

A etiologia do TDAH é considerada multifatorial, resultando de uma interação entre fatores genéticos e ambientais. Há evidências significativas que apontam para uma forte contribuição genética, com estudos em gêmeos indicando uma taxa média de herdabilidade de 76%. Além disso, existem associações entre o TDAH e fatores como baixo peso ao nascer e tabagismo materno. Outros fatores de risco incluem pobreza, exposição ao chumbo, deficiência de ferro, consumo de álcool durante a gestação e adversidades psicossociais. O uso de antidepressivos durante a gravidez também parece aumentar o risco de TDAH nos filhos, embora o mesmo risco seja observado em crianças cujas mães tomaram antidepressivos antes da concepção ou apresentavam condições psiquiátricas sem o uso de medicamentos, sugerindo que o aumento do risco pode estar relacionado, em parte, com a condição psiquiátrica preexistente da mãe.[42]

O diagnóstico do TDAH é essencialmente clínico, necessitando da investigação dos sintomas e comportamentos em diferentes contextos, além da coleta de uma história de desenvolvimento, informações sobre outros sintomas psiquiátricos ao longo da vida e uma avaliação do estado mental. Embora escalas não tenham validade diagnóstica formal, elas podem ser úteis para coletar dados de pessoas que interagem com a criança, como pais e professores, registrando a presença e a frequência dos sintomas. Entre essas escalas, destaca-se a *Swanson, Nolan and Pelham Teacher and Parent Rating Scale* (SNAP-IV), que está disponível em português. Testes neuropsicológicos não são necessários para o diagnóstico, mas podem ser considerados quando é importante diferenciar o TDAH de dificuldades de aprendizagem, já que a falta de reconhecimento dessas dificuldades pode levar a uma resposta inadequada ao tratamento medicamentoso, desempenho escolar insatisfatório e baixa autoestima. Embora indivíduos com TDAH frequentemente apresentem habilidades cognitivas e desempenho acadêmico normais em testes neuropsicológicos, eles costumam exibir déficits em funções executivas, como memória de trabalho e velocidade de processamento.[42]

Para os serviços de saúde, educação e assistência social, o reconhecimento e o tratamento adequados e oportunos de crianças com dificuldades relacionadas com o TDAH oferecem uma oportunidade valiosa para melhorar os resultados a longo prazo prazo (Quadro 15.17).[43]

Quadro 15.17. Recomendações dos autores

Investigar na anamnese
• Condições de gestação, nascimento e parto. • Desenvolvimento neuropsicomotor. • Contexto de criação. • Queixas familiares e/ou da criança. • Antecedentes familiares. • Relatório escolar. • Preenchimento de SNAP-IV por pais e professores. • Atendimento individual e em grupo (em diferentes contextos).
Mitos
"A criança estava quieta e atenta durante o atendimento, logo não deve ter TDAH". Não confie nos sintomas de TDAH observados durante a entrevista, pois os sintomas óbvios de hiperatividade motora, impulsividade e desatenção podem não se manifestar em uma situação individual ou nova. Se forem observados durante a entrevista clínica, isso frequentemente sugere que os sintomas são mais graves.[44]
"Se a criança consegue concentrar-se no *videogame* ou no Tik-Tok então ela não tem TDAH". É importante notar que os sintomas variam significativamente em diferentes situações e atividades, tornando-se mais proeminentes quando as crianças realizam atividades que consideram entediantes ou desafiadoras (p. ex., trabalhos escolares) e menos ostensivas quando realizadas atividades nas quais eles se envolvem mais e apresentam recompensa rápida (p. ex., *videogames*).
"O uso de metilfenidato tem elevado risco de dependência". O tratamento eficaz do TDAH diminui o risco de abuso de substâncias. A utilização recreativa e indevida de estimulantes pode ser minimizada por meio da prescrição de fórmulas de liberação prolongada, que apresentam menor potencial de abuso, além de realizar um controle adequado sobre as prescrições.[42]

(continua)

Quadro 15.17. Recomendações dos autores (*Continuação*)

O que fazer na Atenção Primária à Saúde?
• Realizar a suspeita. • Se *expertise* suficiente e equipe multiprofissional presente, o diagnóstico. • Psicoeducação sobre o diagnóstico e curso. • Orientação parental relacionada com as intervenções ambientais e escolares possíveis. • Em crianças menores de seis anos, priorizar estratégias não farmacológicas. • Encaminhar em momento oportuno.

Tratamento e orientações

Para crianças com menos de 6 anos, o treinamento parental em manejo de comportamento e/ou intervenções comportamentais na escola são considerados as melhores abordagens iniciais. O objetivo do treinamento é proporcionar aos pais uma compreensão mais aprofundada do comportamento de seus filhos e ensinar técnicas para gerenciá-los, como o uso de comunicação direta e o reforço de comportamentos positivos. Um diagnóstico formal de TDAH não é imprescindível para a recomendação do treinamento, uma vez que sua eficácia foi comprovada para lidar com comportamentos problemáticos, independentemente da causa subjacente. Um estudo com crianças em idade pré-escolar com diagnóstico de TDAH e usando medicação revelou que, após o treinamento, cerca de um terço das crianças apresentou melhorias significativas e não necessitava mais de medicação (Quadros 15.18 e 15.19).[42]

Quadro 15.18. Intervenções ambientais para pessoas com transtorno do déficit de atenção e hiperatividade

Racional	Estratégias
As transições, os momentos dedicados ao dever de casa e as rotinas diárias podem ser desafiadores para pessoas com TDAH. Por isso, é fundamental proporcionar uma estrutura externa que ajude a definir expectativas diárias e a favorecer o sucesso.	• Ajude-os a priorizar atividades em vez de procrastinar. Utilize lembretes visuais, como regras, listas, anotações adesivas e calendários, colocando-os em locais visíveis e utilizando cores diferentes para destacar e priorizar informações. • Considere usar cronômetros ou aplicativos para definir prazos para rotinas, dever de casa, tarefas e para limitar o uso de eletrônicos. • Organize pastas ou recipientes rotulados e em cores diferentes em locais estratégicos para itens como chaves, eletrônicos e outros objetos domésticos. • Identifique a área de trabalho mais adequada para cada indivíduo, podendo ser uma mesa de jantar ou um ambiente silencioso. • Divida tarefas maiores em etapas menores e estabeleça prazos específicos para cada uma. • Planeje pausas frequentes para movimento durante tarefas prolongadas e considere a utilização de ruído branco, um ventilador ou música de fundo durante momentos de dever de casa, trabalho ou na hora de dormir.

Fonte: Adaptado de Canadian ADHD Practice Guidelines.[44]

O MFC pode se capacitar para realizar a psicoeducação e orientação parental, mas em geral os profissionais que aplicam as demais estratégias não farmacológicas são terapeutas ocupacionais, psicólogos e psicopedagogos.

Se as intervenções comportamentais não resultarem em melhorias significativas e os sintomas persistirem, com intensidade moderada a grave e de forma consistente em casa e outros contextos, os médicos devem avaliar o risco-benefício de iniciar a medicação antes dos seis anos em comparação com os potenciais prejuízos de adiar o tratamento. Para essa decisão, é aconselhável encaminhar a criança para um especialista em saúde mental com experiência em crianças pré-escolares. Caso a medicação seja considerada necessária, o metilfenidato é o tratamento preferido para crianças de 4 a 5 anos, pois contém as evidências mais consistentes com relação a outras opções para essa faixa etária, embora seu uso ainda seja *off-label*.[42]

Quandro 15.19. Intervenções ambientais na escola para pessoas com transtorno do déficit de atenção e hiperatividade

Racional	Estratégias
Estudantes com TDAH geralmente precisam de ajustes em seu ambiente físico para reduzir distrações e aumentar as oportunidades de monitoramento e interação com o professor.	• Assento preferencial em uma área distante de distrações. • Posição próximo ao professor. • Um espaço silencioso na sala de aula para relaxar ou trabalhar. • Ser colocado ao lado de um colega "mais atento". • Diversificação e introdução de novos elementos nas atividades.

Fonte: Adaptado de Canadian ADHD Practice Guidelines.[44]

Os medicamentos estimulantes, como metilfenidato e anfetaminas, são a primeira linha de tratamento para crianças a partir de seis anos, em combinação com intervenções não farmacológicas.[42] As evidências sugerem que os tratamentos comportamentais beneficiam muitas crianças, mas são menos eficazes na redução dos sintomas. Portanto, parece adequado considerar a medicação como parte de um tratamento abrangente que frequentemente incluirá intervenções não farmacológicas para crianças de 6 a 18 anos.[43] Dados do estudo controlado randomizado de Tratamento Multimodal do TDAH indicaram que a medicação foi superior ao tratamento comportamental em crianças com TDAH mais grave na redução de sintomas; porém, as diferenças foram menos significativas para casos menos graves.[43]

Em virtude das dificuldades de realização de longos ensaios clínicos e na interpretação de dados de estudos observacionais, ainda existem poucos dados disponíveis sobre os benefícios e riscos a longo prazo dos tratamentos medicamentosos para o TDAH. Crianças com problemas cardíacos preexistentes, sintomas de cardiopatia (como desmaios, palpitações ou dor no peito) ou história familiar de morte súbita devem ser avaliadas por um cardiologista antes de iniciar o tratamento. Se houver efeitos colaterais cardíacos, a criança também deve ser encaminhada a um cardiologista. Não é necessário realizar eletrocardiogramas ou ecocardiogramas de rotina em crianças saudáveis em uso de estimulantes.[42]

Os MFC devem estar preparados para realizar orientações não farmacológicas, coordenar o cuidado dessas crianças com especialistas focais e acompanhar possíveis efeitos adversos das medicações (Quadro 15.20).

Quadro 15.20. Orientações para os médicos de família e comunidade nos casos de transtorno do déficit de atenção e hiperatividade

Quando encaminhar?
• Dúvida diagnóstica. • Quando recursos de serviço não atendem às necessidades. • Quando houver indicação de terapia medicamentosa.
Monitoramento em pacientes que realizam tratamento farmacológico (psicoestimulantes, atomoxetina)
• Altura e peso. • Pressão arterial e pulso. • Efeitos adversos dos medicamentos: anorexia, insônia, cefaleia, tiques e irritabilidade.

No caso do Otávio, foram elencados problemas de comportamento em escola, bem como no ambiente doméstico, além de alguns comportamentos opositores, como "birra" quando solicitado que interrompesse o uso do celular. Com esses dados, justifica-se pensar na possibilidade diagnóstica de TDAH, sendo solicitados para investigação relatório escolar e preenchimento de SNAP-IV, além de realização de abordagem familiar, visando à compreensão de contexto em que criança está inserida e de percepção de familiares sobre sintomas relatados. Após a reunião familiar e os dados escolares, foi possível observar que Otávio não sustentava comportamentos sugestivos de TDAH em dois ou mais ambientes. Ademais, com relação ao ambiente doméstico, foi avaliada pouca consistência em orientações e combinados realizados com o Otávio pelas figuras parentais, gerando um ambiente pouco previsível e inconsistente, o que poderia justificar momentos de birra e maior agitação. Dessa forma, poderia ser realizada orientação parental e serem discutidas estratégias para reforço positivo de comportamentos adequados e extinção de comportamentos inapropriados, além de ressaltar a importância de regulação do tempo de telas e de comunicação assertiva e consistente advinda de ambos os pais.

Estratégias gerais de parentalidade

Para influenciar positivamente o comportamento infantil, estratégias eficazes incluem a aplicação de reforço positivo para estimular comportamentos desejáveis, enquanto a técnica de extinção (ignorar comportamentos provocativos) é recomendada para gerenciar a maioria dos comportamentos desafiadores. Em casos mais complexos, o "*time-out*" pode ser útil, retirando temporariamente a criança de um ambiente de recompensa. É essencial que as respostas dos cuidadores sejam claras, consistentes e firmes, garantindo que os limites sejam comunicados de forma compreensível e segura. A orientação de profissionais de saúde é crucial, especialmente para crianças com distúrbios comportamentais e emocionais, que apresentam maior risco de dificuldades acadêmicas, abandono escolar, problemas nos relacionamentos sociais, exposição a situações de abuso, comportamento antissocial e uma demanda mais alta por serviços de saúde. Os MFCs desempenham um papel fundamental ao oferecer educação sobre práticas parentais e intervenções que promovam um ambiente familiar acolhedor e positivo (Quadro 15.21).[45]

Quadro 15.21. Estratégias para influenciar o comportamento infantil

Técnicas para aumentar comportamento apropriado	Descrição
Reforço positivo	Qualquer estímulo ou evento que aumente a probabilidade de que um comportamento se repita é considerado um reforço positivo. Reforçadores eficazes são curtos, aplicados imediatamente após o comportamento desejado e fáceis de usar em diferentes contextos. Podem incluir gestos simples, como elogios, sorrisos ou abraços. Existem também reforçadores secundários, como o uso de "pontos" que a criança acumula e pode trocar por recompensas específicas. **Cuidado**: o cuidador pode, sem querer, reforçar um comportamento indesejado da criança (como uma birra) se oferecer um reforço (p. ex., atenção ou um doce) para acabar com o comportamento.
Contratos	Os contratos geralmente consistem na definição de um objetivo de comportamento claro, realista e que possa ser medido (p. ex., completar o dever de casa), estabelecendo um prazo para que esse comportamento seja realizado (como antes do jantar) e definindo a recompensa que a criança receberá em troca, caso cumpra o comportamento desejado dentro do período acordado.
Técnicas para diminuir comportamento inadequado	**Descrição**
Extinção	A extinção consiste em orientar os pais a deixarem de agir de forma a reforçar um comportamento indesejado. Essa estratégia pode ser aplicada à maioria dos problemas comportamentais. Por exemplo, no caso de uma criança que chora ao ser deixada na escola, a extinção implica que os pais "ignorem" o choro, em vez de lhe darem atenção. É importante que os cuidadores estejam cientes de que, durante o processo de extinção, é comum observar um aumento inicial no comportamento indesejado, conhecido como "explosão de respostas", antes que ele comece a diminuir por falta de reforço (nesse caso, a atenção). **Cuidado**: é fundamental que o comportamento seja ignorado de maneira consistente e contínua, pois ceder e oferecer atenção fará com que o choro ou outro comportamento indesejado retorne à intensidade inicial ou até aumente.

(continua)

Quadro 15.21. Estratégias para influenciar o comportamento infantil (*Continuação*)

Técnicas para diminuir comportamento inadequado	Descrição
***Time out* da recompensa**	O *time-out* consiste em remover a criança de um ambiente que oferece estímulos reforçadores logo após um comportamento inadequado. Por exemplo, se uma criança realiza um comportamento inadequado, como interromper de forma constante uma conversa entre os pais, ela pode ser direcionada ou fisicamente conduzida a um local afastado de qualquer reforço por um tempo determinado, geralmente calculado em um minuto por ano de idade, com um limite máximo de cinco minutos. Se a criança gritar ou sair do *time-out* antes do tempo, o cronômetro é reiniciado. Durante o *time-out*, a criança permanece no ambiente original, mas sem acesso a reforço. Isso significa que os pais e outras pessoas presentes devem evitar contato visual, interações verbais, contato físico e qualquer tipo de estímulo reforçador por um período específico. **Observação**: é importante destacar que, embora o *time-out* não deva ocorrer em um local que cause desconforto ou medo, os pais devem garantir que o ambiente do *time-out* seja neutro e sem distrações reforçadoras. Assim, o espaço não deve ter grande movimentação de pessoas, não deve estar perto de janelas que ofereçam vistas estimulantes, nem ser acessível a brinquedos, televisão ou dispositivos eletrônicos.
Punição	Refere-se a qualquer evento ou estímulo que diminua a intensidade de um comportamento indesejado quando apresentado após o comportamento. A punição pode envolver repreensão, retirada de posses ou privilégios. Deve ser usada com cautela, já que ela tende a suprimir comportamentos apenas temporariamente. **Cuidado**: a punição corporal ou física tem sido associada a aumento da agressividade, comportamento antissocial e problemas de saúde mental, além de redução da internalização moral, capacidade cognitiva e autoestima. **Importante**: durante o exame físico de crianças, a equipe de saúde deve atentar para sinais de lesão, como hematomas, queimaduras ou marcas que possam indicar abuso, o que requer investigação adicional e, possivelmente, encaminhamento para autoridades competentes.

Fonte: Adaptado de Kavan et al., *2018.*[45]

O caso de Otávio ilustra uma queixa razoavelmente prevalente na atenção primária e medos comuns das famílias com relação a TEA e TDAH. Existem muitos diferenciais na investigação dessas condições e esse acompanhamento exige várias ferramentas do MFC, desde uma anamnese cuidadosa voltada para contexto familiar e social, ferramentas de abordagem familiar, coordenação de cuidado com equipe multiprofissional e especialistas focais, e uso da longitudinalidade e do tempo como aliados. Dessa forma, o MFC é um ponto focal nesse cuidado e pode fazer várias orientações e abordagens com a família, inclusive de estratégias de parentalidade. O MFC não pode cair na armadilha de um diagnóstico inadequado ou apressado sem os devidos critérios e nem negligenciar essas condições como inexistentes, ou mesmo atrasar intervenções que possam ser benéficas para crianças com algumas dificuldades e sem diagnóstico. É claro que essas condições sempre têm um pano de fundo familiar, social e cultural e, com ou sem diagnóstico de um transtorno, vão afetar a criança, a família e a escola. Para finalizar, não podemos esquecer que essas crianças podem ter problemas físicos comuns a todas crianças, como dermatite atópica e alterações benignas da marcha, que contribuem ainda mais com estresse para a criança e família.

Referências bibliográficas

1. Frazier W, Bhardwaj N. Atopic dermatitis: diagnosis and treatment. Am Fam Physician. 2020;101(10):590-8
2. Brasil. Ministério da Saúde. CGPCDT/DGITS/SECTICS. Protocolo clínico e diretrizes terapêuticas dermatite atópica. Brasília: Ministério da Saúde, 2023.
3. Ridd MJ, Santer M, MacNeill SJ, Sanderson E, Wells S, Webb D, et al. Effectiveness and safety of lotion, cream, gel, and ointment emollients for childhood eczema: a pragmatic, randomised, phase 4, superiority trial. Lancet Child Adolesc Health. 2022;6(8):522-32.
4. Zuuren EJ, Fedorowicz Z, Christensen R, Lavrijsen A, Arents BWM. Emollients and moisturisers for eczema. Cochrane Database Syst Rev. 2017;2(2):CD012119.
5. Universidade Federal do Rio Grande do Sul. Faculdade de Medicina. Programa de Pós-Graduação em Epidemiologia. Telessaúde RS (Telessaúde RS-UFRGS). Protocolos de Regulação Ambulatorial – Dermatologia Adulto: versão digital 2023. Disponível na Internet: https://www.ufrgs.br/telessauders/materiais-protocolos/.
6. Whalen-Browne A, Williams HC, Chu DK. Managing atopic dermatitis in infants. CMAJ. 2023;195(10):E390-1.
7. Silverberg JI, Gelfand JM, Margolis DJ, Boguniewicz M, Fonacier L, Grayson MH, et al. Patient burden and quality of life in atopic dermatitis in US adults: a population-based cross-sectional study. Ann Allergy Asthma Immunol. 2018;121(3):340-347.
8. Rerucha CM, Dickison C, Baird DC. Lower extremity abnormalities in children. Am Fam Physician. 2017;96(4):226-33.
9. Loh B, Coates A, Emily W. Paediatric rotational abnormalities [Internet]. Aust J Gen Pract. 2021;50(3):132-5.
10. Liu W, Mei Q, Yu P, Gao Z, Hu Q, Fekete G, et al. Biomechanical characteristics of the typically developing toddler gait: a narrative review. Children, 2022;9(3):406.
11. Dobashi ET, Pinto JA. Perfil angular e rotacional dos membros inferiores [Internet]. Sociedade de Pediatria de São Paulo; 2010.
12. Ruzbarsky JJ, Scher D, Dodwell E. Toe walking: causes, epidemiology, assessment, and treatment. Curr Opin Pediatr. 2016;28(1):40-6.
13. Johnston L, Eastwood D, Jacobs B. Variations in normal gait development. Paediatrics and Child Health, 2014;24(5).

14. Freiman HD, Mensah C, Codrington J, Frick SL. Idiopathic toe-walking in children and adolescents: diagnosis, natural history, and treatment options. JBJS Rev. 2022;10(2).
15. Dietz F, Khunsree S. Idiopathic toe walking: to treat or not to treat, that is the question. Iowa Orthop J. 2012;32:184-8.
16. AQ-10 Versão Criança (4-11 anos) – Quociente de Espectro do Autismo. Adaptado da versão portuguesa. NICE Clinical Guideline CG142. Disponível na Internet: https://docs.autismresearchcentre.com/tests/AQ10_Child_Portuguese.pdf
17. American Psychiatric Association. Specific learning disorder. In: Diagnostic and Statistical Manual of Mental Disorders, Fifth Edition, Text Revision, American Psychiatric Association; 2022.
18. Landerl K, Moll K. Comorbidity of learning disorders: prevalence and familial transmission. J Child Psychol Psychiatry, 2010;51(3):287-94..
19. Ohlweiler L. Transtornos da Aprendizagem. In: Rotta NT, Ohlweiler L, Riesgo RS. Transtornos da aprendizagem – abordagem neurobiológica e multidisciplinar. Porto Alegre: Artmed; 2006.
20. Lindahl NZ. Personalidade humana e cultura: aplicações educacionais da Teoria de Erik Erikson. Rev Bras Est Pedagógicos. 1988;69:492-509.
21. Jacob AV, Loureiro SR. Desenvolvimento afetivo – o processo de aprendizagem e o atraso escolar. Paidéia, 1996.
22. Almeida ATC, Araújo Júnior IT. Efeitos da exposição aos fatores de risco comportamentais à saúde sobre o atraso escolar no Brasil. Rev Bras Econ. 2016;70(2):129-69.
23. Curtin MJ, Willis DR, Enneking B. Specific learning disabilities: the family physician's role. Am Fam Physician. 2019;100(10):628-35.
24. Santos AP, Araujo CDG, Silva CSA, Seabra AG. Transtorno específico da aprendizagem. Cadernos de Pós-Graduação em Distúrbios do Desenvolvimento. Edição Especial – I Curso de Inverno em Neurodesenvolvimento e Transtornos Associados. São Paulo; 2022.
25. Tervo RC. Parent's reports predict their child's developmental problems. Clin Pediatr (Phila). 2005;44(7):601-11.
26. Glascoe FP, Dworkin PH. The role of parents in the detection of developmental and behavioral problems. Pediatrics. 1995;95(6):829-36..
27. Lane K, Menzies H. Teacher-identified students with and without academic and behavioral concerns: Characteristics and responsiveness. Behav Disord. 2005;31(1).
28. Johnson DJ. An overview of learning disabilities: psychoeducational perspectives. An overview of learning disabilities: psychoeducational perspectives. J Child Neurol. 1995; Suppl 1:S2-5.
29. Hahn LE. Specific learning disorders in children: Clinical features UpToDate. Retrieved August 01, 2024.
30. Schulte-Körne G. Mental health problems in a school setting in children and adolescents. Dtsch Arztebl Int. 2016 113(11):183-90.
31. Dias LC. Abordagem familiar. In Tratado de Medicina de Família e Comunidade. 2. ed. Porto Algrr: Artmed; 2019.
32. Neto IG. A conferência familiar como instrumento de apoio à família em cuidados paliativos. Rev Port Med Ger Fam. 2003;19(1).
33. BMJ Best Practice. Transtorno do espectro autista – sintomas, diagnóstico e tratamento. BMJ. 2024.
34. Fuentes J, Bakare M, Munir K, et al. IACAPAP e-Textbook of Child and Adolescent Mental Health. (edição em Português [Internet]. Dias Silva F; 2014. Disponível na Internet: https://iacapap.org/_Resources/Persistent/31cc544af25bd01b2737af4ae89e2f3989ddf4c2/C.2-ASD-2014-v1.1-portuguese.pdf
35. USA Centers for Disease Control and Prevention. Data and Statistics on Autism Spectrum Disorder [Internet]. Autism Spectrum Disorder (ASD). CDC, 2024.
36. Sanchack KE, Thomas CA. Autism Spectrum Disorder: Primary Care Principles. Am Fam Physician. 2016;94(12):972-9.
37. Jerusalinsky J. Detecção precoce de sofrimento psíquico versus patologização da primeira infância: face à Lei nº 13.438/17, referente ao estatuto da criança e do adolescente. Estilos Clin. 2018;23(1):83-99.

38. Governo do Estado de São Paulo. Secretaria da Saúde, Secretaria dos Direitos da Pessoa com Deficiência. Protocolo do Estado de São Paulo de Diagnóstico Tratamento e Encaminhamento de Pacientes com Transtorno do Espectro Autista (TEA). São Paulo, 2013.
39. Checklist Modificado para Autismo em Crianças Pequenas: versão revisada e consulta de seguimento. (M-CHAT-R/F)™ Disponível na Internet: https://mchatscreen.com/wp-content/uploads/2020/09/M-CHAT-R_F_Brazilian_Portuguese_v2.pdf
40. Howes OD, Rogdaki M, Findon JL, Wichers RH, Charman T, King BH, et al. Autism spectrum disorder: Consensus guidelines on assessment, treatment and research from the British Association for Psychopharmacology. J Psychopharmacol, 2018;32(1):3-29.
41. Brasil. Ministério da Saúde. Secretaria de Atenção à Saúde. Departamento de Atenção Especializada e Temática. Linha de cuidado para a atenção às pessoas com transtornos do espectro do autismo e suas famílias na Rede de Atenção Psicossocial do Sistema Único de Saúde. Brasília: Ministério da Saúde, 2015.
42. BMJ Best Practice. Transtorno de déficit da atenção com hiperatividade em crianças – sintomas, diagnóstico e tratamento. BMJ. 2024.
43. Sayal K, Prasad V, Daley D, Ford T, Coghill D. ADHD in children and young people: prevalence, care pathways, and service provision. Lancet Psychiatry. 2018:5(2):175-186..
44. CADDRA – Canadian ADHD Resource Alliance: Canadian ADHD Practice Guidelines, 4.1 Edition, Toronto; CADDRA, 2020.
45. Kavan MG, Saxena SK, Rafiq N. General Parenting Strategies: Practical Suggestions for Common Child Behavior Issues. Am Fam Physician. 2018:97(10):642-648.
46. Mattos P, Serra-Pinheiro MA, Rohde LA, Pinto D. A Brazilian version of the MTA-SNAP-IV for evaluation of symptoms of attention-deficit/hyperactivity disorder and oppositional-defiant disorder. Rev Psiquiatr Rio Gd Sul, 28 (2006), p. 290-97.
47. American Psychiatric Association (APA). Manual diagnóstico e estatístico de transtornos mentais: DSM-5. 5. ed. Porto Alegre: Artmed, 2014.
48. Hahn LE. Specific learning disorders in children: Role of the primary care provider. 2023. In: https://www.uptodate.com/contents/specific-learning-disorders-in-children-role-of-the-primary-care-provider.

Capítulo 16

Gustavo, Laís e Você

Amanda Guedes dos Santos
Ana Luiza Leite Ribeiro Freire
Guilherme Antoniacomi Pereira
Guilherme Borges Gomes da Silva
Liliana Alice da Silva Campos
Lucas Bastos Marcondes Machado
Thiago Morais da Silva

"Uma boa prática começa com a escuta ativa e sem julgamentos."
(Ian McWhinney)

Narrativa

É uma tarde de atendimentos na Unidade Básica de Saúde (UBS), sua equipe de saúde da família recebe estudantes do 5º ano da graduação para o estágio em Medicina de Família e Comunidade e também um residente de Medicina de Família. Gustavo, R2 da sua equipe, tem um período por semana de discussão com os internos, o que é esperado dentro do programa de Residência, visando desenvolver habilidades de preceptoria e supervisão/discussão de casos. Hoje, Gustavo teve uma manhã tumultuada com marcações duplicadas de pacientes e atrasos. Inclusive, tem tido dificuldade em reduzir tempo de consulta nas últimas semanas, como é esperado no seu momento atual de formação. Agora à tarde, Gustavo irá discutir os casos atendidos pela aluna Laís. Você observa a primeira discussão:

- Laís – eu gostaria de passar um caso...
- Gustavo – beleza, Laís. Pode passar!
- Laís – eu atendi a Joana, de 33 anos, ela está com queimação para urinar e aumento do número de idas ao banheiro há dois dias. Também notou que a urina está com odor pior e uma sensação de que a bexiga nunca fica vazia...
- Gustavo – Uma infecção urinária! Vamos tratar, então! Você perguntou se a paciente tem corrimento?
- Laís – não perguntei, o que isso mudaria no caso?
- Gustavo – é um diagnóstico diferencial comum, sempre tem que perguntar isso!
- Laís – é que eu ainda não passei no estágio de gineco, daí não sei como perguntar, fico insegura...

» Gustavo – Ah, interessante, mas sugiro que você só pergunte mesmo, assim direto se tem corrimento diferente! Mas vamos já adiantando a receita de antibiótico...
» Laís – não daria para tratar de outro jeito? Lembro de alguém falando de usar *pyridium* ou anti-inflamatório...
» Gustavo – não, não, não, melhor usar antibiótico mesmo!
» O residente avalia rapidamente a paciente com a aluna e voltam para a sala para fazer os papéis. O residente prescreve antibiótico e pede que Laís entregue a receita e oriente sinais de alarme para retorno na UBS ou pronto-socorro. Após alguns minutos Laís volta:
» Laís – a paciente pediu um atestado médico, não conseguiu ir trabalhar hoje. Ela também está preocupada com pedra no rim e perguntou se não seria caso de fazer um ultrassom...
» Gustavo – por que não me disse essas demandas antes? Vamos fazer o atestado. Agora, sobre o ultrassom, é claro que não precisa! Fala para ela que não tem indicação médica nesse caso! Você tem que já se adiantar com esse tipo de demanda. Não deixe para o final da consulta! Isso atrapalha toda a sua organização.
» Laís – tudo bem doutor, vou conversar com a paciente...

Após observar essa interação, você se pergunta como melhorar as discussões de caso com o residente Gustavo e com os estudantes. Além disso, reflete sobre como dar um *feedback* sobre o que acabou de presenciar e se existiriam ferramentas para o ensino nesse contexto ambulatorial. Como a manhã do residente foi conturbada, você decide agendar o *feedback* para outro momento.

Na semana seguinte, a mesma paciente está agendada para Gustavo . Ele vem passar o caso para você:

» Gustavo – A Joana voltou e falou que quer exames para avaliar o rim! Quer fazer exames de sangue e também um ultrassom. Fiquei chateado que ela falou que não queria ser atendida por estudante de novo, mas falei que já era médico formado e estou na equipe há mais de um ano, achei que ela ficou desconfiada. Enfim... ela melhorou dos sintomas da semana passada, o exame físico está normal, mas ela falou que na família tem casos de doença renal crônica e também pedra no rim. Estou pensando em pedir esses exames, acho que vai ser difícil liberá-la sem eles. O que você acha?
» Você conversa com Gustavo sobre as indicações desses exames, mas também aponta que a mãe de Joana, Vitória, era uma paciente com diabetes mal controlada e que teve uma piora progressiva de função renal e agora está passando no nefrologista, com programação de diálise. Você sabe que essa situação tem mobilizado muito Vitória e toda sua família. Inclusive, Joana tem ido às consultas do nefrologista junto com Vitória e ficado especialmente abalada com essa questão. Elas moram juntas e Vitória ajuda a cuidar dos filhos de Joana enquanto ela trabalha em um salão de beleza. Após a discussão, vocês decidem avaliar a função renal, não pedir o ultrassom e conversar sobre coisas que podem levar à doença renal crônica, como diabetes e hipertensão, e também sondar um pouco sobre o estado de saúde mental e sono de Joana.
» Após o residente sair da sala, você pensa nos dados que faltaram na consulta de Gustavo e de Laís sobre contexto pessoal, familiar, preocupações e expectativas. Da mesma forma, você percebe que Gustavo está sentindo-se inseguro nesse momento, provavelmente pelo aumento de responsabilidade com a equipe e seus pacientes,

além de frustrado por ter sido confundido com estudante de graduação. Você planeja uma reunião de *feedback* com Gustavo e reserva um horário de uma hora na sua agenda e na de Gustavo.

Pontos abordados

» Ferramentas de discussão e passagem de caso.
» *Feedback.*
» Ensino centrado no aprendiz.

Ferramentas de discussão e passagem de caso

O ensino em contexto ambulatorial, especialmente na atenção primária, traz vários desafios para o estudante e seu preceptor. O ensino ocorre muitas vezes em situações de grande pressão assistencial, e o tempo disponível para a discussão de casos em geral é curto.[1] Esse é um contraste com o ambiente hospitalar, especialmente em enfermarias, em que o tempo para discussão de cada caso pode ser mais longo. De forma geral, boa parte do tempo é gasto na apresentação do caso e no questionamento do aprendiz pelo preceptor, sobrando pouco tempo para discussão.[2,3] Por conta do tempo curto, muitas vezes o preceptor pode tomar a frente da discussão e deixar o aprendiz em um papel mais passivo.

Do mesmo modo que podemos aprimorar a comunicação clínica com pacientes, também podemos aprimorar nossa abordagem com residentes e estudantes, de forma a estimular um maior envolvimento do educando e avaliar mais claramente seu raciocínio, aproveitando melhor o curto tempo que temos.

Existem duas ferramentas mais estudadas na literatura para aprimorar a passagem e discussão de casos: a *One-Minute Preceptor* (OMP),[3] focada mais no preceptor que recebe o caso; e a SNAPPS,[4] um mnemônico dos passos da ferramenta, que enfoca mais as tarefas que o aprendiz deve fazer para uma boa passagem de caso. Ambas as ferramentas estão apresentadas nos Quadros 16.1 e 16.2.

Quadro 16.1. Descrição das etapas do método *One-Minute Preceptor*[2]

	Etapa do OMP	Descrição da etapa
1	*Get a commitment* – **O que você acha que está acontecendo?**	O preceptor deve procurar um compromisso do aprendiz com o caso, de forma a engajar o aprendiz e torná-lo mais ativo. Isso pode ser feito com uma pergunta do tipo "o que você acha que está acontecendo com esse paciente?", "como você trataria esse paciente?", ou "que exames laboratoriais você pediria?"
2	*Probe for supporting evidence* – **O que te levou a essa conclusão?**	Após engajar o aprendiz , o preceptor deve perguntar que informações ou elementos o aprendiz usou para responder à pergunta anterior, de forma a explicitar seu raciocínio e a base de conhecimento do aprendiz. Exemplos de perguntas são "que dados da história apoiam seu diagnóstico?" ou "por que você escolheu essa medicação?".

(continua)

Quadro 16.1. Descrição das etapas do método *One-Minute Preceptor*[2] (*Continuação*)

Etapa do OMP		Descrição da etapa
3	*Teach a general principle* – **Quando isso acontecer, faça isto...**	Aqui um desafio crucial é partir de uma situação de ensino específica e generalizar para outros contextos. Nesse caso, podemos tentar generalizar um dado médico ou outros aspectos de manejo. Um exemplo seria algo como: "como vimos nesse caso é importante saber quais as expectativas dos pacientes com relação ao que a equipe pode ajudá-los".
4	*Reinforce what was done well* – **Você fez um trabalho ótimo especificamente em...**	Nesse passo, é importante reforçar o que o aprendiz fez bem da forma mais objetiva e específica possível. Por exemplo, falar "boa passagem de caso" pode ser vago, agora falar "sua hipótese de dispepsia sem sinais de alarme está muito bem embasada, você procurou bem sinais de alarme".
5	*Give guidance about errors and omissions* – **Na próxima vez que isso acontecer, tente isto...**	Da mesma forma que no passo anterior, o preceptor deve apontar de forma objetiva e específica que áreas o aprendiz pode melhorar. "Tente iniciar suas explorações com perguntas mais abertas. Isso pode te ajudar a não enviesar as respostas dadas pelos pacientes."

Quadro 16.2. Descrição dos passos do método SNAPPS[4]

Passo	SNAPPS	Descrição do passo
1	**S***ummarize briefly the history and findings.*	O aprendiz deve passar o caso de maneira condensada, idealmente, em menos de três minutos.
2	**N***arrow the differential to two or three relevante possibilities.*	O aprendiz verbaliza o que acha que está acontecendo, pensando nas probabilidades mais comuns.
3	**A***nalyze the differential by comparing and contrasting the possibilities.*	O aprendiz deve examinar as hipóteses, pensando no que aumenta ou diminui a probabilidade de cada diagnóstico. Esse passo permite que o aprendiz verbalize o seu processo de raciocínio clínico.
4	**P***robe the preceptor by asking questions about uncertainties, difficulties or alternative approaches.*	Nesse passo, o aprendiz deve explicitar suas dúvidas ou áreas de incertezas para o preceptor de forma ativa, sem esperar que o preceptor o questione. Desse modo, o preceptor consegue perceber a base de conhecimentos do aprendiz e seu raciocínio.

(continua)

Quadro 16.2. Descrição dos passos do método SNAPPS[4] (*Continuação*)

Passo	SNAPPS	Descrição do passo
5	***P**lan management for the patient's medical issues.*	Aqui o aprendiz deve tentar elencar um breve plano de manejo ou intervenções específicas para a pessoa atendida.
6	***S**elect a case-related issue for self-directed learning.*	Esse último passo encoraja o aprendiz a ler ou estudar sobre questões clínicas baseadas no caso e na pessoa atendida.

Esses dois métodos devem ser ensinados e treinados com preceptores e aprendizes. Os autores do SNAPPS descrevem sua experiência de apresentar o modelo em um *workshop* de 45 minutos para estudantes do terceiro ano da graduação em Medicina. O *workshop* contava com um *role-play* demonstrando o uso do método. Estudantes e preceptores receberam um cartão resumindo o SNAPPS e *emails* bissemanais lembrando do uso da ferramenta.[4] O método OMP pode ser apresentado de forma semelhante.[5]

Felizmente, já existe uma base considerável de evidências sugerindo que esses métodos podem melhorar a passagem de caso.[6,7] Ensaios randomizados com residentes ou pós-graduandos também apontam que a metodologia SNAPPS melhora a apresentação de caso, mantendo ou até melhorando a eficiência de tempo.[8,9] Como exemplo, um ensaio randomizado realizado em Minas Gerais comparou estudantes do quinto ano de Medicina que foram apresentados ao método SNAPPS com estudantes apresentados ao OMP. A expressão de raciocínio clínico (mensurada por número de diagnósticos diferenciais, justificativa dos diagnósticos e contraste das possibilidades) foi semelhante, porém os estudantes no grupo SNAPPS apresentaram mais questões e incertezas e tiveram mais iniciativa de apresentar e justificar as hipóteses diagnósticas e o plano de manejo. Não houve diferença de tempo de apresentação de caso entre grupos.[10]

Informação relevante disponível

Uma revisão sistemática realizada em 2023 sugere que tanto o OMP quanto SNAPPS melhoram a qualidade e eficiência da passagem de caso. A revisão ainda encontrou que os resultados do método SNAPPS são um pouco superiores ao OMP e com relação ao grupo controle.[7]

Concluindo, essas duas ferramentas podem potencializar a passagem de caso de um estudante ou residente para seu preceptor, aproveitando melhor o curto tempo disponível na discussão de caso em contexto da atenção primária à saúde e ajudando a deixar claro o raciocínio clínico do aprendiz e suas dúvidas. Essas ferramentas partem do princípio de que tanto o aprendiz quanto seu preceptor estão dispostos a mudar seu estilo de passagem e discussão de casos. Como vimos, sua implementação é rápida. Você poderia separar uma hora com Gustavo e com os estudantes que passam na UBS para discutir essas ferramentas com eles e otimizar a passagem de casos.

Ensino centrado no aprendiz

Assim como se propôs a transformar o método clínico, Moira Stewart também dividiu, didaticamente, o processo de aprendizado em quatro componentes, de forma a construir o que ficou conhecido por ensino centrado no aprendiz ou no educando.[11]

1. Estabelecendo as necessidades de aprendizado.
2. Entendendo o residente como um todo.
3. Elaborando um plano em conjunto para manejo dos problemas.
4. Intensificando a relação educador-aprendiz.

Esse modelo tem raízes filosóficas na teoria construtivista, que também amparou os princípios da andragogia, termo popularizado por Malcolm Knowles, que o definiu como "a arte e ciência de ajudar adultos a aprender".[12] Isso porque ele acreditava que os adultos têm necessidades e características únicas no processo de aprendizagem, como a necessidade de entender o motivo, utilidade e aplicabilidade do aprendizado para a prática; de ter autonomia no processo; e de reconhecer como experiências prévias de ensino e outras vivências interferem e podem ser aliadas na maneira de obter conhecimento. Além disso, pessoas adultas têm mais disponibilidade para aprender algo que as apoiem nas suas próprias funções em diferentes esferas da vida, o que passa pela motivação interna de cada indivíduo. Além de Knowles, outros autores embasam o conceito de ensino centrado no aprendiz, como Piaget, Vigotsky e o próprio Carl Rogers, apogeu da psicologia humanista.

Oyelana *et al.* revisaram a evolução desse conceito ao longo do tempo e sua aplicação à educação das profissões da saúde e chegaram à conclusão de que, muito mais do que um método de ensino, trata-se de um arcabouço filosófico para a educação e tem como base quatro atributos essenciais: autonomia, empoderamento, engajamento e colaboração.[13]

A seguir, discutiremos brevemente o significado de cada componente proposto por Stewart, exemplificando com a narrativa presente no início deste capítulo.

1. Estabelecendo as necessidades de aprendizado

Ao longo da formação do residente, devemos identificar lacunas e objetivos a serem alcançados na formação, baseando-se não somente no currículo oficial, mas também em áreas de interesse do residente e em tópicos que lhe geram desconforto. Essa tarefa deve ser realizada por preceptores e residentes conjuntamente. No início da residência médica, são elaborados objetivos, que devem ser constantemente revisitados e utilizados como norteadores para as ações que serão tomadas ao longo da formação, podendo até mesmo ser alterados, quando necessário. A cada momento da formação, novas metas serão colocadas, de acordo com o grau de aprendizado, e novas necessidades serão percebidas pelo residente e preceptor. Para isso, é importante que os objetivos de aprendizado estejam claros e bem definidos, de forma que ajudem os residentes e estudantes a se tornarem críticos, conscientes e protagonistas de sua própria aprendizagem, como diria Paulo Freire, em *Pedagogia da autonomia*.[14]

Na história de Gustavo, é possível identificar algumas necessidades de aprendizado de acordo com a realidade ilustrada. O momento exigia melhor gestão do tempo de consulta e atenção para a organização da agenda, bem como melhor aplicação do método clínico centrado na pessoa (MCCP), a fim de explorar a experiência de doença de Joana e conhecê-la como um todo, habilidades essenciais para um médico de família e comunidade. Ainda, segundo o Currículo Baseado em Competências da Sociedade Brasileira de Medicina de

Família e Comunidade, é uma competência essencial "supervisionar estudantes de graduação quando em estágio na APS". Portanto, será necessário Gustavo conhecer e aplicar algumas ferramentas de ensino ao longo da residência.

2. Entendendo o residente como um todo

Assim como se compreende o cuidado, não há aprendizado que não se relacione com um contexto. Afinal, estudantes, residentes e preceptores são diferentes de tantas maneiras, seja pela experiência de vida prévia, pela formação curricular, pelo estilo de aprendizagem, pelo contexto cultural, entre outras variáveis, de modo que é fundamental à prática da preceptoria conhecer o residente como um todo. Isso facilita que os objetivos de aprendizagem sejam atingidos, uma vez que o preceptor pode identificar dificuldades, questões sensíveis e possíveis barreiras no aprendizado do residente. Além disso, essas atitudes podem reduzir problemas muito comuns entre os estudantes de Medicina e residentes de Medicina de Família e Comunidade como depressão[15] e *burnout*,[16] já que esses agravos mais facilmente ocorrem quando há despersonalização e desidentificação no processo de trabalho ou ensino-aprendizagem.

No caso do Gustavo, entender sobre seu passado, sua autocobrança e o quanto o fato de estar atrás dos seus colegas traz desconforto é fundamental para escolher o melhor momento e a melhor forma de dar o *feedback* de forma construtiva. Por esse motivo, o preceptor decidiu não abordar os problemas observados na discussão com a aluna no mesmo dia em que o residente enfrentou outras de suas maiores dificuldades do momento.

3. Elaborando um plano em conjunto para manejo dos problemas

Assim como no MCCP, os componentes do ensino centrado no residente intercomunicam-se de modo que não é possível estabelecer um plano conjunto de manejo de problemas se o objetivo do aprendizado não tiver sido estabelecido ou se o educador não conhecer o seu educando. Avaliar a importância dos conteúdos, baseados no dia a dia do médico de família e comunidade, bem como interesses do residente e do preceptor, é fundamental para se estabelecer conjuntamente as prioridades de aprendizado, o primeiro passo na elaboração de um plano.

Na sequência, é muito importante que se determine a metodologia de ensino para que esses objetivos sejam atingidos. Isso deve levar em conta as habilidades do preceptor, que deve dispor de conhecimentos clínicos e capacidade de demonstrá-los de forma clara e organizada, mas também o estilo de aprendizagem do residente ou aprendiz. Também não pode haver desconforto, por parte do preceptor, em admitir suas dificuldades e sua constante necessidade de buscar novas informações e conhecimentos, mostrando também o caminho para encontrá-las.

Por fim, o método propõe uma definição clara de papéis do preceptor e do residente. Carleton Washburne (1889-1968), educador estadunidense, defendeu a individualização do processo de aprender, em uma equação que leva em conta o tempo que o aprendiz leva para dominar uma habilidade ou conteúdo e as diferenças individuais de ritmo e estilo de aprendizagem.[17] Patricia Tempski acrescenta o papel do professor nessa conta, considerando principalmente que os cursos têm, em geral, um tempo preestabelecido e fixo para serem finalizados.[18] Cabe ao preceptor também propor estratégias educacionais com base nas necessidades de saúde da população, considerando as preferências do educando, conhecimentos, habilidades e atitudes que o residente já tem, o tempo e os recursos destinados para aquele momento da formação e o cenário em que estão inseridos. Afinal, nesse processo, é fundamental que o preceptor compreenda e considere as necessidades tanto do residente, como do paciente, visto que a própria relação médico-paciente e a responsabilização pelo cuidado também são questões a serem aprendidas na formação das profissões da saúde. Ao residente, por outro lado, cabe contribuir para que essas intersecções aconteçam e que, aos poucos, ele se desloque de um lugar periférico a central na coordenação do cuidado, assumindo cada vez mais responsabilidades e exercendo papel de liderança nos processos de trabalho e aprendizagem.

No caso de Gustavo, é fundamental que ele e seu preceptor utilizem a situação narrada como sentinela para redefinir algumas prioridades em seu processo de formação. No segundo ano de residência, já seria esperado que se aplicasse o MCCP em sua totalidade, principalmente nas discussões com estudantes da graduação. Dessa forma, seria possível estabelecer um plano para atingir esses objetivos, contendo um novo ciclo de observações direta e reversa de consultas, pois isso já forneceria um *feedback* sobre tempo e estruturação das consultas. Além disso, seria importante articular um novo ciclo de *Problem Based Interview* (PBI) para aprofundar a aquisição de habilidades de comunicação, focando o primeiro e segundo componente do MCCP. Por fim, de forma conjunta, o preceptor também poderia envolver-se para garantir uma agenda um pouco mais flexível em turnos de supervisão de estudantes, evitando que novas falhas aconteçam.

4. Intensificando a relação preceptor-residente

A relação entre preceptor e residente está no topo da lista de influências para o desenvolvimento do plano construído no item anterior. Além disso, a forma com que os professores ou preceptores relacionam-se com seus estudantes ou residentes influencia diretamente a forma com que estes vão relacionar-se com seus pares, pacientes e comunidade. Dessa forma, essa relação é uma das características dominantes para a construção de um ambiente seguro para a aprendizagem.

A caminhada para tornar-se um especialista no cuidado centrado na pessoa desperta sentimentos muito intensos e isso muitas vezes traduz-se em necessidades profundas, como o desejo de ser admirado, de estar no controle, de superar sentimentos de experiências passadas, entre outras, e que muitas vezes são compartilhadas entre preceptores e residentes. Durante o processo de aprendizado, haverá momentos de grande vulnerabilidade do residente; por esse motivo, é necessário que seja criado um ambiente favorável e seguro.

Experiências dolorosas no processo devem ser entendidas e acolhidas pelo preceptor, bem como suas consequências. Algumas experiências podem gerar inseguranças no residente, que, por vezes, necessitará de maior apoio e menos independência. Por outro lado, momentos de extrema confiança podem gerar um incômodo pelo excesso de controle do preceptor sobre suas ações, o que também deve ser percebido e discutido para que sejam formados novos acordos.

Deve haver confiança, respeito, empatia e reciprocidade na relação preceptor-residente para que seja possível ser apresentadas, de forma clara, as dificuldades de ambos, sem medo ou culpa. Outra habilidade importante envolve criar espaços seguros para que o residente relate suas angústias e sofrimentos ao longo de sua formação. Isso demanda do preceptor disposição e sensibilidade, que vão além da simples vontade de ensinar.

O ensino centrado no residente também será mais efetivo se o preceptor demonstrar conhecimentos e habilidades clínicas e de comunicação, entusiasmo e envolvimento com o ensino, habilidades de preceptoria e supervisão; além disso, é fundamental que tenha um bom relacionamento interpessoal, contribuindo para um ambiente seguro, que permita ao educador e residente demonstrarem suas dificuldades e compartilharem formas de obter informações, bem como o próprio aprendizado. Cabe ao residente contribuir para que a intersecção entre as necessidades seja criada, cumprindo com responsabilidades e atribuições.

Feedback

Fornecer *feedback* é uma habilidade essencial para preceptores em ambientes clínicos e um componente crucial na formação médica. Trata-se do processo pelo qual o preceptor fornece ao residente ou estudante informações sobre seu desempenho, no intuito de promover melhorias. Apesar de parecer algo simples, as evidências indicam que algumas abordagens são mais eficazes do que outras.[19] Contudo, a omissão de *feedback* pode gerar consequências adversas, algumas de longo prazo, especialmente com relação ao cuidado com os pacientes.[20]

Muitos estudantes relatam receber pouco *feedback* ou de baixa qualidade, enquanto preceptores acreditam oferecer mais *feedback* do que os residentes e estudantes percebem.[21,22] Essa discrepância pode ser superada com um *feedback* mais estruturado, que promova maior satisfação, melhor desempenho acadêmico e menor sofrimento mental.[19,21,23] Além disso, para que o *feedback* seja eficaz, os preceptores precisam observar diretamente os residentes e estudantes durante as interações com os pacientes, em vez de basear seus comentários em relatos de terceiros. Quanto mais específico e detalhista, mais valorizado esse *feedback* se torna.[21,24]

Antes de iniciá-lo, é importante ter clareza das expectativas, perspectivas e conhecimentos prévios do residente ou do estudante. O preceptor deverá ter em mente quais são as habilidades esperadas para aquele momento, bem como as metas de aprendizado para o período. Destaca-se aqui a correlação com o que já trouxemos no primeiro componente do ensino centrado no aprendiz (*estabelecimento das necessidades de aprendizado*).

Ademais, o *feedback* pode ser formal, quando oferecido em momentos preestabelecidos, como, p. ex., no meio e ao final de um rodízio, como parte de avaliações; ou informal, quando aplicado nas rotinas dos estágios, focando as discussões de casos, a realização de procedimentos. Ele também pode ser breve e imediato ou mais longo e programado; formativo, durante o rodízio, ou somativo, ao final do período. Idealmente, devem ser diários, integrando-se a cultura das instituições de ensino.[20,21]

Um bom *feedback* requer: tempo adequado, metas e resultados claros, observação direta do aprendiz e habilidades para dar *feedback* positivo e negativo. No geral, *feedbacks* negativos são frequentemente evitados pelos preceptores, mesmo sendo vitais para o desenvolvimento dos residentes.[19] Para isso, criar um ambiente de aprendizado positivo, em que os erros sejam reconhecidos e o *feedback* seja cotidiano e aceito, é fundamental. Incentivar a autoavaliação é uma boa estratégia de fazer com que eles próprios percebam seus erros e, caso consigam de fato identificá-los, podemos oferecer *feedback* positivo sobre sua capacidade de autorreflexão.[19,20] Alguns programas de residência e formação instituem a hora do residente, um momento semanal garantido na agenda de residentes e seus preceptores para discussão de temas, acompanhamento de atividades e também *feedbacks*.

Existem diversos modelos de *feedback*, como o *feedback* ALOBA, o *feedback* SET-GO, as regras de Pendleton entre outros.[25] Vários desses modelos compartilham algumas características e premissas que serão descritas adiante. Uma das técnicas para dar *feedback* informal é chamada de crítica positiva (Figura 16.1), em que inicialmente estimula-se a autorreflexão para os pontos positivos. Primeiro, peça para o residente listar "o que foi bom nesse atendimento? Cite pontos que você fez bem". A seguir, aponte você o que foi positivo no atendimento do residente, de forma específica. Dê exemplos da linguagem corporal, da postura, das frases que mudaram o curso da consulta. Então, pergunte ao residente o que poderia ser melhorado. Por fim, adicione os pontos que você acha que poderiam ser melhorados. Isso pode te ajudar a concordar em vez de anunciar um *feedback* negativo já notado pelo residente. Divergências entre o entendimento do preceptor e os pontos trazidos pelo residente levantam um alerta quanto à crítica do aprendiz e podem indicar maior necessidade de exploração daquele tema em questão.[19,20,24]

Figura 16.1. Modelo de *feedback* de crítica positiva.

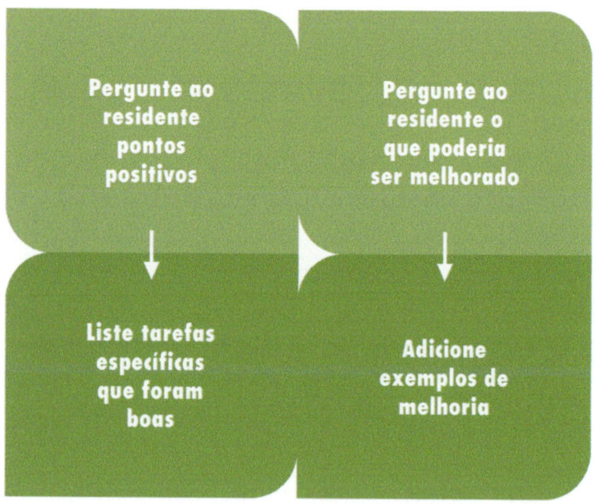
Pergunte ao residente pontos positivos
Liste tarefas específicas que foram boas
Pergunte ao residente o que poderia ser melhorado
Adicione exemplos de melhoria

A seguir, discutiremos alguns pontos que auxiliam na estruturação de um bom *feedback*.

Envolva a escuta ativa

Demonstre preocupar-se de forma genuína com o desenvolvimento do aprendiz, evitando julgamentos antecipados e preconceitos. Atente-se a sua linguagem verbal-não verbal. Esteja presente!

Seja oportuno

Idealmente, você deverá realizá-lo logo após um evento, de maneira regular e frequente. No entanto, o *feedback* deverá ser adiado para um próximo momento sempre que houver cansaço ou sobrecarga emocional de qualquer uma das partes envolvidas. Como já mencionado, no caso de Gustavo, por conta da sobrecarga do dia, o preceptor decidiu aguardar outro momento para abordar os problemas observados na discussão com a aluna.

Seja específico

Destaque pontos e frases do que foi visto e falado; fale sobre os detalhes. Evite o que é genérico "no geral, você está indo bem". Prefira o "quando você fez isso, a paciente demonstrou entendimento com uma afirmação verbal e corporal". Na narrativa ilustrativa, o preceptor poderia elogiar que Gustavo lembrou-se de questionar sobre corrimento, pensando em outros diagnósticos diferenciais para a paciente, por exemplo.

Seja construtivo

Forneça soluções para as fraquezas, foque o que pode ser melhorado e não apenas o que está errado; encoraje as soluções e relembre as metas longitudinais de aprendizado do residente. Na história de Gustavo, o preceptor poderia sugerir a leitura de um capítulo sobre o segundo componente do MCCP (entendendo a pessoa como um todo)[11] e, após isso, que desse maior ênfase nesses aspectos durante as próximas consultas.

Esteja em um ambiente apropriado

As críticas construtivas devem ser feitas individualmente, em ambiente protegido, sem interrupções. O *feedback* positivo pode ser eficaz quando dando na presença de outras pessoas.

Permita a opinião do residente

Deixe que ele tenha a chance de fornecer explicações e comentar sobre o processo. Esteja aberto para entender as percepções e dúvidas do residente. Em nossa narrativa, o preceptor poderia questionar sobre como Gustavo se sente no atual momento da residência, dando abertura para que ele discorra sobre suas atuais dificuldades e inseguranças.

Concentre-se no positivo

Evite diminuir o positivo qualificando-o como uma declaração negativa: "fiquei muito feliz com sua apresentação, MAS", "no geral, estamos satisfeitos com seu desempenho, PORÉM". Concentre-se no comportamento, e não na pessoa; evite piadas, hipérboles ou comentários pessoais. Com Gustavo, o preceptor pode encorajá-lo destacando suas qualidades, seu progresso profissional e explicando que as dificuldades são comuns nessa fase da formação.

Busque receber feedback

Solicitar *feedback* sobre o ensino e a prática reflexiva são fundamentais para avançar para o mais alto nível de ensino, passando de um professor tecnicamente sólido para um professor profissional e acadêmico. Os médicos não se tornam professores apenas por sua expertise clínica; adotar uma abordagem reflexiva e investir no desenvolvimento profissional pode elevar a qualidade do ensino.

Conclusão

Você marca uma hora de reunião de *feedback* com Gustavo. Ao perguntar o que tem sido bom nos últimos atendimentos, inclusive de Joana, Gustavo ressalta a habilidade de fazer diagnósticos clínicos corretos. Ao perguntar o que poderia ser melhorado, o próprio Gustavo traz a questão de manejo de tempo e também sente que ao tentar dar conta das consultas mais rápido, tem deixado de lado dados sobre contexto e perspectiva do paciente nas consultas. Sua mãe está doente e entre a correria do dia a dia e tentar coordenar cuidados de sua mãe também descuidou de cuidar da sua agenda, levando a erros de marcação. Gustavo também fala que sente falta de mais observação de suas consultas e análise de consultas gravadas por sua parte. Vocês combinam manter essa reunião de uma hora semanalmente para ajuste de agenda em conjunto e *feedbacks* conforme o necessário. Você se planeja para observar as consultas de Gustavo focando a sua agenda de melhorar o manejo de tempo e também o uso de MCCP. Você ainda deixa claro que se Gustavo precisar de um período para acompanhar a mãe em consultas, p ex., um ajuste de horas pode ser combinado com o programa de residência. Por fim, vocês combinam que no próximo ciclo de estudantes da graduação Gustavo vai apresentar ferramentas de discussão de caso para os estudantes no primeiro dia de estágio a fim de otimizar essas discussões.

Referências bibliográficas

1. McGee SR, Irby DM. Teaching in the outpatient clinic. J Gen Intern Med. 1997;Suppl 2(Suppl 2):S34-40.
2. Neher JO, Gordon KC, Meyer B, Stevens N. A five-step "microskills" model of clinical teaching. J Am Board Fam Pract. 1992;5(4):419-24.
3. The One Minute Preceptor: 5 Microskills for One-On-One Teaching. Disponível na Internet: https://njms.rutgers.edu/education/office_education/community_preceptorship/docs/OneMinutePreceptor.pdf [Acessado em jan.2025]
4. Wolpaw TM, Wolpaw DR, Papp KK. SNAPPS. Acad Med. 2003;78(9):893-8.
5. Furney SL, Orsini AN, Orsetti KE, et al. Teaching the one-minute preceptor. J Gen Intern Med. 2001;16(9):620-4.
6. Gatewood E, de Gagne JC. The one-minute preceptor model: A systematic review. J Am Assoc Nurse Pract. 2019;31(1):46-57.
7. Teixeira S, Grünewald T, Ezequiel OS, et al. One-minute preceptor and SNAPPS for clinical reasoning: a systematic review and meta-analysis. Intern Med J. 2023;53(5):680-9.
8. Jain V, Rao S, Mariya Jinadani. Effectiveness of SNAPPS for improving clinical reasoning in postgraduates: randomized controlled trial. BMC Med Educ. 2019;19(1):224.
9. Shindala GS, Dauod AS, Alkhateeb NE. Effectiveness of SNAPPS Implementation in the Family Medicine Residency Program in Erbil: A Randomized Controlled Trial. Cureus. 2024; 16(7):e64897.
10. Fagundes EDT, Ibiapina CC, Alvim CG, et al. Case presentation methods: a randomized controlled trial of the one-minute preceptor versus SNAPPS in a controlled setting. Perspect Med Educ. 2020;9(4):245-50.
11. Stewart M, Brown JB, Weston WW, et al. Patient-centered medicine: transforming the clinical method. 4. ed. Abingdon: CRC Press; 2024.
12. Knowles MS. The adult learner: a neglected species. 4th ed. Houston: Gulf Publishing Company; 1990.
13. Oyelana OO, Olson J, Caine V. An evolutionary concept analysis of learner-centered teaching. Nurse Educ Today. 2022;108:105187.
14. FREIRE, Paulo. Pedagogia da Autonomia: Saberes necessários à prática educativa. 43. ed. São Paulo: Paz e Terra, 2011.
15. Drybye L, Sciolla F, Dekhtyar M: Medical school strategies to address student wellbeing: a national survey. Acad Med. 2019;94(6):861-8.

16. Ayala EE, Roseman D, Winseman JS, Mason HRC: Prevalence, perceptions, and consequences of substance use in medical students. Med Educ Online. 2017;22(1):1392824.
17. Khan S. Um mundo, uma escola. São Paulo: Companhia das Letras; 2014.
18. Curso de Especialização em Educação na Saúde do CEDEM, 2024.
19. Burgess A, van Diggele C, Roberts C, Mellis C. Feedback in the clinical setting. BMC Med Educ. 2020;20(Suppl 2):460.
20. Ramani S, Leinster S. AMEE Guide nº 34: Teaching in the clinical environment. Med Teach. 2008;30(4):347-64.
21. Vickery AW, Lake FR. Teaching on the run tips 10: giving feedback. Med J Aust. 2005; 183(5):267-8.
22. Koch R, Braun J, Joos S. Feedback in family medicine clerkships: a qualitative interview study of stakeholders in community-based teaching. Med Educ Online. 2022;27(1):2077687.
23. Mendes AO, Viveiros LB. O uso do Miniex como ferramenta de feedback continuado para residente de medicina de família e comunidade em estágio na atenção primária à saúde. Rev Bras Med. Fam Comunidade. 2018;13(40).
24. Moorhead R, Maguire P, Thoo SL. Giving feedback to learners in the practice. Aust Fam Physician. 2004;33(9):691-5.
25. Orsini C, Rodrigues V, Tricio J, Rosel M. Common models and approaches for the clinical educator to plan effective feedback encounters. J Educ Eval Health Prof. 2022;19:35.

Parte 3

Manual de Competências em Medicina de Família e Comunidade

Introdução

Nosso ponto de partida é o entendimento de uma especialidade com características definidoras muito particulares e próprias, que extravasam o âmbito do conhecimento técnico e a normativa habitual das demais especialidades médicas.

O médico de família e comunidade (MFC) é um especialista em pessoas e não em doenças, definindo-se mais em termos de relacionamentos do que em conjunto de conhecimentos técnicos. Além da capacidade de lidar com problemas indiferenciados em diferentes fases da vida de maneira longitudinal e atingir alta resolutividade, deve incorporar conhecimentos sobre o território e os diferentes contextos das pessoas (físico, psíquico, social, comunitário), somados à gestão de recursos.

Logo, definir e garantir o cumprimento da totalidade das competências necessárias à formação do MFC não é tarefa fácil. Para esse fim, realizamos levantamento e análise das principais experiências nacionais e internacionais com pós-graduação em Medicina de Família e Comunidade. Com a colaboração de vários especialistas da Faculdade de Medicina da Universidade de São Paulo (FMUSP), com suas diferentes trajetórias e experiências, chegamos à construção desse manual de competências ao médico-residente, cujo compromisso mínimo é ser um guia norteador a uma formação em Medicina de Família e Comunidade de excelência.

Objetivos

O *Manual de Competências* do residente em Medicina de Família e Comunidade foi elaborado de modo a se constituir em uma ferramenta de uso cotidiano pelo médico em formação em conjunto com seus orientadores e tutores. Deverá cumprir três vertentes de objetivos:

» **Aprendizado:** fornecer todas as orientações em estudo para guiar a aprendizagem de todos os conteúdos em competências, habilidades e atitudes essenciais à formação em excelência de um MFC.

» **Ensino:** transmitir informações de seguimento do aprendizado, do médico-residente ao corpo docente, de modo a retroalimentar e moldar os métodos e as ferramentas docentes às necessidades de cada residente.

» **Avaliação:** permitir, de maneira longitudinal, a autoavaliação do residente, sua avaliação pelo corpo docente, sua avaliação dos tutores, estágios, cursos e aulas.

Como usar o *Manual*

Com a finalidade de facilitar a organização do método de estudo do residente, dividem-se as competências nas seguintes áreas e níveis:

I. **Área de competência em formação e pesquisa.**
II. **Área de competências centrais:** comunicação, raciocínio clínico, bioética e gestão. O nível de responsabilidade para todas as competências centrais é primário.
III. **Área de competências clínicas:** compreende os principais problemas em saúde e aspectos importantes da atenção à saúde do indivíduo, família e comunidade.

As competências são classificadas em três níveis de prioridade:

» **Competências indispensáveis:** a serem adquiridas por todos os residentes.
» **Competências importantes:** a serem adquiridas pela maioria dos residentes.
» **Competências complementares:** a serem adquiridas de maneira adicional, conforme atingidas todas as competências anteriores (indispensáveis e importantes).

Determinam-se três níveis de aprendizagem:

» **Nível primário:** corresponde ao nível de atenção à saúde de responsabilidade do MFC, sendo esperado que chegue à resolução dos problemas em cerca de 90% dos casos.
» **Nível secundário:** compreende os problemas que necessitarão de avaliação de outro especialista durante o seu curso.
» **Nível terciário:** problemas cuja responsabilidade é de outros especialistas, e o MFC atuará como suporte ao paciente e à família, garantindo a coordenação e a continuidade dos cuidados dos diferentes profissionais implicados.

Conjuntamente, adicionam-se duas colunas para o preenchimento do médico-residente:

» **Estudo (E):** aquisição de conhecimentos teóricos-práticos sobre a competência.
» **Domínio (D):** incorpora não apenas a aquisição do conteúdo teórico ou da habilidade prática, mas o domínio da competência na prática clínica.

Exemplo:

Competências indispensáveis	Nível	E	D
Descrição da competência	I/II/III		

Adicionalmente, com a finalidade de facilitar o processo de ensino e avaliação, o *Manual* sugere o uso de formulários padronizados de avaliação de estágios, cursos, aulas e tutores, aos quais os residentes devem preencher concomitantemente ao desenvolvimento das competências em cada local de aprendizagem.

Além disso, também sugere-se que o *Manual* seja utilizado pelo corpo docente por meio de formulários padronizados de avaliação do médico-residente, possibilitando e garantindo a percepção e discussão conjunta das melhorias em aprendizagem necessárias à formação de cada residente.

I

Competência em Formação e Pesquisa

Capítulo 17

Formação e Pesquisa

Diego José Brandão
José Benedito Ramos Valladão Júnior
Mariana Duque Figueira

Formação

Os programas de residência médica devem estar majoritariamente focados na transmissão da base de conhecimentos, habilidades e competências fundamentais a serem adquiridos pelo médico de família e comunidade (MFC) para o início de sua vida profissional independente. Porém, um programa não deve furtar-se a transmitir ao futuro profissional a importância da continuidade de seu desenvolvimento para além desses anos de treinamento em serviço, orientando, incentivando e salientando a importância (e a necessidade) da busca constante por manutenção daquelas competências já adquiridas, e pela obtenção de novos conhecimentos, habilidades e atitudes. Esse processo de atualização contínua ocorrerá durante todo o período de sua vida profissional, com o objetivo de desenvolvimento pessoal e de garantir uma atenção adequada a seus usuários. Assim, familiarizar os residentes com as diversas modalidades dos programas de formação médica existentes também é função do programa de residência da nossa especialidade.

Esse processo de desenvolvimento profissional contínuo poderá iniciar-se no próprio período da residência, por meio de atividades de formação continuada em reuniões de equipe; reuniões nas unidades de saúde; autorresponsabilização formativa individual baseada em diversas fontes bibliográficas; contato com os estudantes da graduação, levando-se sempre em conta a necessidade da incorporação cada vez maior de novas tecnologias (de comunicação, informação, ensino, gestão), como os prontuários eletrônicos, as plataformas de pesquisa, ensino e avaliação via internet.

Muitos desses portais e plataformas de informações (com maior ou menor grau de confiança, vieses diversos e interesses terceiros) estarão cada vez mais acessíveis também aos nossos pacientes, modificando significativamente as habilidades que deveremos desenvolver ao ter de lidar com essa troca de informações, com as expectativas e agendas das pessoas e com a própria construção de planos terapêuticos compartilhados durante os momentos de consultas.

Competências indispensáveis	E	D
Analisar longitudinalmente sua formação, levantando os pontos fortes e deficitários.		
Criar planos para aprimoramento e para resolução de deficiências identificadas.		
Refletir constantemente sobre sua prática clínica.		
Saber utilizar recursos formativos disponíveis na internet (bases de dados, fontes bibliográficas).		
Avaliar criteriosamente estágios e espaços de formação existentes, ponderando o quanto colaboraram para a aquisição das competências almejadas.		
Apontar sugestões para melhora de estágios e espaços de formação conforme dificuldades observadas para a transmisão da competência estipulada pelo programa de formação.		
Realizar atividades comunicacionais (discussões clínicas, apresentação de artigos e casos clínicos) a fim de adquirir habilidades para transmissão de conhecimentos.		
Participar ativamente das atividades didáticas dos serviços da residência.		
Entender que o processo formativo continua após a residência, sua importância e as diversas formas existentes de aprimoramento por meio de manutenção da atualização clínica, estudo pessoal e programas de formação médica continuada.		

Pesquisa

Existe preocupação especial com o estímulo e a capacitação dos médicos-residentes à pesquisa científica.

O mundo científico ainda carece de mais estudos realizados na atenção primária à saúde (APS), que, por princípio, é o primeiro contato das pessoas com o serviço de saúde e o nível de atenção a corresponder a pelo menos 80% dos problemas de saúde.

É temerário transpormos os resultados de pesquisas realizados em outros níveis de atenção – em que se atendem pacientes padronizados – para a prática clínica em APS. Quando o fazemos, devemos realizar uma análise crítica bastante criteriosa para avaliar o que podemos reproduzir na nossa realidade. Os motivos da incongruência dessas pesquisas com a prática assistencial da APS são inúmeros.

A prevalência dos agravos na APS é muito diferente dos outros níveis assistenciais, o que modifica o método clínico, o raciocínio, os testes diagnósticos e as condutas. Utilizar como referência a pesquisa feita em outras realidades incorre em diferenças nos reais indicadores de prevalência, nos valores preditivos dos testes e nas respostas terapêuticas esperadas.

Em nossa prática diária, trabalhamos com problemas indiferenciados, em estágios mais precoces que outros níveis de atenção; conhecemos os reais determinantes de saúde e doença; lidamos com situações de saúde, prevenção e promoção, além de lidar com as enfermidades clínicas; "navegamos em um mar de incertezas", com um grande número de perguntas não respondidas; trabalhamos com o paciente real, com as dificuldades de tratamento, aderência, idades e gêneros variáveis, estágios diferentes dos agravos, múltiplas morbidades, influências ambientais.

Deve ser da nossa própria prática clínica, na qual surgem nossas incertezas e dúvidas, a fonte de busca das melhores respostas para aplicar e reproduzir a nossos pacientes. E só nela produzir-se-ão os resultados investigativos que realmente poderão ser adotados na prática do MFC.

A partir dessas considerações, trata-se não apenas de uma necessidade premente, mas de responsabilidade e compromisso social, que o MFC passe a exercer um papel preponderante na pesquisa científica.

Dessa maneira, será possível produzir uma atenção à saúde mais eficaz, com melhores resultados em indicadores sanitários e econômicos, além de contribuir para o progresso do sistema de saúde.

Competências indispensáveis	E	D
Saber formular perguntas adequadas a questionamentos científicos.		
Saber os princípios básicos da pesquisa qualitativa.		
Saber os princípios básicos da pesquisa quantitativa.		
Realizar pesquisa nas principais bases científicas e bibliográficas reconhecidas e de qualidade (Medline, Cochrane, NICE, BMJ).		
Atentar para o tipo e a qualidade de evidência científica.		
Avaliar criteriosamente trabalhos científicos.		
Ter conhecimento sobre probabilidades e principais coeficientes estatísticos (incidência, prevalência, risco absoluto e relativo, redução do risco absoluto e relativo, especificidade, sensibilidade, valor preditivo positivo e negativo, razões de verossimilhança, probabilidades pré-teste e pós-teste, NNT* e NNH*).		
Conhecer os principais tipos de estudo epidemiológico e sua aplicação.		
Saber ler uma metanálise e entender os gráficos de floresta.		
Avaliar sempre os estudos analisando quais foram os resultados, se são válidos e se ajudam no cuidado real de seus pacientes.		

(continua)

Competências indispensáveis	E	D
Avaliar a presença de fontes de viés em estudos, analisando a existência de: • Randomização. • Cegamento. • Alocação aleatória. • Análise por intenção de tratar. • Seguimento adequado. • Conflitos de interesse.		
Analisar os resultados de estudos quanto a: • Magnitude do efeito. • Diferenças entre números relativos e absolutos. • Intervalo de confiança.		
Avaliar se os resultados são reprodutíveis na prática: • População similar. • Desfechos importantes considerados. • Preferências e valores das pessoas.		
Sempre procurar por resultados de redução de mortalidade.		
Avaliar cuidadosamente estudos com resultados apresentados na forma de desfechos intermediários.		
Basear sua prática e decisões na melhor evidência científica disponível, levando em conta o âmbito dos cuidados em APS e o âmbito em que foi realizada a pesquisa (algumas evidências podem não refletir o quadro da população sob seu cuidado).		
Adquirir a habilidade de informar ao paciente e à família sobre a existência ou não de evidências, de forma que eles compreendam adequadamente e levem em consideração sua decisão terapêutica.		
Desenvolver algum tipo de pesquisa na forma de artigo, pôster, revisão de tema, levantamento estatístico ou trabalho de conclusão de curso, segundo normativa do programa de residência.		
Apresentar o trabalho de pesquisa em forma escrita e/ou de comunicação em reunião científica.		

**NNT: número necessário para tratar; NNH: número necessário para causar dano.*

Estágios e ferramentas de aprendizagem

A) **Estágio longitudinal em APS:** durante o processo formativo que acontece na Unidade Básica de Saúde (UBS), deve-se atentar para as especificidades de formação de cada residente, procurando entender as particularidades que favoreçam a melhor tutoria. Também se espera o estímulo pela apropriação de conhecimentos sobre pesquisa por meio de discussões fundamentadas em estudos de qualidade e orientações sobre fontes bibliográficas e níveis de evidência.

B) **Estágio de iniciação à pesquisa científica**: sugere-se que o residente desenvolva um projeto de pesquisa durante a residência sob orientação e apresente sob a forma escrita e/ou de apresentação oral.

C) **Apresentação de artigo científico em reunião clínica:** sugere-se a apresentação de artigo científico em reunião clínica da especialidade por todos os residentes, ao longo do R1, sob orientação de tutores, com o intuito de estímulo à reflexão crítica a partir da leitura científica, aprimoramento de conhecimentos sobre metodologia científica, desenvolvimento de habilidades de apresentação e atualização clínica.

D) **Apresentação de caso clínico em reunião clínica:** sugere-se a apresentação de caso clínico em reunião clínica da especialidade por todos os residentes, ao longo do R2, sob orientação de tutores, com o intuito de autorreflexão sobre sua formação e desenvolvimento como MFC, compartilhamento de experiência clínica, desenvolvimento de habilidades de apresentação e atualização clínica.

E) **Aulas e seminários teóricos:** aulas e seminários teóricos nas UBS sobre metodologia de investigação, tipos de pesquisas, epidemiologia, medicina baseada em evidências, testes diagnósticos.

F) **Participação em atividades didáticas:** discussão de temas e casos clínicos com alunos de graduação.

G) **Estímulo à autoaprendizagem:** busca e utilização de informação de internet e outras fontes sugeridas.

Autorreflexão sobre o aprendizado: qualidades, pontos fortes, dificuldades e deficiências.

II

Competências Centrais

Capítulo 18

Comunicação

Bruno Takase Watanabe
Carlos Frederico Confort Campos

A relação e a comunicação médico-paciente são aspectos fundamentais da prática do médico de família, sendo parte das competências mais primordiais a serem desenvolvidas pelo programa de residência médica.

O uso adequado da comunicação produz melhores resultados em saúde, favorece o autocuidado e a autonomia, melhora a satisfação do paciente, seu entendimento sobre o problema e sua aderência às propostas terapêuticas acordadas.

Todo o conhecimento técnico, raciocínio clínico e tomada de decisões estão vulneráveis ao território da comunicação, sendo um dever do médico de família comunicar-se de forma adequada, pois tão importante quanto o conteúdo que se transmite às pessoas é a forma como se faz.

Assim, há uma preocupação enorme no desenvolvimento de competências comunicacionais, não como um aprimoramento à formação do médico-residente, mas como um item básico vital para ser um médico de família e comunidade.

Competências indispensáveis	E	D
Conhecer as principais formas de entrevista clínica.		
Conhecer as fases em que se desenrola a entrevista clínica.		
Estar consciente e alerta à influência de fatores pessoais na entrevista clínica.		
Garantir espaço para que o paciente comunique abertamente os problemas ou questões que deseja expressar.		

(continua)

Competências indispensáveis	E	D
Escutar sem interromper.		
Saber e utilizar os elementos essenciais da escuta ativa.		
Construir vínculo com a pessoa.		
Construir vínculo com a família.		
Favorecer, por meio da comunicação, o relato de informações de saúde pela pessoa e sua família.		
Reconhecer dicas sobre o problema por meio da comunicação (verbal e não verbal) da pessoa.		
Conduzir entrevista de modo a favorecer a obtenção de informações relevantes.		
Avaliar aspectos contextuais e biopsicossociais de saúde para melhor entender o problema e ampliar possibilidades de planos de cuidado.		
Procurar conhecer as origens e a história do problema de saúde do indivíduo.		
Procurar entender a forma de vivenciar e a experiência construída pela pessoa sobre o problema de saúde.		
Procurar entender a forma de vivenciar e a experiência construída pela família sobre o problema de saúde, quando pertinente.		
Ter a capacidade de desenvolver possíveis hipóteses para os problemas apresentados durante a entrevista clínica.		
Realizar resumos com o paciente para expor os problemas e verificar a informação obtida.		
Delimitar motivos de consulta.		
Negociar a agenda de problemas para a consulta.		
Realizar exame físico apropriadamente: solicitar permissão, explicar o motivo da realização e como será realizado, informar os resultados.		
Confirmar a lista de problemas.		
Estabelecer uma relação de confiança.		
Comunicar eficientemente a natureza do problema, o processo de diagnóstico, os exames recomendados e as medidas terapêuticas relevantes.		
Pactuar o diagnóstico e as medidas terapêuticas, negociando quando preciso.		

Competências indispensáveis	E	D
Construir acordos sobre o problema e o plano de ação.		
Compreender o ponto de vista da pessoa e/ou família sem atuar em seu próprio julgamento.		
Relacionar a forma como a pessoa enxerga os problemas com as propostas e os planos para lidar com eles.		
Envolver o paciente e/ou família na tomada de decisões, tanto quanto eles queiram decidir.		
Antecipar possíveis evoluções e curso de ação apropriados em cada caso.		
Ter postura acolhedora diante da demonstração de emoções em consulta.		
Dar suporte ao sofrimento do indivíduo.		
Dar suporte ao sofrimento da família, quando pertinente.		
Promover e respeitar a autonomia e a individualidade das pessoas.		
Concluir a entrevista apropriadamente, resumindo os pontos mais importantes e os papéis de cada um.		
Saber trabalhar com pacientes de diferentes estratos sociais e personalidades.		
Ter habilidades para se comunicar com crianças e adolescentes.		
Ter habilidades para se comunicar com idosos.		
Ter habilidades para se comunicar com pacientes deprimidos.		
Ter habilidades para se comunicar com pacientes ansiosos.		
Ter habilidades para se comunicar com as famílias dos pacientes.		
Ter habilidades para comunicar más notícias ao paciente.		
Ter habilidades para comunicar más notícias à família.		
Ter habilidades para se comunicar com pacientes que estão morrendo.		
Ter habilidades para obter informações sobre história sexual, quando necessário.		
Ter habilidades para se comunicar com pacientes com hábitos de risco e vícios.		

Competências importantes	E	D
Conhecer a influência de fatores ambientais na comunicação clínica.		
Conhecer as principais técnicas de comunicação.		
Conhecer os tipos e os componentes essenciais da comunicação não verbal.		
Conhecer os problemas mais comuns que aparecem na relação médico-paciente.		
Fazer uso criterioso de diferentes tipos de perguntas: facilitadoras, de esclarecimento, de pedido de exemplos, de simbolismos, representações e técnicas de controle da entrevista.		
Lidar com sensibilidade ao abordar temas embaraçosos, causas de sofrimento e ao exame físico aos quais note constrangimento.		
Usar registros médicos, computadores, relatórios e receitas sem interferir no diálogo ou na conexão com a pessoa.		
Ter habilidades para se comunicar com pacientes com raiva ou agressivos.		
Ter habilidades para se comunicar com pacientes pouco comunicativos.		
Ter habilidades para se comunicar com grupos de pacientes.		
Ter habilidades para se comunicar com grupos de trabalho: equipe de atenção primária e profissionais de saúde de outros níveis assistenciais.		

Competências complementares	E	D
Ter habilidades para se comunicar com pacientes com problemas sensoriais ou de comunicação.		
Facilitar a comunicação dos membros da família uns aos outros.		
Ter habilidades necessárias para se comunicar com pacientes de diferentes culturas daquela do médico.		
Compreender e usar competências específicas da entrevista motivacional.		

Estágios e ferramentas de aprendizagem

A) **Estágio longitudinal em APS:** a aprendizagem das competências centrais deve começar no início da residência e se estender por toda a formação, devendo existir um esforço especial no treinamento que se desenvolve na UBS por meio do processo de tutoria e de discussões clínicas, que deverão incorporar conteúdos sobre habilidades de comunicação e o uso de ferramentas, como o método clínico centrado na pessoa e a medicina narrativa.

B) ***Problem-based interview* (PBI):** ao longo de dois anos, os residentes participarão da atividade *problem-based interview* (PBI), que consiste na análise de consultas filmadas com a finalidade de aprimoramento de competências em comunicação clínica. Todos deverão filmar pelo menos uma consulta no primeiro ano e outra no segundo ano. Essa atividade deverá ocorrer mensalmente tanto para R1 quanto para R2.

C) **Observação de consultas de tutores (sombra):** os residentes deverão realizar observação de consultas de tutores (sombra) ao longo da residência médica, no intuito de reconhecer o uso de habilidades comunicacionais. O residente deverá usar a ferramenta de observação de consulta como roteiro pedagógico, de avaliação e discussão com o tutor.

D) **Ferramenta para observação da consulta:** periodicamente, durante o ano letivo, os residentes serão acompanhados durante um turno de atendimento por um membro do corpo docente que não seja da sua equipe e de preferência de outra unidade de saúde, no intuito de observar e avaliar a aplicação de competências de comunicação em seus encontros clínicos para orientar seu aprimoramento.

E) **Curso de comunicação e saúde:** curso obrigatório para todos os residentes do segundo ano, com a finalidade de aprimorar as competências comunicacionais em desenvolvimento a partir do primeiro ano da residência médica em medicina de família e comunidade.

F) **Outras atividades teóricas:** compreendem aulas, oficinas, *role-playing* e seminários teóricos sobre habilidades e técnicas comunicacionais.

Capítulo 19

Raciocínio Clínico e Conduta Centrados na Pessoa

Demian de Oliveira e Alves
János Valery Gyuricza
Luciano Nader de Araújo

Os médicos de família e comunidade (MFC) não devem limitar-se à compreensão das doenças; porém, atuando em um contexto de situações e problemas indiferenciados, têm a responsabilidade de explorar a experiência da pessoa com a doença, que é algo único e singular de cada indivíduo. Apenas com esse conhecimento, conseguirá responder de fato às reais necessidades em saúde, evitar danos e obter os melhores desfechos clínicos.

Algumas características do cotidiano do MFC reforçam essa necessidade: apresentação de múltiplos motivos de consulta, diferentes probabilidades de doença, possibilidade de uso do tempo e longitudinalidade no processo terapêutico, grande acessibilidade, integralidade e continuidade de cuidado.

Dessa maneira, o raciocínio clínico, a tomada de decisões e o método clínico centrados na pessoa são essenciais na prática do MFC e devem, portanto, com as habilidades em comunicação, ser desenvolvidos pelo médico-residente com empenho e rigor. Sem essas competências, o conhecimento pode facilmente ser desperdiçado e até mesmo ser prejudicial.

Competências indispensáveis	E	D
Entender os aspectos envolvidos nas diferentes determinações de condutas pela Medicina de Família: diferente prevalência dos problemas, acesso amplo ao serviço de saúde, doenças indiferenciadas, incerteza sobre o problema, longitudinalidade, proximidade do profissional de saúde.		
Compreender a incerteza como inerente ao processo de tomada de decisão e saber manejá-la.		

(continua)

Competências indispensáveis	E	D
Compreender e saber utilizar do conceito de "espera permitida".		
Reconhecer e saber quando é necessário descartar patologias graves.		
Procurar descobrir o significado dos sintomas para o paciente.		
Planejar as várias fases do processo de diagnóstico: apresentação de sintomas, formação de hipótese, diagnóstico diferencial, diagnóstico da doença, explicação da doença, construção de plano conjunto para o problema.		
Combinar quais exames fazer, com motivo e finalidade estabelecidos.		
Usar das melhores evidências em prática clínica para guiar a conduta compartilhada com as preferências e os valores da pessoa.		
Incluir os sentimentos, as ideias, as expectativas, as preocupações e o impacto na vida da pessoa em conjunto com o raciocínio clínico.		
Ter claro o objetivo final do tratamento com a pessoa: curar, confortar, prevenir reincidência ou complicações tardias, limitar perda estrutural ou funcional, proporcionar segurança, escolher morrer com dignidade.		
Entender o conjunto de entrevista e exame clínico direcionado como uma ferramenta mais eficaz do que a avaliação laboratorial no processo de diagnóstico.		
Reconhecer os limites de sua competência e responsabilidade, identificando situações clínicas que requerem consulta e/ou encaminhamento a outros especialistas e níveis de atenção à saúde.		
Entender e avaliar a sensibilidade e especificidade de testes diagnósticos.		
Utilizar de valores preditivos e razão de verossimilhanças para determinar uma melhor prática clínica.		
Entender a variação dos valores preditivos dos exames e sintomas de acordo com a prevalência dos processos.		
Saber recursos epidemiológicos de modo suficiente a selecionar os testes de diagnóstico e de rastreamento populacional mais adequados.		
Reconhecer as características epidemiológicas distintas da Atenção Primária, pois determinam testes e condutas específicos.		
Entender o conceito de probabilidade condicional para aplicação dos melhores testes a partir de sintomas e/ou sinais.		
Considerar diferentes opções de plano de ação: encaminhamento, novos testes, espera, tratamento.		

Competências indispensáveis	E	D
Levar em conta os aspectos biopsicossociais da pessoa ao propor o tratamento.		
Conhecer e ficar atento sobre reações adversas aos medicamentos.		
Conhecer os fatores de impacto na adesão relacionados com médico, paciente, doença, terapia, ambiente e serviço de saúde.		
Buscar a adesão ao tratamento como objetivo e tarefa básica do médico.		
Utilizar diferentes estratégias para melhorar a adesão ao tratamento.		

Competências importantes	E	D
Autoavaliar sua variabilidade na prática clínica e observar o quanto pode estar relacionada com problemas de ordem técnica e de qualidade do cuidado.		
Policiar a ocorrência de erros no início da formação de hipóteses e saber lidar com momentos em que seja necessário refazer o percurso diagnóstico.		
Observar momentos em que ocorre o controle precoce da entrevista e se organizar para evitá-lo em futuros encontros.		
Aprender a não deixar de esclarecer informações confusas e avaliar a confiabilidade das informações do paciente assim que surjam as dúvidas.		
Considerar o custo-efetividade do processo de diagnóstico e de tratamento.		
Usar a longitudinalidade do cuidado ao planejar condutas.		
Orientar o estudo científico a partir das melhores evidências, sempre levando em conta as características dos testes utilizados, as probabilidades pré-teste e pós-teste, a redução de mortalidade.		
Desenvolver diretrizes de sua própria prática clínica fundamentadas nas melhores evidências e alinhadas às características da sua população de cuidado.		
Conhecer os efeitos adversos da adição de mais testes ou medicamentos, como redundância, efeito cascata, *overdiagnosis*, *overtreatment*.		
Compreender os fundamentos e uso das curvas ROC.		
Compreender os princípios que sustentam a avaliação da eficácia de uma intervenção: tamanho e efeito do resultado, números relativos e absolutos, intervalos de confiança.		

(continua)

Competências importantes	E	D
Entender os conceitos de risco relativo e absoluto, compreendendo a importância de números absolutos para guiar a prática clínica.		
Entender os conceitos de benefício relativo e absoluto, compreendendo a importância de números absolutos para guiar a prática clínica.		
Conhecer e utilizar os conceitos de número necessário para tratar (NNT) e número necessário para causar dano (NNH).		
Avaliar a validade dos resultados obtidos em estudos checando a presença de: randomização, alocação, cegamento, seguimento, análise por "intenção de tratar", conflitos de interesse.		
Interpretar os resultados da avaliação da eficácia do método terapêutico, distinguindo significado estatístico e relevância clínica dos resultados publicados.		
Avaliar a aplicabilidade na prática clínica dos resultados publicados em ensaios clínicos e metanálise, sempre considerando: desfechos primários, similaridade de população, preferências e valores da pessoa.		

Estágios e ferramentas de aprendizagem

A) **Estágio longitudinal em atenção primária à saúde (APS):** a aprendizagem das competências centrais deve começar no início da residência e estender-se por toda a formação, devendo existir um esforço especial no treinamento que se desenvolve na Unidade Básica de Saúde (UBS) por meio do processo de tutoria e de discussões clínicas, que deverão incorporar conteúdos sobre epidemiologia e medicina baseada em evidências.

B) **Estágio de iniciação à pesquisa científica:** o desenvolvimento de projeto de pesquisa sob orientação durante a residência proporcionará a experiência e a aquisição de competências epidemiológicas.

C) **Apresentação de artigo científico em reunião clínica:** a apresentação de artigo científico em reunião clínica da especialidade por todos os residentes, ao longo do R1, cumpre o objetivo de aprimoramento e desenvolvimento crítico sobre conhecimentos epidemiológicos e de medicina baseada em evidências.

D) **Aulas e seminários teóricos:** aulas de epidemiologia, medicina baseada em evidências, testes diagnósticos e realização de seminários teóricos nas UBSs.

Capítulo 20

Bioética

Lilian Muller
Mairam Kabakian Ourdakian

A ética destaca-se como o fundamento que, aliado ao saber técnico-científico, alicerça a prática com prudência e qualidade da Medicina de Família.

A diversidade de dimensões, característica da prática diária do médico de família e comunidade (MFC), envolve desde aquelas diretamente relacionadas com a assistência até as decorrentes do trabalho em equipe, relação multiprofissional, atividades preventivas, relação com a indústria farmacêutica e uso racional de recursos.

É natural que esse amplo cenário de atuação profissional coloque-o diante de situações de conflito para as quais deve apresentar uma sólida base de fundamentos e referenciais éticos que orientem seu processo de decisão.

Assim, a bioética situa-se como um campo de conhecimento e formação essencial para a busca da melhor decisão em cada situação do cotidiano profissional do MFC, com especial importância naquelas de maior conflito.

Competências indispensáveis	E	D
Conhecer e integrar princípios básicos da bioética na prática clínica.		
Conhecer os princípios éticos de pesquisa.		
Registrar na história clínica os aspectos éticos de importância.		
Detectar situações de conflitos éticos por meio de uma visão clara e sistemática das questões que surgem na relação diária com pacientes, famílias e comunidade.		

(continua)

Competências indispensáveis	E	D
Valorizar as circunstâncias e a singularidade de cada caso na construção do plano de ação.		
Perceber os valores engajados nas situações de conflito ou dilemas éticos para analisá-los e melhor lidar com eles.		
Agir com reflexão crítica baseada em princípios éticos nas situações de conflito identificadas.		
Buscar o consentimento informado.		
Garantir confidencialidade e segredo profissional.		
Seguir o dever de não abandono.		
Manejar eticamente os processos de incapacidade, afastamentos e relatórios.		
Avaliar criteriosamente a presença de capacidade para tomada de decisões pelo paciente e saber manejar recursos para quando necessita de responsável.		
Refletir sobre verdade tolerável na comunicação do estado de saúde do paciente.		
Entender eticamente o compromisso de informar a verdade de maneira oportuna e humana.		
Promover relações de respeito, colaboração e apoio na própria equipe de trabalho e na convivência multiprofissional e interinstitucional em todos os níveis.		
Aplicar os conceitos da vulnerabilidade, equidade e efetividade como critérios do processo decisório da alocação de recursos.		
Reconhecer a influência do poder tecnocientífico como determinante do intervencionismo médico excessivo e, assim, praticar prevenção quaternária.		
Manejar eticamente as relações com a indústria farmacêutica.		

Competências importantes	E	D
Conhecer a Teoria dos Referenciais, que engloba vulnerabilidade, equidade, alteridade, autonomia, prudência, solidariedade, liberdade e respeito à privacidade, subjetividade e integridade do outro.		
Conhecer normas jurídicas e deveres éticos que condicionam decisões na clínica.		

Estágios e ferramentas de aprendizagem

A) **Estágio longitudinal em APS:** o processo de tutoria e de discussões clínicas deve incorporar avaliação e discussão da ética nos cuidados dos pacientes, no ambiente de trabalho junto à equipe de saúde e no trato aos demais residentes e membros do corpo docente.

B) **Curso de bioética da Comissão de Residência Médica:** curso obrigatório a todos os residentes no R1 e no R2.

Capítulo 21

Gestão da Atenção à Saúde

Deoclecio Avigo
Diego José Brandão
János Valery Gyuricza

Por ser o primeiro contato das pessoas com o serviço de saúde, as habilidades de gestão do médico de família são imprescindíveis na determinação de acesso, resolutividade, integralidade, longitudinalidade e coordenação do cuidado de forma efetiva.

Uma boa gestão da atenção à saúde no espaço micropolítico de produção do cuidado é determinante nos impactos em saúde: resulta em melhores indicadores clínicos, uso adequado de recursos e alta eficácia no nível de atenção primário.

Dessa maneira, é importante que os médicos de família tenham capacidades de gestão da atenção à saúde que favoreçam a tomada de decisões eficientes, baseadas na melhor evidência disponível, na própria experiência clínica e tendo em conta as expectativas do paciente.

Com a finalidade de desenvolver essas competências ao médico-residente, determinam-se quatro elementos fundamentais da gestão: a gestão clínica, o trabalho em equipe, a gestão e organização da atividade de saúde e os sistemas de informação.

Gestão clínica

A gestão clínica compreende o uso adequado da medicina baseada em evidências, a resolução de problemas centrada na pessoa, a avaliação recorrente de sua própria prática clínica, o uso adequado de exames complementares e o uso racional de medicamentos.

Competências indispensáveis	E	D
Compreender a variabilidade da prática clínica e de estratégias para sua gestão.		
Aplicar a medicina baseada em evidências como instrumento de gestão clínica.		
Conhecer o conceito do nível de resolução como medida de resultados da atividade da atenção primária à saúde e a possibilidade de medi-lo e atuar sobre ele.		
Utilizar métodos clínico e de gestão centrados no paciente.		
Saber avaliar sua prática clínica e buscar melhorias.		
Periodicamente avaliar o nível de resolução de problemas e atuar para a manutenção de um índice máximo de resolução em seu nível de responsabilidade.		
Realizar uma gestão farmacêutica orientada por prescrições racionais.		

Gestão do trabalho em equipe

Compreende o desenvolvimento de competências para o trabalho em equipe, atividades de liderança quando preciso, promoção de dinâmicas em reuniões, saber lidar com conflitos e negociar.

Competências indispensáveis	E	D
Trabalhar em equipe e respeitar a equipe em diferentes ambientes e situações.		
Saber negociar para a gestão de conflitos.		
Promover atividades dinâmicas periódicas em equipe.		
Desenvolver habilidades de coordenação de reunião em equipe.		

Gestão das atividades de saúde

Compreende a gestão e organização da atividade de saúde assistencial e não assistencial na equipe, devendo conhecer e aplicar adequadamente os conceitos de frequentação e pressão assistencial para gestão da consulta e da agenda.

Competências indispensáveis	E	D
Conhecer a pressão assistencial e frequentação da equipe.		
Participar da gestão da demanda e do acesso da equipe.		
Participar da gestão da agenda de consultas.		
Organizar as atividades em domicílio a partir do conhecimento de indicações e realidades da comunidade.		
Conhecer modelos organizativos entre atendimentos médicos e de enfermagem.		
Saber lidar com os pacientes hiperfrequentadores.		
Buscar entender os fatores que influem na utilização dos serviços de saúde pela comunidade vinculada à sua equipe.		
Conhecer a organização da atenção à saúde de sua equipe.		

Sistemas de informação

Compreende os sistemas de coleta de dados populacionais, história clínica, registros de morbidade, codificação Classificação Internacional de Atenção Primária (CIAP), registro de mortalidade, outros sistemas de registro, uso da informática em consulta, sistemas e programas.

Competências indispensáveis	E	D
Conhecer os principais sistemas de informações da atenção primária, seus princípios e suas limitações (SIAB, Fichas, Mãe Paulista, Geohealth, PMAQ).		
Conhecer e usar o registro clínico orientado ao problemas (identificação, lista de problemas, SOAP).		
Conhecer e usar o registro clínico orientado por narrativa.		
Conhecer e saber codificar problemas a partir da CIAP 2.		

Estágios e ferramentas de aprendizagem

A) **Estágio longitudinal em atenção primária à saúde (APS):** a aprendizagem das competências em gestão deve começar no início da residência e estender-se por toda a formação, com esforço especial no treinamento por meio do processo de tutoria e de discussões clínicas que incorporem as seguintes atividades:

- » Análise e reflexão sobre os processos de gestão presentes na consulta, equipe e Unidades Básicas de Saúde (UBS).
- » Responsabilização sobre a gestão da agenda de atendimentos sob orientação de tutores;
- » Participação em reuniões de equipe.
- » Participação em reuniões gerais e técnicas das UBS.

B) Estágio de gestão local na APS: curso obrigatório, a todos os residentes durante o R2, com seminários, discussão e supervisão de vivências em gestão local da UBS em que o residente está inserido, realizando-se reconhecimento de nós críticos pelo residente e desenvolvimento de projeto de gestão local problematizado com o gestor com sugestões de enfrentamento.

C) Curso "Da Organização dos Serviços à Medicina Geral": curso obrigatório no primeiro ano da residência, que incorpora a gestão na APS ao longo do tempo, com recorte histórico dos serviços de saúde, da formação da especialidade de medicina de família e de questões atuais relacionadas com registro e acesso avançado.

III

Competências Clínicas

Os médicos de família e comunidade (MFC) devem atender as pessoas considerando seus problemas, história, contexto familiar e social, singularmente ao longo de toda a vida, sendo importante evitar lidar apenas com doenças ou problemas de saúde de forma fragmentada e descontextualizada. Essa área de competências está dividida em diferentes seções, conforme aparelhos ou sistemas, levando em conta essas considerações.

É importante que o médico-residente perceba que, apesar de os temas apontados pelas competências também fazerem parte do conhecimento de especialidades focais, a forma de aprendizagem e de aplicação desse conhecimento deve levar em conta as particularidades da medicina de família e comunidade e seu entendimento como especialidade com campo de conhecimentos próprios.

Isso se faz premente, uma vez que as situações clínicas da atenção primária à saúde são bem características e diferem da atenção à saúde prestada em outros níveis ou por outros especialistas, sendo, portanto, necessário o uso crítico dos conhecimentos adquiridos e condutas diversificadas a partir das diferentes realidades apresentadas.

A apresentação de indivíduos com múltiplos problemas, p. ex., é muito frequente na atenção primária. Essa condição requer esforço e cuidado especial pelo médico de família, pois, além do impacto na administração do tempo, as diretrizes para a prática clínica geralmente concentram-se em uma doença por vez e não levam em consideração que muitas pessoas têm mais de um problema de saúde.

Assim, o MFC deve considerar o conjunto dos problemas apresentados e os contextos da pessoa para realizar uma abordagem integral de cada um dos problemas, lidando com potenciais complicações, interações e evitando danos relacionados com a prestação da saúde.

Outra característica importante é a baixa prevalência de condições graves. O conhecimento sobre esse aspecto é essencial ao MFC, pois é determinante no planejamento de recursos propedêuticos, diagnósticos e terapêuticos.

Como lida com a população geral, as condições graves diluem-se diante de uma amostra populacional muito grande. Dessa maneira, um mesmo sintoma na atenção primária deve ser visto diferentemente da abordagem da atenção secundária e terciária, em que se concentram, progressivamente, as condições graves. É vital, portanto, compreender e saber lidar com esse diferente campo de prática para não submeter as pessoas a exames, intervenções, terapias e encaminhamentos desnecessários.

Ao mesmo tempo, as pessoas com condições raras, apesar de incomuns no cotidiano do MFC, que se concentra nos problemas mais prevalentes, também são sua responsabilidade. Ele também deve ser um bom conhecedor e identificador das condições raras, pois é seu papel ser o primeiro contato desse indivíduo com o serviço de saúde, devendo saber usar de provas diagnósticas, conhecer critérios de encaminhamento a outros níveis de atenção, abordar as principais complicações quando for requerido e conhecer o manejo terapêutico para seguimento conjunto e coordenação do cuidado.

Em todos os casos, a abordagem deve ser biopsicossocial, envolvendo família, cuidador, rede e grupos de apoio social.

Estágios e ferramentas de aprendizagem voltados à aquisição das competências clínicas

A) **Estágio longitudinal em Atenção Primária à Saúde (APS):** a aprendizagem das competências clínicas é de responsabilidade majoritária do Estágio Longitudinal em APS que se desenvolve na Unidade Básica de Saúde (UBS), por meio do processo de tutoria e de discussões clínicas. Deve abranger todos os conteúdos clínicos do cotidiano do MFC, bem como habilidades de reconhecimento, manejo e critérios de encaminhamento para situações incomuns e raras do cuidado em saúde.

Acompanhamento de pessoa em cuidado paliativo/fase final de vida durante a residência sob a supervisão do tutor e equipe (abordando desde a conversa sobre o quadro, espiritualidade, opções terapêuticas, de conforto, apoio a cuidadores, manejos clínicos e psíquicos domiciliares, assistência à morte, atestado de óbito, luto familiar).

B) **Estágios ambulatoriais específicos e em pronto-socorro:** os residentes de medicina de família desenvolverão atividades de atendimento supervisionado em serviços de especialidades específicas com a finalidade de complementação de sua formação clínica, aumentando sua resolutividade e a capacidade de reconhecimento e manejo conjunto de condições clínicas incomuns. Dessa maneira, os residentes desempenharão estágios nos seguintes serviços:

- Estágio Ambulatorial de Clínica Médica no Hospital Universitário da Universidade de São Paulo (HU-USP).
- Estágio em Pronto-Socorro de Clínica Médica no HU-USP.
- Estágio Ambulatorial em Saúde Mental no Centro de Saúde-Escola Butantã (CSEB).
- Estágio em Ambulatório do Grupo de Álcool e Drogas no Instituto de Psiquiatria do Hospital das Clínicas da Faculdade de Medicina da Universidade de São Paulo (HC-FMUSP).
- Estágio em Ambulatório Geral Didático de Dermatologia no HC-FMUSP.
- Estágio em Ambulatório de Medicina Física e Reabilitação no Instituto de Ortopedia do HC-FMUSP.
- Estágio em Ambulatório de Infectologia Geral no HC-FMUSP.
- Estágio em Ambulatório de Tuberculose no HC-FMUSP.
- Estágio em Pronto-Socorro de Oftalmologia no HC-FMUSP.
- Estágio Ambulatorial de Pequenas Cirurgias no HU-USP.

- Estágio em Cuidados Paliativos no HC-FMUSP.
- Estágio Ambulatorial em Ginecologia no CSEB.
- Estágio Ambulatorial em Ginecologia no HU-USP.
- Estágio em Pronto Atendimento Obstétrico no HU-USP.
- Estágio em Centro Obstétrico no HU-USP.
- Estágio em Ambulatório Geral de Pediatria no HU-USP.
- Estágio em Pronto-Socorro Infantil no HU-USP.

C) **Atividades teóricas e teórico-práticas:** serão oferecidas atividades teóricas e teórico-práticas como suporte ao desenvolvimento de competências clínicas:

- Aulas e seminários teóricos nas UBS sobre temas clínicos gerais e comuns na atenção primária à saúde.
- Aulas relacionadas com o aprimoramento de conhecimentos em cuidados paliativos: manejo de sintomas, últimas 48 horas de vida, abordagem do luto.
- Participação em campanha de vacinação na UBS.
- Discussões sobre casos clínicos de problemas osteomusculares com análise de exames de imagem e treinamento de exame físico.
- Aulas teóricas e matriciamento em saúde mental com discussões e atendimentos conjuntos nas UBS.
- Oficina sobre saúde mental da criança e adolescente na APS.
- Oficina sobre psicossomática e constituição da subjetividade na infância e na adolescência.
- Oficinas sobre exame neurológico, exame dermatológico e manejo de problemas de pele comuns, exame oftalmológico, fundoscopia e manejo de problemas comuns.
- Oficina teórico-prática de colocação de sistema intrauterino e implante subcutâneo anticonceptivo.
- Oficina teórico-prática sobre instrumental cirúrgico, indicações e técnicas de pequenas cirurgias.

Capítulo 22

Problemas Infecciosos

Ana Paula Andreotti Amorim
Clarissa Willets

Competências indispensáveis	Nível	E	D
Conhecer o calendário vacinal e saber indicar as imunizações recomendadas.	I		
Saber as indicações de imunizações para grupos específicos em situação de risco para infecções.	I		
Saber realizar orientações quanto à prevenção de doenças sexualmente transmissíveis (DSTs).	I		
Saber realizar investigação de parceiros de pessoas com DSTs.	I		
Saber realizar o manejo de acidentes com materiais biológicos.	I		
Saber realizar investigação e profilaxia de contactantes de meningite.	I		
Saber realizar investigação e profilaxia de contactantes de tuberculose.	I		
Realizar o manejo diagnóstico de síndrome febril.	I		
Realizar manejo diagnóstico, terapêutico e conhecer os critérios de encaminhamento de dengue.	I/II		
Dominar conhecimento e aplicação de antibioticoterapia.	I/II		

(continua)

Competências indispensáveis	Nível	E	D
Realizar manejo diagnóstico e terapêutico e conhecer os critérios de encaminhamento de parasitoses intestinais.	I/II		
Realizar manejo diagnóstico e terapêutico e conhecer os critérios de encaminhamento de gastroenterite aguda.	I/II		
Realizar manejo diagnóstico e terapêutico e conhecer os critérios de encaminhamento de toxinfecções alimentares.	I/II		
Realizar manejo diagnóstico e terapêutico e conhecer os critérios de encaminhamento de hepatites virais.	I/II		
Realizar manejo diagnóstico e terapêutico e conhecer os critérios de encaminhamento de infecções de vias aéreas superiores (gripe, otite, sinusite, faringite, amigdalite aguda).	I/II		
Saber realizar manejo diagnóstico e terapêutico e conhecer os critérios de encaminhamento de agudização infecciosa da doença pulmonar obstrutiva crônica (DPOC).	I/II		
Realizar manejo diagnóstico e terapêutico e conhecer os critérios de encaminhamento de pneumonia adquirida na comunidade.	I/II		
Realizar manejo diagnóstico e terapêutico e conhecer os critérios de encaminhamento de infecções urinárias.	I/II		
Realizar manejo diagnóstico e terapêutico e conhecer os critérios de encaminhamento de infecções urinárias recorrentes.	I/II		
Realizar manejo diagnóstico e terapêutico e conhecer os critérios de encaminhamento de pielonefrite.	I/II		
Realizar manejo diagnóstico e terapêutico e conhecer os critérios de encaminhamento de vulvovaginites.	I/II		
Realizar manejo diagnóstico e terapêutico e conhecer os critérios de encaminhamento de cervicite.	I/II		
Realizar manejo diagnóstico e terapêutico e conhecer os critérios de encaminhamento de úlceras genitais.	I/II		
Realizar manejo diagnóstico e terapêutico e conhecer os critérios de encaminhamento de verrugas genitais.	I/II		
Realizar manejo diagnóstico e terapêutico e conhecer os critérios de encaminhamento de uretrites.	I/II		
Realizar manejo diagnóstico e terapêutico e conhecer os critérios de encaminhamento de infecções de partes moles.	I/II		
Realizar manejo diagnóstico e terapêutico e conhecer os critérios de encaminhamento de micoses cutâneas.	I/II		

Competências indispensáveis	Nível	E	D
Saber realizar coleta de material biológico (faringe, nasal, uretral, oftálmico, catarro, urina, fezes, pele e fâneros).	I/II/III		
Realizar coleta de citologia cervicovaginal.	I/II/III		
Realizar diagnóstico e tratamento de hanseníase.	I/II/III		
Realizar diagnóstico e tratamento de tuberculose.	I/II/III		
Realizar diagnóstico e encaminhamento de infecção pelo vírus da imunodeficiência humana (HIV).	I/II/III		
Realizar diagnóstico e encaminhamento de meningite.	I/II/III		
Realizar diagnóstico e encaminhamento de infecções osteoarticulares.	I/II/III		
Realizar diagnóstico e encaminhamento de endocardite bacteriana.	I/II/III		
Realizar diagnóstico e encaminhamento de leptospirose.	I/II/III		
Atendimento inicial do paciente com complicações por dengue grave.	II/III		

Competências importantes	Nível	E	D
Abordagem familiar e psicossocial do paciente com enfermidade infecciosa.	I		
Implantação de atividades comunitárias em promoção da saúde no campo de DSTs e HIV.	I/II		
Apoio e reforço na aderência ao tratamento antirretroviral.	I/II/III		
Aconselhamento no início do tratamento da infecção por HIV.	I/II		
Manejo diagnóstico e critérios de encaminhamento de doenças oportunistas no paciente imunossuprimido.	I/II		
Saber realizar o manejo diagnóstico, terapêutico e critérios de encaminhamento de malária.	I/II/III		
Saber realizar o manejo diagnóstico, terapêutico e critérios de encaminhamento de febre chikungunya.	I/II/III		
Saber realizar manejo diagnóstico e terapêutico e conhecer os critérios de encaminhamento de micoses sistêmicas.	I/II/III		
Saber realizar manejo diagnóstico e terapêutico e conhecer os critérios de encaminhamento de leishmaniose.	I/II/III		
Saber realizar manejo diagnóstico e terapêutico e conhecer os critérios de encaminhamento de doenças exantemáticas infecciosas.	I/II/III		
Saber realizar manejo diagnóstico e terapêutico e conhecer os critérios de encaminhamento de doença de Chagas.	I/II/III		

Capítulo 23

Problemas Cardiovasculares

Clarissa Willets
János Valery Gyuricza
Rafael Herrera Ornelas

Competências indispensáveis	Nível	E	D
Conhecer e realizar atividades preventivas na população geral de acordo com as melhores evidências atuais.	I		
Conhecer e saber orientar medidas preventivas aos fatores de risco cardiovascular, com ênfase na prevenção quaternária.	I		
Orientar medidas preventivas e sinais de alarme a pacientes em risco de endocardite bacteriana.	I		
Orientar medidas preventivas e sinais de alarme a pacientes com risco ou história de cardiopatia isquêmica.	I		
Orientar medidas preventivas e sinais de alarme a pacientes com risco ou diagnóstico de insuficiência cardíaca.	I		
Saber estimar o risco cardiovascular.	I		
Saber fazer e interpretar eletrocardiograma de 12 derivações.	I		
Saber indicar e interpretar a radiografia torácica simples.	I		
Conhecer as indicações de teste de esforço.	I		
Conhecer as indicações de Holter.	I		
Conhecer as indicações de ecocardiografia.	I		

(continua)

Competências indispensáveis	Nível	E	D
Conhecer as indicações de eco-Doppler arterial e venoso.	I		
Conhecer as indicações de angiotomografia.	I		
Manejar o diagnóstico de dor torácica.	I/II		
Manejar o diagnóstico de sopro cardíaco.	I/II		
Manejar o diagnóstico de palpitações.	I/II		
Manejar o diagnóstico de síncope.	I/II		
Manejar o diagnóstico de dispneia.	I/II		
Manejar o diagnóstico de cianose.	I/II		
Manejar o diagnóstico de edemas.	I/II		
Manejar diagnóstico e tratamento e conhecer os critérios de encaminhamento de insuficiência cardíaca congestiva (ICC).	I/II		
Manejar diagnóstico e tratamento e conhecer os critérios de encaminhamento de cardiopatia isquêmica.	I/II		
Manejar diagnóstico e tratamento e conhecer os critérios de encaminhamento de febre reumática.	I/II		
Manejar diagnóstico e tratamento e conhecer os critérios de encaminhamento de fibrilação atrial.	I/II		
Manejar diagnóstico e tratamento e conhecer os critérios de encaminhamento de insuficiência venosa crônica e varizes.	I/II		
Manejar diagnóstico e tratamento e conhecer os critérios de encaminhamento de doença arterial periférica.	I/II		
Saber manejar o paciente em urgência por parada cardiorrespiratória.	I/II		
Saber manejar o paciente em urgência por arritmias cardíacas.	I/II		
Saber manejar o paciente em urgência por síndrome coronariana aguda.	I/II		
Saber manejar situação de urgência por insuficiência cardíaca aguda.	I/II		
Saber manejar o paciente em urgência por pericardite aguda.	I/II		
Saber manejar o paciente em urgência por dissecção de aorta.	I/II		

Competências indispensáveis	Nível	E	D
Saber manejar o paciente em urgência por trombose venosa profunda.	I/II		
Saber manejar o paciente em situação de urgência por tromboembolismo pulmonar.	I/II		
Saber manejar o paciente em situação de urgência por obstrução arterial periférica aguda.	I/II		
Saber manejar o diagnóstico e conhecer os critérios de encaminhamento de aneurisma de aorta e outras doenças de grandes artérias.	II		
Saber manejar o diagnóstico e conhecer os critérios de encaminhamento de cardiomiopatias.	II		
Saber manejar o diagnóstico e conhecer os critérios de encaminhamento de valvulopatias.	II		
Saber manejar o diagnóstico e conhecer os critérios de encaminhamento de endocardite bacteriana.	II		

Competências importantes	Nível	E	D
Investigar familiares de pacientes com cardiomiopatia hipertrófica.	I/II		
Saber fazer o controle anticoagulante com dicumarínicos.	I/II		
Conhecer as indicações de tratamento trombolítico na síndrome coronariana aguda.	II/III		
Conhecer as indicações de tratamento com revascularização na síndrome coronariana aguda.	II/III		
Conhecer as indicações de marca-passos.	II/III		
Conhecer indicações de arteriografia e flebografia.	III		
Conhecer indicações de cintilografia miocárdica.	III		

Competências complementares	Nível	E	D
Conhecer indicações de cirurgia em valvulopatias	II/III		

Hipertensão arterial sistêmica

Competências indispensáveis	Nível	E	D
Compreender a hipertensão como fator de risco cardiovascular.	I		
Realizar atividades preventivas ao paciente hipertenso em razão de seu risco cardiovascular global.	I		
Realizar e interpretar o cálculo de risco cardiovascular global.	I		
Conhecer as atividades preventivas com relação à pressão arterial.	I		
Saber informar e orientar a pessoa portadora de hipertensão.	I		
Saber orientar adequada e eficientemente sobre mudanças do estilo de vida.	I		
Saber medir corretamente a pressão arterial, a periodicidade e a idade recomendada para rastreamento.	I		
Saber diagnosticar a hipertensão.	I		
Saber identificar e lidar com hipertensão arterial sistêmica (HAS) sobrediagnosticada.	I		
Saber identificar e lidar com pseudo-hipertensão.	I		
Saber identificar e lidar com medo de hipertensão.	I		
Saber identificar e lidar com erros diagnósticos.	I		
Saber diagnosticar e manejar hipertensão do jaleco branco e aplicar medidas necessárias para descartá-la.	I		
Saber diagnóstico, manejo e critérios de encaminhamento de doenças hipertensivas na gestação.	I		
Saber diagnóstico, manejo e critérios de encaminhamento dos principais danos orgânicos relacionados com HAS.	I		
Saber diagnóstico e critérios de encaminhamento de HAS secundária e iniciar sua investigação inicial.	I		
Estabelecer controles periódicos racionais para o paciente com HAS.	I		
Conhecer indicações e saber interpretar monitoração ambulatorial da pressão arterial (MAPA).	I		

Competências indispensáveis	Nível	E	D
Conhecer indicações e saber interpretar medida residencial da pressão arterial (MRPA).	I		
Conhecer indicações e saber interpretar exames na avaliação de lesão de órgão-alvo e comorbidades associadas.	I		
Dominar o manejo terapêutico da hipertensão, conhecendo os mecanismos de ação, indicações, dose, efeitos secundários, eficácia, contraindicações e custos dos grupos farmacológicos anti-hipertensivos.	I		
Ponderar o autocontrole da pressão arterial (PA) por parte do próprio paciente, como um objetivo a alcançar e atuar evitando excessos.	I		
Conhecer os critérios de bom controle da HAS e tomar as decisões terapêuticas adequadas para conseguir esse objetivo.	I		
Negociar recomendações sobre estilo de vida e tratamento individualizado que melhor se adequem a cada paciente, atentando para a aderência ao tratamento.	I		
Compreender a importância da prevenção quaternária nos indivíduos portadores de hipertensão.	I		
Saber realizar o manejo inicial do paciente com crise hipertensiva.	I/II		
Saber realizar o manejo inicial de emergência hipertensiva.	I/II		
Saber realizar o manejo inicial de urgência hipertensiva.	I/II		

Competências importantes	Nível	E	D
Abordagem familiar e psicossocial do paciente hipertenso, sobretudo em caso de mau controle (fracasso terapêutico, má aderência ao tratamento não farmacológico e/ou farmacológico).	I		
Saber fazer exame de fundo de olho para avaliar retinopatia hipertensiva.	I/II		

Hiperlipidemias

Competências indispensáveis	Nível	E	D
Compreender a hiperlipidemia como fator de risco cardiovascular.	I		
Saber indicar e interpretar os exames para hiperlipidemia.	I		
Saber a periodicidade e a idade recomendada para rastreamento.	I		
Saber realizar o diagnóstico de hiperlipidemias.	I		
Saber realizar o cálculo da fórmula de Friedewald.	I		
Realizar e interpretar o cálculo de risco cardiovascular global em pacientes com hiperlipidemia.	I		
Realizar atividades preventivas ao paciente com hiperlipidemia, em razão de seu risco cardiovascular global.	I		
Saber informar e orientar a pessoa portadora de hiperlipidemia.	I		
Conhecer as atividades preventivas com relação à hiperlipidemia.	I		
Saber orientar adequada e eficientemente sobre mudanças do estilo de vida	I		
Compreender a abordagem terapêutica da hiperlipidemia segundo os conceitos de profilaxia primária e secundária de evento cardiovascular.	I		
Compreender a importância da prevenção quaternária nos indivíduos portadores de hiperlipidemias.	I		
Compreender ausência de prova de benefício do tratamento farmacológico em indivíduos de menor risco, mesmo tendo níveis de colesterol acima do normal.	I		
Conhecer indicações e objetivos do tratamento dietético.	I		
Conhecer indicações e objetivos do tratamento farmacológico, tendo em vista a tendência ao sobretratamento.	I		
Dominar o manejo terapêutico da hiperlipidemia, conhecendo mecanismos de ação, indicações, dose, efeitos secundários, eficácia, contraindicações e custos dos grupos farmacológicos.	I		

Competências indispensáveis	Nível	E	D
Negociar recomendações sobre estilo de vida e tratamento individualizado que melhor se adequem a cada paciente, atentando para a aderência ao tratamento.	I		
Conhecer as indicações de fibratos.	I		
Saber as indicações de profilaxia de pancreatite aguda nas hipertrigliceridemias.	I		
Saber critérios de encaminhamento de hiperlipidemias primárias e secundárias.	I		

Competências importantes	Nível	E	D
Saber reconhecer e encaminhar hiperlipidemias familiares.	I/II		

Competências complementares	Nível	E	D
Conhecer a classificação e as características das hiperlipidemias familiares primárias.	I/II		

Capítulo 24

Problemas Metabólicos e Endocrinológicos

Caroline Saori Sakurai Tamaki
Clarissa Willets
Rafael Herrera Ornelas

Obesidade

Competências indispensáveis	Nível	E	D
Compreender a obesidade como fator de risco cardiovascular.	I		
Orientar atividades preventivas em relação à obesidade.	I		
Saber detectar e classificar os estágios de obesidade.	I		
Saber a periodicidade e a idade recomendada para rastreamento.	I		
Saber utilizar ferramentas e tabelas de medição de altura e peso.	I		
Saber calcular e utilizar o índice cintura-quadril (homem, mulher).	I		
Saber calcular e utilizar o índice de massa corporal (infantil, adulto).	I		
Avaliar a presença de comorbidades relacionadas: apneia do sono, hipertensão, diabetes, hiperlipidemia, doença cardiovascular.	I		
Avaliar a presença de prejuízo funcional, baixa autoestima e outras complicações psicossociais.	I		
Realizar abordagem de comportamento alimentar, expectativas e motivações relacionadas com o peso.	I		

(continua)

Competências indispensáveis	Nível	E	D
Realizar abordagem de mudanças do estilo de vida.	I		
Saber os critérios de encaminhamento de obesidade mórbida.	I/II		
Saber diagnosticar, manejar e critérios de encaminhamento de obesidade secundária.	I/II		

Competências importantes	Nível	E	D
Envolver familiares na abordagem ao paciente com obesidade.	I		
Estimular a participação em atividades de saúde em grupos.	I		
Saber indicar seguimento com equipe multidisciplinar.	I		
Conhecer as diferentes dietas hipocalóricas e que gerem balanço calórico negativo.	I/II		
Saber indicações de medicamentos para obesidade.	I/II		
Dominar o manejo terapêutico medicamentoso, conhecendo os mecanismos de ação, indicações, dose, efeitos secundários, contraindicações, eficácia e custos dos grupos farmacológicos.	I/II		

Competências complementares	Nível	E	D
Realizar abordagem nutricional por contagem de carboidratos.	I/II		
Saber indicações de cirurgia.	II/III		
Conhecer os diferentes tipos de cirurgia.	II/III		

Diabetes *mellitus*

Competências indispensáveis	Nível	E	D
Conhecer os tipos de diabetes.	I		
Saber informar e orientar o portador de diabetes sobre a doença.	I		
Orientar atividades preventivas em relação ao diabetes.	I		
Conhecer os fatores de risco para diabetes.	I		

Competências indispensáveis	Nível	E	D
Reconhecer sintomas e sinais de suspeita.	I		
Saber a periodicidade e a idade recomendada para rastreamento.	I		
Saber indicar e interpretar exames de glicemia de jejum.	I		
Saber indicar e interpretar exames de teste de tolerância oral à glicose.	I		
Saber indicar e interpretar exames de Hba1c.	I		
Saber indicar e interpretar exames de glicosúria e cetonúria.	I		
Saber os critérios diagnósticos de diabetes.	I		
Realizar investigação de comorbidades.	I		
Realizar avaliação de risco cardiovascular.	I		
Usar critérios para o rastreamento de diabetes gestacional.	I		
Saber diagnosticar criteriosamente o diabetes gestacional.	I		
Aconselhar sobre a programação de diabetes na gravidez.	I		
Saber orientar as particularidades sobre o uso de métodos contraceptivos na mulher com diabetes em idade fértil.	I		
Orientar adequada e eficientemente sobre mudanças do estilo de vida.	I		
Realizar as imunizações indicadas à pessoa com diabetes.	I		
Orientar importância de saúde bucal para prevenir complicações.	I		
Dominar o manejo terapêutico medicamentoso do diabetes: mecanismos de ação, indicações, dose, efeitos secundários, contraindicações, eficácia e custos dos grupos farmacológicos.	I		
Saber orientar o uso de insulina.	I		
Saber orientar o automonitoramento do controle glicêmico.	I		
Orientar sobre hipoglicemia e como a reverter.	I		
Saber indicar e manejar a insulinoterapia em pacientes portadores de diabetes *mellitus* tipo 2.	I		
Saber manejar a insulinoterapia no diabetes *mellitus* tipo 1.	I/II		

(continua)

Competências indispensáveis	Nível	E	D
Negociar, individualmente, recomendações sobre estilo de vida e tratamento que melhor se adequem a cada pessoa, atentando para a aderência ao tratamento.	I		
Realizar o adequado seguimento periódico do diabetes.	I		
Realizar os exames indicados para rastrear retinopatia.	I		
Realizar os exames indicados para rastrear nefropatia.	I		
Realizar os exames indicados para rastrear doença cardiovascular.	I		
Avaliar periodicamente o pé diabético por meio de inspeção, exame de pulsos periféricos, teste com monofilamento de 10 g e diapasão.	I		
Saber os critérios de indicação de consulta com outros especialistas.	I		
Saber detectar os sintomas e sinais de estados hiperglicêmicos.	I/II		
Saber realizar o manejo inicial do paciente em situação de urgência com complicações agudas de estados hiperglicêmicos.	I/II		

Competências importantes	Nível	E	D
Realizar abordagem psicossocial do paciente diabético.	I		
Envolver familiares na abordagem ao paciente com diabetes.	I		
Estimular a participação em atividades de saúde em grupos.	I		
Saber indicar seguimento com equipe multidisciplinar.	I		
Coordenar os cuidados no seguimento da gestante com diabetes.	I		
Seguimento biopsicossocial com vínculo estreitado à criança com diabetes *mellitus*.	I/II		
Fornecer apoio, resolução de dúvidas e inquietudes da criança e dos pais.	I/II		
Saber reconhecer e manejar as manifestações de neuropatia autonômica diabética (cardíacas, gastroparesia, disfunção erétil, hipoglicemia não perceptível, bexiga neurogênica).	I/II		

Competências complementares	Nível	E	D
Realizar abordagem nutricional por contagem de carboidratos.	I/II		
Saber indicar e interpretar exames de peptídeo C.	I/II		
Saber indicar e interpretar exames de frutosamina.	I/II		
Saber manejar o uso dos diferentes tipos de insulina.	II		

Problemas da tireoide

Competências indispensáveis	Nível	E	D
Conhecer as atividades preventivas: adição de iodo na dieta, rastreamento de hipotireoidismo congênito.	I		
Saber fazer o exame da área tireoidiana.	I		
Compreender a importância da prevenção quaternária nos indivíduos com problemas de tireoide.	I		
Saber reconhecer sinais e sintomas de hipotireoidismo.	I		
Saber reconhecer sinais e sintomas de hipertireoidismo.	I		
Saber o manejo diagnóstico e terapêutico e os critérios de encaminhamento de doença de Basedow-Graves.	I/II		
Saber o manejo diagnóstico e terapêutico e os critérios de encaminhamento de tireoidite de Hashimoto.	I/II		
Saber o manejo diagnóstico e terapêutico e os critérios de encaminhamento de bócio simples e nodular.	I/II		
Saber o manejo diagnóstico e terapêutico e os critérios de encaminhamento de alteração tireoidiana subclínica.	I/II		
Saber indicar e interpretar exames de hormônios tireoidianos.	I/II		
Saber indicar e interpretar exames de anticorpos tireoidianos.	I/II		
Saber indicar e interpretar exame de ultrassonografia tireoidiana.	I/II		
Saber indicações de encaminhamento de distúrbios tireoidianos.	I		
Manejo inicial da urgência em coma mixedematoso.	II/III		
Manejo inicial da urgência em crise tireotóxica.	II/III		

Competências importantes	Nível	E	D
Conhecer indicações de punção aspirativa por agulha fina (PAAF).	II/III		

Competências complementares	Nível	E	D
Conhecer as indicações de cintilografia com captação de iodo radioativo.	II/III		
Conhecer as principais complicações de tireoidectomias.	II/III		

Outros problemas metabólicos e endocrinológicos

Competências indispensáveis	Nível	E	D
Orientar dieta para portadores de osteopenia e osteoporose.	I		
Orientar sobre risco de fraturas e mudanças ambientais para sua prevenção em portadores de osteoporose.	I		
Indicar criteriosamente o tratamento medicamentoso de osteoporose.	I		
Considerar os efeitos colaterais, riscos e benefícios do tratamento medicamentoso de osteoporose.	I		
Compreender a importância da prevenção quaternária nos indivíduos com osteopenia e osteoporose.	I		
Suspeita, manejo diagnóstico e critérios de encaminhamento de distúrbios hidroeletrolíticos.	I/II		
Suspeita diagnóstica de distúrbios endocrinológicos secundários a evento adverso de medicações.	I/II		

Competências importantes	Nível	E	D
Suspeita diagnóstica e encaminhamento de hipoparatireoidismo.	I/II/III		
Suspeita diagnóstica e encaminhamento de hiperparatireoidismo.	I/II/III		
Suspeita diagnóstica e encaminhamento de hiperaldosteronismo.	I/II/III		
Suspeita diagnóstica e encaminhamento de doença de Addison.	I/II/III		
Suspeita diagnóstica e encaminhamento de feocromocitoma.	I/II/III		
Suspeita diagnóstica e encaminhamento de distúrbios da hipófise.	I/II/III		

Capítulo 25

Problemas Respiratórios

Caroline Saori Sakurai Tamaki
Luciano Nader de Araújo

Competências indispensáveis	Nível	E	D
Saber realizar abordagem e tratamento do tabagismo.	I		
Saber indicar e interpretar a oximetria de pulso.	I		
Saber indicar e interpretar a radiologia simples de tórax.	I		
Saber indicar e interpretar a tomografia de tórax.	I/II		
Manejar o diagnóstico de dispneia.	I/II		
Manejar o diagnóstico de dor torácica pleurítica.	I/II		
Manejar o diagnóstico de tosse crônica.	I/II		
Manejar o diagnóstico de hemoptise.	I/II		
Dominar diagnóstico, terapia e os critérios de encaminhamento de síndrome da apneia obstrutiva do sono.	I/II		
Dominar diagnóstico, terapia e os critérios de encaminhamento de pneumonia adquirida em comunidade (PAC).	I/II		
Dominar diagnóstico, terapia e os critérios de encaminhamento de derrame pleural.	I/II		
Saber realizar diagnóstico de asma.	I		

(continua)

Competências indispensáveis	Nível	E	D
Classificar a asma.	I		
Manejar a crise de asma.	I		
Saber critérios de gravidade da asma para encaminhamento.	I		
Conhecer as indicações e os efeitos colaterais das principais medicações.	I		
Orientar técnica de inalação de fármacos.	I		
Saber orientar mudanças comportamentais e ambientais para a profilaxia de crises de asma.	I		
Saber realizar diagnóstico, terapia e os critérios de encaminhamento de doença pulmonar obstrutiva crônica (DPOC).	I/II		
Saber reconhecer e tratar precocemente a DPOC exacerbada.	I/II		
Conhecer as indicações de oxigenoterapia e realizar controle evolutivo.	I/II		
Realizar as imunizações indicadas à pessoa com pneumopatia.	I		
Manejo diagnóstico e controle evolutivo de tuberculose.	I/II		
Saber indicar e interpretar pesquisa de BK no escarro.	I		
Saber indicar e interpretar cultura de micobactérias no escarro.	I		
Saber indicar e interpretar a prova tuberculínica (teste de Mantoux).	I		
Realizar estudo de contactantes de tuberculose com conduta específica conforme idade, gravidez.	I		
Saber indicar a quimioprofilaxia antituberculose.	I		
Manejo inicial de situação de urgência por hemoptise maciça.	II/III		
Manejo inicial de situação de urgência por pneumotórax.	II/III		
Manejo inicial de situação de urgência por dispneia aguda.	II/III		
Manejo inicial de situação de urgência por crise de asma grave.	II/III		
Manejo inicial de situação de urgência por parada respiratória.	II/III		
Saber indicar diferentes formas de suporte de oxigênio (cateter nasal, máscaras de O_2, Venturi).	II/III		
Saber indicar ventilação não invasiva.	II/III		

Competências importantes	Nível	E	D
Abordagem familiar e psicossocial do paciente afetado por enfermidades respiratórias em fase avançada.	I		
Conhecer e saber realizar atividades preventivas em enfermidades respiratórias profissionais.	I		
Saber fazer e interpretar prova funcional respiratória por *peak flow*.	I/II		
Saber indicar e interpretar prova funcional respiratória de espirometria.	I/II		
Saber indicar e interpretar a broncoscopia.	I/II		
Saber indicar e interpretar testes de broncoprovocação.	I/II		
Saber realizar gasometria arterial.	II/III		
Saber realizar intubação orotraqueal.	II/III		
Manejo diagnóstico e controle evolutivo de câncer pleuropulmonar.	I/II		
Manejo diagnóstico e encaminhamento de enfermidades de baixa prevalência (sarcoidose, fibrose pulmonar idiopática).	II/III		

Competências complementares	Nível	E	D
Saber realizar toracocentese.	II/III		
Saber realizar controle de modos de ventilação mecânica invasiva.	II/III		

Capítulo 26

Problemas de Cabeça e Pescoço

José Benedito Ramos Valladão Júnior
Layla Ibraim Silva Darwiche

Competências indispensáveis	Nível	E	D
Saber fatores de risco e prevenção do câncer de orofaringe.	I		
Saber reconhecer e lidar com distúrbios auditivos do idoso.	I		
Saber reconhecer a perda auditiva induzida por ruído (PAIR) e outros distúrbios auditivos relacionados com o trabalho.	I		
Saber orientar atitudes preventivas diante dos fatores de risco laboral.	I		
Fornecer relatório médico a empresas ou médico do trabalho quando for necessária intervenção sobre algum fator de exposição ocupacional.	I		
Saber realizar anamnese e exame físico otorrinológico.	I		
Saber realizar otoscopia.	I		
Saber realizar rinoscopia anterior.	I		
Saber realizar extração de rolha de cerúmen.	I		
Saber realizar testes de Rinne e de Weber.	I		
Conhecer as indicações e saber interpretar radiografia simples.	I		
Manejar diagnóstico e tratamento de dor de garganta.	I/II		
Manejar diagnóstico e tratamento de sinusite.	I/II		
Manejar diagnóstico e tratamento de rinite.	I/II		

(continua)

Competências indispensáveis	Nível	E	D
Manejar diagnóstico e tratamento de transtornos da voz e rouquidão.	I/II		
Manejar diagnóstico e tratamento de otalgia e otite.	I/II		
Manejar diagnóstico e tratamento de zumbidos.	I/II		
Manejar diagnóstico e tratamento de tontura e vertigem.	I/II		
Realizar teste de Dix-Hallpike.	I		
Realizar manobra de Epley.	I		
Manejar diagnóstico e tratamento de paralisia facial periférica.	I/II		
Manejar diagnóstico e tratamento de nódulos de cabeça e pescoço.	I/II		
Manejar diagnóstico e tratamento de problemas de glândulas salivares.	I/II		
Manejar o diagnóstico e tratamento de problemas de boca, dentes e mandíbula.	I/II		
Abordagem inicial do paciente em situação de urgência por epistaxe.	I/II		
Abordagem inicial do paciente em urgência por corpo estranho.	I/II		
Abordagem inicial do paciente em urgência por traumatismo ótico.	I/II		

Competências importantes	Nível	E	D
Saber realizar tamponamento nasal anterior.	I/II		
Saber orientar reabilitação vestibular.	I/II		
Abordagem familiar e psicossocial de paciente traqueostomizado.	I/II/III		
Abordagem familiar e psicossocial de paciente com déficit auditivo.	I/II/III		
Saber indicar e interpretar audiometria.	II		
Manejo diagnóstico e encaminhamento de tumor de cabeça-pescoço.	II/III		

Competências complementares	Nível	E	D
Saber indicar e realizar laringoscopia indireta.	II/III		
Saber indicar e realizar tamponamento nasal posterior.	II/III		

Capítulo 27

Problemas do Sistema Nervoso

José Benedito Ramos Valladão Júnior
Mariana Valente Bragança Lima

Competências indispensáveis	Nível	E	D
Saber fazer anamnese e exame físico neurológico.	I		
Saber fazer avaliação funcional.	I		
Saber fazer testes de avaliação cognitiva.	I		
Saber indicações e interpretar eletroencefalograma.	I/II		
Saber indicações e interpretar neuroimagem (TC, RNM, PET).	I/II		
Saber indicações e interpretar eletroneuromiografia.	I/II		
Manejo terapêutico do tremor essencial.	I		
Reconhecer sintomas e sinais de meningite.	I/II		
Manejo diagnóstico, terapêutico e encaminhamento de meningite.	I		
Saber indicar quimioprofilaxia aos contactantes de meningite.	I		
Conhecer indicações e saber orientar sobre a imunização contra meningite.	I		
Manejo diagnóstico, terapêutico e critérios de encaminhamento de dor facial.	I/II		

(continua)

Competências indispensáveis	Nível	E	D
Manejo diagnóstico, terapêutico e critérios de encaminhamento de cefaleias.	I/II		
Manejo diagnóstico, terapêutico e critérios de encaminhamento de doença cerebrovascular.	I/II		
Manejo diagnóstico, terapêutico e critérios de encaminhamento de paralisia facial periférica.	I/II		
Manejo diagnóstico, terapêutico e critérios de encaminhamento de demência e deterioração cognitiva.	I/II		
Manejo diagnóstico, terapêutico e critérios de encaminhamento de *delirium*.	I/II		
Manejo diagnóstico, terapêutico e critérios de encaminhamento de neuropatias periféricas.	I/II		
Manejo diagnóstico, terapêutico e critérios de encaminhamento de enfermidades dos pares cranianos.	I/II		
Manejo diagnóstico, terapêutico e critérios de encaminhamento de doença de Parkinson.	I/II		
Manejo diagnóstico, terapêutico e critérios de encaminhamento de epilepsia.	I/II		
Manejo e critérios de encaminhamento de trauma cranioencefálico.	I/II		
Saber reconhecer e efetuar o manejo inicial em situação de urgência da suspeita de hemorragia subaracnóidea.	I/II		
Manejo inicial em situação de urgência por alterações do nível de consciência.	I/II		
Manejo inicial em situação de urgência de déficit neurológico agudo.	II/III		

Competências importantes	Nível	E	D
Manejo diagnóstico, terapêutico e critérios de encaminhamento de ataxias.	I/II		
Conhecimentos sobre reabilitação de pacientes com sequela de doença cerebrovascular.	I/II		
Abordagem familiar e psicossocial dos pacientes com enfermidades neurológicas crônicas.	I/II/III		
Saber indicar e realizar exame de fundo de olho.	II/III		
Saber indicar e realizar punção lombar.	II/III		
Suspeita diagnóstica e encaminhamento de tumor do sistema nervoso central (SNC).	II/III		
Suspeita diagnóstica e encaminhamento de doenças desmielinizantes.	II/III		
Suspeita diagnóstica e critérios de encaminhamento de doença neuromuscular.	II/III		

Capítulo 28

Problemas do Trato Digestivo

Diego José Brandão
Kelly Winck

Competências indispensáveis	Nível	E	D
Conhecer e realizar atividades de rastreamento do câncer colorretal na população geral, de acordo com as melhores evidências atuais.	I		
Conhecer e realizar atividades de rastreamento do etilismo para a prevenção de hepatopatia alcoólica.	I		
Conhecer e saber orientar imunização de hepatites virais.	I		
Abordar as queixas de pirose e dispepsia.	I		
Abordar a queixa de dor abdominal.	I		
Abordar a queixa de constipação.	I		
Abordar a queixa de diarreia.	I		
Abordar a queixa de náuseas e vômitos.	I		
Abordar queixas perianais de dor e prurido.	I/II		
Abordar a icterícia.	I/II		
Abordar a alteração laboratorial de aumento de transaminases.	I/II		
Realizar manejo diagnóstico, terapêutico e conhecer os critérios de encaminhamento de gastrite crônica.	I/II		
Realizar manejo diagnóstico, terapêutico e conhecer os critérios de encaminhamento de úlcera péptica.	I/II		

(continua)

Competências indispensáveis	Nível	E	D
Realizar manejo diagnóstico, terapêutico e conhecer os critérios de encaminhamento de refluxo gastroesofágico.	I/II		
Realizar manejo diagnóstico, terapêutico e conhecer os critérios de encaminhamento de síndrome do intestino irritável.	I/II		
Realizar manejo diagnóstico, terapêutico e conhecer os critérios de encaminhamento de síndrome de má-absorção intestinal.	I/II		
Realizar manejo diagnóstico e terapêutico e conhecer os critérios de encaminhamento de doença celíaca.	I/II		
Realizar manejo diagnóstico e terapêutico e conhecer os critérios de encaminhamento de doença inflamatória intestinal.	I/II		
Realizar manejo diagnóstico e terapêutico e conhecer os critérios de encaminhamento de hepatopatia crônica.	I/II		
Realizar manejo diagnóstico e terapêutico e conhecer os critérios de encaminhamento de litíase biliar.	I/II		
Manejo diagnóstico e encaminhamento de câncer gastrintestinal.	I/II		
Realizar manejo diagnóstico, terapêutico e conhecer os critérios de encaminhamento de hemorroidas.	I/II		
Realizar manejo diagnóstico e terapêutico e conhecer os critérios de encaminhamento de fissura anal.	I/II		
Saber identificar a insuficiência hepática.	I/II		
Saber realizar drenagem de abscessos na região anal.	I/II		
Saber realizar desimpactação manual de fezes.	I/II		
Saber indicações e interpretar exames de enzimas e função hepática.	I/II		
Saber indicações e interpretar radiologia de abdome: RX, USG, TC.	I/II		
Saber indicações e interpretar esôfago-estômago-duodenografia (EED).	I/II		
Saber indicações e interpretar enema opaco.	I/II		
Saber indicações e interpretar endoscopia.	I/II		
Saber indicações e interpretar colonoscopia.	I/II		
Reconhecer e encaminhar apendicite aguda.	I/II/III		
Reconhecer e encaminhar colecistite aguda.	I/II/III		

Competências indispensáveis	Nível	E	D
Reconhecer e encaminhar pancreatite aguda.	I/II/III		
Reconhecer e encaminhar diverticulite aguda.	I/II/III		
Reconhecer e encaminhar hérnia encarcerada.	I/II/III		
Manejo inicial em situação de urgência de abdome agudo.	II/III		
Manejo inicial em situação de urgência de hemorragia digestiva.	II/III		
Manejo inicial em situação de urgência de encefalopatia hepática.	II/III		

Competências importantes	Nível	E	D
Abordagem familiar e psicossocial do paciente afetado por enfermidades digestivas crônicas.	I		
Saber realizar paracentese de alívio.	I/II		
Saber realizar anuscopia.	I/II		
Saber realizar passagem de sondas do trato digestivo.	II/III		
Fornecer suporte e orientações ao paciente gastrectomizado.	I/II/III		
Fornecer suporte e orientações ao paciente com estomias.	I/II/III		

Competências complementares	Nível	E	D
Saber prescrever alimentação enteral por sonda nasogástrica (SNG).	II/III		
Manejo diagnóstico e encaminhamento de cirrose biliar primária.	II/III		
Manejo diagnóstico e encaminhamento de doença de Wilson.	II/III		
Conhecer as indicações de transplante hepático.	II/III		

Capítulo 29

Problemas de Rins e Vias Urinárias

Gustavo Diniz Ferreira Gusso
Lilian Muller

Competências indispensáveis	Nível	E	D
Conhecer as contraindicações ao rastreamento de câncer de próstata.	I		
Comunicar eficientemente os potenciais riscos do rastreamento de câncer de próstata.	I		
Saber realizar o exame da próstata por meio do toque retal.	I		
Saber realizar transiluminação escrotal.	I		
Saber orientar reeducação vesical.	I		
Saber orientar reabilitação muscular do assoalho pélvico.	I		
Saber utilizar fármacos na insuficiência renal.	I		
Conhecer as indicações de ultrassonografia de rins e vias urinárias.	I		
Conhecer as indicações de ultrassonografia de abdome.	I		
Conhecer as indicações de tomografia de abdome.	I		
Conhecer as indicações de ultrassonografia prostática transretal.	I		
Saber indicar e interpretar exames laboratoriais renais, urinários e prostáticos.	I		

(continua)

Competências indispensáveis	Nível	E	D
Saber indicar e interpretar estudo urodinâmico.	I		
Realizar diagnóstico e terapia de incontinência urinária.	I/II		
Realizar diagnóstico e terapia de microalbuminúria.	I/II		
Realizar diagnóstico e terapia de hipertrofia prostática benigna (HPB).	I/II		
Realizar diagnóstico e terapia de infecção urinária.	I/II		
Realizar diagnóstico e terapia de prostatite, orquite e epididimite.	I/II		
Realizar diagnóstico e terapia de balanopostite.	I/II		
Realizar diagnóstico e terapia de uretrites.	I/II		
Realizar diagnóstico e terapia de disfunção erétil.	I/II		
Realizar diagnóstico e terapia de litíase urinária.	I/II		
Saber os critérios de encaminhamento para tratamento cirúrgico de litíase renal.	I/II		
Saber os critérios de encaminhamento para litotripsia.	I/II		
Realizar diagnóstico e conhecer os critérios de encaminhamento de proteinúria.	I/II		
Realizar diagnóstico e conhecer os critérios de encaminhamento de hematúria.	I/II		
Realizar diagnóstico e conhecer os critérios de encaminhamento de insuficiência renal crônica e aguda.	I/II		
Realizar diagnóstico e conhecer os critérios de encaminhamento de fimose e parafimose.	I/II		
Realizar diagnóstico e conhecer os critérios de encaminhamento de massas escrotais.	I/II		

Competências importantes	Nível	E	D
Abordagem familiar e psicossocial de pessoas em diálise.	I		
Abordagem familiar e psicossocial de pessoas com disfunção erétil.	I		
Abordagem familiar e psicossocial de pessoas com incontinência urinária.	I		
Conhecer as indicações de uretrocistografia.	I/II		
Conhecer as indicações de urografia intravenosa.	I/II		
Conhecer as indicações de ressonância magnética.	I/II		
Conhecer as indicações de cintilografia.	I/II		
Saber realizar sondagem vesical.	I/II		
Reconhecer sinais e sintomas para encaminhamento precoce de câncer renal.	I/II/III		
Reconhecer sinais e sintomas para encaminhamento precoce de câncer de próstata.	I/II/III		
Reconhecer sinais e sintomas para encaminhamento precoce de câncer vesical.	I/II/III		

Competências complementares	Nível	E	D
Saber indicar e realizar redução de parafimose.	II/III		
Saber indicar e realizar punção evacuadora de hidrocele.	II/III		

Capítulo 30

Problemas Hematológicos

José Benedito Ramos Valladão Júnior
Mateus Silva de Oliveira

Competências indispensáveis	Nível	E	D
Aplicar atividades de prevenção de anemia ferropriva em gestantes.	I		
Conhecer e aplicar as atividades de prevenção de anemia ferropriva em lactantes e crianças com risco elevado.	I		
Saber indicações e interpretar parâmetros hematológicos básicos.	I		
Reconhecer sinais e sintomas de anemia.	I/II		
Saber classificar e orientar o diagnóstico da anemia conforme características de volume corpuscular médio (VCM) e hemoglobina corpuscular média (HCM).	I/II		
Manejo diagnóstico e terapêutico de anemia ferropriva.	I/II		
Manejo diagnóstico e terapêutico de anemia megaloblástica.	I/II		
Manejo diagnóstico e terapêutico de anemia por doença crônica.	I/II		
Abordagem diagnóstica de um paciente com alteração no exame de velocidade de hemossedimentação (VHS).	I/II		
Abordagem diagnóstica de paciente com alterações da série branca.	I/II		

(continua)

Competências indispensáveis	Nível	E	D
Abordagem diagnóstica de um paciente com esplenomegalia.	I/II		
Abordagem diagnóstica de um paciente com linfonodomegalias.	I/II		
Reconhecimento e manejo diagnóstico e terapêutico de hemoglobinopatias (talassemia, anemia falciforme).	I/II		
Manejo inicial de urgência de hemorragia aguda.	I/II		
Conhecer as indicações de terapia anticoagulante e saber realizar o controle de tratamento anticoagulante com dicumarínicos.	I/II		
Suspeita diagnóstica de doenças hematológicas malignas (leucemias, linfomas, síndrome mielodisplásica e mieloproliferativa, mieloma múltiplo).	II/III		

Competências importantes	Nível	E	D
Abordagem familiar e psicossocial do paciente com doença hematológica maligna.	I/II/III		
Conhecer os critérios transfusionais.	II/III		
Suspeita diagnóstica e critérios de encaminhamento de aplasia medular (pancitopenia).	II/III		
Suspeita diagnóstica e critérios de encaminhamento de síndromes de imunodeficiência.	II/III		
Suspeita diagnóstica e critérios de encaminhamento de vasculites.	II/III		
Suspeita diagnóstica e critérios de encaminhamento de alterações da hemostasia e da coagulação (hemofilias, doença de von Willebrand, trombofilias).	II/III		
Critérios de encaminhamento de doenças hematológicas malignas.	II/III		

Capítulo 31

Traumatismos, Acidentes e Intoxicações

Amanda Arlete Ribeiro Firmino
Renato Walch

Competências indispensáveis	Nível	E	D
Saber indicar profilaxia antitetânica.	I		
Saber indicar profilaxia antirrábica.	I		
Saber indicar profilaxia antitrombótica.	I		
Saber orientar prevenção de quedas em idosos.	I		
Saber ativar os recursos de emergência.	I		
Saber realizar suturas de pele.	I		
Saber realizar curativos compressivos.	I		
Saber realizar diagnóstico e terapia de lesões musculares agudas.	I/II		
Saber realizar diagnóstico e terapia de ferimento simples.	I/II		
Saber realizar diagnóstico e manejo do traumatismo cranioencefálico leve.	I/II		
Saber fazer diagnóstico e terapia de contusão e fratura costal simples.	I/II		
Saber realizar diagnóstico e terapia de entorses.	I/II		

(continua)

Competências indispensáveis	Nível	E	D
Saber realizar diagnóstico e terapia de queimaduras leves.	I/II		
Realizar diagnóstico e terapia de acidente por animal não peçonhento.	I/II		
Saber realizar diagnóstico, terapia inicial e encaminhamento de entorse grave.	I/II		
Saber realizar diagnóstico, terapia inicial e encaminhamento de ruptura muscular total.	I/II		
Saber realizar diagnóstico, terapia inicial e encaminhamento de ferimento com material biológico.	I/II		
Saber realizar diagnóstico, terapia inicial e encaminhamento de luxações.	II/III		
Saber realizar diagnóstico, terapia inicial e encaminhamento de fraturas.	II/III		
Realizar seguimento de fraturas em que não houve indicação de tratamento cirúrgico.	I/II		
Saber realizar diagnóstico, terapia inicial e encaminhamento de afogamento.	II/III		
Saber realizar diagnóstico, terapia inicial e encaminhamento de queimaduras moderadas/graves.	II/III		
Saber realizar diagnóstico, terapia inicial e encaminhamento de intoxicações agudas.	II/III		
Saber realizar diagnóstico, terapia inicial e encaminhamento de mordeduras de animais peçonhentos.	II/III		
Saber realizar diagnóstico, terapia inicial e encaminhamento de TCE moderado/grave.	II/III		
Saber realizar diagnóstico, terapia inicial e encaminhamento de trauma torácico.	II/III		
Saber realizar diagnóstico, terapia inicial e encaminhamento de trauma abdominal.	II/III		
Saber realizar manejo inicial do politrauma.	II/III		

Competências importantes	Nível	E	D
Abordagem familiar e psicossocial do paciente politraumatizado.	I/II/III		
Conhecer indicações de reabilitação.	II		

Competências complementares	Nível	E	D
Saber indicar uso de meios auxiliares.	II/III		
Saber indicar uso de órteses.	II/III		
Saber realizar drenagem abdominal.	III		
Saber realizar drenagem torácica.	III		

Capítulo 32

Urgências e Emergências

Kelly Winck
Renato Walch

Competências indispensáveis	Nível	E	D
Reconhecer uma situação de emergência.	I		
Reconhecer uma situação de urgência.	I		
Manejo diagnóstico e terapêutico inicial de urgências e emergências.	I		
Saber realizar e interpretar exames laboratoriais em situações de urgência e emergência.	I		
Saber realizar e interpretar a glicemia capilar.	I		
Saber realizar e interpretar o eletrocardiograma.	I		
Saber realizar e interpretar o exame de fita urinária.	I		
Saber indicar e realizar curativos.	I		
Saber indicar e realizar acesso venoso periférico.	I		
Saber indicar e realizar soroterapia.	I		
Saber indicar e realizar oxigenoterapia.	I		
Saber indicar e realizar inalação.	I		
Saber realizar e orientar o suporte básico de vida (BLS).	I		
Saber realizar cura e sutura de feridas.	I		

(continua)

Competências indispensáveis	Nível	E	D
Saber realizar tamponamento arterial.	I		
Saber realizar o suporte avançado de vida (ACLS).	I/II		
Manejo diagnóstico e terapêutico inicial de abdome agudo.	I		
Manejo diagnóstico e terapêutico inicial de dispneia e insuficiência respiratória.	I		
Manejo diagnóstico e terapêutico inicial de arritmias.	I		
Manejo diagnóstico e terapêutico inicial de dor torácica.	I		
Manejo diagnóstico e terapêutico inicial de edema agudo do pulmão.	I		
Manejo diagnóstico e terapêutico inicial de insuficiência cardíaca.	I		
Manejo diagnóstico e terapêutico inicial de síndrome coronariana aguda.	I		
Manejo diagnóstico e terapêutico inicial de crises hipertensivas.	I		
Manejo diagnóstico e terapêutico inicial de acidente vascular cerebral (AVC).	I		
Manejo diagnóstico e terapêutico inicial de alterações do nível de consciência.	I		
Manejo diagnóstico e terapêutico inicial de crise convulsiva.	I		
Manejo diagnóstico e terapêutico inicial da síndrome de abstinência.	I		

Competências importantes	Nível	E	D
Saber realizar o tratamento elétrico na parada cardiorrespiratória.	I/II		
Saber realizar parto normal.	II		
Saber realizar colocação de sonda nasogástrica.	II		
Saber realizar trombólise.	II/III		
Saber realizar toracocentese terapêutica.	II/III		

Competências complementares	Nível	E	D
Ter noções básicas de remoção de paciente grave.	I/II		
Saber realizar pericardiocentese.	II/III		
Saber realizar cricotireoidostomia.	II/III		
Saber realizar acesso venoso central.	II/III		

Capítulo 33

Problemas de Saúde Mental

Lygia Maria de França Pereira
Demian de Oliveira e Alves
Rodrigo Garcia D'Aurea

Competências indispensáveis	Nível	E	D
Conhecer a política de saúde mental do SUS.	I		
Conhecer o perfil epidemiológico e reconhecer as demandas em saúde mental da população de sua (micro) área de referência.	I		
Conhecer e saber utilizar os recursos e equipamentos da Rede de Atenção Psicossocial (RAPS) e da rede intersetorial do território.	I		
Saber utilizar as diversas estratégias de apoio matricial com o NASF e/ou com os profissionais de saúde mental da UBS.	I		
Dominar o conceito de clínica ampliada e o uso oportuno de tecnologias leves, como acolhimento, continência, escuta qualificada e negociação conjunta (com usuário e familiares) de demanda, avaliação e projeto terapêutico.	I		
Entender que situações de conflitos e estresse psicossocial podem ser fontes de sofrimento psíquico e sintomas físicos.	I		
Saber identificar a qualidade dos vínculos na psicodinâmica familiar.	I		

(continua)

Competências indispensáveis	Nível	E	D
Conhecer as diversas atividades grupais realizadas na UBS e no território e saber indicá-las aos usuários.	I		
Identificar emoções e conflitos psicológicos das pessoas (sofrimento mental) e conseguir, quando possível, diferenciá-los dos transtornos mentais.	I		
Saber realizar uma adequada abordagem familiar e psicossocial diante de situações de sofrimento e transtornos mentais.	I		
Saber indicar o usuário para participar de atividades psicoterapêuticas (individuais e grupais).	I		
Saber realizar entrevista clínica psicopatológica.	I		
Saber realizar exame psíquico.	I		
Saber realizar avaliação de saúde mental da criança.	I		
Abordar queixas somáticas inexplicadas, avaliando relação psicossocial.	I		
Saber identificar e abordar o sofrimento psíquico em situações de crise na vida pessoal ou familiar.	I		
Saber identificar e abordar demandas ocultas de saúde mental.	I		
Saber lidar com situações potencialmente conflitivas em atenção primária, como pacientes somatizadores, hiperfrequentadores, reivindicativos, agressivos, demandantes de benefício social.	I		
Dominar o manejo medicamentoso dos antidepressivos disponíveis na rede: mecanismo de ação, indicação, dose, efeitos adversos, contraindicações, interações, eficácia e custo.	I		
Conhecer o uso dos estabilizadores de humor disponíveis na rede: indicação, dose, mecanismo de ação, efeitos adversos, contraindicações, interações, eficácia e custo.	I		
Dominar o manejo medicamentoso dos antipsicóticos disponíveis na rede: mecanismo de ação, indicações, dose, efeitos secundários, contraindicações, interações, eficácia e custo.	I		
Dominar o manejo medicamentoso de benzodiazepínicos disponíveis na rede: mecanismo de ação, indicações, dose, efeitos secundários, contraindicações, interações, eficácia e custo.	I		

Competências indispensáveis	Nível	E	D
Realizar o manejo diagnóstico e terapêutico dos transtornos mentais comuns.	I		
Realizar o manejo diagnóstico e terapêutico de transtornos do humor.	I/II		
Realizar o manejo diagnóstico e terapêutico de transtornos ansiosos.	I/II		
Realizar o manejo diagnóstico e terapêutico de transtornos do sono, com ênfase na prevenção quaternária.	I/II		
Realizar o manejo diagnóstico e terapêutico da síndrome demencial, com ênfase em detecção precoce e prevenção quaternária.	I/II		
Realizar o manejo diagnóstico e terapêutico de transtornos psicóticos, com ênfase na detecção precoce do primeiro surto, manejo inicial e necessidade de referenciar.	I/II		
Realizar o manejo diagnóstico, seguimento compartilhado e referência de transtornos dissociativos/conversivos.	I/II		
Saber realizar manejo diagnóstico, seguimento compartilhado e referência dos transtornos de personalidade.	I/II		
Saber realizar manejo diagnóstico, seguimento compartilhado e referência de problemas de comportamento na criança e no adolescente.	I/II		
Saber realizar manejo diagnóstico, seguimento compartilhado e referência dos atrasos de desenvolvimento e retardo mental.	I/II		
Manejo inicial de agitação psicomotora.	I/II		
Manejo inicial de quadro de mania.	I/II		
Manejo inicial de crise psicótica.	I/II		
Manejo inicial de tentativa de suicídio.	I/II		

Competências importantes	Nível	E	D
Fazer o manejo preventivo de situações de risco de sofrimento mental ligadas às principais crises de ciclos vitais.	I		
Saber articular com rede de ensino demandas de s aúde mental infantil.	I		
Saber realizar manejo diagnóstico, seguimento compartilhado e referência dos transtornos sexuais.	I/II		
Saber realizar o manejo diagnóstico e seguimento compartilhado de transtornos de autoimagem.	I/II		
Saber realizar manejo diagnóstico, encaminhamento e seguimento compartilhado de transtornos alimentares.	I/II		
Saber realizar manejo diagnóstico, encaminhamento e seguimento compartilhado dos transtornos dos impulsos.	I/II		

Competências complementares	Nível	E	D
Dominar a prática de técnicas psicoterapêuticas.	I/II		
Realizar intervenção familiar em situações de transtornos mentais.	I/II		

Capítulo 34

Problemas Relacionados com Adicção

Deoclecio Avigo
Layla Ibraim Silva Darwiche
Lygia Maria de França Pereira

Competências indispensáveis	Nível	E	D
Conhecer os diferentes padrões de consumo de substâncias adictivas.	I		
Avaliar oportunisticamente o consumo de substâncias adictivas.	I		
Detectar situações de risco para o consumo de substâncias adictivas.	I		
Avaliar grau de dependência alcoólica pelos questionários CAGE e AUDIT.	I		
Avaliar grau de dependência nicotínica pelo teste de Fagerström.	I		
Identificar o estágio motivacional de Prochaska-DiClemente.	I		
Saber aconselhar sobre redução do consumo excessivo de álcool.	I		
Saber aconselhar sobre cessação de tabagismo.	I		
Propor alternativas de redução de risco para drogas ilegais.	I		
Aplicar técnicas de cessação do tabagismo.	I		
Dominar a terapia farmacológica para cessação do tabagismo.	I		

(continua)

Competências indispensáveis	Nível	E	D
Dominar a terapia farmacológica para cessação do alcoolismo.	I		
Identificar os sintomas de alarme sobre o consumo de drogas.	I		
Estimular atividades em grupos de usuários de drogas.	I		
Estimular atividades em grupos de familiares.	I		
Detectar problemas de saúde mental associados ao consumo excessivo de drogas psicoativas.	I		
Diagnosticar e tratar enfermidades associadas a toxicodependências.	I/II		
Diagnosticar e tratar a intoxicação aguda por benzodiazepínicos.	I/II		
Diagnosticar e tratar a intoxicação aguda por cocaína.	I/II		
Diagnosticar e tratar a intoxicação aguda por intoxicação etílica.	I/II		
Conhecer os recursos locais e regionais de suporte.	I/II		
Saber diagnosticar e indicar internação em serviço especializado.	I/II		
Envolver adequadamente a rede social do usuário (principalmente familiares) no plano terapêutico.	I/II		

Competências importantes	Nível	E	D
Ter habilidade em entrevista motivacional do drogadicto.	I/II		
Participar e desenvolver habilidades na condução de grupos de apoio para a cessação do tabagismo.	I/II		
Dominar a terapia farmacológica na cessação de benzodiazepínicos.	I/II/III		

Competências complementares	Nível	E	D
Intervir e orientar os diferentes recursos comunitários (associações, colégios) por meio de atividades de prevenção.	I/II		
Dominar a terapia farmacológica na cessação de opiáceos.	I/II/III		
Dominar a terapia farmacológica na cessação de cocaína.	I/II/III		

Capítulo 35

Problemas de Pele

Ana Laura Batista da Silva
Demian de Oliveira e Alves

Competências indispensáveis	Nível	E	D
Realizar orientação sobre medidas preventivas do câncer cutâneo.	I		
Realizar orientação sobre medidas preventivas de DSTs.	I		
Saber realizar a descrição de lesões dermatológicas elementares.	I		
Manejar adequadamente tratamentos dermatológicos com hidratantes.	I		
Conhecer e manejar adequadamente os tratamentos dermatológicos com fotoprotetores.	I		
Conhecer e manejar adequadamente os tratamentos dermatológicos com antissépticos.	I		
Conhecer e manejar adequadamente os tratamentos dermatológicos com corticosteroides tópicos e orais.	I		
Conhecer e manejar adequadamente os tratamentos dermatológicos com antimicóticos.	I		
Conhecer e manejar adequadamente os tratamentos dermatológicos com antibióticos tópicos e orais.	I		
Conhecer e manejar adequadamente os tratamentos dermatológicos com anti-histamínicos.	I		

(continua)

Competências indispensáveis	Nível	E	D
Saber as indicações de encaminhamento urgente em dermatologia.	I		
Saber realizar manejo diagnóstico e terapêutico e conhecer os critérios de encaminhamento de alteração dos anexos cutâneos.	I/II		
Saber realizar manejo diagnóstico e terapêutico e conhecer os critérios de encaminhamento de lesões orais.	I/II		
Saber realizar manejo diagnóstico e terapêutico e conhecer os critérios de encaminhamento de transtornos de pigmentação.	I/II		
Saber realizar manejo diagnóstico e terapêutico e conhecer os critérios de encaminhamento de tumores de pele e mucosas.	I/II		
Saber realizar manejo diagnóstico e terapêutico e conhecer os critérios de encaminhamento de lesões vesicobolhosas.	I/II		
Saber realizar manejo diagnóstico e terapêutico e conhecer os critérios de encaminhamento de lesões eritematodescamativas.	I/II		
Saber realizar manejo diagnóstico e terapêutico e conhecer os critérios de encaminhamento de úlceras.	I/II		
Saber realizar manejo diagnóstico e terapêutico e conhecer os critérios de encaminhamento de transtornos de queratinização.	I/II		
Saber realizar manejo diagnóstico e terapêutico e conhecer os critérios de encaminhamento de farmacodermias.	I/II		
Saber realizar drenagens cutâneas.	I/II/III		
Saber realizar exérese de lesões cutâneas.	I/II/III		
Saber realizar biópsia por raspagem.	I/II/III		
Saber realizar cirurgias de unha.	I/II/III		

Competências importantes	Nível	E	D
Saber reconhecer manifestações cutâneas associadas a transtornos do aparelho digestivo.	I/II/III		
Saber reconhecer manifestações cutâneas associadas à vasculite.	I/II/III		
Saber reconhecer manifestações cutâneas associadas à colagenose.	I/II/III		
Saber reconhecer manifestações cutâneas associadas a doenças do sistema nervoso central.	I/II/III		
Saber reconhecer manifestações cutâneas associadas a síndromes paraneoplásicas.	I/II/III		
Saber reconhecer manifestações cutâneas associadas ao HIV e à Aids.	I/II/III		
Saber realizar manejo diagnóstico, encaminhamento e seguimento compartilhado do câncer de pele.	I/II		
Saber realizar procedimento com eletrocautério.	II/III		
Saber realizar procedimento com nitrogênio líquido.	II/III		

Competências complementares	Nível	E	D
Saber indicar e interpretar o exame com luz de Wood.	II/III		
Saber indicar e interpretar provas cutâneas de contato.	II/III		

Capítulo 36

Problemas Osteomusculares

Bruno Takase Watanabe
Demian de Oliveira e Alves

Competências indispensáveis	Nível	E	D
Saber orientar recomendações sobre promoção de estilos de vida saudáveis por meio do exercício físico.	I		
Saber indicar e interpretar exames de laboratório investigativos a sintomas osteomusculares.	I		
Saber indicar e interpretar radiografias do aparelho musculoesquelético.	I		
Saber indicar outras técnicas de imagem (USG, TC, RNM).	I		
Saber realizar o exame de diferentes articulações.	I		
Saber realizar o exame de diferentes estruturas ligamentares.	I		
Saber realizar o exame de grupos musculares.	I		
Conhecer os critérios de encaminhamento a outros níveis assistenciais.	I		
Integrar abordagem à saúde do trabalhador.	I		
Saber realizar manejo diagnóstico e terapêutico e conhecer os critérios de encaminhamento de dor em membro inferior (quadril, joelho, tornozelo e pé).	I/II		
Saber realizar manejo diagnóstico e terapêutico e conhecer os critérios de encaminhamento de ombro doloroso.	I/II		

(continua)

Competências indispensáveis	Nível	E	D
Saber realizar manejo diagnóstico e terapêutico e conhecer os critérios de encaminhamento de dor em membro superior (cotovelo, punho e mão).	I/II		
Saber realizar manejo diagnóstico e terapêutico e conhecer os critérios de encaminhamento de dor na coluna (cervical, dorsal ou lombar).	I/II		
Saber realizar manejo diagnóstico e terapêutico e conhecer os critérios de encaminhamento de radiculopatia.	I/II		
Saber realizar manejo diagnóstico e terapêutico e conhecer os critérios de encaminhamento de artralgias.	I/II		
Saber realizar manejo diagnóstico e terapêutico e conhecer os critérios de encaminhamento de monoartrites.	I/II		
Saber realizar manejo diagnóstico e terapêutico e conhecer os critérios de encaminhamento de poliartrite.	I/II		
Saber realizar manejo diagnóstico e terapêutico e conhecer os critérios de encaminhamento de artrose.	I/II		
Saber realizar manejo diagnóstico e terapêutico e conhecer os critérios de encaminhamento de dores musculares.	I/II		
Saber realizar manejo diagnóstico e terapêutico e conhecer os critérios de encaminhamento de problemas de postura e equilíbrio.	I/II		
Saber realizar manejo diagnóstico e terapêutico e conhecer os critérios de encaminhamento de osteoporose.	I/II		
Dominar o manejo terapêutico de analgésicos.	I/II		
Dominar o manejo terapêutico de anti-inflamatórios, com ênfase na prevenção quaternária.	I/II		
Dominar o manejo terapêutico de fármacos adjuvantes ao controle da dor osteomuscular.	I/II		
Saber realizar drenagem articular.	I/II		
Saber realizar infiltração articular e periarticular.	I/II		
Saber indicar e orientar terapia térmica com calor e gelo local.	I/II		
Saber indicar e orientar alongamentos.	I/II		
Utilizar rede multiprofissional de cuidado conforme a necessidade.	I/II		
Ter critérios para encaminhamento a fisioterapeuta.	I/II		

Competências indispensáveis	Nível	E	D
Conhecer as características semiológicas das condições dolorosas mais prevalentes (tipo, ritmo, duração, localização) e seus achados relevantes no exame físico.	I		
Conhecer o manejo farmacológico e não farmacológico das principais dores nociceptivas.	I		
Saber identificar os fatores desencadeantes e perpetuantes (físicos, psicológicos, socioculturais) associados às dores crônicas.	I		
Orientar exercícios (alongamento, fortalecimento, amplitude de movimento, atividade aeróbica) conforme indicação clínica.	I		
Realizar educação em dor crônica de forma contextualizada com a realidade local.	I		
Familiarizar-se com a rede de atendimento à pessoa com dor e recursos na comunidade.	I		

Competências importantes	Nível	E	D
Abordagem familiar e psicossocial do paciente com problemas musculoesqueléticos crônicos.	I		
Saber realizar compressão para desativação de pontos-gatilho.	I/II		
Saber realizar agulhamento para desativação de pontos-gatilho.	I/II		
Saber realizar infiltração de anestésico para desativação de pontos-gatilho.	I/II		
Saber indicar e interpretar densitometria óssea.	I/II		
Coordenação do cuidado e seguimento compartilhado de pessoas com problemas reumatológicos.	II/III		
Conhecer a anatomia dos principais pontos-gatilho miofasciais.	I		
Conhecer as bases neuroanatômicas das dores neuropáticas	I		
Conhecer a anatomia relacionada a procedimentos osteomusculares.	I		

(continua)

Competências importantes	Nível	E	D
Conhecer o manejo farmacológico e não farmacológico das principais dores neuropáticas.	I/II		
Conhecer o manejo farmacológico e não farmacológico das principais dores nociplásticas.	I/II		
Saber realizar bloqueio de nervo supraescapular e bloqueio paraespinhoso.	I/II		

Competências complementares	Nível	E	D
Realizar orientação de exercícios de reabilitação aos pacientes.	II/III		

Capítulo 37

Problemas dos Olhos

Luciano Nader de Araújo
Mariana Valente Bragança Lima

Competências indispensáveis	Nível	E	D
Verificar rastreamento de retinoblastoma em recém-nascidos por meio do teste do reflexo vermelho.	I		
Saber realizar rastreamento de dificuldade visual em crianças por meio do teste de Snellen.	I		
Aplicar atividades de rastreamento da perda visual em pacientes diabéticos.	I		
Saber realizar exame com optotipos (Snellen e outros).	I		
Saber realizar o exame da motricidade ocular.	I		
Saber realizar o exame neurológico relacionado com o olho e a visão.	I		
Saber realizar abordagem diagnóstica e terapêutica e conhecer os critérios de encaminhamento de queixa de olho seco.	I/II		
Saber realizar abordagem diagnóstica e terapêutica e conhecer os critérios de encaminhamento de queixa de olho vermelho.	I/II		
Realizar abordagem diagnóstica e encaminhamento de alteração da acuidade visual.	I/II		
Realizar abordagem diagnóstica e encaminhamento de moscas volantes.	I/II		

(continua)

Competências indispensáveis	Nível	E	D
Saber realizar abordagem diagnóstica e terapêutica e conhecer os critérios de encaminhamento de estrabismo e ambliopia.	I/II		
Saber realizar abordagem diagnóstica e terapêutica e conhecer os critérios de encaminhamento de queixa de dor ocular.	I/II		
Saber realizar abordagem diagnóstica e terapêutica e conhecer os critérios de encaminhamento de conjuntivite aguda.	I/II		
Saber realizar abordagem diagnóstica e terapêutica e conhecer os critérios de encaminhamento de uveíte.	I/II		
Saber realizar abordagem diagnóstica e terapêutica e conhecer os critérios de encaminhamento de ceratites infecciosas.	I/II		
Saber realizar abordagem diagnóstica e terapêutica e conhecer os critérios de encaminhamento de pterígio.	I/II		
Saber realizar abordagem diagnóstica e terapêutica e conhecer os critérios de encaminhamento de pinguécula.	I/II		
Saber realizar abordagem diagnóstica e terapêutica e conhecer os critérios de encaminhamento de hiposfagma.	I/II		
Saber realizar abordagem diagnóstica e terapêutica e conhecer os critérios de encaminhamento de erosão corneana.	I/II		
Saber realizar abordagem diagnóstica e terapêutica e conhecer os critérios de encaminhamento de cataratas.	I/II		
Saber realizar abordagem diagnóstica e terapêutica e conhecer os critérios de encaminhamento de hordéolo.	I/II		
Saber realizar abordagem diagnóstica e terapêutica e conhecer os critérios de encaminhamento de calázio.	I/II		
Saber realizar abordagem diagnóstica e terapêutica e conhecer os critérios de encaminhamento de blefarite.	I/II		
Saber realizar abordagem diagnóstica e terapêutica e conhecer os critérios de encaminhamento de entrópio e ectrópio.	I/II		
Saber realizar abordagem diagnóstica e terapêutica e conhecer os critérios de encaminhamento de celulite orbitária.	I/II		
Saber realizar abordagem diagnóstica e terapêutica e conhecer os critérios de encaminhamento de glaucoma crônico.	I/II		

Competências indispensáveis	Nível	E	D
Manejo diagnóstico e controle evolutivo de retinopatia hipertensiva.	I/II		
Manejo diagnóstico e controle evolutivo de retinopatia diabética.	I/II		
Manejo inicial de glaucoma agudo.	II/III		
Manejo inicial de traumatismo ocular físico ou químico.	II/III		
Manejo inicial de corpo estranho ocular.	II/III		
Manejo inicial de perfuração ocular.	II/III		
Manejo inicial de herpes-zóster oftálmico.	II/III		
Manejo inicial de perda visual aguda (oclusão arterial, hemorragia vítrea, descolamento de retina).	II/III		

Competências importantes	Nível	E	D
Abordagem familiar e psicossocial da pessoa com deficiência visual.	I/II		
Saber realizar o exame do olho com oftalmoscópio direto.	I/II		
Conhecer sintomas oculares de doenças sistêmicas metabólicas.	II/III		
Conhecer sintomas oculares de doenças sistêmicas inflamatórias.	II/III		
Conhecer sintomas oculares de doenças sistêmicas infecciosas.	II/III		
Conhecer as principais reações medicamentosas oculares.	II/III		
Realizar manejo diagnóstico e encaminhamento da neurite óptica.	II/III		
Realizar manejo diagnóstico e encaminhamento da neurite óptica.	II/III		
Saber reconhecer e encaminhar a suspeita de degeneração macular relacionada com a idade.	II/III		
Saber reconhecer e encaminhar a suspeita de tumores oculares.	II/III		

Competências complementares	Nível	E	D
Saber realizar teste de Schirmer.	II/III		
Saber realizar tintura corneana com fluoresceína.	II/III		
Saber realizar tonometria.	II/III		
Saber realizar exame com lâmpada de fenda.	II/III		
Saber realizar exame com oftalmoscópio indireto.	II/III		

Capítulo 38

Procedimentos Ambulatoriais

José Benedito Ramos Valladão Júnior
Layla Ibraim Silva Darwiche

Competências indispensáveis	Nível	E	D
Conhecer os instrumentos cirúrgicos.	I		
Conhecer os tempos cirúrgicos.	I		
Conhecer os tipos de fios de sutura e suas indicações.	I		
Dominar as principais técnicas de sutura.	I/II		
Conhecer técnicas de anestesia.	I		
Aplicar assepsia e antissepsia aos procedimentos.	I		
Dominar o uso de instrumentos de exérese.	I/II		
Dominar o uso de instrumentos de hemostasia.	I/II		
Dominar o uso de instrumentos de síntese.	I/II		
Utilizar as linhas de força de Langer como guia para o melhor resultado em cicatrização e estética.	I/II		
Saber indicar a realização de pequenas cirurgias ambulatoriais.	I		
Saber identificar e manejar complicações dos procedimentos.	I/II		
Realizar procedimento ambulatorial de retirada de cerúmen.	I		

(continua)

Competências indispensáveis	Nível	E	D
Realizar procedimento ambulatorial de tratamento de verruga vulgar.	I		
Realizar procedimento ambulatorial de curetagem de queratose seborreica.	I/II		
Realizar procedimento ambulatorial de drenagem de abscessos.	I		
Saber indicar procedimentos ungueais e periungueais de matricectomia, cantotomia e cantoplastia.	I/II		
Realizar procedimentos ungueais e periungueais de matricectomia, cantotomia e cantoplastia.	I/II		
Realizar excisão de lipoma.	I/II		
Realizar excisão de acrocórdons.	I/II		
Realizar excisão de cistos epidérmicos.	I/II		
Realizar procedimentos utilizando a técnica *shaving*.	I/II		
Dominar o uso do *punch*.	I/II		
Saber indicar infiltrações periarticulares.	I/II		
Realizar infiltrações periarticulares.	I/II		
Saber indicar infiltrações articulares.	I/II		
Realizar infiltrações articulares.	I/II		
Realizar inserção de dispositivo intrauterino.	I/II		
Realizar remoção de dispositivo intrauterino.	I/II		
Realizar remoção de pólipo endocervical.	I/II		

Competências importantes	Nível	E	D
Dominar o uso do eletrocautério.	I/II		
Saber realizar técnicas de biópsia ambulatoriais.	I/II		
Realizar tratamento de queloide e cicatriz hipertrófica.	I/II		
Saber realizar inserção de diafragma contraceptivo.	I/II		
Saber realizar inserção de implante endoceptivo subcutâneo.	I/II		
Saber realizar remoção de implante endoceptivo subcutâneo.	I/II		

Competências complementares	Nível	E	D
Realizar cirurgia em área facial central.	II/III		
Utilizar técnicas de cirurgia plástica em pequenas cirurgias.	II/III		
Realizar crioterapia de queratose actínica.	II/III		
Saber realizar escleroterapia de varizes.	II/III		
Saber realizar vasectomia.	II/III		
Saber realizar cricotireotomia.	II/III		

Capítulo 39

Atenção à Saúde da Criança e do Adolescente

Ana Cecília Silveira Lins Sucupira
Ana Laura Batista da Silva
Lilian Bentivegna Martens
Mairam Kabakiam Ourdakian
Tamara Cristina Minotti

Competências indispensáveis	Nível	E	D
Verificar a realização de exames de rastreamento neonatal.	I		
Garantir a realização de diagnóstico, seguimento e encaminhamento de alterações aos exames de rastreamento neonatal.	I		
Conhecer e saber orientar sobre o calendário vacinal.	I		
Saber realizar orientações nutricionais ao lactente nas diferentes etapas do desenvolvimento.	I		
Reconhecer precocemente e saber os critérios de encaminhamento de alterações do perímetro cefálico no recém-nascido.	I		
Saber avaliar o crescimento nas diferentes etapas de desenvolvimento.	I		
Saber avaliar o estado nutricional nas diferentes etapas de desenvolvimento.	I		
Saber avaliar o desenvolvimento neuropsicomotor nas diferentes etapas de desenvolvimento.	I		
Reconhecer precocemente e saber os critérios de encaminhamento de malformações congênitas.	I		
Saber identificar a icterícia fisiológica e realizar seu manejo.	I		

(continua)

Competências indispensáveis	Nível	E	D
Saber realizar orientações sobre hábito intestinal do lactente.	I		
Saber realizar orientações sobre cólicas do lactente.	I		
Saber realizar orientações sobre regurgitação fisiológica do lactente.	I		
Diagnosticar, tratar e orientar sobre dermatites de fraldas.	I		
Manejar diagnóstico, tratamento e orientações sobre infecções respiratórias.	I		
Manejar diagnóstico, tratamento e orientações sobre infecções urinárias.	I		
Manejar diagnóstico, tratamento e orientações sobre encoprese e enurese.	I		
Manejar diagnóstico e orientações sobre obesidade.	I		
Manejar diagnóstico, tratamento e orientações sobre desnutrição.	I		
Manejar diagnóstico, tratamento e critérios de encaminhamento de anemia.	I		
Manejar diagnóstico, tratamento e critérios de encaminhamento de doença diarreica.	I		
Manejar diagnóstico, tratamento e orientações sobre parasitoses intestinais.	I		
Manejar diagnóstico, tratamento e critérios de encaminhamento de febre sem sinais localizatórios.	I		
Manejar diagnóstico, tratamento e critérios de encaminhamento de problemas do crescimento.	I		
Manejar diagnóstico, tratamento e critérios de encaminhamento de problemas do desenvolvimento.	I		
Manejar diagnóstico, tratamento e critérios de encaminhamento de dores recorrentes, com ênfase na prevenção quaternária.	I		
Manejar diagnóstico, tratamento e critérios de encaminhamento de problemas do comportamento, com ênfase na prevenção quaternária.	I		
Reconhecimento e manejo terapêutico dos problemas ortopédicos comuns na faixa etária pediátrica.	I/II		
Reconhecer precocemente e saber os critérios de encaminhamento de doenças herniárias na infância.	I		

Competências indispensáveis	Nível	E	D
Saber realizar e interpretar o teste visual de Snellen.	I		
Saber realizar e interpretar medidas de antropometria e gráficos de percentis de perímetro cefálico, altura e peso.	I		
Manejar a posologia das principais medicações de uso pediátrico.	I		
Saber avaliar a presença de sinais que evidenciam a entrada na puberdade ou seu atraso.	I		
Reconhecer precocemente e saber os critérios de encaminhamento de alterações auditivas.	I/II		
Reconhecer precocemente e saber os critérios de encaminhamento de alterações fonoarticulatórias da linguagem.	I/II		
Realizar o seguimento de crianças e adolescentes com asma.	I/II		
Saber realizar o manejo inicial de criança em situação de urgência por convulsões.	I/II		
Saber realizar o manejo inicial de criança em situação de urgência por dificuldade respiratória.	I/II		
Saber realizar o manejo inicial de criança em situação de urgência por abdome agudo.	I/II		
Saber realizar o manejo inicial de criança em situação de urgência por desidratação.	I/II		
Saber realizar o manejo inicial de criança em situação de urgência por sepse.	I/II		
Saber realizar o manejo inicial de criança em situação de urgência por traumas.	I/II		
Saber realizar o manejo inicial de criança em situação de urgência por intoxicações.	I/II		
Atender e tratar os motivos de consulta mais comuns na adolescência.	I		
Saber realizar orientações sobre alterações menstruais na adolescência.	I		
Saber realizar orientações sobre sexualidade na adolescência.	I		
Saber realizar abordagem sobre contracepção na adolescência.	I		
Saber realizar reconhecimento e terapêutica de vulvovaginites.	I		

(continua)

Competências indispensáveis	Nível	E	D
Saber realizar reconhecimento e terapêutica de acne juvenil.	I		
Dominar a habilidade de comunicação necessária para dialogar sobre os fatores de risco presentes na adolescência.	I		
Prevenir, diagnosticar e tratar enfermidades de transmissão sexual.	I		
Realizar orientações e seguimento de gravidez na adolescência.	I		
Prevenção de acidentes e detecção de condutas de risco ao dirigir.	I		
Atuar na prevenção de dependência de drogas (álcool, tabaco, maconha, crack, cocaína).	I		
Prevenir e diagnosticar precocemente os transtornos de conduta alimentar.	I		
Detectar precocemente e manejar depressão.	I/II		
Detectar precocemente e manejar ansiedade.	I/II		
Detectar precocemente e manejar conduta antissocial.	I/II		
Detectar precocemente e manejar somatização.	I/II		
Proporcionar o tratamento, seguimento e suporte a adolescentes portadores de diabetes *mellitus*.	I/II		
Orientar, prevenir e oferecer apoio familiar à criança e ao adolescente com HIV e Aids.	I/II		
Conhecer e abordar situações de risco e vulnerabilidade para maus-tratos, negligência, abuso e violência contra crianças e adolescentes.	I/II		
Identificar indícios e sintomas de maus-tratos, negligência, abuso e violência contra crianças e adolescentes.	I/II		
Estabelecer um plano de atuação integral e coordenado com outros profissionais e/ou instituições (de caráter social, policial ou judicial) para abordagem destes casos.	I/II		
Realizar o genograma para conhecer dinâmicas familiares e situações de risco.	I		

Competências importantes	Nível	E	D
Abordagem familiar e psicossocial de problemas relacionados com a saúde do adolescente e/ou sua família.	I		
Reforçar a autoestima do adolescente.	I		
Realizar o seguimento compartilhado de adolescentes com enfermidades reumatológicas.	I/II		

Competências complementares	Nível	E	D
Realizar atividades comunitárias (intervenções em institutos, associações de vizinhos, entidades culturais).	I		
Manejar técnicas de abordagem familiar em situações de crises decorrentes da adolescência.	I		
Saber realizar técnica de sondagem nasogástrica.	II/III		
Saber realizar técnica de sondagem vesical.	II/III		
Saber realizar acesso intraósseo.	II/III		

Capítulo 40

Atenção à Saúde da Mulher

Carlos Frederico Confort Campos
Mariana Duque Figueira

Competências indispensáveis	Nível	E	D
Identificar fatores de risco psicossociais para as questões mais prevalentes relacionadas com o gênero.	I		
Avaliar adequadamente a presença de fatores de risco que requeiram atenção especial e/ou encaminhamento.	I		
Reconhecer e abordar indícios e sintomas de violência contra as mulheres.	I		
Conhecer e orientar sobre redes de atenção voltadas ao atendimento de violência contra as mulheres na localidade.	I		
Conhecer e orientar sobre os direitos da mulher.	I		
Estabelecer plano de ação integral e coordenado com outros profissionais e/ou instituições (de caráter social, policial ou judicial), quando necessário.	I		
Atender mulheres com os motivos de consultas mais frequentes na área gineco-obstétrica.	I		
Manejar adequadamente a entrevista clínica gineco-obstétrica.	I		
Saber realizar o exame ginecológico.	I		
Saber realizar o exame físico das mamas.	I		
Realizar abordagem pré-concepcional.	I		

(continua)

Competências indispensáveis	Nível	E	D
Realizar abordagem pré-natal em situação de baixo risco.	I		
Realizar corretamente a determinação da apresentação fetal.	I		
Realizar corretamente a medição de altura uterina.	I		
Realizar corretamente a ausculta de batimentos fetais.	I		
Estimular o aleitamento materno.	I		
Conhecer as atividades de assistência ao parto em uma gravidez de baixo risco obstétrico.	I		
Conhecer e saber abordar os critérios de encaminhamento das principais causas de sangramento de primeiro trimestre.	I/II		
Conhecer e saber abordar os critérios de encaminhamento das principais causas de sangramento de terceiro trimestre.	I/II		
Conhecer o manejo de fármacos na gravidez.	I		
Conhecer o manejo de fármacos durante o aleitamento.	I		
Conhecer os principais riscos teratógenos (fármacos, agentes físicos, agentes infecciosos, tóxicos).	I/II		
Identificar o trabalho de parto.	I		
Reconhecer e manejar os problemas psicossociais mais frequentes do puerpério.	I/II		
Reconhecer e manejar os problemas físicos mais frequentes do puerpério.	I/II		
Aconselhar sobre métodos de anticoncepção.	I		
Manejar a anticoncepção farmacológica de emergência.	I		
Aconselhar as diferenças da anticoncepção no puerpério.	I		
Aconselhar os métodos contraceptivos no período perimenopausal.	I		
Manejar os métodos anticonceptivos hormonais (indicação, prescrição, seguimento e contraindicações).	I/II		
Manejar a anticoncepção intrauterina (indicação, inserção, seguimento e retirada do DIU).	I/II		
Orientar e fazer avaliação inicial sobre a vasectomia e ligadura tubária.	I/II		
Conhecer recomendações, periodicidades e grau de evidência do rastreamento do câncer ginecológico.	I		

Competências indispensáveis	Nível	E	D
Saber realizar coleta de citologia cervicovaginal.	I		
Saber interpretar os resultados de citologia cervicovaginal.	I		
Reconhecer, abordar e atuar sobre o impacto da menopausa/perimenopausa na vida da mulher.	I		
Conhecer e manejar o tratamento de reposição hormonal no climatério.	I/II		
Manejar os principais sintomas relacionados com o climatério: alterações do ciclo, fogachos, secura vaginal.	I/II		
Diagnosticar e tratar vulvovaginites.	I		
Diagnosticar distopias (prolapsos) genitais.	I		
Saber realizar diagnóstico, tratamento e critérios de encaminhamento de incontinência urinária.	I		
Realizar abordagem inicial de infertilidade conjugal.	I		
Suspeita, diagnóstico e manejo inicial de endometriose.	I		
Abordagem e manejo de dor pélvica crônica e dispareunia.	I		
Abordagem e tratamento de doença inflamatória pélvica.	I		
Abordagem e tratamento de DSTs.	I		
Abordagem de queixa de mastalgia, com ênfase na prevenção quaternária.	I		
Abordagem e tratamento das disfunções sexuais mais prevalentes.	I		
Fornecer orientação sobre sexualidade.	I		
Saber realizar diagnóstico e acompanhamento e conhecer critérios de encaminhamento de descarga papilar.	I/II		
Saber realizar diagnóstico e acompanhamento e conhecer critérios de encaminhamento de nódulos mamários.	I/II		
Saber realizar diagnóstico e acompanhamento e conhecer critérios de encaminhamento de cistos ovarianos.	I/II		
Conhecer e abordar as principais patologias de trato genital inferior, bem como saber critérios de encaminhamento.	I/II		

(continua)

Competências indispensáveis	Nível	E	D
Saber realizar diagnóstico e tratamento e conhecer critérios de encaminhamento de síndrome dos ovários policísticos.	I/II		
Saber realizar diagnóstico e tratamento e conhecer critérios de encaminhamento de dismenorreia.	I/II		
Saber realizar diagnóstico e tratamento e conhecer critérios de encaminhamento de amenorreia.	I/II		
Saber realizar diagnóstico e tratamento e conhecer critérios de encaminhamento de hiperpolimenorreia.	I/II		
Saber realizar diagnóstico e tratamento de síndrome disfórica pré-menstrual.	I/II		
Conhecer e saber investigar os critérios de encaminhamento de sangramento uterino anormal.	I/II		
Conhecer critérios de encaminhamento e saber realizar tratamento de miomatose uterina.	I/II		
Conhecer e saber investigar os critérios de encaminhamento de sangramento pós-menopausa.	I/II		

Competências importantes	Nível	E	D
Saber realizar o exame para prescrição e orientação de uso do diafragma.	I		
Saber orientar mulheres com doenças crônicas frequentes (hipertensão arterial sistêmica – HAS, diabetes, asma, epilepsia, alterações da tireoide, problemas de saúde mental) sobre a gestação.	I/II		

Competências complementares	Nível	E	D
Reabilitação de musculatura do assoalho pélvico.	II		
Realizar e interpretar exames vaginais a fresco com microscópio para diagnóstico de vulvovaginites mais frequentes.	II		
Conhecer e orientar sobre técnicas diagnósticas de malformações fetais (*screening* bioquímico, biópsia coriônica, amniocentese).	II/III		
Prestar assistência ao parto vaginal.	II/III		

Capítulo 41

Atenção à Saúde do Trabalhador

Layla Ibraim Silva Darwiche
Mariana Valente Bragança Lima

Competências indispensáveis	Nível	E	D
Compreender o conceito de acidente de trabalho.	I		
Compreender o conceito de doenças ocupacionais.	I		
Compreender o conceito de doenças relacionadas com o trabalho.	I		
Compreender o conceito de capacidade e incapacidade.	I		
Compreender o conceito de apto e inapto ao trabalho.	I		
Realizar notificação de acidentes de trabalho e doenças profissionais.	I		
Saber identificar doenças relacionadas com o trabalho e orientar atitudes preventivas diante dos fatores de risco laboral.	I		
Estabelecer relações com os fatores de risco e doenças associadas.	I/II		
Conhecer agravos respiratórios prevalentes em saúde ocupacional e sua abordagem.	I/II/III		
Conhecer agravos osteomusculares prevalentes em saúde ocupacional e sua abordagem.	I/II/III		
Conhecer doenças dermatológicas prevalentes em saúde ocupacional e sua abordagem.	I/II/III		

(continua)

Competências indispensáveis	Nível	E	D
Conhecer doenças auditivas prevalentes em saúde ocupacional e sua abordagem.	I/II/III		
Conhecer doenças visuais prevalentes em saúde ocupacional e sua abordagem.	I/II/III		
Conhecer principais fatores de risco específicos por atividade ocupacional e sua abordagem.	I/II/III		
Fornecer relatório médico a empresas ou médico de trabalho, quando necessária a intervenção sobre algum fator de exposição ocupacional.	I		

Competências importantes	Nível	E	D
Conhecer legislação da saúde ocupacional.	I		
Conhecer benefícios sociais ao trabalhador enfermo.	I		
Conhecer direitos de saúde do trabalhador.	I		

Capítulo 42

Atenção à Saúde do Idoso

Mateus Silva de Oliveira
Thays Antunes da Silva
Wilka Emanoely Cunha Castro

Competências indispensáveis	Nível	E	D
Conhecer as peculiaridades da anamnese e do exame físico do idoso.	I		
Realizar atividades de promoção e prevenção na população idosa a partir das melhores evidências e com ênfase na prevenção quaternária.	I		
Abordagem e manejo da instabilidade postural.	I		
Abordagem e manejo de incontinências esfincterianas.	I		
Abordagem e manejo da incapacidade cognitiva.	I		
Abordagem e manejo de iatrogenias.	I		
Abordagem e manejo da polifarmácia.	I		
Saber realizar a desprescrição de fármacos.	I		
Realizar avaliação multidimensional do idoso, considerando aspectos clínico-físicos, funcionais, mentais, sociais.	I		
Saber aplicar teste do sussurro.	I		
Saber aplicar escala de Snellen.	I		
Saber aplicar miniexame do estado mental.	I		
Saber aplicar teste do relógio.	I		

(continua)

Competências indispensáveis	Nível	E	D
Saber aplicar bateria breve de rastreio cognitivo.	I		
Saber aplicar teste de fluência verbal.	I		
Saber aplicar escala de ansiedade geriátrica.	I		
Saber aplicar escala de depressão geriátrica.	I		
Saber aplicar escore de Hachinski para avaliar possibilidade maior de demência vascular ou Alzheimer.	I		
Saber aplicar escalas funcionais (Pfeffer, Katz, Lawton, Karnofsky).	I		
Saber aplicar questionário breve de 8 questões aos informantes (AD8).	I		
Conhecer os recursos sociais voltados ao idoso presentes na localidade.	I		
Conhecer direitos assistenciais e previdenciários.	I		
Abordar adequadamente a queixa de constipação, com ênfase na prevenção quaternária.	I		
Abordar adequadamente a insônia, com ênfase na prevenção quaternária.	I		
Abordar adequadamente a depressão, com ênfase na prevenção quaternária.	I		
Abordar adequadamente a ansiedade, com ênfase na prevenção quaternária.	I		
Reconhecer precocemente, realizar o tratamento e seguimento compartilhado da doença de Parkinson.	I		
Reconhecer precocemente e realizar tratamento e seguimento compartilhado das neoplasias mais prevalentes no idoso.	I		
Reconhecer e abordar situações de risco e vulnerabilidade.	I		
Reconhecer e abordar indícios e sintomas de violência ou negligência contra os idosos.	I		
Estabelecer plano de ação integral e coordenado com outros profissionais e/ou instituições (de caráter social, policial ou judicial), quando necessário.	I		

Competências importantes	Nível	E	D
Abordagem multidimensional da família em situações de estresse e conflitos diante deste ciclo de vida familiar, assim como aos cuidadores de idosos dependentes.	I		
Identificar o idoso frágil e planejar intervenções que minimizem seus desfechos negativos.	I/II		
Realizar adequadas intervenções de manejo após rastreamento nas atividades preventivas.	I/II/III		

Competências complementares	Nível	E	D
Adquirir habilidades de manejo do idoso em meio especializado ou institucionalizado.	II/III		

Capítulo 43

Atenção à Saúde do Acamado

Thays Antunes da Silva
Wilka Emanoely Cunha Castro

Competências indispensáveis	Nível	E	D
Avaliar o estado mental do paciente acamado.	I		
Avaliar o estado orgânico do paciente acamado.	I		
Avaliar o estado funcional do paciente acamado.	I		
Avaliar o suporte e a rede social do paciente acamado.	I		
Saber aconselhar o cuidador.	I		
Conhecer e informar sobre os recursos em saúde e assistenciais disponíveis.	I		
Conhecer e informar sobre os direitos e benefícios.	I		
Reconhecer e tratar precocemente a deterioração nutricional.	I		
Prevenir os riscos da polifarmácia.	I		
Prevenir, reconhecer precocemente e tratar úlceras por pressão.	I		
Prevenir complicações musculoesqueléticas.	I		
Prevenir, reconhecer precocemente e tratar complicações respiratórias.	I/II		
Prevenir, reconhecer precocemente e tratar complicações geniturinárias.	I/II		

(continua)

Competências indispensáveis	Nível	E	D
Prevenir doença tromboembólica venosa.	I/II		
Realizar o manejo terapêutico do paciente com AVC acamado.	I/II		
Realizar o manejo terapêutico do paciente com DPOC avançada.	I/II		
Realizar o manejo terapêutico do paciente com insuficiência cardíaca em fase avançada.	I/II		
Realizar o manejo terapêutico do paciente com neoplasia em fase avançada.	I/II		
Realizar o manejo terapêutico do paciente com demência em fase avançada.	I/II		
Realizar o manejo terapêutico do paciente com paraplegias e tetraplegias.	I/II		
Realizar o manejo terapêutico do paciente com doenças neurodegenerativas.	I/II		
Reconhecer precocemente e investigar a síndrome confusional aguda.	I/II		
Conhecer critérios de encaminhamento hospitalar.	I/II		

Competências importantes	Nível	E	D
Abordagem familiar e psicossocial dos familiares e cuidadores.	I		
Saber fazer um plano de reabilitação para o tratamento da imobilidade e evitar sua progressão.	I/II		
Saber realizar troca de sonda vesical.	I/II		
Saber realizar sondagem nasogástrica.	I/II		
Saber realizar uma paracentese.	II/III		
Saber trocar uma sonda de gastrostomia.	I/II/III		

Competências complementares	Nível	E	D
Saber realizar curativos para úlceras por pressão.	I		
Saber realizar o tratamento das úlceras por pressão complexas.	II/III		
Saber utilizar aspiradores.	II/III		

Capítulo 44

Atenção à Saúde da Pessoa em Cuidados Paliativos e sua Família

János Valery Gyuricza
Mariana Duque Figueira
Thays Antunes da Silva

Competências indispensáveis	Nível	E	D
Compreender os princípios de cuidados paliativos.	I		
Saber as indicações (critérios de elegibilidade) de cuidados paliativos na atenção primária.	I		
Identificar adequadamente as complicações clínicas em pacientes em cuidados paliativos, em fase de terminalidade ou não, e planejar o cuidado adequado para cada situação.	I		
Realizar uma avaliação multidimensional (física, psíquica, social e espiritual) do indivíduo em cuidados paliativos, bem como de sua família, com o intuito de uma compreensão ampliada, prevenção e manejo de sofrimentos dessas ordens.	I		
Adquirir a habilidade de comunicação com o paciente e sua família.	I		
Saber realizar adequada comunicação de más notícias.	I		
Saber a definição e favorecer o uso de diretrizes avançadas de vida pela pessoa sob cuidados paliativos.	I		
Saber a definição e favorecer o uso do testamento vital pela pessoa sob cuidados paliativos.	I		
Programar e efetivar a realização dos cuidados no domicílio.	I		

(continua)

Competências indispensáveis	Nível	E	D
Coordenar o cuidado do paciente e de sua família junto à equipe multidisciplinar (enfermagem, psicologia, fisioterapia, terapia ocupacional, nutricionista e serviço social).	I		
Conhecer os recursos disponíveis e a rede de apoio domiciliar (secundária, terciária, Programas de Assistência Domiciliar – PADs) e hospitalar locorregional, entendendo as indicações do cuidado compartilhado e de encaminhamento.	I		
Saber as indicações do cuidado compartilhado e as de encaminhamento para a rede de apoio hospitalar locorregional.	I		
Identificar quando o paciente está em processo ativo de morte.	I		
Saber prestar assistência ao óbito domiciliar.	I		
Estabelecer plano de apoio à família após a morte do paciente.	I		
Identificar e manejar adequadamente o luto normal e o patológico.	I		
Identificar e dar suporte às reações de adaptação do paciente.	I		
Identificar e dar suporte às reações de adaptação da família.	I		
Comunicar ao paciente sobre sua doença, tratamento, complicações, prognóstico e opções (terapêuticas e/ou de conforto).	I		
Comunicar família/cuidadores sobre doença, tratamento, complicações, prognóstico e opções (terapêuticas e/ou de conforto) a partir do consentimento da pessoa em cuidados paliativos.	I		
Conhecer, informar e incluir os cuidadores formais e informais do paciente no plano de intervenção.	I		
Saber preencher corretamente certificados de óbito.	I		
Compreender princípios e indicações de cuidados paliativos, bem como os gráficos de evolução de cada doença.	I/II		

Competências indispensáveis	Nível	E	D
Reconhecer precocemente e tratar síndromes dolorosas oncológicas.	I/II		
Manejar o uso de opiáceos.	I/II		
Prevenir, reconhecer precocemente e tratar complicações psiquiátricas.	I/II		
Prevenir, reconhecer precocemente e tratar complicações neurológicas.	I/II		
Prevenir, reconhecer precocemente e tratar complicações gastrintestinais.	I/II		
Prevenir, reconhecer precocemente e tratar complicações respiratórias.	I/II		
Prevenir, reconhecer precocemente e tratar complicações geniturinárias.	I/II		
Abordagem de outros sintomas em cuidados paliativos.	I/II		
Identificação e encaminhamento, se necessário, de situações urgentes.	I/II		
Identificação de sinais de gravidade e mau prognóstico e encaminhamento, se necessário.	I/II		
Reconhecer precocemente e avaliar encaminhamento de compressão medular.	I/II		
Reconhecer precocemente e avaliar encaminhamento de dispneia refratária.	I/II		
Reconhecer precocemente e avaliar encaminhamento de disfagia importante.	I/II		
Reconhecer precocemente e avaliar encaminhamento de síndrome de veia cava superior.	I/II		
Reconhecer precocemente e avaliar encaminhamento de hemorragias maciças.	I/II		
Saber indicar via artificial de alimentação.	I/II		
Manejo domiciliar de vias alternativas à administração oral.	I/II		
Coordenação dos cuidados em cooperação com o restante dos profissionais de saúde envolvidos.	I/II		
Identificar e manejar o processo ativo de morte/últimas 48 horas no domicílio.	I/II/III		

Competências importantes	Nível	E	D
Detectar necessidades diversas do paciente para o cuidado.	I/II		
Realizar hipodermóclise no domicílio.	I/II		
Realizar passagem de sonda nasogástrica no domicílio.	I/II		
Realizar paracentese no domicílio.	I/II		
Utilizar escalas pertinentes para a avaliação dos sintomas.	I/II		

Competências complementares	Nível	E	D
Intervenção na comunidade para a melhora da rede de apoio em cuidados paliativos.	I/II		
Relação/coordenação com serviços sociais assistenciais e rede de assistência domiciliar.	I/II		

Capítulo 45

Atenção à Saúde da Família

Dulce Maria Senna
José Benedito Ramos Valladão Júnior

Para melhor compreendermos as pessoas e seus problemas, necessitamos buscar entender os múltiplos contextos que as cercam (físico, histórico, econômico, familiar, cultural, espiritual).

No entanto, a ideia de pensar apenas nos indivíduos em vez de procurar também compreender o sistema ao qual pertencem está profundamente arraigada na cultura ocidental e seu modelo hegemônico de produzir o cuidado em saúde.

Romper com essas perspectivas deve ser uma das primeiras tarefas para o treinamento dos conhecimentos a serem prestados pelo médico de família e comunidade (MFC).

Competências indispensáveis	Nível	E	D
Reconhecer que sintomas e problemas individuais podem atuar no surgimento e manutenção de disfunções no grupo/família.	I		
Reconhecer que disfunções no grupo/família podem atuar no surgimento e manutenção de sintomas individuais.	I		
Dialogar com o indivíduo e a família para o entendimento dessas relações de influência.	I		
Reconhecer o membro da família que adoece com maior frequência.	I		
Compreender as potencialidades da família como fonte de suporte ao indivíduo.	I		

(continua)

Competências indispensáveis	Nível	E	D
Usar o modelo sistêmico para compreensão de grupos/famílias.	I		
Realizar familiogramas em casos indicados.	I		
Realizar ecomapa em casos indicados.	I		
Realizar mapa de rede social em casos indicados.	I		
Construir e analisar dados de gráficos, juntamente com o indivíduo e/ou família, estimulando suas próprias compreensões e respostas.	I		
Verificar a presença de acontecimentos vitais estressantes.	I		
Identificar papéis, funções, regras e rituais familiares.	I		
Identificar as etapas do ciclo de vida: jovem solteiro, formação do casal, família com filho pequeno, família com filho adolescente, lançamento de filhos, ninho vazio, família no estágio tardio de vida.	I		
Reconhecer e saber orientar sobre crises do ciclo vital familiar.	I		
Fornecer suporte à família em situações de pessoa acamada.	I		
Fornecer suporte à família em situações de esgotamento do cuidador.	I		
Fornecer suporte à família em situações de enfermidade grave e/ou crônica.	I		
Fornecer suporte à família em situações de terminalidade.	I		
Desenvolver ferramentas para a construção de cuidados de saúde para grupos familiares nos quais as relações afetivas e sociais impeçam o estabelecimento de cuidados aos membros fragilizados.	I		
Estabelecer uma relação e um cuidado longitudinal com o paciente e sua família.	I		
Compreender o fortalecimento do vínculos como potencializadores da organização dos cuidados e da resiliência do grupo/família.	I		
Compartilhar a responsabilidade do projeto terapêutico e recursos utilizados para o cuidado em saúde com o paciente e a família.	I		

Competências indispensáveis	Nível	E	D
Manter seus próprios valores pessoais e culturais sem interferir no cuidado de pacientes e familiares com diferentes crenças.	I		
Comprometer-se com o respeito às decisões próprias do paciente e sua família.	I		

Competências importantes	Nível	E	D
Reconhecer o modo de cooperação de cada membro da família para melhor compreender seu funcionamento e potencialidades.	I/II		
Saber usar o Apgar familiar para avaliação de função familiar.	I		
Conhecer e saber utilizar as 9 dimensões da abordagem sistêmica – PPRACTICE: **P**: problema (*Problem*); **P**: resolvendo o problema (*Problem solving*); **R**: papéis, regras e responsabilidades (*Roles*); **A**: afeto (*Affect*); **C**: comunicação (*Communication*); **T**: momento no ciclo de vida (*Time in life cycle*); **I**: história do problema (*Illness experience*); **C**: recursos na comunidade (*Community*); **E**: ambiente (*Environment*).	I		
Realizar entrevista familiar em situação de somatização.	I		
Realizar entrevista familiar em situação de disfunções do casal.	I		
Realizar entrevista familiar em situação de problemas de comportamento de crianças.	I		
Realizar entrevista familiar em situação de dificuldades com adolescentes.	I		
Realizar entrevista familiar em situação de drogadição.	I		
Realizar entrevista familiar em situação de ansiedade ou depressão.	I		
Manter a coordenação e a continuidade do cuidado aos pacientes e seus familiares que precisem de terapia familiar.	I/II		

Capítulo 46

Atenção a Situações de Risco Familiar e Social

Ana Flavia Pires Lucas D'Oliveira
Dulce Maria Senna
Layla Ibraim Silva Darwiche

Pessoas em exclusão social

Competências indispensáveis	Nível	E	D
Realizar avaliação social centrada na pessoa e integral.	I		
Identificar pessoas em risco de exclusão social: imigrantes, pessoas que abusam de álcool ou outras drogas, minorias étnicas, pessoas com transtornos mentais graves e persistentes, moradores de rua ou abrigos, profissionais do sexo, população LGBT e analfabetos.	I		
Identificar condições de pobreza, marginalidade ou abrigamento da pessoa excluída socialmente.	I		
Reconhecer e lidar com os problemas de saúde mais prevalentes nas pessoas em exclusão social.	I		
Realizar discriminação positiva para garantir o acesso ao serviço (equidade), eliminando barreiras.	I		
Considerar e respeitar os aspectos socioculturais que influem no conceito saúde-doença da pessoa em exclusão social.	I		
Buscar fontes de suporte e de recursos pessoais, familiares e comunitários da pessoa em exclusão social.	I		

(continua)

Competências indispensáveis	Nível	E	D
Ser capaz de buscar e identificar enfermidades adquiridas na comunidade que podem acometer a pessoa em exclusão social.	I/II		
Realizar diagnóstico e tratamento dos transtornos mentais que podem acometer a pessoa em exclusão social.	I/II		
Ser capaz de utilizar os equipamentos sociais e mecanismos de acesso a direitos existentes na área.	I/II		
Identificar o significado de determinados sintomas relacionados com a expressão sociocultural de sua enfermidade.	I/II		
Conhecer as diferentes necessidades de saúde dos diferentes grupos em exclusão no território e planejar e executar ações (individuais e/ou coletivas) adequadas a essas necessidades.	I/II		

Competências importantes	Nível	E	D
Realizar atividades comunitárias de educação para a saúde com pessoas em exclusão.	I/II		
Coordenar o cuidado da pessoa em exclusão social com os profissionais da equipe de saúde e com o serviço social.	I/II		

Competências complementares	Nível	E	D
Conhecer e utilizar de modo coordenado a rede intersetorial (ONG, assistência social, filantrópica, assistência jurídica, segurança pública, trabalho, moradia, educação) adequada para trabalhar as situações de sofrimento/dificuldades da pessoa excluída socialmente e favorecer sua saúde.	I/II		

Pessoa portadora de deficiência

Competências indispensáveis	Nível	E	D
Reconhecer e diagnosticar as deficiências físicas mais frequentes.	I		
Reconhecer e diagnosticar as deficiências psíquicas mais frequentes.	I		
Saber o conceito de deficiência.	I		
Saber o conceito de incapacidade.	I		
Conhecer e informar sobre os direitos e benefícios.	I		
Promover autonomia e independência da pessoa portadora de deficiência.	I		
Realizar o manejo compartilhado de pessoas com oligofrenia.	I		
Realizar o manejo compartilhado de pessoas com síndrome de Down.	I		
Realizar o reconhecimento e a coordenação da efetivação do cuidado à pessoa com cegueira total ou parcial.	I		
Realizar o reconhecimento e a coordenação da efetivação do cuidado à pessoa com surdez total ou parcial.	I		
Realizar o manejo compartilhado de pessoas com paralisia cerebral.	I		
Realizar o manejo compartilhado de pessoas com lesão medular.	I		
Realizar o manejo compartilhado de pessoas com amputações.	I		
Estabelecer vínculo e relação de confiança com a pessoa portadora de deficiência.	I		
Estabelecer vínculo e relação de confiança com o cuidador/família.	I		
Tratar condições crônicas, encaminhando quando necessário.	I		
Garantir atividades de reabilitação com outros profissionais da unidade de saúde e de outros níveis assistenciais, se necessário.	I		
Prover relatórios e encaminhamentos para a realização de próteses e meios auxiliares.	I		

(continua)

Competências indispensáveis	Nível	E	D
Encaminhar com critério a pessoa portadora de deficiência aos níveis assistenciais secundário e terciário, quando necessário.	I		
Orientar a pessoa portadora de deficiência a participar de grupos, redes e instituições de suporte.	I		

Competências importantes	Nível	E	D
Coordenar o cuidado do paciente e de sua família junto à equipe multidisciplinar (enfermagem, psicologia, fisioterapia, terapia ocupacional, nutricionista e serviço social) e outras instituições.	I/II		

Competências complementares	Nível	E	D
Conhecer as leis e os direitos do paciente portador de deficiência.	I/II		
Atuar para que o centro de saúde seja livre de barreiras arquitetônicas.	I/II		

Pessoa em situação de violência

Competências indispensáveis	Nível	E	D
Conhecer os tipos de maus-tratos (psicológico, físico e sexual), sua prevalência, principais agressores e consequências para a saúde.	I		
Conhecer situações de risco e vulnerabilidade para ser vítima de maus-tratos.	I		
Realizar a detecção precoce de violência perante a identificação de situações de risco, indícios e sintomas de violência doméstica (contra crianças, idosos, mulheres, homens, deficientes físicos/mentais).	I		
Conhecer e aplicar técnicas específicas de entrevista clínica diante da suspeita de violência doméstica (não julgar, escuta atenta e respeitosa, não ser intrusivo, decisão compartilhada).	I		

Competências indispensáveis	Nível	E	D
Utilizar entrevista oportunística para violência.	I		
Realizar o diagnóstico de violência e avaliar sua magnitude, avaliando o risco imediato.	I		
Realizar exame clínico e avaliação psicológica (atitudes e estado emocional) detalhado.	I		
Descrever corretamente e em detalhes o que foi informado e o achado de exame físico para eventual relatório e encaminhamento à justiça em caso de pedido e autorização da pessoa, considerando a garantia da confidencialidade da informação.	I		
Estabelecer um plano de atuação integral e coordenado em conjunto com a pessoa atendida, respeitando seus valores e opções e informando dos riscos e consequências para a saúde.	I		
Conhecer os protocolos estabelecidos para o atendimento de violência sexual (Norma Técnica).	I		
Realizar notificação de violência.	I		
Realizar profilaxias pertinentes e encaminhamento a serviços especializados, a depender da idade e do sexo da pessoa acometida.	I		
Identificar famílias com diferentes pessoas em situação de violência e sua inter-relação para propor planos de cuidado que garantam direitos e a saúde de todos os envolvidos.	I		
Conhecer e orientar sobre os recursos intersetoriais disponíveis, forma de acesso e critérios de encaminhamento. Oferecer as possibilidades realizando decisão compartilhada com a pessoa.	I		
Estabelecer plano de segurança com a pessoa em situação de violência.	I		

Competências importantes	Nível	E	D
Atuar na prevenção da violência doméstica em nosso nível de atenção.	I		
Organizar pautas de atuação perante o agressor, sem expor a vítima.	I/II		

Competências complementares	Nível	E	D
Avaliar a repercussão da violência doméstica no âmbito familiar.	I/II		
Atuar com outros profissionais para a intervenção familiar.	I/II		

Estágios e ferramentas de aprendizagem

A) **Estágio longitudinal em APS:** a aprendizagem das competências relacionadas com as situações de risco familiar e social devem começar no início da residência e se estender por toda a formação, devendo existir um esforço especial no treinamento que se desenvolve na UBS por meio de atendimentos e discussões clínicas junto aos tutores, equipe da Estratégia Saúde da Família (ESF), Núcleo de Apoio à Saúde da Família (NASF) e assistente social.

Espera-se que o residente seja estimulado, pelo processo de tutoria, a:

» Conhecer o perfil das populações em exclusão no território.

» Conhecer as diferentes determinações de exclusão social e suas características em termos de barreira ao acesso e perfil de saúde.

» Visitar a rede intersetorial da região da UBS, identificando pontos de suporte para encaminhamento e parcerias.

B) **Estágio em Ambulatório de Violência Doméstica e Conflitos Familiares Difíceis:** realização de atendimentos e discussões clínicas supervisionadas em Ambulatório de Violência Doméstica e Conflitos Familiares Difíceis durante o R2 no Centro de Saúde-Escola Butantã.

C) **Curso de Avaliação da Dinâmica Familiar em Situações de Cuidados Complexas:** encontros mensais com apresentações de situações clínicas e genogramas para discussões durante o R1 no Centro de Saúde-Escola Butantã.

D) **Curso de Família e Comunidade:** discussões sobre temas e situações clínicas relacionadas com o cuidado de famílias e comunidades durante o R1 no Centro de Saúde-Escola Butantã.

E) **Seminários psicossociais:** encontros mensais para discussões durante o R2 no Centro de Saúde-Escola Butantã sob supervisão do coordenador de atenção à família.

F) **Aulas e seminários teóricos:** realização de aulas e discussões em reuniões gerais sobre o tema, além de seminários teóricos nas UBS.

G) **Autoaprendizagem:** estímulo à leitura de bibliografia sugerida e à autorreflexão sobre as sensações produzidas durante os encontros clínicos.

Capítulo 47

Atenção à Saúde da Comunidade

Ana Paula Andreotti Amorim
José Benedito Ramos Valladão Júnior
Rodrigo Garcia D'Aurea

A atenção à saúde da comunidade faz parte das atribuições do médico de família e comunidade (MFC), devendo existir recursos e esforços específicos para esta formação.

O MFC coloca-se em uma posição ímpar perante o cuidado em saúde da comunidade, uma vez que o atendimento integral e longitudinal permite que acumule um conjunto de conhecimento sobre as pessoas e famílias; além disso, visita as pessoas em suas casas, conhece e se relaciona com o território que abrange.

Durante o atendimento individual, a manifestação dos problemas muitas vezes carece da compreensão de aspectos da vida familiar e comunitária para entendimento do processo saúde-doença e elaboração de estratégias conjuntas efetivas para lidar com os problemas.

Aspectos da vida comunitária e do território determinam muito sobre as maneiras de ser e de se relacionar das pessoas individualmente, traduzindo-se em comportamentos que favorecem ou prejudicam a saúde. No entanto, é nesse contexto que se constroem os mecanismos de resiliência e as formas de rede e suporte social.

Se, por um lado, observa-se a influência dos fatores comunitários ao nível individual, o contrário também é verdadeiro. Observamos que recomendações, comportamentos e potencialidades individuais podem influenciar a estrutura social por meio da propagação em redes sociais.

Por isso, o MFC não pode se limitar, na consulta, ao entendimento pontual das demandas que se apresentam, devendo compreender que a atenção individual e a comunitária são interdependentes e ocorrem conjuntamente. Da mesma forma, saberá que, ao lidar com as necessidades em saúde do conjunto da população da localidade em que trabalha, por meio de atividades comunitárias como estratégias de prevenção e promoção à saúde, que favoreçam o protagonismo e a autonomia, também estará atuando na atenção à saúde individual.

Assim, é importante que o médico-residente desenvolva as competências necessárias para articular essas esferas de atenção à saúde adequadamente, reconhecendo-se como parte de uma rede comunitária de apoio e atenção à saúde, entendendo as limitações de sua atuação e adaptando-se às necessidades das pessoas e aos recursos disponíveis na comunidade em que pratica a medicina.

Competências indispensáveis	Nível	E	D
Reconhecer os determinantes sociais em saúde nos cuidados individual, familiar e comunitário.	I		
Buscar conhecer condições socioeconômicas, culturais e ambientais que influenciem o cuidado em saúde.	I		
Buscar conhecer o contexto e a estrutura organizacional comunitária.	I		
Conhecer a distribuição demográfica da população que cuida.	I		
Conhecer o perfil epidemiológico da população que cuida.	I		
Conhecer os aparelhos e recursos sociais no território.	I		
Utilizar o conhecimento demográfico e epidemiológico para moldar a assistência, priorizando necessidades e problemas de saúde.	I		
Realizar discussões em equipe (enfermagem, agentes comunitários de saúde), buscando um denominador comum sobre o entendimento dos determinantes sociais em saúde e a importância de atuação conjunta e organizada diante deles.	I		
Realizar atuação junto à equipe multiprofissional NASF, quando necessário.	I		
Realizar atuação junto a assistentes sociais, quando necessário.	I		
Conhecer o conselho gestor da unidade e do distrito de saúde em que atua, quanto ao seu modo de operar e seus membros (indivíduos e instituições representantes de usuários, trabalhadores e gestores).	I		
Participar de pelo menos um encontro do conselho gestor de sua unidade e do distrito de saúde.	I		
Realizar intercâmbio de informações com o conselho gestor da unidade ou do distrito de saúde do território em que atua.	I		
Reconhecer o controle social como princípio doutrinário do SUS, aplicável nas diferentes realidades dos serviços de saúde e com potencial transformador dessas realidades.	I		
Reconhecer o impacto da esfera política nas políticas públicas e, portanto, na capacidade de cuidado prestado pelo serviço onde trabalha.	I		

Competências importantes	Nível	E	D
Realizar escuta ativa sobre críticas em relação à assistência à saúde prestada pela equipe e unidade de saúde.	I		
Reconhecer a limitação do cuidado médico na modificação de certos determinantes sociais, buscando outras formas de atuação, visando à saúde individual e coletiva.	I		
Participar de discussões e atividades intersetoriais.	I/II		
Estimular o protagonismo e a responsabilidade dos cidadãos na promoção e no cuidado de sua saúde (*empowerment*).	I/II		
Estimular a realização de atividades e grupos comunitários.	I/II		

Competências complementares	Nível	E	D
Elaborar um programa de saúde comunitário ou melhorar um já elaborado e avaliado.	I		
Frequentar o conselho gestor da unidade de saúde.	I		
Participar de associações comunitárias.	I		

Estágios e ferramentas de aprendizagem

A) **Estágio longitudinal em APS:** a aprendizagem fundamental terá lugar na UBS e incluirá atividades com os demais profissionais (agentes de saúde, equipe de enfermagem, equipe multiprofissional, NASF, serviço social), conhecimento dos grupos e intervenções comunitárias realizadas pelo serviço, além do Conselho Gestor e das formas de organização da comunidade.

Espera-se que o residente seja estimulado pelo processo de tutoria a:

» Conhecer o território e o perfil da população, bem como os diferentes determinantes sociais e características de saúde.
» Conhecer os espaços de participação popular (associações de moradores, conselhos).
» Visitar a rede intersetorial e aparelhos sociais da região, identificando pontos de suporte para encaminhamento e parcerias.
» Apresentação de casos clínicos centrados no paciente, nos quais se contemple o contexto social e os condicionantes comunitários, as limitações da atuação médica na consulta e o possível encaminhamento ou utilização de atividades grupais e recursos comunitários disponíveis (grupos terapêuticos, de autoajuda, educação em saúde, associações de moradores, serviços sociais).

- Integrar a percepção comunitária dos agentes comunitários de saúde (ACS) no desenvolvimento do plano de cuidado.
- Realizar vivência em grupo terapêutico durante a residência.
- Realizar vivência em reunião do Conselho Gestor.

B) **Curso de Família e Comunidade:** discussões sobre temas e situações clínicas relacionadas com o cuidado de famílias e comunidades durante o R1 no Centro de Saúde-Escola Butantã.

C) **Curso de Saúde Coletiva:** debates motivados por vídeos, textos, exposições dialogadas e seminários com o intuito de estimular a reflexão crítica sobre os principais desafios conceituais, técnicos e políticos da saúde coletiva e da atenção primária brasileira.

D) **Aulas e seminários teóricos:** aulas teóricas e seminários que incorporem os seguintes temas: trabalho em grupo, atividades comunitárias, participação popular e controle social.

E) **Autoaprendizagem:** estímulo à leitura de bibliografia sugerida e à autorreflexão sobre o aprendizado e as sensações produzidas durante a participação em espaços de controle social e em atividades comunitárias.

IV

Ferramentas de Avaliação

Capítulo 48

Ferramentas de Avaliação

Eduardo Picelli Vicentim
José Benedito Ramos Valladão Júnior

Durante o período letivo, ferramentas de avaliação serão utilizadas com a finalidade de alcançar os seguintes objetivos gerais:

» Garantir ao médico-residente a aquisição das competências almejadas à formação de excelência em medicina de família.
» Prover *feedback* para aperfeiçoamento clínico-didático do corpo docente.
» Aprimorar o currículo de estágios e atividades de aprendizagem oferecidos pelo Programa de Residência Médica em Medicina de Família e Comunidade da Faculdade de Medicina da Universidade de São Paulo (FMUSP).

Ferramentas de avaliação do residente

O objetivo específico dos inúmeros instrumentos de avaliação do residente utilizados no programa de residência é fornecer ao médico-residente e a seus tutores um retorno sobre seu desempenho e evolução ao longo do tempo para auxiliá-los na elaboração de um plano formativo personalizado voltado ao enfrentamento de deficiências e correção de falhas para aquisição das habilidades, conhecimentos e atitudes almejados.

Desta maneira, constituem-se os seguintes instrumentos de avaliação do médico-residente ao longo do período letivo:

» **Avaliação do estágio longitudinal em atenção primária:** em relação ao principal estágio da residência, que ocorre continuamente durante os dois anos de residência, a avaliação deverá ser feita trimestralmente por meio do formulário de avaliação de estágio. O residente deverá realizar sua autoavaliação para discussão conjunta aos seus tutores.
» **Avaliação de estágios:** os residentes serão avaliados em todos os demais estágios de forma pontual em relação ao período em que desempenharam o estágio.

- **Provas:** ocorrerão avaliações formais trimestralmente de forma alternada entre prova teórica e prova prática. A prova teórica se constituirá por casos clínicos que abrangerão todos os conteúdos médicos de importância na atenção primária. A prova prática ocorrerá pelo acompanhamento de atendimentos de cada residente e aplicação da ferramenta de observação de consultas (COT).
- **Avaliação da apresentação de artigos científicos:** o residente será avaliado quanto a artigos apresentados em reuniões científicas do Programa de Residência em Medicina de Família e Comunidade.
- **Avaliação da apresentação de caso clínico:** o residente será avaliado quanto a casos clínicos apresentados em reuniões científicas do Programa de Residência em Medicina de Família e Comunidade.
- **Avaliação de trabalho de pesquisa científica:** o residente será avaliado quanto à apresentação, ao final da residência, de um trabalho científico na forma de apresentação oral e/ou publicação escrita.

Avaliação do corpo docente e do programa de residência médica

A avaliação dos tutores e do programa de residência médica é realizada por meio dos seguintes instrumentos:

- **Formulário de avaliação individual do tutor:** o formulário deve ser preenchido pelo residente e discutido com os respectivos tutores.
- **Atividade de sombra de tutores:** os residentes realizarão observação de consultas de tutores, utilizando o instrumento de avaliação ferramenta de observação de consulta (COT), que deve ser usada como guia, preenchida pelo residente e discutida com os respectivos tutores.
- **Formulário de avaliação dos estágios:** os residentes deverão avaliar todos os estágios que realizarem quanto ao supervisor e conteúdo formativo.
- **Formulário de avaliação de aulas:** os residentes deverão avaliar todas as atividades teóricas ou teórico-práticas que realizarem.

Todas essas avaliações serão entregues à coordenadoria do programa de residência médica com o intuito de garantir os respaldos e as ferramentas de aprimoramento ao seu corpo docente.

1. **Reuniões periódicas de avaliação com a coordenação:** os R1 e os R2 têm reuniões com a coordenação nas quais podem ser discutidos problemas e sugestões relacionados com a residência médica.
2. **Autoavaliação docente:** ocorre por meio de reuniões mensais de tutores com a coordenação do Programa de Residência Médica em Medicina de Família e Comunidade.
3. **Avaliação coletiva global da residência:** ocorre longitudinalmente, por meio de reuniões mensais da Comissão de Residência Médica de Medicina de Família e Comunidade (COREME-MFC), com representantes de tutores, R1s, R2s e demais grupos envolvidos com a residência, além dos espaços de reuniões gerais administrativas com todos os envolvidos na residência para a avaliação global da residência e realização de planejamentos futuros.

Formulário de avaliação do residente – estágio longitudinal em atenão primária à saúde

Orientações para o preenchimento desta avaliação:

4. O residente deverá preencher o formulário por escrito, realizando sua autoavaliação.
5. A seguir, essa avaliação deverá ser discutida entre o tutor, o residente e outro avaliador (outro tutor ou enfermeira da equipe), e poderá ser modificada.
6. O objetivo da avaliação é orientar o residente em sua evolução. Assim, recomenda-se, antes da autoavaliação, fazer uma breve retomada das avaliações prévias.

Item a ser avaliado	Nota (0 a 10)	Comentários
1. Frequência.		
2. Pontualidade.		
Desempenho na condução dos casos e habilidades clínicas		
3. Conhecimento adequado para o nível (R1 ou R2).		
4. Realiza adequadamente a anamnese.		
5. Realiza adequadamente o exame físico.		
6. Integra o conhecimento teórico com a queixa e planeja investigação adequada (raciocínio clínico).		
7. Considera as evidências científicas nas decisões.		
8. Formula um plano de acompanhamento adequado.		
9. Maneja eficientemente o tempo.		
10. Preenche corretamente o prontuário.		
11. Busca referências teóricas adequadas.		
12. Demonstra conhecimento sobre suas deficiências.		
Relação médico-paciente		
13. Comunica-se eficientemente.		
14. Envolve o paciente na investigação e no tratamento.		
15. Responsabiliza-se pelos pacientes ao longo do tempo.		
16. Desenvolve bom vínculo com o paciente e a família.		
17. Faz a consulta com ênfase no paciente e na família.		
Relação com a equipe		
18. Participa das reuniões e atividades da equipe.		
19. Apresenta adequadamente os casos para a equipe.		

(continua)

Item a ser avaliado	Nota (0 a 10)	Comentários
20. Articula ações para a condução dos casos com os diferentes membros da equipe.		
21. Tem iniciativa, propõe ações conjuntas.		
22. Conhece os instrumentos ligados à prática: CIAP, ferramentas de registro, vigilância epidemiológica.		
Relação com a comunidade		
23. Participa de alguma atividade comunitária (grupo, conselho local etc.).		
24. Conhece o território.		
Outros		
25. Assistência didática aos alunos e outros profissionais da equipe de saúde.		
26. Postura ética (capacidade de administrar conflitos).		
27. Evolução do conhecimento ao longo do estágio.		
Nota final (em escala de 0 a 10)		

Obs.: médias abaixo de 7,0 (sete) = reprovação; fundamentar a avaliação e propor conduta.

Formulário de avaliação do residente em estágio

Item a ser avaliado	Nota (0 a 10) ou não se aplica
1. Frequência.	
2. Pontualidade.	
3. Desempenho na condução dos casos, atribuições e atividades práticas.	
4. Responsabilidade para com os pacientes e/ou tarefas a seus cuidados.	
5. Participação em visitas médicas, reuniões científicas ou equivalentes.	
6. Assistência didática aos internos, residentes ou outros profissionais da equipe de saúde.	
7. Relação médico-paciente.	

(continua)

Item a ser avaliado	Nota (0 a 10) ou não se aplica
8. Relação multiprofissional (recepção, assistente social, nutrição, enfermagem, secretárias etc.).	
9. Postura ética (capacidade de administrar conflitos).	
10. Evolução do conhecimento ao longo do estágio.	
11. Prova/monografia/trabalho científico.	
Nota final (em escala 0 a 10)	

Comentários/sugestões:

Avaliação da apresentação de artigo científico

Exposição		
Item	Avaliação*	Comentário
Discurso claro e adequado.		
Organização adequada do tempo.		
Apresentação adequada do material expositivo (fotos, textos e *slides*).		

(continua)

Artigo		
Item	**Avaliação***	**Comentário**
Conhecimento adequado do artigo.		
Síntese adequada do artigo.		
Explicação adequada de tabelas, gráficos ou esquemas adequadamente.		
Discussão		
Item	**Avaliação***	**Comentário**
Levantamento de questões e dúvidas sobre a compreensão do artigo.		
Avaliação crítica da metodologia, resultados e conclusões do artigo.		
Análise crítica entre as conclusões do artigo e a nossa prática médica.		

* *Ótimo, bom, regular ou insuficiente.*

Avaliação da apresentação de caso clínico

Exposição		
Item	**Avaliação***	**Comentário**
Discurso claro e adequado.		
Organização adequada do tempo.		
Apresentação adequada do material expositivo (fotos, textos e *slides*).		
Caso		
Item	**Avaliação***	**Comentário**
Conhecimento sobre o caso.		
Uso claro e apropriado de tecnologias da APS.		
Responsabilidade pela condução do caso.		
Abrangência do caso (questões familiares, comunitárias, clínicas, relacionais, fisiopatológicas).		
Escuta qualificada e trabalho em equipe.		
Ética.		

(continua)

Discussão		
Item	**Avaliação***	**Comentário**
Conhecimento sobre o(s) tema(s) enfocado(s) a partir do caso.		
Relevância da discussão para a atenção primária à saúde.		
Pesquisa bibliográfica relevante e adequada.		
Correlação adequada da discussão do caso com a bibliografia.		

* *Ótimo, bom, regular ou insuficiente.*

Apresentação de trabalho de pesquisa científica

Trabalho		
Item	**Avaliação***	**Comentário**
Organização do conteúdo.		
Argumentação.		
Profundidade do tema.		
Relevância.		
Exposição		
Item	**Avaliação***	**Comentário**
Domínio sobre o conteúdo.		
Discurso claro e adequado.		
Organização da apresentação.		
Apresentação do trabalho.		
Bibliografia		
Item	**Avaliação***	**Comentário**
Quantidade e qualidade de recursos bibliográficos.		
Relevância das fontes de pesquisa bibliográfica.		

* *Ótimo, bom, regular ou insuficiente.*

Ferramenta de observação de consulta (*Consultation Observation Tool* – COT)

A. Descobre os motivos de consulta do paciente	Conceito
1. Encoraja a contribuição do paciente.	
2. Reconhece "dicas e movimentos".	
3. Aborda as queixas em um adequado contexto psicossocial.	
4. Explora a compreensão de saúde do paciente.	
B. Define o problema clínico	**Conceito**
5. Obtém informações suficientes para incluir ou excluir condições relevantes.	
6. Realiza adequado exame físico ou psíquico orientado para a queixa.	
7. Faz um diagnóstico adequado.	
C. Explica o problema para a pessoa	**Conceito**
8. Explica o problema em linguagem adequada.	
D. Manejo dos problemas da pessoa	**Conceito**
9. Procura confirmar o entendimento da pessoa.	
10. Elabora um plano de cuidados adequado.	
11. É dada à pessoa a oportunidade de se envolver na elaboração do plano de cuidados.	
12. Procura seguir uma sequência de entrevista e registro clínico orientados para o problema. (SOAP).	
13. Usa o tempo adequadamente para cada momento da consulta (S-O-A-P).	
14. Utiliza prevenção primária, secundária, terciária e quaternária adequadamente ao problema.	
E. Faz uso eficaz da consulta	**Conceito**
15. Faz uso efetivo e racional dos recursos.	
16. Condições e intervalos para seguimento são especificados.	

(continua)

Avaliação geral	
Feedback e recomendações para desenvolvimento posterior:	
Plano de ação para mudança:	
Tempo utilizado para observação	
Tempo utilizado para *feedback*	

NA: não avaliado; 01: necessita de maior desenvolvimento; 02: competente; 03: excelente.

Formulário de avaliação individual do tutor

Orientações para o preenchimento desta avaliação

- » O residente deverá preencher o formulário por escrito, realizando a avaliação do tutor.
- » A seguir, esta avaliação deverá ser discutida com o tutor.
- » O objetivo da avaliação é orientar o tutor em sua evolução quanto ao aprimoramento clínico-didático. Assim, recomenda-se que ele realize uma breve retomada das avaliações prévias.

Item a ser avaliado	Nota (0 a 10)	Comentários
1. Frequência.		
2. Pontualidade.		
Desempenho na condução dos casos e habilidades clínicas		
3. Conhecimento adequado para o ensino.		
4. Detém habilidades comunicacionais.		
5. Competente no ensino prático de diferentes modalidades de exame clínico (geral, cardiopulmonar, abdominal, neurológico, osteomuscular, dermatológico, oftalmológico, ginecológico, psíquico etc.).		
6. Integra o conhecimento teórico com a queixa e sugere investigação adequada (raciocínio clínico) nas discussões clínicas.		

(continua)

Desempenho na condução dos casos e habilidades clínicas		
7. Considera as evidências científicas nas decisões.		
8. Formula um plano de acompanhamento adequado.		
9. Maneja eficientemente o tempo.		
10. Preenche corretamente o prontuário.		
11. Possui referenciais teóricos adequados.		
12. Demonstra conhecimento sobre suas deficiências.		
Relação médico-paciente		
13. Comunica-se eficientemente.		
14. Envolve o paciente na investigação e no tratamento.		
15. Responsabiliza-se pelos pacientes ao longo do tempo.		
16. Desenvolve bom vínculo com o paciente e a família.		
17. Faz a consulta com ênfase no paciente e na família.		
Relação com a equipe		
18. Participa das reuniões e atividades da equipe.		
19. Apresenta adequadamente os casos para a equipe.		
20. Articula com os diferentes membros da equipe ações para a condução dos casos.		
21. Tem iniciativa, propõe ações conjuntas.		
22. Conhece os instrumentos ligados à prática: CIAP, ferramentas de registro, vigilância epidemiológica.		
Relação com a comunidade		
23. Participa de alguma atividade comunitária (grupo, conselho local etc.)		
24. Conhece o território.		
Outros		
25. Assistência didática aos residentes e outros profissionais da equipe de saúde.		
26. Postura ética (capacidade de administrar conflitos).		
27. Aprendizado com esse tutor ao longo do estágio.		
Nota final (em escala de 0 a 10)		

Formulário de avaliação do estágio

Estágio: ______________ **Período (mês/ano):** ______________

Pontuações: 1: ruim 2: regular 3: bom 4: muito bom NA: não se aplica

Avaliação do supervisor	Assist. 1	Assist. 2	Assist. 3	Assist. 4
1. Frequência.				
2. Pontualidade.				
3. Disponibilidade para a supervisão.				
4. Qualidade da supervisão.				
5. Conhecimento teórico.				
6. Conhecimento e habilidades para condução prática dos casos.				
7. Coordenação de atividades didáticas, reuniões científicas ou equivalentes.				
8. Relação com o paciente.				
9. Relação com o residente.				
10. Relação multiprofissional.				
11. Postura ética.				
Nota final				

Avaliação do estágio	Nota
1. Organização do estágio: proposta pedagógica, instrumentos e referências para aprendizagem.	
2. Organização dos atendimentos.	
3. Respeito à grade da residência médica.	
4. Número adequado de atendimentos por residente.	
5. Proporção ideal de residente/tutor: no máximo 3 residentes para cada tutor.	
6. Presença de discussões de caráter multidisciplinar.	

(continua)

Avaliação do estágio	Nota
7. Tratamento contemplando visão abrangente de recursos: medicamentos e procedimentos disponíveis na rede básica e nas referências secundárias e terciárias.	
8. Padronização do atendimento e de propostas terapêuticas, respeitando a autonomia de cada profissional.	
9. Estrutura adequada para aprendizagem teórica e prática.	
10. Promoção de um ambiente de discussão democrático.	
Nota final	

Comentários/sugestões:

Formulário de avaliação de aulas

Professor: ____________________ **Data:** ____________________

Tema:

Pontuações: 1: ruim 2: regular 3: bom 4: muito bom NA: não se aplica.

Avaliação do tema e professor	
1. Relevância do tema.	
2. Adequação da aula ao tema.	
3. Conhecimento e habilidades para condução da aula (didática).	
4. Conhecimento teórico.	
5. Qualidade da aula.	
6. Manejo adequado do tempo.	

(continua)

Avaliação do tema e professor	
7. Contribuição para aperfeiçoamento da prática.	
8. Considera as evidências científicas e usa referências teóricas adequadas.	
9. Postura ética.	
Avaliação final	

Comentários/sugestões:

Índice Remissivo

A

B

C

D

E

F

G

H

I

L

M

N

O

P

Q

R

S

T

U

V